DIE
PATHOLOGISCH-HISTOLOGISCHEN UNTERSUCHUNGSMETHODEN

VON

PROFESSOR DR. G. SCHMORL †

GEH. MEDIZINALRAT UND DIREKTOR DER PATHOLOG.-ANATOM. ABTEILUNG
AM STADTKRANKENHAUSE DRESDEN-FRIEDRICHSTADT

SECHZEHNTE NEU BEARBEITETE AUFLAGE

HERAUSGEGEBEN VON

PROFESSOR DR. P. GEIPEL

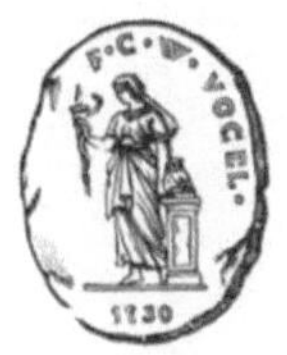

1934

VERLAG VON F. C. W. VOGEL IN BERLIN

ISBN-13:978-3-642-90367-0   e-ISBN-13:978-3-642-92224-4

DOI: 10.1007/978-3-642-92224-4

Vorwort zur ersten Auflage.

Das vorliegende Werkchen ist aus dem von weiland Professor
Dr. HUBER verfaßten, dem Lehrbuch von Professor Dr. BIRCH-HIRSCH-
FELD beigegebenen Anhang „Die pathologisch-histologischen Untersuchungsmethoden", der in der 4. Auflage von mir bearbeitet war,
hervorgegangen. Die großen Fortschritte, die in den letzten Jahren auf
dem Gebiet der histologischen Technik gemacht worden sind, veranlaßten
mich, als Herr Professor BIRCH-HIRSCHFELD bei Herausgabe der 5. Auflage seines Lehrbuches mich mit der Bearbeitung des Anhanges be-
traute, eine vollständige Umarbeitung vorzunehmen. Es wurden dabei
einige Kapitel, die in den früheren Auflagen nicht berücksichtigt waren
(über Injektion, über das bei Untersuchung pathologischer Veränderungen und einzelner Gewebe und Organe einzuschlagende Verfahren),
eingeschoben, woraus sich eine teilweise andere Anordnung des Stoffes
ergab.

Da das Werkchen in erster Linie Anleitung zur histologischen
Untersuchung pathologisch-anatomischer Präparate geben soll,
so wurden vorwiegend nur solche Untersuchungsmethoden berücksichtigt, die sich für pathologisch-histologische Zwecke als brauchbar und zuverlässig erwiesen haben, während andere Methoden, die
diese Eigenschaft nicht besaßen — mochten sie auch auf normal-histo-
logischem Gebiet wertvolle Aufschlüsse gegeben haben —, nur kurz
erwähnt oder übergangen wurden.

Bei Besprechung schwieriger und komplizierter Untersuchungsverfahren sind häufig die von den Autoren gegebenen Originalvorschriften wörtlich angeführt, da häufig nur bei peinlicher Befolgung der
letzteren Mißerfolge vermieden werden können. Um aber auch bei
anderen Methoden eine Einsicht in die Originalvorschriften zu erleichtern, ist den einzelnen Kapiteln ein die wichtigsten Arbeiten berück-
sichtigendes Literaturverzeichnis angefügt.

Mehrfach geäußerten Wünschen entsprechend, hat sich die Ver-
lagsbuchhandlung in dankenswerter Weise entschlossen, das Werkchen
gesondert erscheinen zu lassen.

Bozen, im April 1897.

Dr. SCHMORL.

Vorwort zur sechzehnten Auflage.

Die Herausgabe der 16. Auflage zu erleben, war GEORG SCHMORL nicht mehr beschieden. Am 14. August 1932 erlag er im 72. Lebensjahre einer Wundinfektion, welche er sich in seinem Institut zugezogen hatte, innerhalb 10 Tage. Mitten aus rastloser Arbeit riß ihn der Tod.

Die Auflage war so gut wie vollendet, und es machten sich nur wenige Zusätze nötig.

Mit dieser Herausgabe erfülle ich als einer seiner ältesten Schüler eine Dankespflicht dem verstorbenen Meister.

Dresden, im November 1933.

Dr. **P.** GEIPEL.

Inhaltsverzeichnis.

Inhaltsverzeichnis.

ERSTES KAPITEL.

Mikroskopisches Instrumentarium.

Die Einrichtung eines pathologisch-histologischen Arbeitsraumes unterscheidet sich nicht wesentlich von der eines Laboratoriums der normalen Histologie. Da vorausgesetzt werden muß, daß jeder, der pathologisch-histologische Untersuchungen vornehmen will, sich bereits mit normaler Histologie beschäftigt hat, so können hier die Grundzüge, die bei der Handhabung des Mikroskops im Auge zu behalten sind, als bekannt vorausgesetzt werden.

In diesen einleitenden Bemerkungen soll kurz auf die wesentlichsten Punkte besonders mit Rücksicht auf die pathologisch-histologischen Zwecke hingewiesen werden.

Bei Anschaffung eines Mikroskops wende man sich stets an eine zuverlässige und bewährte Firma (Leitz-Wetzlar, Reichert-Wien, Seibert-Wetzlar, Winkel-Göttingen, Zeiss-Jena), deren Instrumente sich durch tadellose optische und mechanische Ausrüstung vor den sog. billigen, oft mit marktschreierischer Reklame angepriesenen Mikroskopen auszeichnen.

Bei der Untersuchung mit schwachen Vergrößerungen sind die binokularen Präparierlupen von Leitz sowie das von Zeiss hergestellte stereoskopische Präpariermikroskop nach Greenough sehr zu empfehlen, das auch stärkere Vergrößerungen gestattet und mit einer Vorrichtung zur Vornahme von photographischen Aufnahmen ausgestattet ist.

In neuerer Zeit finden auch die binokularen Mikroskope vielfach Verwendung. Ihre Benutzung hat vor dem gewöhnlichen Mikroskop mancherlei Vorteile, insbesondere vermeidet man damit die Überanstrengung und Ermüdung des beim einäugigen Mikroskopieren verwendeten Auges. Jedes Mikroskop mit größerem Stativ läßt sich durch einen binokularen Tubusaufsatz in ein binokulares umwandeln. Durch Einlegen von entsprechenden Blenden in die Okulare lassen sich die binokularen Mikroskope für stereoskopische Betrachtung verwenden.

Für gewöhnliche Untersuchungen werden im allgemeinen zwei Objektive (ein schwächeres und ein stärkeres Trockensystem) und zwei Okulare gebraucht, welche eine Vergrößerung von 60—80 bzw. von 250—400 gestatten (3, 8, 20 und 40, früher Bezeichnung von a_2, A,

C und D, mit Okular 4× und 7× von Zeiss[1]; 1, 3, 4 oder 7 mit
Okular 1 und 3 von Leitz; II und VI von Winkel; I, III und V von
Seibert). Diese Vergrößerungen sind zum Erkennen der meisten histologischen Details und für die sich in der Praxis ergebenden bakteriologischen Untersuchungen ausreichend.

Für eingehendere bakteriologische und histologische Untersuchungen
ist eine Ölimmersionslinse unbedingt nötig. Um die Vorteile, welche die
letztere bietet, nach allen Richtungen auszunützen, bedarf man eines
sog. Kondensors, der eine maximale Beleuchtung des zu untersuchenden
Objektes ermöglicht. Für kleinere und mittlere Stative genügt ein einfacher Beleuchtungsapparat mit großem Öffnungswinkel, für größere
ist ein ABBEscher Beleuchtungsapparat vorzuziehen.

Für die Zwecke der Praxis reicht ein kleineres Stativ völlig aus,
doch ist auch für ein solches eine Einrichtung zur gröberen Einstellung
des Tubus durch Zahn und Trieb empfehlenswert, wie sie jetzt von
den obengenannten Firmen auch für kleinere Stative (sog. Kursstative)
mit einer geringen Preiserhöhung geliefert wird.

In allen Fällen aber, wo der Kostenpunkt nicht allzusehr in die
Waagschale fällt, ist entschieden ein größeres Stativ, das für eingehendere bakteriologische Untersuchungen unbedingt nötig ist, vorzuziehen,
da sich an ihm leichter alle optischen und sonstigen Hilfsapparate anbringen lassen als an kleinen Instrumenten.

Für viele Untersuchungen ist es vorteilhaft, sich eines Mikroskopstativs mit beweglichem Objekttisch zu bedienen.

Kaum zu entbehren sowohl für kleinere als auch besonders für
größere Mikroskope ist ein sog. Objektivrevolver, der ein schnelles
Auswechseln der Objektive ohne das lästige und zeitraubende An- und
Abschrauben ermöglicht.

Anm. Die sog. Schlittenrevolver, bei denen die einzelnen Objektive ganz
genau auf die Mitte des Gesichtsfeldes zentriert sind, sind nicht nötig für gewöhnliche Untersuchungen, sind aber für mikrophotographische Arbeiten zu empfehlen.

Von sonstigen Hilfsapparaten zum Mikroskop sind, wenn auch nicht
unbedingt nötig, so doch wünschenswert: ein Okularmikrometer, ein
Zeichenapparat (Camera lucida nach ABBE), eine Polarisationsvorrichtung, ein heizbarer Objekttisch, eine Einrichtung zur Untersuchung bei
Dunkelfeldbeleuchtung und ein Zeigerokular.

1. Okularmikrometer, ein rundes Glasscheibchen mit eingeätzter
Teilung, das zwischen die Linsen des Okulars eingelegt wird. Da es
keine absoluten Werte gibt, so muß der objektive Wert der Teilungs-

---

[1] Die neue Zifferbezeichnung bedeutet die Eigenvergrößerung der betreffenden
Linsensysteme. Die im Mikroskop erzielte Vergrößerung erhält man bei der Multi-
plikation der Eigenvergrößerung des Okulars mit der des Objektivs bei 160 cm
Tubuslänge.

intervalle für eine bestimmte Linsenkombination und eine bestimmte Tubuslänge mittels eines Objektmikrometers festgestellt werden, d. h. eines Objektträgers, auf dem ein Millimeter in 100 Teile geteilt ist. Man bestimmt, wieviel Teilstriche des Okularmikrometers auf ein Teilungsintervall des Objektmikrometers kommen, und kann dann leicht durch eine einfache Gleichung den objektiven Wert eines Teilstrichs des Okularmikrometers berechnen. Für Apochromatobjektive liefert die Firma Zeiss eine Meßokular, das so eingerichtet ist, daß der Wert eines Intervalls der Teilung bei einer Tubuslänge von 160 mm für jedes Apochromatobjektiv ebenso viele Mikra ($\mu = 0{,}001$ mm) beträgt als seine Brennweite Millimeter.

2. **Zeichenapparat.** Sehr wichtig für jeden, der mikroskopische Studien treibt, ist das Zeichnen, da dadurch der Anfänger zum genauen Beobachten des mikroskopischen Bildes erzogen wird und so eine Übung im mikroskopischen Sehen erlangt, die auf keine andere Weise so leicht erreicht werden kann, und da andererseits, was auch für den im Mikroskopieren Geübten von besonderer Bedeutung ist, eine gelungene Zeichnung häufig viel mehr zur Klarstellung komplizierter mikroskopischer Verhältnisse beiträgt als die eingehendste Beschreibung. Wenn auch nicht geleugnet werden soll, daß zur Erzielung künstlerisch schöner mikroskopischer Zeichnungen Zeichentalent gehört, so kann es doch jeder, dem dieses schöne Talent versagt ist, durch Übung und Fleiß dahin bringen, eine erträgliche und brauchbare Zeichnung mikroskopischer Objekte herzustellen, die alles Wesentliche, auf das es in einem besonderen Falle ankommt, in einer dem allgemeinen Verständnis zugängigen Weise zeigt.

Einfache Skizzen zeichnet man zweckmäßig auf gewöhnliches, etwas stärkeres, nicht allzu glattes Schreib- oder Kartonpapier, für kompliziertere Zeichnungen ist mattglattes oder feingekörntes Zeichenpapier erforderlich. Man befestigt es am besten auf einem Zeichentisch, der so hoch wie die Platte des Objekttisches und so breit sein muß, daß der rechte Arm darauf eine gute Stütze findet, da sonst bei längerem Zeichnen leicht Ermüdung eintritt. Zur Herstellung einfarbiger, schwarzer Zeichnungen benutzt man Bleistifte, von denen nur die härteren Sorten Verwendung finden, oder die Zeichenfeder bzw. den Pinsel in Verbindung mit chinesischer Tusche. Um dem Bleistift die für die Erzielung zarter Linien unbedingt nötige feine Spitze zu geben, bedient man sich einer Bleistiftfeile oder feinen Schmirgelpapiers. Für farbige Zeichnungen kommen feine Pinsel und die gewöhnlichen, aus jeder sich mit dem Vertrieb von Zeichen- und Malutensilien befassenden Handlung zu beziehenden Wasserfarben in Betracht. Stets sind zuerst die Umrisse möglichst zart aufzuzeichnen, und erst dann ist an die Einzeichnung der feineren Details überzugehen.

Das Zeichnen wird wesentlich durch Benutzung eines Zeichenapparats erleichtert, namentlich wenn es darauf ankommt, kompliziertere Bilder anzulegen oder verschiedene Größen- und Formverhältnisse einzelner Gewebsbestandteile genau wiederzugeben. Von den verschiedenen Konstruktionen solcher Apparate, die im Gebrauch sind, ist der ABBESCHE der vollkommenste. Auf eine genaue Beschreibung desselben kann hier nicht eingegangen werden. Er wird am Tubus mit einem Klemmring befestigt und dann das Okular eingeschoben. Der an dem Seitenarm befindliche Spiegel kommt dabei über die Mitte der Zeichenfläche zu stehen und muß unter einem Winkel von 45° gegen sie geneigt sein, wodurch das Bild auf letztere projiziert wird. Blickt man durch das Okular in das Mikroskop, so sieht man die auf die Zeichenfläche aufgesetzte Bleistiftspitze im mikroskopischen Bild und kann dann leicht die Konturen der abzuzeichnenden Teile des letzteren umziehen. Um die Bleistiftspitze deutlich zu sehen, ist es notwendig, daß die Beleuchtung der Bild- und der Zeichenfläche, die aufeinander projiziert sind, sorgfältig reguliert wird, da, wenn die eine der beiden Flächen stärker beleuchtet ist als die andere, die lichtstärkere die lichtschwächere mehr oder weniger undeutlich macht, ja ganz unterdrücken kann. Bei dem ABBESCHEN Apparat ist diese Regulierung sehr leicht und einfach durch die beiden mit Rauchgläsern verschiedener Abstufung armierten Scheiben zu bewerkstelligen. Die in der horizontal liegenden Scheibe befindlichen Gläser ermöglichen die Beleuchtungsregulierung für die Bildfläche, die senkrecht stehenden Rauchgläser eine solche für die Zeichenfläche.

Für Zeichnungen bei schwachen Vergrößerungen (2—20fach) ist der EDINGERSCHE Zeichenapparat zu empfehlen, durch den ein reelles Bild des Objekts auf der Tischplatte des Apparats entworfen wird. Sehr empfehlenswert ist auch der GREILSCHE Apparat (von Zeiss zu beziehen).

Auf die mikrophotographische Abbildung mikroskopischer Objekte kann hier nicht eingegangen werden, da eine eingehende Schilderung der mikrophotographischen Technik, wie sie zur Erzielung guter Mikrophotogramme unbedingt nötig wäre, die Grenzen dieses Buches weit überschreiten würde. Hier sei nur darauf hingewiesen, daß zur Erlangung brauchbarer Photogramme von Schnittpräparaten Folgendes zu beachten ist.

1. Die Schnitte müssen wegen der geringen Tiefenwirkung der mikrophotographischen Objektive möglichst dünn (5 bis höchstens 15 μ) sein. Bei Anwendung schwächerer Vergrößerungen kann man auch etwas dickere Schnitte (15—25 μ) verwenden.

2. Die Schnitte müssen tadellos ausgebreitet (also absolut faltenlos), am besten auf einer vollständig ebenen Fläche (geschliffene Objektträger) aufgeklebt sein.

3. Sie müssen frei von jeder Verunreinigung, über die das beobachtende Auge gewöhnlich hinwegsieht, sein, da selbst die kleinste Verunreinigung ein gutes, technisch gelungenes Mikrophotogramm so verunzieren kann, daß es zur Reproduktion ungeeignet wird. Man muß zur Vermeidung solcher Verunreinigungen, die sich besonders bei Übersichtsbildern, die bei schwachen Vergrößerungen aufgenommen sind, störend bemerkbar machen, alle Reagenzien und Farblösungen sorgfältig filtrieren und jedweder Verunreinigung durch Staub peinlichst aus dem Wege gehen.

4. Man wendet am besten nur einfache Färbungen (Hämatoxylin, Fuchsin, Thionin) an, die möglichst distinkt sein und die Teile besonders hervorheben müssen, auf deren Darstellung es ankommt. Doppelt gefärbte Präparate geben nur bei farbigen Photogrammen gute Resultate.

5. Für die Herstellung von Mikrophotogrammen bei schwachen Vergrößerungen (Übersichtsbilder) wende man die Zeiss schen Mikroplanare an, die nach meinen Erfahrungen von keinem anderen Mikroobjektiv übertroffen werden. Für stärkere Vergrößerungen sind die Zeiss schen Apochromate und die Winkelschen mikrophotographischen Systeme von größtem Wert. Durch Verwendung der von der Firma Leitz hergestellten Periplanatokulare oder der Zeiss schen Homale erzielt man Bilder, die bis zum Rande scharf ausgezeichnet sind.

3. Polarisationsvorrichtung dient zur Untersuchung auf Doppelbrechung. Sie besteht aus dem Polarisator und dem Analysator. Ersterer wird entweder in die Schiebhülse einer Zylinderblende eingeschoben oder in den Blendenträger des Beleuchtungsapparats eingehängt, letzterer über dem Okular des Mikroskops am Tubus befestigt oder als Abbesches Analysatorokular in den Tubus an Stelle des Okulars eingesetzt. Stehen die Polarisationsebenen des Polarisators und Analysators parallel, so ist das Gesichtsfeld hell, sind sie um 90° gegeneinander gedreht (gekreuzte Nicols), so erscheint das Gesichtsfeld dunkel.

Einfache Untersuchung auf Doppelbrechung nimmt man in folgender Weise vor:

Man stellt das zu untersuchende Objekt zunächst bei parallelen Nicols (also hellem Gesichtsfeld) in die Mitte des Gesichtsfelds scharf ein und dreht nun den Analysator um 90° (gekreuzte Nicols), wobei das Gesichtsfeld verdunkelt wird und stärkere Doppelbrechung bereits an dem Aufleuchten der doppelbrechenden Teile zu erkennen ist. (Durch einen vor das Mikroskop gestellten, nur den Spiegel freilassenden lichtdichten Schirm blendet man zweckmäßig alles von vorn und oben auf das Objekt fallende Licht ab.) Während die Nicols in gekreuzter Stellung bleiben, dreht man langsam das zu untersuchende Objekt um 360°, wobei ein drehbarer Objekttisch kaum zu entbehren ist. Ist das Objekt doppelbrechend, so erscheint es während der Drehung viermal im

Maximum der Helligkeit (heller) und viermal im Maximum der Dunkelheit (dunkler). Bleibt bei der Drehung das Objekt dunkel, so ist damit noch nicht gesagt, daß es nicht doppelbrechend ist; es ist vielmehr möglich, daß es zufällig so gelagert ist, daß die Doppelbrechung nicht zum Vorschein kommt. Man muß in solchen Fällen das Objekt anders lagern oder anders präparieren und die Untersuchung wiederholen. Besitzt das Objekt nur sehr geringe Doppelbrechung, so kann es ebenfalls vorkommen, daß bei der Drehung keine Veränderung eintritt. Man muß dann zur Untersuchung mit dem verzögernden Gipsplättchen (Rot 1. Ordnung) greifen, das auf die tellerförmige Platte des Polarisators aufgelegt und so orientiert wird, daß das Gesichtsfeld bei gekreuzten Nicols das Rot 1. Ordnung im Maximum der Intensität zeigt. Nun wird das Objekt aufgelegt und der Objekttisch langsam um 360° gedreht. Ist das Objekt doppelbrechend, so muß es bei der Drehung zweimal in der sog. Additionslage, z. B. Violett, zweimal in der Subtraktionslage, z. B. Braungelb, und viermal in der Farbe des Grundes Rot 1. Ordnung erscheinen. Die auf Doppelbrechung zu untersuchenden Schnitte dürfen nicht mit Carbolxylol behandelt sein, da dadurch die Doppelbrechung verändert wird.

Bezüglich eingehenderer und feinerer Untersuchungen mittels des Polarisationsapparats sei auf den von ZOTH verfaßten Artikel der Enzyklopädie der mikroskopischen Technik, dem die vorstehenden Angaben entnommen sind, und auf die Anleitung zum Gebrauch des Polarisationsmikroskops von AMBRONN verwiesen.

4. **Paraboloidkondensor und Dunkelfeldblende zur Untersuchung bei Dunkelfeldbeleuchtung.**

Durch die Untersuchung bei Dunkelfeldbeleuchtung wird das Auffinden kleinster in Flüssigkeiten suspendierter Körper (Bakterien, Spirochäten usw.) außerordentlich erleichtert.

1. Als Lichtquelle dient eine kleine Bogenlampe (Liliputbogenlampe von Leitz) oder die Halbwattlampe von Zeiss.

2. Der Mikroskopspiegel soll sich in einer Entfernung von etwa 15 cm von der Lichtquelle befinden. Das Licht soll von einer Sammellinse so auf die Planseite des Spiegels geworfen werden, daß der letztere voll und gleichmäßig bis an seine Randpartien beleuchtet ist.

3. Als Beleuchtungsapparat dient der Paraboloidkondensor, wie er von verschiedenen optischen Firmen geliefert wird. Sehr zu empfehlen ist der Helldunkel- oder Wechselkondensor von Leitz oder Zeiss, der die Untersuchung im Dunkel- und Hellfeld abwechselnd ermöglicht. Die Unterfläche des Kondensors muß völlig gleichmäßig beleuchtet sein. Ist dies nicht der Fall und ist eine Seite stärker beleuchtet als die andere, so entstehen im mikroskopischen Bild starke Verzerrungen. Um sich von der richtigen gleichmäßigen Beleuchtung der Kondensorunterfläche

zu überzeugen, empfiehlt OELZE einen kleinen Spiegel (Taschenspiegel) so auf oder neben den Fuß des Mikroskops zu legen, daß man die Unterfläche des Kondensors gut übersehen kann. Für sehr subtile Untersuchungen von Flüssigkeiten dient der Kardioidkondensor von Zeiss.

4. Da sich bei der Dunkelfeldbeleuchtung Verunreinigungen der Gläser viel stärker bemerkbar machen, dürfen nur sorgfältig gereinigte und vor der Präparatanfertigung mit einem Pinsel gut abgestäubte Objektträger verwendet werden. Die Objektträger müssen eine bestimmte Dicke haben, die bei den von den einzelnen Firmen gelieferten Kondensatoren verschieden ist und von ihnen genau angegeben wird. Auf die Oberfläche des Kondensors wird ein Tröpfchen Wasser oder besser Cedernholzöl gebracht und der Objektträger so aufgelegt, daß keine Luftblasen entstehen. Für die Reinheit der Deckgläser gilt dasselbe wie für die Objektträger. Ihre Dicke soll möglichst 0,01 mm betragen. (Bestimmung durch Deckglastaster nötig.)

5. Die Objekte müssen in völlig reinem Wasser oder Öl liegen, keinesfalls in Luft oder einem optisch trüben Medium. Luftblasen sind möglichst zu vermeiden, da sie sowie kleinste corpusculäre Elemente durch den Dunkelfeldkondensor scharf abgebildet werden und die Klarheit des mikroskopischen Bildes beeinträchtigen.

6. Für die Untersuchung ist es vorteilhaft, sich eines Mikroskopstativs mit beweglichem Objekttisch zu bedienen.

7. Zur Untersuchung gebraucht man starke Trockensysteme oder die von der Firma Zeiss gelieferten Apochromatimmersionen für Dunkelfeldbeleuchtung. Zum ersten Suchen sind mittelstarke Trockensysteme wegen ihres größeren Sehfeldes zu empfehlen. Bei Anwendung von Apochromaten ist stets eine sehr sorgfältige Korrektion der Deckglasdicke zu bewirken.

8. Am besten bedient man sich der Kompensationsokulare Nr. 12 oder 18.

Nach E. HOFMANN kann man die Dunkelfelduntersuchung mit ausgezeichnetem Erfolg auch bei gefärbten Ausstrich- und Schnittpräparaten zum Nachweis von Mikroorganismen und feinsten corpusculären Elementen anwenden. Hier ist die Verwendung einer halbgeölten Mattscheibe, die zwischen Lichtquelle und Spiegel gestellt wird, von großer Wichtigkeit.

Auf einfache und billige, für die in der Praxis am häufigsten vorkommenden Untersuchungen aber genügende Weise läßt sich eine Dunkelfeldbeleuchtung durch Einlegen einer Stern- oder Zentralblende in den Blendenträger des ABBESCHEN Beleuchtungsapparates erzielen. Es sind dabei folgende Vorschriften, die ich der von der Firma Zeiss herausgegebenen Gebrauchsanweisung entnehme, zu beachten:

1. Als Lichtquelle dient eine Gasglühlichtlampe, die auf Messingstativ montiert und verstellbar ist. Sie ist etwa 15 cm von einer Schusterkugel entfernt aufgestellt, die mit reinem Wasser gefüllt ist, das man durch Auflösung von Kupfervitriol schwach blaugrünlich gefärbt hat. Wenn elektrisches Licht zur Verfügung steht, ist die von Zeiss eingeführte Halbwattlampe dringend zu empfehlen.

2. Der Mikroskopspiegel soll sich etwa in einer Entfernung von 15 cm von der Kugel bzw. Lampe befinden. Das Licht soll auf die Planseite des Spiegels so fallen, daß der letztere vollkommen mit Licht erfüllt ist, und zwar besonders seine Randpartien überall möglichst gleichmäßig. Man kontrolliert dies am besten durch ein dicht vor dem Spiegel gehaltenes Stück weißes Papier.

3. Als Kondensor dient ein gewöhnlicher dreilinsiger Kondensor, num. Apertur 1,40. Er wird sorgfältig in die Schiebhülse des ABBESCHEN Beleuchtungsapparats geschoben, so daß sein unterer Flansch gut gegen den Anschlag lehnt. Der ABBESCHE Beleuchtungsapparat wird nun durch den Trieb unter dem Mikroskoptisch ganz nach oben bis zum Anschlag in die Höhe gekurbelt. Bei richtiger Justierung soll dann die obere Kondensorfläche dicht (etwa 0,1 mm) unter der Tischplatte des Mikroskops liegen. Auf Kondensoren von geringerer Apertur als 1.40 ist die Gebrauchsanweisung nicht ohne weiteres anwendbar.

4. In das Diaphragma des ABBESCHEN Beleuchtungsapparats wird nach völliger Öffnung der Irisblende eine Sternblende eingelegt, und zwar so, daß deren zentrales Knöpfchen nach oben zeigt. Auf diese Sternblende wird eine zentrale Scheibe von 24 mm Durchmesser gut zentrisch aufgelegt. Hierauf wird der Diaphragmaträger eingeklappt und bei völlig geöffneter Irisblende in seiner zentrischen Stellung belassen.

Im übrigen verfährt man wie oben unter 5—8 angegeben.

5. **Heizbarer Objekttisch.** Für kürzer dauernde Untersuchungen genügt der von L. PFEIFFER angegebene einfache Apparat. Für längere Beobachtungen dagegen ist eine Vorrichtung zu bevorzugen, bei der das ganze Mikroskop in einem kleinen, auf konstanter Temperatur erhaltenen Wärmeschrank eingesetzt wird.

6. Für **Demonstrationszwecke** bedient man sich mit Vorteil des **Zeigerokulars**, bei dem durch die Spitze einer im Okular angebrachten Nadel, die nach zwei Richtungen verstellbar ist, die Stelle des Präparates bezeichnet werden kann, auf die es besonders ankommt. Für Demonstrationen im kleinen Kreise eignen sich auch sehr gut die von verschiedenen Mikroskopfirmen hergestellten **Zeiger-Doppel-Okulare**, durch die gleichzeitig zwei Personen dasselbe Objekt betrachten können. Auch hier befindet sich in dem auf dem Tubus direkt befindlichen Okular eine bewegliche Nadel, durch deren Spitze der durch das zweite Okular blickende andere Beobachter auf Einzelheiten im Präparat aufmerksam gemacht werden kann.

Beim **Gebrauch des Mikroskops** sind folgende Punkte zu beachten.

Das zu untersuchende Objekt ist, was häufig außer acht gelassen wird, stets **zuerst mit schwachen Vergrößerungen zu durchmustern**, an die sich dann die Untersuchung mit progressiv stärkeren Systemen anzuschließen hat. Zu warnen ist vor dem Gebrauch starker Okulare bei stärkeren Objektivsystemen, da die ersteren, ohne wesentlich viel mehr zu leisten, das Gesichtsfeld verkleinern und verdunkeln und die Augen des Untersuchers übermäßig anstrengen. Eine Ausnahme von dieser Regel ist bei der Benutzung der sog. Apochromate statthaft, die, ohne daß das Gesichtsfeld wesentlich an Schärfe und Lichtstärke verliert, stärkere Kompensationsokulare gut vertragen.

Bei Benutzung der Immersion bringt man nach Einstellung der zu untersuchenden Stelle mit schwacher Vergrößerung einen Tropfen Cedernöl auf das Deckglas, senkt den Tubus zunächst so weit, bis die Frontlinse der Immersion in das Öl eintaucht (Einstellung mit Zahn und Trieb hier sehr vorteilhaft), und nimmt die feinere Einstellung unter steter Kontrolle mit dem beobachtenden Auge mittels der Mikrometerschraube vor. Nach dem Gebrauch wird die Frontlinse vorsichtig mit einem weichen Leinenläppchen abgewischt, ebenso das Deckglas, doch wartet man hier zweckmäßig, bis der Canadabalsam erhärtet ist, um das Deckglas nicht zu verschieben; oder man bringt einige Tropfen Xylol auf das mit Öl bedeckte Deckglas und bläst das in Xylol gelöste Öl mittels eines in einer Spitze endenden Glasröhrchens ab.

Für die Untersuchung von Objekten, bei denen es auf die Feststellung räumlicher Verhältnisse ankommt, und bei der mikroskopischen Präparation ist ein **binokular-stereoskopisches** Mikroskop gut zu gebrauchen. Um die Vorteile, die es bietet, recht auszunutzen, empfiehlt es sich, bei Anwendung schwacher Vergrößerungen dicke Schnitte, die man aber gut durchsichtig gemacht haben muß, zu verwenden. Auch bei der Untersuchung von großen Übersichtspräparaten bei schwacher und starker Vergrößerung leistet es gute Dienste (s. S. 1).

Die mikroskopischen Untersuchungen nimmt man am besten bei Tageslicht vor; am zweckmäßigsten benutzt man das von einer weißen, durch die Sonne beleuchteten Wolke reflektierte Licht (niemals grelles Sonnenlicht).

Ist man genötigt, bei **künstlicher** Beleuchtung zu mikroskopieren, so bedient man sich im Laboratoriumsbetrieb am besten einer für diesen Zweck eigens konstruierten Mikroskopierlampe. Sehr empfehlenswert sind die von Zeiss in den Handel gebrachten elektrischen Lampen, insbesondere die **Halbwattlampe**. Ist eine besondere Mikroskopierlampe nicht vorhanden, so schaltet man, um die gelben Strahlen des künstlichen Lichtes zu absorbieren, zwischen die Lichtquelle (am besten Auersches Gasglühlicht) und den Spiegel des Mikroskops eine blaue Glastafel oder eine in einem passenden Stativ aufgehängte sog. Schusterkugel ein, die mit einer durch Ammoniakzusatz blau gefärbten Lösung von schwefelsaurem Kupfer gefüllt ist. Die Lichtquelle muß sich bei mittlerer Größe der Kugel etwa 15 cm hinter, der Mikroskopspiegel ebenso weit vor der Mitte der Kugel befinden, um die größtmögliche Lichtintensität zu erhalten.

Zur Regulierung der Lichtintensität dienen: die Spiegel (Plan- und Hohlspiegel), die Blenden und der Kondensor.

Der Planspiegel ist, vorausgesetzt, daß kein Kondensor zur Verwendung kommt, nur bei den schwächsten Vergrößerungen gut zu gebrauchen, bei stärkeren Vergrößerungen wird der Hohlspiegel angewendet.

Von den verschiedenen Blendensystemen verdienen die Irisblenden ganz entschieden den Vorzug, deren Weite sich, ohne daß man die Blenden herauszunehmen braucht, durch einfaches Verschieben eines kleinen Hebels beliebig varriieren läßt.

Am wenigsten sind die sog. Scheibenblenden zu empfehlen.

Bei Untersuchungen mit schwachen Vergrößerungen wendet man am besten mittelweite Blenden an, um das Gesichtsfeld völlig auszunützen. Bei stärkeren Vergrößerungen ist die Weite der Blende davon abhängig, ob man das Strukturbild oder das Farbenbild zur Anschauung bringen will.

Ist ersteres der Fall, so benutzt man enge Blenden, weil die durch die enge Blendenöffnung geschwächte Lichtintensität die feinen Konturen, besonders in stark aufgehellten Präparaten, viel deutlicher hervortreten läßt als der volle vom Spiegel entworfene Lichtkegel. Es ist daher unbedingt nötig, ungefärbte Objekte, bei denen an sich schon die Konturen zart sind, stets mit engen Blenden zu untersuchen. Auch gefärbte Präparate, bei denen es auf die Untersuchung feiner Strukturverhältnisse ankommt, müssen bei enger Blende untersucht werden.

Soll nur das Farbenbild hervortreten, wie bei der Untersuchung von gefärbten Bakterienpräparaten, so wendet man weite Blenden an, oder man schaltet die Blenden überhaupt aus und läßt die volle vom Spiegel kommende und durch den Kondensor verstärkte Lichtmenge auf das Objekt einwirken.

Anm. 1. Es ist zu empfehlen, sich des Kondensors auch bei Untersuchung des Strukturbildes zu bedienen, also den Kondensor stets am Mikroskop zu belassen, da er ein helleres Licht gibt als der Hohlspiegel. Es ist dabei zu beachten, daß zur Erzielung eines klaren Strukturbildes die Randstrahlen stark abgeblendet werden müssen, was durch die mit dem Kondensor verbundene Irisblende sehr leicht und schnell zu ermöglichen ist.

Anm. 2. Vielfach ist es wünschenswert, einen bestimmten Punkt im mikroskopischen Präparat wiederzufinden. Hierzu dienen die sogenannten Finder oder Objektivmarkierer, die von den verschiedenen Mikroskopfirmen geliefert werden.

Große Vorsicht ist beim Reinigen der Linsen geboten. Feine Verunreinigungen (durch Staub usw.) sind mit einem weichen Leinwandläppchen oder einem weichen Pinsel leicht zu beseitigen. Zur Entfernung gröberer, fest haftender Verunreinigungen (Immersionsöl, Canadabalsam usw.) dient ein mit Benzin befeuchtetes weiches Leinwandläppchen; man darf dabei aber das Benzin nur kurze Zeit mit der Linse in Berührung lassen, da es sonst den Canadabalsam, mit dem die Linsensysteme verkittet sind, auflösen und dadurch die Linsen schädigen könnte.

Literatur. HOFMANN, E.: Die Bedeutung des Dunkelfeldes für die Untersuchung der Gelbfieber-, Syphilis- und anderen Spirochäten sowie sonstiger Mikroorganismen und kleinster Gebilde in gefärbten Ausstrichen und Schnitten (Leuchtbildmethode). Berl. klin. Wschr. 1921, Nr 4. — LANDSTEINER u. MUCHA: Zur Technik der Spirochätenuntersuchung (Paraboloidkondensor). Wien. klin. Wschr. 1906. — OELZE: Praxis der Spirochätenuntersuchung. Münch. med. Wschr. 1919, 1080. — SIEDENTOPF: Dunkelfeldbeleuchtung und Ultramikroskopie. Z. Mikrosk. 24.

Sonstige Instrumente und Utensilien.

Über die zum Schneiden gebrauchten Instrumente (Rasiermesser und Mikrotom) und ihre Anwendung siehe unten.

Von sonstigen Metallinstrumenten werden gebraucht: Scheren verschiedener Größe, Skalpelle, Präpariernadeln, Platinnadeln, Pinzetten, Spatel usw.

Die stählernen Präpariernadeln müssen stets blank und spitz sein. Zum Schärfen dient Schmirgel- oder Glaspapier. Sehr zweckmäßig sind Stahlnadeln, die in einen Stiel eingeschraubt sind und, sobald sie unbrauchbar geworden sind, durch neue ersetzt werden können. Beim Arbeiten mit Metallösungen sind Pinzetten mit Hornbranchen und Glasnadeln zu verwenden, letztere kann man sich leicht aus einem Glasstab herstellen.

Für die Behandlung von Deckglastrockenpräparaten (bakteriologische und Blutuntersuchungen) sind die CORNETschen Pinzetten sehr zu empfehlen. Für die auf Deckgläschen aufgeklebten Schnittpräparate (bei Paraffineinbettung) hat sich mir eine spitze, über die Kante gekrümmte, mittelgroße Pinzette, wie sie in der zahnärztlichen Praxis gebraucht werden, beim Übertragen aus einer Flüssigkeit in die andere sehr brauchbar erwiesen.

Der Spatel muß genügend breit sein (für große Gehirnschnitte). Für die meisten Untersuchungen genügen solche aus Neusilber. Platinspatel sind meist entbehrlich und außerdem unverhältnismäßig teuer.

Von Glasgegenständen werden außer Objektträgern, Deckgläsern, Flaschen, Trichtern, Pipetten, Tropfgläsern usw. eine größere Anzahl Schalen gebraucht. Die vielfach beliebte Anwendung von Uhrschälchen ist für pathologisch-histologische Zwecke sehr unpraktisch, da sie für größere Schnitte und zur Aufnahme größerer Flüssigkeitsmengen zu klein und außerdem sehr unhandlich sind. Viel brauchbarer sind sehr geräumige Glasschalen von verschiedener Größe mit senkrechten oder leicht abgeschrägten Wänden, ebenem Boden, glatt abgeschliffenem Rand mit luftdicht schließendem Deckel. Für größere Schnittserien bedient man sich größerer viereckiger Glas- oder Porzellanschalen, wie sie in der photographischen Praxis gebraucht werden.

Die für große Schnitte und für auf dem Objektträger montierte Schnittserien nötigen großen und teueren Deckgläser kann man durch Glimmer- oder Gelatineplatten, die sich mit der Schere leicht in beliebig große Stücke zerschneiden lassen, ersetzen.

Anm. Um Gewebsstücke oder Schnitte in fließendem Wasser gründlich auszuwaschen, sind von verschiedenen Seiten zum Teil komplizierte Auswaschapparate angegeben worden. Ich bediene mich dazu folgender einfacher, jederzeit leicht herzustellender Vorrichtung:

Die Stücke oder Schnitte werden in ein zur Hälfte mit Wasser gefülltes, sog. Pulverglas gebracht und auf das letztere ein Glastrichter gesetzt, der durch ein Fließpapierfilter hindurchgesteckt ist. (Das Filter befindet sich demnach an der Außenfläche des Trichters.) Der Stiel des Trichters soll bis nahe an den Boden des Pulverglases reichen. Das Pulverglas samt dem Trichter wird in das Ausgußbecken unter den Hahn der Wasserleitung[1] derart gesetzt, daß der ausfließende Wasserstrahl nicht in den Stiel des Trichters einfließt, sondern auf seine Innenwand auftrifft. Der Wasserzufluß wird so reguliert, daß der Trichter stets etwa nur zur Hälfte mit Wasser gefüllt ist. Die im Glas liegenden Stücke oder Schnitte kommen auf diese Weise stets mit neu zufließendem Wasser in Berührung, ein Wegschwimmen der Stücke oder Schnitte durch das abfließende Wasser ist durch die an der Außenfläche des Trichters befindliche, sich dem Hals des Pulverglases anschmiegende Fließpapierdichtung ausgeschlossen. Bei richtiger Regulierung des Wasserzuflusses findet ein Aufwirbeln der Schnitte und ein dadurch bedingtes Ankleben an das Fließpapier nicht statt. Soll mit destilliertem Wasser ausgewaschen werden, so bedient man sich einer hochgestellten 10-Liter-Flasche, aus der das destillierte Wasser durch eine Hebevorrichtung abfließt.

Zur vorläufigen Bezeichnung von Präparaten benutzt man die sog. Fettfarbstifte oder die von Unna angegebene Glastinte von folgender Zusammensetzung:

Zinkoxyd	7,5
Gelanth	7,5
Aq. dest.	15,0

Mit dieser Tinte läßt sich leicht auf den Objektträger schreiben, sie trocknet schnell und läßt sich leicht entfernen.

Gute Dienste leistet auch eine Mischung von chinesischer Tusche oder Kremserweiß mit Wasserglas, die sich sehr gut zum Schreiben auf Glas eignet. Recht einfach ist folgendes Verfahren: Man stellt sich eine dünne Lösung von Canadabalsam in Xylol oder Chloroform her (3 Tropfen des gewöhnlich gebrauchten Balsams auf 10 ccm Xylol oder Chloroform) und bestreicht damit die Stelle des Objektträgers, auf die man die Bezeichnung anbringen will, in ganz dünner, schnell trocknender

---

[1] Ich benutze ein kleines, mit Überlauf versehenes Schamottebecken, über dem eine Garnitur von fünf kleinen Wasserhähnen angebracht ist.

Schicht. Man kann dann mit gewöhnlicher Schreibtinte auf diese Stelle schreiben.

Für viele Zwecke ist eine Zentrifuge von großem Wert; sie ersetzt das Sedimentieren von Flüssigkeiten und verkürzt die dazu nötige Zeit ganz wesentlich. Im allgemeinen genügt eine Handzentrifuge. Für größere Laboratorien ist eine solche mit elektrischem Antrieb oder Wasserantrieb von Nutzen.

Anm. 1. Für die Färbung von Schnitten, die auf Objektträgern aufgeklebt sind, benutzt man zweckmäßig Glaströge, die mit vorspringenden Rippen versehen sind. (Zu beziehen von P. Altmann, Berlin NW, Luisenstraße.)

Anm. 2. Um gebrauchte Objektträger und Deckgläser zu reinigen, sind verschiedene Verfahren angegeben worden. Nach eigenen Erfahrungen kann folgende Methode empfohlen werden:

Das ZETTNOWsche Verfahren. Man löst 200 g rotes chromsaures Kali in 2 Litern heißem Wasser und fügt unter Umrühren allmählich 200 ccm konzentrierte rohe Schwefelsäure hinzu. Die vom Objektträger durch leichtes Erwärmen über der Flamme abgekitteten Deckgläser werden in 300 ccm der Flüssigkeit gelegt und in einer Porzellanschale oder im Becherglas im Wasserbad oder über freier Flamme 10 Min. lang unter Umrühren erhitzt. Der geschmolzene und oxydierte Balsam, der als grünliche Masse an der Oberfläche schwimmt, wird mittels zusammengelegten Papiers abgenommen. Nach Abgießen der Flüssigkeit werden die Deckgläser mit kaltem Wasser gespült und dann mit einer geringen Menge verdünnter Natronlauge 5 Min. lang nachbehandelt. Letztere wird abgegossen und das eben geschilderte Verfahren (Kochen in Chromschwefelsäure usw.) wiederholt. Am Schluß wird mit Alkohol nachgespült, und die Deckgläser werden mit einem trockenen weichen Leinentuch geputzt.

Die Objektträger läßt man 2—3 Tage in der kalten Flüssigkeit, spült sie mit kaltem Wasser ab und putzt sie mit einem alkoholbefeuchteten Tuch, oder man erhitzt sie einmal 10 Min. lang mit Chromschwefelsäure, spült mit kaltem Wasser und putzt.

WALSEM empfiehlt folgendes Verfahren: Gründliche Reinigung mit warmem Wasser und Seife, Abtrocknen mit reinem Tuche. Zum Gebrauch bringt man auf den Objektträger einen Tropfen 20proz. Natronlauge, abreiben mit einem kleinen Wattebausch, mit Wasser nachspülen, gut abtrocknen, die so gereinigten Objektträger nehmen das Wasser gut an.

Literatur. AMBRONN, H., u. A. FREY: Das Polarisationsmikroskop, seine Anwendung in der Kolloidforschung und in der Färberei. In: Kolloidforschung in Einzeldarstellungen, hrsg. von R. ZSIGMONDY. Leipzig: Akad. Verlagsgesellschaft 1926. — ANTONOW, A.: Ein einfacher Auswaschapparat für histologische Zwecke. Z. Mikrosk. **42**, 175. — BEHRENS, KOSSEL u. SCHIEFERDECKER: Das Mikroskop und die Methoden der mikroskopischen Untersuchungen. — DIPPEL: Das Mikroskop und seine Anwendung. Braunschweig 1882. — HAGER-TOBLER: Das Mikroskop und seine Anwendung. Hb. prakt. Mikr. u. Anleit. zu mikroskop. Unters. nach H. HAGER in Gemeinschaft mit O. APPEL, G. BRANDES, E. K. WOLFF, neu hrsg. von TOBLER. 13. neubearb. Aufl. IX u. 373 S. mit 482 Textabb. Berlin: Julius Springer 1925. — SACHS-MÜCKE: Ein einfacher Apparat zur Wiederauffindung bestimmter Stellen in mikroskopischen Präparaten. Münch. med. Wschr. **1906**. — SCHOEBEL: Vorschläge zu einer rationellen Signierung von Präparaten und Reagenzien. Z. Mikrosk. **11** (1894). — STEINACH: Siebdosen, eine Vorrichtung zur Behandlung mikroskopischer Präparate. Ibid. **4** (1887). — UNNA: Mschr. Dermat. **32**. — Walsem, G. C. van: Praktische Notizen aus dem mikroskopischen Laboratorium. XV. Die Reinigung der Objektträger. Z. Mikrosk. **42**, 438 (1925). — Zettnow: Reinigung verschmutzter Objektträger und Deckgläser. Zbl. Bakter **15**. — S. auch die Lehr- und Handbücher der normalen Histologie.

ZWEITES KAPITEL.

Untersuchung frischer Präparate.

Die Untersuchung am frischen Präparat gestattet einerseits eine schnelle Orientierung, andererseits gibt nur sie Gelegenheit, die Gewebsstruktur möglichst dem Natürlichen entsprechend zu studieren. Die Stellung einer sicheren Diagnose dabei ist zwar für den Anfänger nicht selten mit Schwierigkeiten verknüpft, da die feineren Strukturverhältnisse sich im frischen Zustand einem ungeübten Auge nicht immer so deutlich und klar darstellen wie am gehärteten und gefärbten Objekte, aber man sollte es **niemals unterlassen, die Untersuchung des frischen Präparats der am gehärteten vorangehen zu lassen,** da viele, die feinen Zellstrukturen betreffende Veränderungen nur am frischen Objekt deutlich hervortreten, z. B. die trübe Schwellung, die hydropische, fettige, schleimige Degeneration usw. Ein guter Wegweiser für die Untersuchung frischer Präparate ist der histologische Atlas von Zupfpräparaten unfixierter Organe und Gewebe von H. Plenk, Wien: Julius Springer 1928.

Die Untersuchung muß, falls man nicht besondere Zwecke verfolgt, in einer möglichst indifferenten Flüssigkeit vorgenommen werden. Für die meisten Fälle ist eine dem Blutserum isotonische, sog. physiologische Kochsalzlösung (für Warmblüter 0,95 proz., für Kaltblüter 0,65 proz.) oder die Ringersche Lösung:

Chlornatrium	0,65—0,85
Doppelkohlensaures Natrium	0,01
Chlorkalium	0,025
Chlorcalcium	0,03
Aq. dest.	100

ausreichend. Die Lösung ist nicht haltbar und ist am besten stets frisch herzustellen.

Eine haltbare Ringerlösung ist die Normosallösung (Sächs. Serumwerk, Dresden). Das sterile Salzgemisch ist in Ampullen enthalten und wird in der vorgeschriebenen Menge in abgekochtem, destilliertem, handwarmem Wasser durch Umschütteln gelöst. Die Lösung darf nicht über 50° C erwärmt werden.

Für feinere Untersuchungen, insbesondere für solche an überlebenden Zellen, ist aber Untersuchung in Serum, Hydrocelen- und Ascitesflüssigkeit, Fruchtwasser, die selbstverständlich steril sein müssen, vorzuziehen, da, wie die schönen Untersuchungen E. ALBRECHTs gezeigt haben, an ihnen schon die physiologische Kochsalzlösung Strukturveränderungen hervorruft.

Um Verdunstung hintanzuhalten, durch die sehr leicht Veränderungen, besonders in den dem Rande des Deckglases benachbarten Teilen eintreten, empfiehlt es sich, das Deckglas mit Vaseline oder geschmolzenem Paraffin oder Wachs zu umranden. Zur Vermeidung des Drucks, den das aufgelegte Deckglas ausübt, legt man darunter kleine Splitter von zerbrochenen Deckgläschen oder bringt an ihm Wachsfüßchen an.

Betrifft die Untersuchung Flüssigkeiten (Exsudate, Transsudate, Urin usw.), so bringt man ein kleines Tröpfchen davon unmittelbar auf den Objektträger und bedeckt es mit dem Deckglas. Das zu untersuchende Tröpfchen muß möglichst klein gewählt werden; es soll den Raum zwischen Objektträger und Deckglas vollständig ausfüllen, es darf aber am Rande keine überstehende Flüssigkeit vorhanden sein, da sonst leicht Strömungen entstehen, die das Deckglas in schwimmende Bewegungen versetzen und die Untersuchung erschweren.

Sind die zu untersuchenden Flüssigkeiten sehr zellreich, so ist es notwendig, sie mit physiologischer Kochsalzlösung zu verdünnen, und zwar so weit, bis der zu untersuchende Tropfen nur noch ganz schwach getrübt erscheint.

Handelt es sich um sehr zellarme Flüssigkeiten, so läßt man im Spitzglas sedimentieren, oder man zentrifugiert.

Auf die unter dem Deckglas befindliche Flüssigkeit kann man gegebenenfalls die unten zu erwähnenden Reagenzien einwirken lassen.

Will man die Flüssigkeiten längere Zeit beobachten, so wendet man mit Vorteil das in der Bakteriologie vielfach gebrauchte Verfahren der Untersuchung des hängenden Tropfens in der feuchten Kammer an.

Ein ausgezeichnetes Verfahren, um Zellen im lebenden oder überlebenden Zustand längere Zeit vor Druck und Eintrocknung geschützt zu beobachten, ist von ARNOLD angegeben worden: Man stellt sich mittels des Mikrotoms möglichst feine Plättchen von getrocknetem Holundermark[1] her und sterilisiert sie durch Kochen in 0,7proz. Kochsalzlösung. Nachdem sie getrocknet sind, bringt man sie auf ein sterilisiertes, mit Vaseline umrandetes größeres Deckglas, beschickt sie mit einem Tropfen der Flüssigkeit, in dem die zu untersuchenden Zellen suspendiert sind, und legt Deckglas samt Plättchen auf einen hohlgeschliffenen Objektträger. Dieses Verfahren eignet sich auch, um den Einfluß von Salzlösungen und Reagenzien auf die Zellen festzustellen, indem man die Plättchen, ehe man die zu untersuchenden Zellen aufträgt, mit solchen Flüssigkeiten befeuchtet oder mit

---

[1] Dieselben können fertig vom Mechaniker Jung in Heidelberg bezogen werden.

Farbstoffen — besonders kommen Neutralrot oder offiz. Methylenblau in Betracht — bestäubt. Gerade bei den mit den genannten Farbstoffen bestäubten oder mit Lösungen der genannten Farbstoffe in physiologischer Kochsalzlösung (Neutralrot 0,01—0,1 auf 100 Chlornatrium von 0,75% oder Methylenblau 1:20000 in 0,75proz. Chlornatriumlösung) befeuchteten Plättchen kann man sehr schön den Eintritt und Verlauf der vitalen oder supravitalen Färbung beobachten. Dabei ist zu bemerken, daß man bei vitalen oder supravitalen Färbungen niemals, solange die Zellen leben, Kernfärbungen, sondern nur Granulafärbungen erzielt. Der Eintritt der Kernfärbung zeigt das Absterben der Zellen an. Will man an größeren Zellkomplexen vitale oder, besser gesagt, supravitale Färbungen vornehmen, so bringt man sie in einem Uhrschälchen oder auf dem Objektträger mit den eben genannten Farblösungen in Berührung.

Um vitale, mit Neutralrot hergestellte Färbungen zu fixieren, wendet man nach ARNOLD Formalindämpfe an, denen man die auf einem Objektträger liegende Schicht aussetzt.

Zu Experimentaluntersuchungen über die Tätigkeit mancher Organe und Zellen bedient man sich schon seit längerer Zeit der Injektion gewisser Farbstoffe, die man dem lebenden Tier subcutan, intravenös oder intraperitoneal, beim Frosch durch den Lymphsack, beibringt. Es werden dadurch bestimmte Zellen in distinkter Weise gefärbt. Da diese schon früher viel geübte Methode neuerdings wieder mehr angewendet wird, seien hier die wichtigsten zur intravitalen Injektion dienenden Farbstoffe und ihre Anwendungsweise angeführt:

a) Am längsten wird zu diesem Zwecke das von HEIDENHAIN in die Technik eingeführte Indigcarmin in chemisch reinem Zustand angewendet. Man bedient sich einer 0,4proz. wäßrigen Lösung, von der man Kaninchen je nach ihrer Größe 35—60 ccm, Hunden 150—1500 ccm intravenös langsam injiziert. Die Tiere werden verschieden lange Zeit nach der Injektion getötet. Die Organe werden von der Arterie aus mit absolutem Alkohol durchgespritzt und dann in Alkohol konserviert.

b) Injektion mit Lithioncarminlösung (RIBBERT). Man benutzt dazu eine möglichst konzentrierte Lösung des Farbstoffes, die man sehr sorgfältig filtrieren muß, um feinkörnige Niederschläge zu vermeiden. Man injiziert je nach der Größe des Tieres (bei Kaninchen) 5—10 ccm langsam in die Ohrvene. Die dem getöteten oder spontan gestorbenen Tier entnommenen Organe werden in 70 bis 96proz. Alkohol oder in Formalin fixiert. Einbettung in Paraffin oder Celloidin.

c) Injektion mit Pyrrhol- oder Isaminblau nach GOLDMANN. Man benutzt 1proz. wäßrige Lösungen, von denen man 1 ccm für 20 g Körpergewicht subcutan injiziert. Um gute Resultate zu erhalten, muß man durch Streichmassage für eine gute Verteilung des injizierten Farbstoffes sorgen, wodurch die Resorption beschleunigt wird. Die Färbung entwickelt sich ganz allmählich und breitet sich erst nach Tagen über den ganzen Körper aus. Zur Erzielung intensiver Färbungen wiederholt man die Injektionen in Zwischenräumen von 6—7 Tagen. Die Organe werden in 10proz. Formalinlösung fixiert und mit dem Gefriermikrotom geschnitten. Färbung am besten mit Alauncarmin. Einbettung in Paraffin ist möglich, mitunter tritt dabei eine Diffusion des Farbstoffes ein (GOLDMANN).

TOKUSHIRO MITAMURA empfiehlt zur Fixierung der intravital einverleibten Farbstoffe die Sublimat- oder Formalinlösungen mit Bleizucker zu versetzen. Die Lösungen haben folgende Zusammensetzung:

1. **Bleizuckersublimatessig:**

10 proz. Bleiacetatlösung	50 ccm
Eisessig	1—2 ,,
konz. Sublimatlösung	50 ,,

2. **Bleizuckerformalin:**

10 proz. Bleiacetatlösung	50 ccm
Formalin	25 ,,
Aq. dest.	25 ,,

Die Herstellung der Lösungen geschieht folgendermaßen:

Das möglichst reine, wenig Bleicarbonat enthaltende Bleiacetat (z. B. Merck) wird in Aq. dest. — nicht in Leitungswasser — gelöst. Der evtl. entstehende Niederschlag, der gleich nach der Auflösung wegen Unreinheit des Bleiacetats oder mit der Zeit beim Stehen sich entwickeln kann, wird durch Filtration beseitigt. Die konz. Sublimatlösung hat folgende Zusammensetzung: 6 g Kochsalz, 90 g Sublimat, 1 Liter Aq. dest. Der bei der Mischung von je 50 ccm Sublimat- und Bleizuckerlösung entstehende Niederschlag wird durch Zusatz von ca. 0,8 ccm Eisessig vollkommen wieder gelöst, und 1—2 ccm Essigsäure genügen völlig, die Ausfällung von unlöslicher Bleiverbindung zu verhindern und gleichzeitig das Eindringen von Sublimat ins Gewebe zu begünstigen.

In diesen Lösungen werden die Organstücke, die möglichst klein geschnitten werden sollen, 12—24—48 Stunden lang aufbewahrt, bleiben sodann in mehrmals zu wechselndem Aq. dest. und werden zum Schluß 6—24 Stunden lang in fließendem Wasser gewaschen. Die Entwässerung und Einbettung in Paraffin geschieht nach den üblichen Methoden. Die Schnitte werden, bevor die Färbung unternommen wird, durch kurzes Eintauchen in 0,1 proz. Salpetersäure vom Bleiniederschlag befreit. Bei den durch die sublimathaltige Lösung fixierten Schnitten wird der Sublimatniederschlag nach der obigen Behandlung mit Salpetersäure wie üblich durch Jodtinktur und 0,1—0,25 proz. Natriumthiosulfatlösung entfernt.

Auf die Methodik der Gewebezüchtung (Explantation) kann hier nicht näher eingegangen werden, es sei in dieser Hinsicht auf das Praktikum der Gewebepflege oder Explantation von RHODA ERDMANN, Berlin: Julius Springer 1922, hingewiesen.

Über die Herstellung von Trockenpräparaten siehe unten das Kapitel über Blut und Bakterien.

Bei Objekten festerer Konsistenz kann man je nach den Umständen auf verschiedene Weise verfahren. Am einfachsten gewinnt man von ihnen das Untersuchungsmaterial dadurch, daß man von einer frisch hergestellten Schnittfläche, die man durch Abspülen mit physiologischer Kochsalzlösung oder durch sanftes Darüberstreichen mit dem Messerrücken von dem ausgetretenen Blut befreit hat, mit der Messerklinge kleine Partikel abschabt, den so erhaltenen Gewebsbrei auf dem Objektträger in einem Tröpfchen Kochsalzlösung fein verteilt und in gleicher Weise untersucht, wie es oben für Flüssigkeiten angegeben wurde.

Das Verfahren der Abstrichpräparate ist besonders dann empfehlenswert, wenn man sich schnell über etwa vorhandene Degenerationszustände von Zellen oder über die Natur der in einer Geschwulst vorhandenen Zellen orientieren will.

Ein anderes Verfahren, das besonders dann am Platze ist, wenn es sich um Untersuchung fest gefügter Organe oder Geschwülste (Muskeln, Nerven, Spindelzellensarkome usw.) handelt, besteht darin, daß man kleine, dem frischen Objekt entnommene Stückchen in Kochsalzlösung mittels gut geschärfter Stahlnadeln auf dem Objektträger oder in einem Schälchen zerzupft. Das Zerzupfen muß man so lange fortsetzen, bis mit bloßem Auge keine größeren Stückchen mehr erkennbar sind, evtl. muß man eine auf einem Stativ befestigte Präparierlupe zu Hilfe nehmen.

Um das Zerzupfen zu erleichtern, ist es häufig empfehlenswert, Reagenzien anzuwenden, die das Bindegewebe oder die Kittsubstanz erweichen, sog. Macerations- oder Isolationsflüssigkeiten. Man bringt die zu untersuchenden Objekte frisch, ohne daß sie vorher fixiert oder gehärtet sind, in die betreffenden Reagenzien. Am zweckmäßigsten ist es, die Maceration in einem kleinen Glasschälchen vorzunehmen und die betreffenden Reagenzien so zu bemessen, daß sie das Volumen des zu macerierenden Stückchens nur wenig übertreffen.

Für pathologisch-histologische Zwecke kommen besonders folgende Macerationsflüssigkeiten in Betracht.

a) Der 33proz. Alkohol (Drittel-Alkohol Ranviers), in dem man kleine Stückchen von frischem, nicht gehärtetem oder fixiertem Material 24 Stunden liegen läßt. Für Muskulatur und drüsige Organe zu empfehlen.

b) Die 32,5proz. Kalilauge (frisch bereitet) maceriert sehr rasch, etwa in 10—15 Min. Das Zerzupfen und Untersuchen geschieht in der Kalilauge selbst; mit Wasser dürfen die macerierten Objekte nicht in Berührung kommen, da sonst völlige Auflösung eintritt. Will man die macerierten und zerzupften Präparate aufbewahren, so bringt man sie aus der Kalilauge unmittelbar in 50proz. Essigsäure, bewegt sie in der letzteren mehrmals hin und her und wäscht sie dann gründlich in Wasser aus. Aufbewahren in Glycerin, gegebenenfalls nach vorhergegangener Färbung in Alauncarmin. Die Maceration in 32,5proz. Kalilauge eignet sich besonders zur Isolierung glatter Muskelfasern und ist besonders für frische, nichtgehärtete Präparate anzuwenden.

c) Chromsäure (1 : 20000—100000) sowie chromsaure Salze (Kalium bichromic. in 2proz. Lösung und Müllersche Flüssigkeit) dienen besonders für das Gehirn und Rückenmark zur Isolierung der Ganglien- und Gliazellen sowie der Nervenfasern. Verdünnte Chromsäure läßt man 24 Stunden, die chromsauren Salzlösungen 2—4 Tage einwirken.

d) 1proz. Osmiumsäure ist beim Zerzupfen markhaltiger und markloser Nerven empfehlenswert.

e) Jodjodkaliumlösung nach ARNOLD. Zu 10 Teilen einer 10proz. Jodkaliumlösung gibt man 5—10 Tropfen einer Lösung von 10 g Jodkali und 5 g Jod in 100 ccm Wasser. Kleine gut schließende Gläser werden mit dieser Lösung gefüllt und dann möglichst kleine Gewebspartikelchen eingelegt. Wird die Flüssigkeit nach einiger Zeit heller, fügt man wieder einen Tropfen konzentrierter Jodjodkaliumlösung hinzu. Allgemein gültige Regeln lassen sich für die verschiedenen Gewebe nicht geben. Sind sie locker gefügt und hat man sehr kleine Stückchen eingelegt, so kann man sofort mit der Untersuchung beginnen; kompaktere Gebilde brauchen 12—48 Stunden und länger, bis einzelne Zellen isoliert werden; sehr lange Zeit (4—8 Tage) und öfteres Umschütteln ist erforderlich zur Isolierung der quergestreiften Muskeln und der Ganglienzellen im Rückenmark.

Bei allen Geweben ist die Untersuchung nach kurzer und längerer Einwirkung schwacher und stärkerer Lösungen dringend zu empfehlen.

f) Die künstliche Verdauung, die in der normalen Histologie vielfach Verwendung findet, wird bei der Untersuchung pathologischer Objekte nur selten angewendet. Gewöhnlich zieht man hier die Trypsinverdauung in Anwendung. Am zweckmäßigsten bedient man sich dabei eines künstlichen Trypsinpräparates, besonders empfehlenswert ist das Pankreatin. sicc. depurat. von Grübler (Dr. Hollborn), Leipzig. Man löst davon eine Messerspitze in 100 ccm einer 0,03 proz. Sodalösung und setzt in dieser Mischung das zu verdauende Objekt bei einer Temperatur von 30—37° der Verdauung 10—12 Stunden und länger aus. Um Fäulniskeime möglichst fernzuhalten, sterilisiert man die zur Verwendung kommenden Gefäße und Instrumente und setzt der Verdauungsflüssigkeit einige Kubikzentimeter Chloroform zu. Nach der Verdauung werden die Präparate 10—20 Min. in fließendem Wasser vorsichtig ausgewaschen und dann entweder direkt untersucht oder mit Säurefuchsin oder Pikrinsäure oder auf irgendeine andere Weise gefärbt. Kernfärbungen sind bei Objekten, die der Trypsinverdauung unterzogen wurden, nicht zu erzielen, da dabei die Kerne gelöst werden. Leicht angesäuerte Trypsinlösung schädigt die Kerne nicht.

Zur künstlichen Verdauung verwendet man am besten in Alkohol fixiertes Material, das man entweder in kleine Scheiben oder (nach vorhergegangener Einbettung in Paraffin — Aufkleben der Schnitte mit Wasser — Entparaffinieren — Wasser) in Schnitte zerlegt, der Verdauung unterzieht. Nimmt man die Verdauung an kleinen Scheiben vor, so kann man diese später einbetten und schneiden.

2*

Bei der Trypsinverdauung bleiben nur keratin- oder neurokeratinhaltige Gewebselemente sowie die kollagenen und retikulierten Fasern übrig.

Näheres über künstliche Verdauung s. SPALTEHOLZ: Enzyklopädie der mikroskopischen Technik.

Einen genauen Einblick in die Struktur des frisch zu untersuchenden Objekts erhält man erst an Schnittpräparaten.

Diese stellt man sich entweder dadurch her, daß man mit einer über die Fläche gekrümmten Schere feine Schichten abträgt (sehr gut bei Untersuchungen der Lunge auf Fettembolie anzuwenden) oder indem man mittels des Gefriermikrotoms (bzw. Rasier- oder Doppelmessers) feine Schnitte anfertigt. Die Schnitte werden in physiologischer Kochsalzlösung aufgenommen, hier durch Abspülen von den anhaftenden Gewebsteilen befreit, vorsichtig vermittels des Spatels auf den Objektträger gebracht oder besser direkt mit dem Objektträger aufgenommen und in einem Tropfen physiologischer Kochsalzlösung untersucht.

Sehr oft ist es nötig, chemische Reagenzien auf die frischen Präparate, seien es Abstrich-, Zupf- oder Schnittpräparate, einwirken zu lassen, um bestimmte Teile der Zellen oder Gewebe schärfer hervortreten zu lassen oder um bestimmte chemische Reaktionen auszuführen.

Der Zusatz der Chemikalien kann zu dem unter dem Deckglas befindlichen Präparate erfolgen. Es kann auf diese Weise der Eintritt der durch das Reagens hervorgerufenen Veränderungen direkt unter dem Mikroskop verfolgt werden. Man bringt zu diesem Zweck an den einen Rand des Deckgläschens einen Tropfen des betreffenden Reagens, während man an der entgegengesetzten Seite mit einem Stückchen Fließpapier die unter dem Deckglas befindliche Flüssigkeit absaugt. Auf diese Weise kann man hintereinander eine Reihe von Flüssigkeiten auf das Präparat einwirken lassen.

Es kommen hier besonders folgende Reagenzien in Betracht:

a) Essigsäure. Sie bringt die bindegewebigen Substanzen und das Protoplasma zum Aufquellen und macht sie infolgedessen durchsichtiger, während die Kerne unter ihrer Einwirkung schrumpfen und deutlicher hervortreten. Schleim wird von Essigsäure gefällt. Sie wird besonders dann angewendet, wenn man sich rasch über die Form, Anordnung und Zahl der in einem Präparat enthaltenen Kerne orientieren will. Außerordentlich wichtig ist sie ferner zur Differentialdiagnose zwischen albuminöser (parenchymatöser) und fettiger Degeneration, indem sie Eiweißkörnchen rasch auflöst, während sie Fettkörnchen unverändert läßt. Die elastischen Elemente, ebenso sämtliche pflanzlichen Mikroorganismen bleiben von ihr unbeeinflußt und treten infolgedessen bei ihrer Anwendung deutlich hervor. Sie kommt in konzentrierter Form (Eisessig) oder in verdünnten Lösungen zur Anwendung. Des Eisessigs bedient man sich in den Fällen, wo man die Reaktion unter dem Deckglas sich vollziehen läßt, da die unter dem Deckglas befindliche Flüssigkeit eine genügende Verdünnung bewirkt, sonst benutzt man am besten verdünnte Lösungen, die 2—5% Essigsäure enthalten.

b) Kalium aceticum in gesättigter Lösung wirkt aufhellend und läßt die Kerne deutlicher hervortreten.

c) Kali- und Natronlauge in schwacher Konzentration (1 bis 3 proz.). Sie zerstören die meisten Gewebe und lassen nur das elastische Gewebe, Fette, manche Pigmente, Bakterien, amyloide Substanzen und Knochen unbeeinflußt. Sie werden infolgedessen dort angewendet, wo es sich um den Nachweis der zuletzt genannten Substanzen handelt.

In konzentrierter Lösung (32,5 proz.) wirken sie, wie schon oben erwähnt, macerierend.

d) Salzsäure in 3—5 proz. Lösung dient zur Erkennung von Verkalkungen, sie löst den kohlensauren Kalk unter Bildung von Gasblasen (Kohlensäure), phosphorsauren ohne solche auf. Wendet man Schwefelsäure an, so tritt ebenfalls Lösung des Kalkes ein, es bilden sich dabei Gipskrystalle.

e) Osmiumsäure in 1—2 proz. Lösung dient zum Nachweis des Fettes, das durch sie geschwärzt wird.

f) Verdünnte Jodlösung, am zweckmäßigsten in Form der verdünnten Lugolschen Lösung (Jod 1, Jodkali 2, Wasser 100). Man verdünnt die Lugolsche Lösung mit 3—4 Teilen Wasser.

Sie läßt die Kerne und Zellkonturen deutlich hervortreten und färbt glykogenhaltige sowie amyloide Substanzen tiefbraun.

g) Farblösungen, besonders Lösungen von Anilinfarben. Empfehlenswert ist eine 1 proz. Lösung von Methylgrün und besonders Neutralrot in physiologischer Kochsalzlösung, welche die Kerne grün bzw. rot färbt und die übrigen Gewebsbestandteile nur wenig verändert, ferner Löfflersches Methylenblau und Fuchsinessigsäure oder Vesuvin- (Bismarckbraun-) Essigsäure, die man in der Weise herstellt, daß man zu 100 ccm einer 2 proz. wäßrigen Fuchsin- oder Vesuvinlösung 2,5% Eisessig zusetzt. Sie wirken aufhellend und färben die Kerne sowie etwa vorhandene Bakterien fast momentan tiefblau, rot oder braun.

Literatur. Albrecht: Pathologie der Zelle. Lubarsch-Ostertag, Erg. 6 — Zur physiologischen und pathologischen Morphologie der Zelle. Verh. dtsch. path. Ges. 1899 — Festschrift für Bollinger 1902. — Arnold: Über Struktur und Architektur der Zellen. Arch. mikrosk. Anat. 52. — Behrens: Tabellen zum Gebrauch bei mikroskopischen Arbeiten (2) — Enzyklopädie der mikroskopischen Technik (3). — Bennhold, Hermann: Über die Ausscheidung intravenös einverleibten Kongorotes bei den verschiedensten Erkrankungen, insbesondere bei Amyloidosis.

Dtsch. Arch. klin. Med. **142**, H. 1/2. — ERDMANN, RH.: Praktikum der Gewebspflege oder Explantation, besonders der Gewebezüchtung. Berlin: Julius Springer 1922. — FREY: Das Mikroskop. Leipzig. — GOLDMANN: Die äußere und die innere Sekretion des gesunden und kranken Organismus im Lichte vitaler Färbung. Beitr. klin. Chir. **64**, H. 1 (1909). — GOLOVINE: Sur le fixage du Neutralrot. Z. Mikrosk. **19** (1902). — HAUROWITZ, F.: Über die Differenzierung lebenden und toten Protoplasmas durch Methylgrün. Virchows Arch. **242**, 345 (1923). — HERZFELD: Natur der am lebenden Tier erhaltenen granulierten Färbungen bei Verwendung basischer und saurer Farbstoffe. Wiesbaden 1927. — ISRAEL: Praktikum der pathologischen Histologie. Berlin 1893. — KÖHLER, A.: Das Mikroskop und seine Anwendung. Hb. d. biolog. Arbeitsmethoden, hrsg. von E. ABDERHALDEN. Abt. II. Physikalische Methoden, S. 171. Berlin u. Wien: Urban & Schwarzenberg 1923. — KRAUSE: Gibt es eine vitale Färbung? Anat. Anz. **24**. — LAUCHE, A.: Ein einfacher Mikroskop-Heizkasten. Zbl. Path. **33**, 371 (1922/23). — MITAMURA, T.: Über eine neue Fixierungsmethode farbstoffhaltiger Organe. Ibid. **33**, 596 (1922/23). — RANVIER: Traité technique d'histologie (2). Paris 1889. — RIBBERT: Untersuchungen über die normale und pathologische Physiologie der Niere. Bibl. m. **4**. — SCHMAUS: Lubarsch-Ostertag, Erg. **1**. — SCHULEMANN: Vitale Färbungen mit sauren Farbstoffen usw. Biochem. Z. **80** (1917). — SCHULTZE, M.: Die Anwendung mit Jod konservierter tierischer Flüssigkeiten. Virchows Arch. **30** (1864).

DRITTES KAPITEL.

Fixierung und Härtung.

Die Fixierung hat den Zweck, die Struktur und Form der Zellen sowie die Anordnung der Gewebsbestandteile zueinander möglichst so, wie sie im Leben oder im Moment des Absterbens vorhanden waren, nach Möglichkeit zu erhalten bzw. bei bereits abgestorbenen Geweben weitere Zersetzungsvorgänge zu sistieren.

Die Härtung soll den Geweben eine zur Anfertigung mikroskopischer Schnitte geeignete Konsistenz verleihen.

Eine Fixierung der Zell- und Gewebsstrukturen in dem Zustand, wie er während des Lebens bestand, ist nicht möglich, da durch sämtliche Fixierungsmittel Veränderungen in der Struktur (durch Gerinnungen und Ausfällungen) und in der Form (durch Schrumpfung) hervorgerufen werden. Diese Tatsache muß man sich bei der mikroskopischen Untersuchung von fixierten Präparaten stets vergegenwärtigen. Dies ist besonders bei der Betrachtung pathologischer Objekte im Auge zu behalten, weil hier Artefakte, die bei der Fixierung entstehen, leicht zu folgenschweren Irrtümern führen können. Man sollte daher gerade hier möglichst stets unfixierte frische und fixierte Präparate nebeneinander betrachten.

Die in der normalen Histotechnik geltende Vorschrift, die Objekte möglichst lebensfrisch in die Fixierungsflüssigkeiten einzulegen, läßt sich auf pathologischem Gebiet nur bei Objekten befolgen, die durch chirurgische Eingriffe dem Lebenden entnommen und sofort in die Fixierungsflüssigkeit gebracht werden. Bei den meisten zur pathologisch-histologischen Untersuchung kommenden Objekten kann durch die Fixierung nur der Zustand festgehalten werden, der in dem Zeitpunkt vorhanden war, wo sie der Leiche entnommen und mit den fixierenden Flüssigkeiten in Berührung gebracht wurden. Da die nach dem Tode eintretenden Zersetzungsvorgänge die feineren Strukturen um so mehr schädigen, je längere Zeit seit dem Erlöschen des Lebens vergangen ist, so kann nicht dringend genug geraten werden, die Organteile möglichst bald nach dem Tode in die fixierenden Flüssigkeiten einzulegen, da man nur so ein annähernd getreues Abbild von den Verhältnissen, wie sie vor dem Tode bestanden, erhalten kann. Insbesondere gilt dies von Präparaten, bei denen es sich um den Nachweis von feinen Zellveränderungen und von Mikroorganismen handelt, um eine postmortale Entwicklung oder ein Weiterwachsen bereits im Leben vorhandener Formen sicher hintanzuhalten. Ist es infolge gesetzlicher oder polizeilicher Bestimmungen nicht möglich, die Sektion rasch nach Eintritt des Todes vorzunehmen, so empfiehlt es sich, möglichst bald nach dem Tode die Fixierungsflüssigkeiten (Formalin) in die Körperhöhlen oder direkt in die Organe zu injizieren. Näheres s. Kap. XIV.

Über die Wirkungsweise der Fixierungsmittel auf die Zellen sind von A. FISCHER sehr eingehende und gründliche Untersuchungen angestellt worden, aus denen hervorgeht, daß bei Beurteilung der in fixierten Präparaten hervortretenden Zellstrukturen große Vorsicht geboten ist. Es kann daher nicht dringend genug geraten werden, neben fixierten Präparaten auch frische zu untersuchen. Jedem, der sich eingehend mit Protoplasma- und Kernstrukturen beschäftigen will, sei das Studium des FISCHERschen Buches (Fixierung, Färbung und Bau des Protoplasmas. Jena 1899) angelegentlichst empfohlen.

Da die zur Fixierung dienenden Substanzen mehr oder minder härtend wirken und die Härtungsflüssigkeiten meist auch zu gleicher Zeit die Gewebe fixieren, so lassen sich die Fixierungs- und Härtungsmethoden nur schwer auseinanderhalten und sollen im folgenden auch zusammen besprochen werden.

Beim Fixieren sind folgende allgemeine Regeln zu beachten:

1. Die Objekte müssen möglichst klein, insbesondere möglichst dünn sein (nicht dicker als höchstens 5 mm), weil nur bei dünnen Objekten ein vollständiges Eindringen der Fixierungsflüssigkeit in die innersten Schichten möglich ist. Größere Objekte, z. B. ganze Organe, lassen sich überhaupt nicht, falls sie nicht von kleinen Versuchstieren stammen, durch Einlegen in die Fixierungsflüssigkeit in genügender Weise fixieren. Eine Durchfixierung ist nur dadurch möglich, daß man von den Blutgefäßen aus die Fixierungsflüssigkeiten injiziert, wobei freilich der Blutgehalt verlorengeht.

Dünne flächenhafte Gewebe (Netz, seröse Häute, Magen- und Darmwand usw.) spannt man, um Schrumpfungen und Verziehungen zu vermeiden, auf einer geeigneten Unterlage (Kork, Holzbrettchen) mit Nadeln auf. Bei Fixierung in Metallösungen (Sublimat, Osmiumsäure usw.) dürfen Nadeln von Metall nicht benutzt werden, man bedient sich in solchen Fällen am besten der Igelstacheln oder feiner, spitzer Hornnadeln zur Befestigung.

2. Die angewendete Flüssigkeit ist stets sehr reichlich zu bemessen und soll mindestens das Zehn- und Zwanzigfache des Volumens von dem zu fixierenden Objekt betragen.

3. Das zu fixierende Objekt muß von allen Seiten von der Fixierungsflüssigkeit umspült werden, was am leichtesten dadurch erreicht wird, daß es auf Watte, Glaswolle oder Fließpapier gelagert wird. Um ein Ankleben des Objekts auf der Unterlage zu vermeiden, muß man sowohl letztere wie ersteres mit der Fixierungsflüssigkeit vorher benetzen. Die Fixierung und Härtung wird beschleunigt, wenn man sie bei 37° vornimmt.

4. Nach ausreichender Fixierung, die je nach der angewendeten Flüssigkeit in verschieden langer Zeit erzielt wird, müssen die Objekte in den meisten Fällen sorgfältig in fließendem Wasser 12 bis 24 Stunden lang ausgewaschen (Auswaschvorrichtung s. S. 12) und in Alkohol von steigender Konzentration in der Weise nachgehärtet werden, daß man sie zunächst auf 24 Stunden in Alkohol von 40, dann von 70% und dann ebensolange in 90proz. und schließlich in absolutem Alkohol einlegt. Nur so verhindert man stärkere Schrumpfungen, die beim direkten Einlegen in absoluten Alkohol unvermeidlich sind. Das Auswaschen der Fixierungsflüssigkeit in Wasser hat zu unterbleiben, wenn die erstere als Beize für nachfolgende Färbungen dienen soll (z. B. bei Fixierung des Nervensystems in chromsauren Salzen).

Was die im einzelnen Falle zu wählende Fixierungs- oder Härtungsflüssigkeit anbetrifft, so lassen sich darüber bestimmte Vorschriften nicht geben. Da einerseits die Fixierungsmittel nicht alle in der gleichen Weise wirken und andererseits manche Färbemethoden bestimmte Fixierungsmittel voraussetzen, so ist es häufig, und zwar besonders da, wo man von vornherein den Gang der Untersuchung und ihr Resultat nicht vollständig überblicken kann, empfehlenswert, Teile des zu untersuchenden Objektes mit verschiedenen Fixierungsflüssigkeiten zu behandeln (z. B. Alkohol, Sublimat-, Formalin-, chrom- und ein osmiumsäurehaltiges Gemisch).

Als Fixierungs- und Härtungsmittel kommen für pathologisch-histologische Zwecke besonders folgende Flüssigkeiten in Betracht.

1. Alkohol.

Zur Fixierung wendet man ihn in Konzentrationen von 96 bis 100% an.

Bei schwächeren Konzentrationen (70—90%) ist die Fixierung unvollkommen, auch verläuft die Härtung langsamer, ist aber schonender. Behufs Fixierung taucht man kleine Stückchen in Alkohol ein, legt sie auf mit Alkohol getränkte Watte oder Fließpapier (s. o. Nr. 3) und senkt sie dann in Alkohol von 96—100% ein, den man, auch wenn er nicht trübe ist, alle 6—8 Stunden wechselt. Nach dreimaligem Wechseln ist das Präparat meist schnittfähig. Die ausfixierten Stücke kann man in 90proz. Alkohol aufbewahren.

Zur einfachen Härtung oder Nachhärtung von Objekten, die bereits anderweit fixiert waren, bedient man sich des Alkohols in steigender Konzentration, d. h. man bringt die betreffenden Objekte auf je 24 Stunden in Alkohol von 40%, dann in 70%, dann in 90%, endlich in absoluten Alkohol.

Von RANKE ist ein Apparat gebaut worden, der selbsttätig die Beförderung der Präparate aus niedrig konzentriertem Alkohol in höher konzentrierten besorgt („Selbsttätige Alkoholreihe“). Er ist von der Fabrik chirurg. Instrumente von F. L. Fischer, Freiburg i. Br., Kaiserstraße 111/115 zu beziehen.

Um aus Alkohol höherer Konzentration eine bestimmte Menge von geringerer Konzentration herzustellen, kann man sich folgender Formel bedienen, die allerdings nicht absolut genaue, aber für die gewöhnlichen Arbeiten hinreichende Werte gibt:

$$x = \frac{a \cdot b}{c},$$

worin a die gewünschte Menge des Alkohols geringerer Konzentration, b die gewünschte Konzentration, c die gegebene höhere Konzentration und x die Menge des zur Verdünnung gebrauchten Alkohols höherer Konzentration bedeutet. Um z. B. aus dem von Apotheken und Drogerien gewöhnlich verkauften 90proz. Alkohol 200 ccm Alkohol von 60% herzustellen, bedarf man $x = \dfrac{200 \cdot 60}{90} = 125$ ccm 90proz. Alkohol und 75 ccm Wasser.

Die Alkoholhärtung und Fixierung ist besonders da am Platze, wo es gilt, mit der Untersuchung besonders schnell zu einem Resultat zu kommen, also bei rein diagnostischen Untersuchungen. Ferner empfiehlt sich ihre Anwendung da, wo es sich um histochemische Untersuchungen handelt, da der Alkohol wohl das indifferenteste, den chemischen Aufbau der Zellen am wenigsten angreifende Fixierungsmittel ist. Auch bei Präparaten, die auf Bakterien untersucht werden sollen, wird die Härtung in Alkohol abs. vielfach in Anwendung gezogen, wenngleich auch andere Fixierungsmethoden, besonders Sublimat und Formol, hier meist ganz vorzügliche Resultate geben und häufig eine genauere

Orientierung über die Lage der Mikroben gestatten, als dies bei reiner Alkoholhärtung der Fall ist.

Ferner zieht man die Fixierung und Härtung in Alkohol abs. dort in Anwendung, wo Substanzen, die in wäßrigen Fixierungsflüssigkeiten löslich sind, konserviert werden sollen; besonders ist dies bei Präparaten, die Plasmazellen, Glykogen und Harnsäure enthalten, sowie bei einer Anzahl von Färbemethoden, die zur Untersuchung der Gehirnsubstanz dienen, der Fall.

Für Untersuchungen aber, bei denen der letztberührte Gesichtspunkt nicht in Frage kommt und bei denen die Zeit nicht drängt, wendet man die reine Alkoholfixierung jetzt meist nicht mehr an, da ihr manche schwerwiegende Nachteile anhaften. Zuerst ist hier die schrumpfende Wirkung des hoch konzentrierten Alkohols zu nennen, die, da sie sich auf verschiedene Gewebsbestandteile in verschiedener Weise geltend macht, nicht selten feinere Gewebsstrukturen empfindlich schädigt. Ferner entzieht der Alkohol den roten Blutkörperchen das Hämoglobin, schädigt manche Pigmente und löst Fette und fettartige Substanzen (Lipoide). Diese Übelstände kann man zum Teil dadurch aufheben, daß man dem Alkohol 10% Formaldehydlösung zusetzt, doch vermag dieses Gemisch die Fixierung in Formalin nicht zu ersetzen.

Nach der Fixierung bringt man die Stücken in reinen Alkohol von 96—100%.

Anm. Um Alkohol dauernd wasserfrei zu erhalten oder um wasserhaltigen Alkohol wasserfrei zu machen, setzt man ihm Cuprum sulfuricum zu, das man durch Ausglühen in einem Porzellantiegel seines Krystallwassers beraubt hat. Das wasserfreie, weiß gefärbte Pulver reißt begierig alles im Alkohol enthaltene Wasser an sich und bläut sich allmählich. Sobald es seine ursprüngliche blaue Färbung wieder angenommen hat, muß es durch neues wasserfreies Kupfervitriol ersetzt oder von neuem ausgeglüht werden. Alkohol, der mit Cuprum sulfur. versetzt ist, muß vor dem Gebrauch stets filtriert, auf seine Reaktion geprüft und auf den Neutralpunkt gebracht werden.

Sehr brauchbar für manche Zwecke ist das CARNOYsche Gemisch, das aus

Alkohol abs.	6 Teile
Eisessig	1 Teil
Chloroform	3 Teile

besteht. Selbst größere Stücke sind in kurzer Zeit, 1—3 Stunden, fixiert. Man behandelt die Stücke mit absolutem Alkohol nach, den man nach 24 Stunden wechselt. Einbettung in Paraffin.

Neuerdings wird vielfach zur Fixierung und Härtung

2. Aceton

empfohlen. Es wirkt ganz ähnlich wie der absolute Alkohol, aber noch stärker wasserentziehend als dieser und infolgedessen auch stärker schrumpfend. Es löst Harnsäure und Glykogen nicht, auch osmierte Fette bleiben in ihm erhalten, wenn man es nur kurze Zeit auf die osmierten Objekte einwirken läßt. Es fixiert und härtet dünne Gewebsscheiben (1—2 mm dick) in kurzer Zeit (30 Min.), doch ist dabei die Kernstruktur häufig nicht besonders gut erhalten. Die meisten der gebräuchlichsten Färbungen gelingen an in Aceton fixierten Präparaten gut. Als alleiniges Fixierungsmittel möchte ich es aber aus den oben bei Besprechung der Alkoholfixierung angegebenen Gründen, insbesondere wegen seiner intensiv schrumpfenden Wirkung nicht empfehlen. Dagegen ist es vorteilhaft zur Entwässerung von bereits fixierten Objekten bei der Paraffineinbettung. Hier hat es außerdem noch den Vorteil, daß die Behandlung der Objekte mit Xylol oder einem anderen Vorharz in Wegfall kommen kann, da sich Aceton in Paraffin löst und wegen seines niedrig liegenden Siedepunktes (56°) leicht aus dem Paraffin verdampft. (Näheres siehe bei Paraffineinbettung und Schnelleinbettung). Man hüte sich, die Objekte länger, als zur Fixierung und Wasserentziehung nötig ist, in ihm liegenzulassen, da sie sonst sehr stark schrumpfen und bei nachfolgender Paraffineinbettung so hart und spröde werden, daß sich nur schwer genügend feine Schnitte erzielen lassen.

Die Nachteile, die der Alkohol- und Acetonfixierung anhaften, sucht man durch andere Fixierungsmethoden zu vermeiden. Ihre Anwendung ist zwar zum Teil umständlicher und mühevoller, aber die weit besseren Resultate, die man erzielt, wiegen die Umständlichkeit und größere Mühewaltung vollständig auf.

3. Sublimat.

Es gibt in den meisten Fällen ausgezeichnete Resultate und ist für von Menschen stammendes (operatives und Leichen-) Material sehr zu empfehlen, da es die Zell- und Gewebsstrukturen vortrefflich fixiert und die roten Blutkörperchen und Pigmente sehr schön konserviert.

Zur Erzielung guter Resultate sind folgende Vorsichtsmaßregeln zu beachten:

1. Die zu fixierenden Objekte müssen möglichst dünn sein, um eine gute Durchfixierung zu erzielen.

2. Die Gefäße, in denen die Fixierung vorgenommen wird, müssen gut verschlossen sein.

3. Die Fixierung soll bei möglichst sich gleichbleibender Temperatur vorgenommen werden, da bei Temperaturschwankungen besonders leicht und reichlich sich Sublimatniederschläge bilden.

4. Die fixierten Präparate sind, um die höchst störenden Sublimatniederschläge zu entfernen, kurz in Wasser abzuspülen und dann in Alkohol zu bringen.

5. Die Nachhärtung erfolgt in Alkohol von steigender Konzentration.

Um Sublimatniederschläge sicher zu entfernen, legt man die Präparate nach dem Fixieren auf 24 Stunden in eine dunkelbraunrote Lösung von Jod in 70 proz. Alkohol, die man so oft wechselt, als noch eine Entfärbung eintritt. Die Gelbfärbung, die dabei die Präparate annehmen, verschwindet beim Nachhärten in Alkohol. Finden sich Sublimatniederschläge in den bereits fertiggestellten Schnitten, so legt man sie in Jodalkohol auf 30—60 Min. ein und behandelt sie mit Alkohol nach. Um die Spuren von Jod, die bei diesem Verfahren in den Präparaten zurückbleiben, völlig zu entfernen, legt man die Schnitte, nachdem sie mit Alkohol behandelt sind, in 0,25 proz. Natriumthiosulfatlösung, bis sie vollständig weiß sind, und wäscht sie dann in mehrmals gewechseltem Wasser aus.

Die Entfernung der Niederschläge gelingt auch, wenn man die Schnitte in Xylol, das mit Jod. metallicum gesättigt ist, längere Zeit entparaffiniert und in reichlichem absolutem Alkohol auswäscht.

P. Mayer empfiehlt zur gründlichen Entfernung des Sublimats, die für Färbungen mit Pikrocarmin und mit Carmin unbedingt nötig ist, eine alkoholische Jodkaliumlösung von folgender Zusammensetzung: Man löst 5 g Jodkalium in 5 ccm dest. Wasser und setzt dies zu einer Lösung von 0,5 g Jod in 45 ccm 90 proz. Alkohol. Man mischt diese Lösung mit gleichen Teilen Alkohol oder Wasser und legt die Präparate auf 24 Stunden in dieses Gemisch.

Gründliches Entfernen des Jods durch Auswaschen in Alkohol und Natriumthiosulfatlösung ist unbedingt nötig, da Spuren von Jod, die in den Präparaten bleiben, Färbungen mit Hämatoxylin und Anilinfarben allmählich zerstören.

Sollten sich die Sublimatpräparate schlecht färben, was bei ungenügendem Entfernen des Sublimates durch Jodalkohol oder zu langer Fixierung in Sublimat mitunter vorkommt, so kann man häufig durch Einlegen der Schnitte in Jodalkohol auf 1—2 Stunden und Auswaschen in 70 proz. Alkohol Abhilfe schaffen.

Zur Färbung von Sublimatpräparaten empfiehlt sich am meisten eine Doppelfärbung mit Hämatoxylin (Hämalaun) und Eosin, das Biondi-Heidenhainsche Gemisch und die Heidenhainsche Eisenalaunhämatoxylinmethode. Carminfärbungen gelingen nur in Präparaten gut, bei denen das Quecksilber durch Nachbehandeln mit Jodalkohol oder Jodjodkaliumalkohol gründlich entfernt ist.

Folgende Lösungen bzw. Gemische, die im allgemeinen gleich gute Resultate geben, erfreuen sich großer Beliebtheit.

a) **Die konzentrierte wäßrige Lösung,** in der die Stücke 3—6 Stunden bleiben. Sublimat löst sich bei Zimmertemperatur in Wasser im Verhältnis von 1:16. Ein Zusatz von Kochsalz ist, wie neuere Untersuchungen gelehrt haben, überflüssig.

HEIDENHAIN empfiehlt, um eintretende Schrumpfungen zu vermeiden, die Lösung mit gleichen Teilen Wasser zu verdünnen.

b) **Sublimateisessig:**

Sublimat	3 g
Eisessig	1 ccm
Aq. dest.	100 ccm

In diesem Gemisch, das weniger schrumpfend wirkt, bleiben die Präparate 24 Stunden.

c) **Sublimatformalin** (nach HEIDENHAIN):

Sublimat	4,5 g
Kochsalz	0,5 g
Wasser	80,0 ccm
Formalin, konz.	20,0 ccm

Man fixiert 24 Stunden und überträgt die Stücke sofort in 70proz. Alkohol. Diese Mischung ist bei der Fixierung bindegewebsreicher Organe besonders zu empfehlen.

Präparate, die in Sublimatlösung fixiert sind, eignen sich nicht besonders zur Anfertigung von Gefrierschnitten. Legt man solche Objekte nach Auswaschen mit Wasser in die gebräuchliche Formalinlösung, so lassen sie sich meist gut mit dem Gefriermikrotom schneiden.

d) **Die ZENKERsche Mischung.**

Sie besteht aus einer Mischung von:

Sublimat		5,0	
MÜLLERsche Flüssigkeit	Kalium bichromat.	2,5	werden in der
	Natrium sulfuric.	1,0	Wärme gelöst.
	Aq. dest.	100,0	

Man setzt ihr kurz vor dem Gebrauch 5 Teile Eisessig zu.

Die zu fixierenden Objekte werden 24 Stunden lang in die Lösung eingelegt und nach gründlicher Auswässerung in fließendem Wasser (24 Stunden) mit Jodalkohol nachbehandelt (s. o.) und in Alkohol von steigender Konzentration nachgehärtet.

Die Flüssigkeit dringt auch in größere Stücke schnell und gleichmäßig ein, fixiert Kern- und die meisten Protoplasmastrukturen gut, läßt weniger leicht als die reine Sublimatlösung Quecksilberniederschläge nach dem Auswässern zurück und verleiht dem Präparat bei Paraffineinbettung eine bessere Schnittfähigkeit, als dies bei reiner Sublimathärtung der Fall ist (besonders in die Augen springend bei dem Intestinaltractus, an Schleimhäuten und den serösen Häuten). Als Nachteil ist zu nennen, daß die Präparate mitunter schwer färbbar sind. Doch lassen sich im allgemeinen die meisten Färbemethoden anwenden, vorausgesetzt, daß man mit Jodalkohol nachbehandelt hat.

HELLY hat die ZENKERsche Flüssigkeit in der Weise modifiziert, daß er den Eisessig durch konz. Formalin (5 Teile) ersetzt, das unmittelbar vor dem Gebrauch zugefügt wird. Man fixiert in dem **HELLYschen Gemisch,** das weniger quellend wirkt wie das ZENKERsche, $4^1/_2$—5 Stunden, wäscht gründlich in fließendem Wasser aus und härtet in steigendem Alkohol nach. Jodierung ist nicht unbedingt nötig.

MAXIMOW kombiniert die ZENKERsche Mischung mit dem HELLYschen Verfahren, indem er zu 100 ccm ZENKER-Lösung 10 ccm Formalin zusetzt; für manche Fälle setzt er diesem Gemisch noch 10 ccm 2proz. Osmiumlösung zu. Man fixiert bis zu 24 Stunden und länger und wäscht gründlich in fließendem Wasser aus. Nachhärtung in steigendem Alkohol. Das Fett ist durch die Osmiumsäure schwarz gefärbt. Die Schnitte sind gut färbbar.

4. Formalin.

Das Formalin[1] oder Formol ist eine konzentrierte ca. 30—40proz. Lösung von Formaldehyd (Methanal) in Wasser: Formaldehydum solutum des deutschen Arzneibuchs. Alle in den folgenden Abschnitten über den Prozentgehalt einer Formalinlösung gemachten Angaben beziehen sich auf ihren Prozentgehalt an Formaldehyd. Es ist für die Zwecke der pathologischen Histologie ein sehr gutes Fixierungsmittel, weil es nicht nur alle Zell- und Gewebsstrukturen erhält, sondern auch fast alle Färbemethoden (inkl. Bakterienfärbung) gestattet. Besonders möge hier auf die vorzügliche Konservierung der roten Blutkörperchen hingewiesen werden. Bei allzu langer Aufbewahrung der Stücke in Formalinlösung leidet die Färbbarkeit der roten Blutkörperchen und Zellgranula. Außerdem hat es den großen Vorzug, daß einerseits die Fixierung nur kurze Zeit in Anspruch nimmt und ein längeres Verweilen in ihm nichts schadet, andererseits, daß es selbst in relativ dicke Scheiben (bis 0,5 cm) schnell und gründlich eindringt und die Entwicklung und das Weiterwachsen der Bakterien fast augenblicklich aufhebt.

Zur Fixierung verwendet man am besten das von der Firma Schering gelieferte Formalin, das 40% Formaldehyd enthält und frei von Säure und Methylalkohol ist; es muß in braunen Glasflaschen vor Licht geschützt aufbewahrt werden.

Bei Einwirkung des Tageslichtes kommt es allmählich zur Bildung von Ameisensäure in der Formalinlösung. In den meisten Fällen sind die sich bildenden Mengen von Ameisensäure für die Fixierung unbedenklich. Manche Methoden werden aber dadurch schädlich beeinflußt, besonders die Silberimprägnationsmethoden. Die Neutralisation läßt

---

[1] Die Stammlösung und die Verdünnungen sind im Dunkeln oder in braunen Glasflaschen aufzubewahren, da das Licht das Formaldehyd zersetzt.

sich nach Romeis dadurch leicht erreichen, daß man das Formalin in brauner Flasche dauernd über einer 1—2 cm hohen Schicht von gepulvertem Calciumcarbonat stehenläßt, nachdem man zunächst einige Male umgeschüttelt hat.

Es wird in 4—10 proz. Lösungen angewendet, d. h. man verdünnt die in Handel kommende, 30—40% Formaldehyd enthaltende Stammflüssigkeit mit $7^1/_2$—$3^1/_2$ Teilen destillierten Wasser. Für feinere Zell- und Kernstudien ist es vorteilhaft, die Formalinlösung mit 0,9 proz. Kochsalzlösung anstatt mit Wasser zu bereiten.

Man bringt die Präparate auf 3—24 Stunden und länger in die Formalinlösung. Auswässerung vor der Nachhärtung in Alkohol ist im allgemeinen nicht notwendig; nur für Färbungen mit Carmin ist es nach den Erfahrungen des Verfassers vorteilhaft, die Präparate gründlich auszuwässern, ebenso bei Bakterienfärbungen. Auch kann man die Präparate direkt nach der Fixierung nach Abspülen in Wasser auf dem Gefriermikrotom schneiden, wobei man feine, sich nicht rollende und nicht klebrige Schnitte erhält, die bei nachträglicher Färbung alle Details besser zeigen als nicht fixierte ausgefrorene Präparate. Weigert empfiehlt das Formalin auf das angelegentlichste für die Fixierung des Zentralnervensystems (Näheres s. u.).

Legt man sehr dünne Gewebsscheiben in auf 40—45° erhitzte Formalinlösung, so kann man bereits innerhalb 10—15 Min. gut durchfixierte Präparate erhalten, die sich leicht mit dem Gefriermikrotom schneiden lassen.

Nicht selten findet man in Schnitten von in Formalin fixierten, aus der Leiche stammenden Geweben feine krystallinische schwarze oder schwarzbraune Niederschläge, die sehr störend wirken, besonders wenn es sich um Gewebe handelt, die Pigmente enthalten. Den Niederschlägen begegnet man am häufigsten in Stücken, die blutreichen Organen entstammen. Sie können um so leichter zu Verwechslungen mit Körnchen von autochthon entstandenem Pigment Veranlassung geben, als sie nicht selten innerhalb von Zellen liegen. Zu ihrer Entfernung sind verschiedene Methoden angegeben worden.

Am besten ist die von Kardasewitsch angegebene Methode, bei der man die ungefärbten Schnitte in eine 1—5 proz. Lösung von Liq. ammon. caustici in 70 proz. Alkohol 5 Min. bis 4 Stunden einlegt und dann gründlich in Wasser auswäscht. Eine Schädigung der Gewebsstruktur und der Färbbarkeit tritt nicht ein, nur das Pigment wird gelöst.

Nach Verocay bringt man die Schnitte auf 10 Min. in folgende Lösung:

1 proz. wäßr. Kalilauge (1 g Kal. caust. fus. auf 100 Wasser)   1 Teil
80 proz. Alkohol   100 Teile

Man wäscht sie dann 5 Min. in zweimal gewechseltem Wasser aus, überträgt sie auf 5 Min. in 80proz. Alkohol und dann in Wasser.

Bei Schnitten, bei denen es auf den färberischen Nachweis von Bakterien besonders mittels der Gramschen Methode ankommt, möchte ich vor der Anwendung des Kalialkohols zur Entfernung der Formalinniederschläge warnen, da nach meinen Erfahrungen dadurch die Alkoholfestigkeit der gefärbten Bakterien sehr geschädigt werden kann.

Auch die von Kaiserling, Jores, Melnikow-Raswedenkow und Pick zur Konservierung der Eigenfarbe der Organe empfohlenen Gemische sind zur Fixierung der histologischen Gewebsstrukturen gut zu gebrauchen; will man von solchen Präparaten, die in Glyceringemischen gelegen haben, Gefrierschnitte anfertigen, so muß man vorher auswässern.

Ich gebe hier die Kaiserlingsche Vorschrift wieder, weil nach ihr zur Zeit wohl am meisten gearbeitet wird.

1. Fixation in:

Formalin, konz.	200 ccm
Wasser	1000 ccm
Kalium nitric.	15 g
Kalium acet.	30 g

2. Nachbehandlung mit Alkohol zur Wiederherstellung der Farbe des Blutes.
3. Übertragen in ein Gemisch von:

Wasser	2000 ccm
Kalium acet.	200 g
Glycerin	400 ccm

Hinsichtlich der bei der Fixation und Nachbehandlung zu beobachtenden Maßnahmen sei auf den Kaiserlingschen Originalartikel: Virchows Arch. **147**, 389 verwiesen.

Nach Pick kann man in der ersten Kaiserlingschen Lösung das Kalium acet. und Kalium nitric. durch künstliches Karlsbader Salz (50 g) ersetzen.

Neuerdings hat Jores angegeben, daß man die Farben mit Umgehung der Nachbehandlung mit Alkohol (2) ausgezeichnet dadurch konservieren kann, daß man dem Pickschen Salzformalin 5% einer konzentrierten Lösung von Chloralhydrat zusetzt. Man muß die Präparate, bevor man sie in das Glyceringemisch (3) bringt, längere Zeit (mindestens 6 Stunden) auswässern.

Da Formalin Harnsäure löst, ist es in Fällen, bei denen es auf den Nachweis dieser Substanz ankommt (Harnsäureinfarkte, gichtige Ablagerungen usw.), nicht zu gebrauchen. Ebenso ist es wegen der sich in ihm bildenden Ameisensäure imstande, Kalk aufzulösen, was bei Untersuchungen, bei denen es auf den Nachweis kleinster Kalkmengen ankommt, wohl zu berücksichtigen ist.

Will man diese lösenden Eigenschaften des Formalins vermeiden und harnsaure Salze durch Formalin konservieren, so fixiert man die betreffenden Objekte auf einem Drahtnetz liegend, in einem festverschlossenen Gefäß, auf dessen Boden man mit reinem Formalin getränkte Watte gebracht hat, etwa 4—5 Stunden, überträgt sie direkt in 90proz. Alkohol, dem man etwas Quecksilberoxyd (pulverisiert) zugesetzt hat, auf 24 Stunden, und bringt sie dann in ein mit Glycerin gefülltes Gefäß, dem man ebenfalls Quecksilberoxyd, das durch die sich bildende Ameisensäure allmählich zersetzt wird und deshalb wieder ersetzt werden muß, zugefügt hat (Westenhöfer).

Objekte, die in Formalin zu hart geworden sind (überhärtet), kann man nach Schmidt durch Einlegen in 1 proz. Lösung von Argent. nitric. oder in 10 proz. Citronensäure oder $\frac{1}{2}$ proz. Salpetersäure weich machen.

Anm. Für den Nachweis der Pestbacillen in Gewebsstücken ist die Formalinhärtung nicht zu empfehlen, da sie bei Anwendung von Formalin sich schwer oder gar nicht färben. Ebenso versagt mitunter bei Präparaten, die lange in Formalin oder Kaiserlingschem Gemisch gelegen haben, die Färbung der Tuberkelbacillen nach der Ziehlschen Methode (Koch-Ehrlichsche Methode versagt dabei weniger häufig.) Allerdings scheinen sich in dieser Hinsicht die verschiedenen Fabrikationsmarken des Formalins verschieden zu verhalten. Nach Fahr schädigt das Scheringsche Formalin die Tuberkelbacillenfärbung nicht.

Sehr empfehlenswert ist zur Fixierung das

Orthsche Gemisch.

Müllersche Flüssigkeit	90 ccm
Formalin (Stammlösung)	10 ccm

Das Gemisch ist stets frisch zu bereiten. Man fixiert darin nicht länger als 24 Stunden (bei empfindlichen — embryonalen Geweben — nach 12 Stunden wechseln) und wäscht dann in fließendem Wasser aus. Man kann auch, um eine intensivere Chromierung zu erzielen, die für manche Färbungen (Nervensystem) angezeigt ist, die in dem Orthschen Gemisch fixierten Stücke in Müllerscher Lösung aufbewahren, die dann öfter zu wechseln ist (s. Müllersche Lösung).

In Stücken, die im Orthschen Gemisch fixiert wurden, treten Niederschläge nicht auf. Bei längerer Fixierung in dem Gemisch werden die Stücke leicht brüchig.

Das von Simons empfohlene Chromoform, das eine haltbare Lösung von Formalin-Kaliumbichromat darstellt und in 2—3 proz. Lösung verwendet wird, besitzt keine Vorzüge vor der Orthschen Mischung, die es ersetzen soll.

Stievesches Gemisch.

Alkohol (96 proz.)	80,0
Formalin (Stammlösung)	18,0
Eisessig	2,0—5,0

Man fixiert bis zu 24 Stunden und wäscht in Alkohol aus. Das Gemisch dringt rasch ein und härtet gleichzeitig, so daß die Einzelheiten sehr gut in der natürlichen Lage erhalten bleiben.

Susagemisch nach Heidenhain.

Sublimat	4,5 g
Kochsalz	0,5 g
Wasser	80,0 ccm
Trichloressigsäure	2,0 g
Eisessig	4,0 ccm
Formalin	20,0 ccm

Man fixiert je nach der Größe der Stücke 1—24 Stunden und überträgt sie ohne Auswässern in 96 proz. Alkohol, den man mehrmals wechselt.

Bouinsches Gemisch.

Gesättigte wäßrige Pikrinsäure	15,0 ccm
Formalin (Stammlösung)	5,0 ccm
Eisessig	1,0 ccm

Man fixiert je nach der Objektgröße 1—24 Stunden und wäscht in 80 proz. Alkohol aus.

Sie gilt als ausgezeichnete, allgemein verwendbare Fixierungsflüssigkeit.

van Walsem hat diese Fixierungsflüssigkeit in folgender Weise modifiziert:

Gesättigte wäßrige Pikrinsäurelösung	52,0
Formol	14,0
Eisessig	1,0
Aceton	33,0

Er empfiehlt sie besonders für Objekte, die entkalkt werden sollen.

5. Chromsäure.

Sie kommt in 0,05—0,5 proz. Lösungen zur Verwendung (schwächere Konzentrationen sind vorzuziehen). Die Objekte, die wegen des schweren Eindringens der Flüssigkeit sehr klein und besonders sehr dünn sein müssen, verweilen je nach ihrer Größe 24 Stunden bis mehrere Tage in der Lösung, die täglich gewechselt werden muß. Sodann werden sie gründlich in fließendem Wasser ausgewaschen und im Dunkeln in Alkohol von steigender Konzentration nachgehärtet.

Die Chromsäure fixiert die Kernstrukturen nicht schlecht, hat aber den Nachteil, nachträgliche Färbungen zu erschweren. Dies ist auch der Grund, weswegen sie neuerdings nicht mehr für sich allein, sondern mit anderen Substanzen vermischt bzw. in ihren Salzen angewendet wird.

6. Die doppelchromsauren Salze.

Kalium-, Natrium-, Ammoniumbichromat werden in konzentrierten wäßrigen (ca. 5 proz.) Lösungen zur Härtung besonders des Nervensystems benutzt (Näheres s. u. Nervensystem, besonders auch bezüglich der Schnellhärtungen mit Zusatz von Chromalaun und Fluorchrom).

7. MÜLLERsche Flüssigkeit.

Zusammensetzung:

Doppelchromsaures Kali   2,5 g
Schwefelsaures Natron   1,0 g
Destilliertes Wasser   100,0 ccm

Die Objekte werden in reichliche Mengen der Flüssigkeit eingelegt und verbleiben hier bei gewöhnlicher Zimmertemperatur mindestens 10 Wochen und länger. Größere Objekte, besonders ganze Gehirne, die stets mehrfach und tief eingeschnitten werden müssen, weil sonst in den inneren Schichten Fäulnis eintritt, müssen $^{1}/_{4}$—$^{1}/_{2}$ Jahr in der Flüssigkeit verbleiben.

Die Flüssigkeit ist in der ersten Woche täglich, während der zweiten und dritten Woche jeden zweiten Tag und später einmal wöchentlich zu wechseln.

Um Pilz- und Schimmelbildung hintanzuhalten, empfiehlt es sich, der Flüssigkeit in späteren Stadien der Härtung ein kleines Stück Campher oder Thymol zuzusetzen.

Durch Einwirkung der Wärme kann die Härtungsdauer bedeutend abgekürzt werden. Man stellt die in sehr reichliche Flüssigkeit gelegten Objekte in den Brutofen (37°), wechselt die Flüssigkeit täglich und erhält innerhalb von 10—14 Tagen durchgehärtete Präparate.

Nach vollendeter Härtung können die Objekte direkt mit dem Gefriermikrotom geschnitten werden, oder sie werden zunächst in fließendem Wasser 24 Stunden ausgewaschen (mit Ausnahme des Nervensystems) und dann in Alkohol von steigender Konzentration nachgehärtet. Die Nachhärtung muß bei allen in chromsauren Salzen und Chromsäure gehärteten Objekten im Finstern vorgenommen werden, da sich bei Einwirkung des Tageslichtes unlösliche Chromniederschläge bilden.

Zur Färbung wendet man am zweckmäßigsten Hämatoxylin mit Nachfärbung mit Eosin an, auch Carmintinktionen geben gute Resultate.

Die MÜLLERsche Lösung war früher eines der beliebtesten Härtungsmittel in der pathologischen Histologie, weil sie wenig schrumpfend auf die Gewebe wirkt, die roten Blutkörperchen sehr gut konserviert und den Objekten eine ausgezeichnete Schnittfähigkeit (besonders bei Paraffineinbettung in die Augen fallend) verleiht. Heutzutage, wo wir eine Anzahl von Fixierungsmitteln besitzen, die zum mindesten dasselbe leisten wie die MÜLLERsche Lösung (Formalin, Sublimat, ZENKERsche Flüssigkeit usw.), dürfte sich ihre Anwendung immer mehr einschränken, zumal sie eine Anzahl recht schwerwiegender Nachteile besitzt. Besonders sei hier darauf hingewiesen, daß sie die Protoplasma- und vor

allem die Kernstrukturen schwer schädigt, ferner, daß sie Fäulnis-
vorgänge, die sich in den der Leiche entnommenen Teilen bereits ein-
gestellt haben, nicht sofort aufhebt, die postmortale Entwicklung und
das Weiterwachsen von Bakterien nicht hemmt und infolgedessen
bei Untersuchungen auf Bakterien nicht zu gebrauchen ist. Doch wird
durch die Müllersche Lösung im allgemeinen die Färbbarkeit der
meisten Bakterien zwar vielleicht etwas erschwert, aber nicht aufgehoben.

Auch für die Härtung des Nervensystems, bei der die Müllersche
Flüssigkeit eine dominierende Stellung einnahm, dürfte sie jetzt weniger
in Betracht kommen, da, wie Weigert hervorgehoben hat, die doppel-
chromsauren Salze für sich allein mehr und Besseres leisten.

Die Nachteile, die der Härtung in Müllerscher Lösung
anhaften, lassen sich zum Teil dadurch aufheben, daß
man die Objekte zunächst in Formalin fixiert und erst
dann mit Müllerscher Lösung nachbehandelt oder direkt in Müller-Formalin (Orthsches Gemisch s. o. S. 33)
einlegt. Diese Methode ist besonders für Härtung des Zentralnervensystems zu empfehlen, ferner aber auch da am Platze, wo die Objekte bei
alleiniger Härtung in Formalin eine spröde Konsistenz erlangen, die
bei Paraffineinbettung das Schneiden erschwert. Bei der Nachhärtung
in Müllerscher Lösung ist die Konsistenz meist eine für das Schneiden
in Paraffin sehr geeignete.

Bewahrt man die Präparate, die in chromhaltigen Flüssigkeiten
fixiert sind, längere Zeit in Alkohol auf, so nehmen sie einen grünen Farbenton an und werden schlecht färbbar. Um die Färbbarkeit wieder-
herzustellen, behandelt man die Schnitte mit verdünnter Salpetersäure
(1 : 10) und wäscht dann gründlich in Wasser aus.

8. Osmiumsäure und Osmiumsäuregemische.
(Osmiumtetroxyd.)

Vorbemerkungen: Bei dem Gebrauche osmiumsäurehaltiger
Lösungen, die sehr teuer sind, sind folgende Punkte zu beachten:

1. Die Lösungen sind mit frisch ausgekochtem, staubfreiem,
destilliertem Wasser herzustellen und in einer mit Glasstöpsel verschlossenen Flasche aufzubewahren. Korkstöpsel sind wegen der in
ihnen enthaltenen Gerbsäure zu vermeiden. Die Gemische sind nicht
lange haltbar, das das Osmiumtetroxyd durch geringe Mengen organischer Substanz sehr leicht reduziert wird. Nach P. Mayer wird die
Reduktion durch Zusatz von 10 Tropfen 5proz. Sublimatlösung zu
100 ccm Osmiumlösung verhindert, wodurch die Lösungen jahrelang
brauchbar bleiben. Busch (van Walsem) empfiehlt zu dem gleichen

Zwecke den Zusatz von jodsaurem Natron in der dreifachen Menge der verwendeten Osmiumsäure.

2. Da die Osmiumsäure nur sehr schwer und wenig tief in die Gewebe eindringt, dürfen, um eine vollständige Durchtränkung zu erzielen, nur ganz dünne Gewebsstücke (1—2 mm) verwendet werden. Sie müssen, um der Säure von allen Seiten Zutritt zu gewähren, öfter mit Glasnadeln umgewendet werden.

3. Die Fixierung ist — bei Anwendung reiner Osmiumsäure — im Dunkeln vorzunehmen.

4. Nach der Fixierung ist sehr gründlich 12—24 Stunden in fließendem Wasser auszuwaschen. Bei ungenügender Wässerung färbt sich der zum Nachhärten benutzte Alkohol durch Niederschläge reduzierter Osmiumsäure rasch schwarz. Es können dabei auch in den zu härtenden Objekten schwarze Niederschläge auftreten, die zu Trugbildern Veranlassung zu geben geeignet sind.

5. Bei der Einbettung osmierter Stücke müssen alle Substanzen vermieden werden, die das durch Osmium geschwärzte Fett zu lösen imstande sind. Da Äther zu diesen Substanzen gehört, ist Celloidineinbettung wenig zu empfehlen. Bei der Paraffineinbettung darf Xylol nicht zur Verwendung kommen; man muß sich vielmehr des Petroleumäthers von 100° Siedepunkt (WLASSAK) oder des reinen Benzins (HANDWERCK) bedienen. Auch Aceton ist angängig, doch dürfen die Objekte in ihm nur kurze Zeit verweilen. Paraffinschnitte sind nach der japanischen Methode aufzukleben.

HEIDENHAIN empfiehlt zur Konservierung der durch Osmiumsäure bewirkten Schwarzfärbung der Fette nach gründlicher Auswässerung dem 70proz. Alkohol einen dünnen Krystall von Natriumsulfid zuzusetzen.

6. Das zum Aufhellen der Schnitte benutzte ätherische Öl darf nur kurze Zeit einwirken und muß möglichst gründlich durch reines Benzin entfernt werden Zum Einschluß ist möglichst zähflüssiger, wenig Xylol enthaltender Canadabalsam zu benutzen, den man durch Erwärmen erweicht hat. HANDWERCK-SCHMAUS empfehlen, die Präparate ohne Deckgläschen in venetianischem Terpentin aufzubewahren.

7. Will man die Schnitte in einem weniger stark lichtbrechenden Medium konservieren, so wendet man Kalium aceticum an, da Glycerin sich nach und nach schwarz färbt.

Osmiumsäure reizt die Schleimhaut der Respirationsorgane sehr stark.

Kommt es darauf an, die durch die Osmiumsäure bewirkte Schwärzung aus dem Gewebe wieder zu entfernen, so wendet man die im zwölften Kapitel (Abschnitte Pigmente) angegebenen Bleichmethoden an.

Zur Fixierung dienen folgende Lösungen:

a) **Reine Osmiumsäure**

in 1proz. Lösung zur Konservierung des Fettes und bei Untersuchung des Nervensystems. Nach 24stündigem Aufenthalt in der Lösung werden die Objekte gründlich ausgewässert und in Alkohol nachgehärtet. In Objekten, die in reiner Osmiumsäure fixiert sind, lassen sich nur sehr schwer Kernfärbungen erzielen. Am besten eignet sich dazu Safranin.

b) **Das FLEMMINGsche Säuregemisch.**

Es besteht aus:

> 1 proz. Chromsäure   15 Teile
> 2proz. Osmiumsäure   4 ,,
> Eisessig 1 Teil oder weniger.

Die Objekte bleiben 24 Stunden oder länger in der Lösung, werden gründlich (24 Stunden) in fließendem Wasser ausgewaschen und in Alkohol von steigender Konzentration nachgehärtet.

Das FLEMMINGsche Gemisch dient vorwiegend zum Fixieren der Kernstrukturen (Kernteilungen) und des Fettes. Die FLEMMINGsche Lösung findet aber auch sonst vielfach Anwendung, da man durch sie sehr klare Bilder der Gewebsstrukturen erhält.

Zur Färbung wird vorwiegend Safranin gebraucht, doch geben auch Gentianaviolett und Carbolfuchsin gute Bilder. Die Hämatoxylin-färbungen nehmen die Schnitte nur sehr schwer an.

c) **Das ALTMANNsche Gemisch.**

> 5proz. Kaliumbichromatlösung ⎱
> 2proz. Osmiumsäure   ⎰ zu gleichen Teilen gemischt.

Kleine dünne Stückchen werden möglichst unmittelbar nach dem Tode 24 Stunden lang in dem Gemisch fixiert, dann gründlich aus-gewaschen und in Alkohol nachgehärtet. Einbettung in Paraffin.

Das ALTMANNsche Gemisch dient zur Fixierung der Granula. Fär-bung s. u.

d) **Das HERMANNsche Gemisch.**

Es besteht aus:

> 1proz. Platinchloridlösung   15 Teile
> 2proz. Osmiumsäurelösung   4 ,,
> Eisessig   1 Teil.

Kleine und besonders dünne Objekte werden 1—4 Tage in dem Ge-misch fixiert, dann in fließendem Wasser 3—12 Stunden ausgewaschen und in Alkohol nachgehärtet.

Das HERMANNsche Gemisch konserviert neben den Kernstrukturen auch die Protoplasmastrukturen ausgezeichnet.

Färbung mit Safranin oder Gentianaviolett.

Sehr kleine Objekte, besonders aber feuchte Ausstrichpräparate von Blut, Zellen und anderen Gewebsbestandteilen und Flüssigkeiten lassen sich durch Osmiumsäuredämpfe fixieren, indem man auf den Boden einer gut verschließbaren Glasschale einige Tropfen Osmiumsäure bringt und darüber das zu fixierende Objekt in geeigneter Weise anbringt (aufhängen, auflegen auf ein Blockschälchen), ohne daß es mit der Flüssigkeit in Berührung kommt.

Anm. Von sonstigen Fixierungsflüssigkeiten, die aber für pathologisch-histologische Zwecke nur selten in Anwendung kommen, seien noch folgende erwähnt:

die 3proz. wäßrige Salpetersäure, spez. Gew. 1,4;

die konzentrierte wäßrige Pikrinsäure;

die KLEINENBERGsche Pikrin-Schwefelsäure (100 ccm gesättigte wäßrige Pikrinsäure + 2 ccm Schwefelsäure, filtrieren und 300 ccm Wasser);

die RABLsche Chrom-Ameisensäure (200 Teile 0,3proz. Chromsäure und 4—5 Tropfen konzentrierte Ameisensäure). (Stets frisch zu bereiten!)

Die Objekte bleiben 12—24 Stunden in den Fixierungsflüssigkeiten und werden nach gründlichem Auswaschen in Wasser in Alkohol nachgehärtet.

Trichloressigsäure in 5proz. Lösung (HEIDENHAIN) mit sofortiger Übertragung in mehrere Male zu wechselnden absoluten Alkohol.

Sulfosalicylsäure (SANNOMIYA) in 5proz. wäßriger Lösung oder in Verbindung mit Alkohol abs. 100 ccm, Sulfosalicylsäure 3 g, Eisessig 5 ccm. Das Gemisch ist unmittelbar vor dem Gebrauch herzustellen. Man fixiert 2—3 mm dicke Scheiben 3 Stunden und überträgt sie dann unmittelbar in absoluten Alkohol.

Das FOLsche Gemisch hat vor dem FLEMMINGschen für pathologisch-histologische Zwecke keine Vorzüge.

9. Die Kochmethode

dient zur Erhärtung und zu gleicher Zeit zur Fixierung von eiweißhaltigen, in den Geweben enthaltenen Flüssigkeiten durch Koagulierung des Eiweißes. Es lassen sich durch sie Lungenödem, Cysteninhalt, in den Nieren Harneiweiß gut zur Anschauung bringen.

Anwendung: Kleine Gewebswürfel von 1—1,5 cm Kantenlänge werden in kochendes Wasser oder in kochendes Formalin geworfen und in ihm $^1/_2$—1 Minute belassen, darauf in Alkohol von 90—100% nachgehärtet.

10. Aufweichung vertrockneter Gewebe.

Mitunter werden Untersuchungsobjekte in unzweckmäßiger Weise verpackt an Institute eingeschickt und gelangen hier mehr oder minder eingetrocknet an. Man kann derartige vertrocknete Objekte, ohne sie allzusehr zu schädigen, mit Erhaltung der Färbbarkeit aufweichen, indem man sie in eine 20proz. Antiforminlösung (20 ccm käufliches Antiformin auf 80 ccm Wasser) so lange einlegt, bis sie aufgequollen sind (HELLY).

Literatur. BALTISBERGER, WILH.: Trichloressigsäure als Schnellentkalkungs- und Fixierungsmittel. Zbl. Path. **32**, 537 (1921/22). — BECKER, J.: Beitrag zur Deutung der Formalinniederschläge. Z. Mikrosk. **43**, 393 (1926). — DE BIASI: Anmerkung zur Entfernung der Formalinniederschläge nach KARDASEWITSCH. Ibid. **43**, 371 (1926). — BLUM, F.: Notiz über die Anwendung des Formaldehyds als Härtungs- und Konservierungsmittel. Zool. Anz. **9** — Das Formaldehyd als

Härtungsmittel. Z. Mikrosk. **10** (1893) — Über Wesen und Wert der Formolhärtung. Anat. Anz. **11** (1896) — BLUM, J.: Formol als Konservierungsflüssigkeit.
Ibid. **33**. — CARNOY, La Cellule **3** (1887). — FISCHER, A.: Neue Beiträge zur Kritik der Fixierungsmethoden. Anat. Anz. **9** u. **10**. — FLEMMING, W.: Neue Beiträge
zur Kenntnis der Zelle. Arch. mikrosk. Anat. **37** (1891) — Mitteilungen zur Färbetechnik (Fixierungsflüssigkeit). Z. Mikrosk. **1** (1884) — Über die Wirkung der
Chromosmiumessigsäure auf Zellkerne. Arch. mikrosk. Anat. **45** (1895) — Über
die Löslichkeit osmierten Fettes. Z. Mikrosk. **6**, 39 u. 178 (1889). — FOL: Die
mikroskopisch-anatomische Technik. Leipzig 1884 u. 1896. — GEROTA: Contri-
bution à l'étude du formol etc. Internat. Mschr. Anat. u. Phys. **13**. — HAND-
WERCK: Verhalten der Fettkörper zu Osmiumsäure und Sudan. Z. Mikrosk. **15**
(1898). — HANNOVER: Die Chromsäure, ein vorzügliches Härtungsmittel. Joh.
Müllers Arch. **1840**. — HEIDENHAIN, M.: Die Trichloressigsäure als Fixierungsmittel. Z. Mikrosk. **22** (1905) — Über die Haltbarkeit mikroskopischer Präparate,
insbesondere über die Nachbehandlung jodierter Gewebe mit Natriumthiosulfat.
Ibid. **25** (1908). — HEINZ, R.: Schnellhärtungsverfahren mit Äthyl- bzw. Methylalkohol. Münch. med. Wschr. **1923**, Nr 23. — HELLY, K.: Eine Modifikation
der ZENKERschen Fixierungsflüssigkeit. Z. Mikrosk. **20** (1903) — Wiederherstellung vertrockneter Präparate. Verh. dtsch. path. Ges. **1913**. — HERMANN:
Beiträge zur Histologie des Hodens. Arch. mikrosk. Anat. **34** — Technik in:
Erg. Anat. II **2** (1893) — Über die Anwendung des Formalins. Anat. Anz. **9** (1894). —
JORES: Die Konservierung anatomischer Präparate mittels Formalin. Zbl. Path.
7 (1896) — Demonstration einer zweckmäßigen Modifikation des Konservierungs-
verfahrens. Verh. dtsch. path. Ges. **1913**. — KARDASEWITSCH, B.: Eine Methode
zur Beseitigung der Formalinsedimente (Paraform) aus mikroskopischen Präparaten. Z. Mikrosk. **42**, 322 (1925) — Äthylalkohol als fixierende Flüssigkeit
in der mikroskopischen Technik. Ibid. **42**, 1 (1925). — KLINGMÜLLER u. VEIEL:
Sublamin als Fixierungsmittel. Zbl. Path. **4** (1887). — KULTSCHITZKY: Zur Kenntnis
der modernen Fixierungs- und Konservierungsmittel. Z. Mikrosk. **4** (1887). —
MAYER, P.: Aus der Mikrotomtechnik. Internat. Mschr. Anat. **4** (Sublimathärtung). — MELNIKOW-RASWEDENKOW: Über die Herstellung anatomischer Präparate nach der Formalin-Alkohol-Glycerin-essigsauren Salzmethode. Zbl. Path.
7 (1896); **8** (1897); **9** (1898). — MÜLLER: MÜLLERsche Flüssigkeit. HEINRICH
MÜLLERs gesammelte und hinterlassene Schriften **1** (1859). — ORTH: Formalin.
Berl. klin. Wschr. **1896**. — PFITZNER: Zur morphologischen Bedeutung des Zell-
kerns. Morph. Jb. **9**. (Einfluß der verschiedenen Härtungsflüssigkeiten auf die
Zellkerne.) — PLENGE: Zur Technik der Gefrierschnitte bei Härtung mit Formaldehyd. Virchows Arch. **144** (1896) (ausführliche Literatur über Formaldehyd) u.
Münch. med. Wschr. **1896**. — v. PODWYSSOZKI: Experimentelle Untersuchungen
über die Regeneration des Lebergewebes. Beitr. path. Anat. **1** (1886). — POSNER:
Studien über pathologische Exsudatbildungen (Kochmethoden). Virchows Arch.
79 (1880). — RABL: Über Zellteilung. Morph. Jb. **10** (1885). — VOM RATH: Zur
Konservierungstechnik. Anat. Anz. **11** (1895). — RANKE: Eine selbsttätige Alkoholreihe. Z. Mikrosk. **45**, 46 (1928). — REIMAR: Über das Formol als Fixierungsmittel.
Fortschr. Med. **42**. — SANNOMIYA: Sulfosalicylsäure als Fixierungsmittel. Fol.
anat. jap. **4**; Ref. Z. Mikrosk. **44**, 342. — SCHAPER: Zur Sublimatfixation. Anat.
Anz. **13**. — SCHMIDT, F. W.: Aufhebung der Formalinhärtung. Z. Mikrosk. **27**,
214 (1910). — SCHULTZE, M., u. RUDNEFF: Über die Einwirkung der Überosmium-
säure usw. Arch. mikrosk. Anat. **1** (1865). — SCHULZE, F. E.: Über einen Ent-
wässerungsapparat (Dialysator). Sitzgsber. Ges. naturforsch. Freunde Berl. **1885**. —
SIMONS: Histologische und chemische Untersuchungen über Chromoform. Z.
Mikrosk. **32**, 379 (1915). — SPRANGER: Die Verwendung von Isopropylalkohol statt
Äthylalkohol in der pathologisch-anatomischen Technik. Zbl. Path. **38**, 65 (1926). —

Szécsi: Lucidol, ein neues Fixiermittel. Dtsch. med. Wschr. **1913**, Nr 33. — Verocay: Beseitigung der Formalinniederschläge aus mikroskopischen Schnitten. Zbl. Path. **19** (1908). — Virchow, H.: Über die Einwirkung des Lichtes auf Gemische von chromsauren Salzen. Arch. mikrosk. Anat. **24** (1885). — van Walsem: Haltbare Osmiumsäurelösung. Z. Mikrosk. **43** (1926) — Bewertung und Verwertung des Acetons. Ibid. **42**, 439 (1925). — Weigert: Schnellhärtung in Müllerscher Lösung. Zbl. med. Wiss. **20** — Zur Kenntnis der normalen menschlichen Neuroglia. Abh. Senckenberg. naturforsch. Ges. **9**. — Werner, Cl.: Über den Wert und Beweiskraft von Kunstprodukten bei der Fixation. Z. Mikrosk. **44**, 435 (1927). — Westenhöfer: Festschrift Salkowski 1904. — Wlassak: Arch. mikrosk. Anat. u. Entw.mechan. **6**. — Zeiger, K.: Zur Frage nach der Wirkungsweise des Formaldehyds bei der histologischen Fixation. Z. Mikrosk. **47**, 273 (1930) — Der Einfluß von Fixationsmitteln auf die Färbbarkeit histologischer Elemente. Z. mikrosk. Anat. **10** (1930). — Zenker: Chromkali-Sublimat-Eisessig als Fixierungsmittel. Münch. med. Wschr. **1894**.

VIERTES KAPITEL.

Entziehung von Kalk und Fett.

A. Entkalkung.

Um Knochen oder Gewebe, die verkalkte oder verknöcherte Teile enthalten, schnittfähig zu machen, ist es notwendig, die Kalksalze zu entfernen. Es muß dies in einer Weise geschehen, daß bei dem Entkalkungsprozeß die übrigen Gewebe möglichst wenig geschädigt werden. Zur Entkalkung dienen Säuren oder Säuregemische.

Bei der Entkalkung sind folgende Vorsichtsmaßregeln im Auge zu behalten:

1. Die Objekte müssen vor der Entkalkung gut fixiert und gehärtet sein. Diese Forderung entfällt nur bei den Entkalkungsmitteln, die zugleich fixierend wirken, besonders bei dem Flemmingschen Gemisch und bei Formalin.

2. Die zu entkalkenden Objekte dürfen nicht allzu dick sein, weil bei größeren Stücken die Entkalkung der innersten Schichten zu lange Zeit in Anspruch nimmt und infolgedessen leicht eine Schädigung der peripheren, bereits entkalkten Abschnitte eintritt.

3. Starke Säuren (mit Ausnahme der Salpetersäure) sollen nur mit einem der Quellung entgegenwirkenden Zusatz verwendet werden, z. B. Formalin, Alaun (Schaffer).

4. Die Entkalkungsflüssigkeiten sind stets sehr reichlich zu bemessen, öfter zu wechseln und umzuschütteln[1].

---

[1] Das Umschütteln wird erspart, wenn man sich des von Thoma angegebenen, durch die Wasserleitung getriebenen Wasserrades bedient (Z. Mikrosk. **14**) oder im langsam laufenden Schüttelapparat entkalkt.

5. Die Entkalkung ist dann als vollendet anzusehen, wenn die betreffenden Stücke biegsam geworden sind oder sich mit dem Rasiermesser leicht schneiden oder eine feine Nadel leicht einstechen lassen. Um ganz sicher zu gehen, daß kein Kalk mehr in dem betreffenden Präparat enthalten ist, besonders bei größeren Stücken, die aus sehr festem Knochen bestehen (Felsenbein, Compacta der Röhrenknochen) untersucht man das Objekt mit Röntgenstrahlen entweder vor dem Röntgenschirm oder macht eine photographische Röntgenaufnahme. Die geringsten Kalkspuren machen sich durch Verschattung bemerkbar.

Ist das Gewebstück völlig entkalkt, so muß es gründlich von der Säure befreit werden, da zurückbleibende Säurereste die Färbbarkeit und die feinen Gewebsstrukturen schädigen. Wie SCHAFFER gezeigt hat, ist zur Entfernung der Säure das bisher geübte Verfahren, die Stücke längere Zeit in fließendem Wasser auszuwaschen, bei den meisten Entkalkungsmethoden nicht zu empfehlen, da hierdurch starke Quellungen hervorgerufen werden. Es ist vielmehr dringend empfehlenswert, die Gewebsstücke vor dem Auswässern zu entsäuern, was am besten dadurch geschieht, daß man sie nach der vollendeten Entkalkung in 5 proz. Lösungen von Lithium- oder Natriumsulfat oder in 5 proz. Kalialaunlösung auf 12—24 Stunden (bei größeren Stücken unter einmaligem Wechseln der Flüssigkeit) einlegt und dann 48 Stunden in fließendem Wasser auswäscht.

6. Knochen, die Fettmark enthalten, entfettet man vor der Entkalkung, da das Fett das Eindringen der Säure verhindert und da mitunter, besonders bei Material, das in Alkohol oder MÜLLERscher Lösung gelegen hat, sehr störende Krystallbildungen, die zu unliebsamen Täuschungen Veranlassung geben können, auftreten.

7. Bevor die Stücke in die Entkalkungsflüssigkeit gebracht werden, müssen sie gut in Wasser ausgewaschen werden (nicht nötig bei Formalinfixierung).

8. Zur Einbettung von entkalktem Material wendet man gewöhnlich Celloidin an, da die Stücke in Paraffin meist sehr spröde werden. Auch Gelatineeinbettung ist gut zu gebrauchen.

9. Bei allen zarteren Objekten, bei denen es sich um die Erhaltung gegenseitiger Lagebeziehungen handelt (Gehörorgan), empfiehlt es sich, die Entkalkung nach vorhergegangener sorgfältiger Celloidineinbettung vorzunehmen. Man verfährt dabei in der Weise, daß man die fertig eingebetteten Celloidinblöcke zunächst in Wasser bringt, bis sie untersinken, und dann in eine wäßrige Säuremischung (am besten Salpetersäure). Um die Entkalkung zu beschleunigen, ist es zweckmäßig, das Präparat während der Entkalkung in Bewegung zu halten (s. o.). Nach genügender Entkalkung werden die Blöcke in 5 proz. Lithium- oder Natriumsulfatlösung auf 24 Stunden übertragen, ebenso lange in

fließendem Wasser ausgewaschen und in steigendem Alkohol (bis 85%) nachbehandelt.

Übrigens lassen sich die entkalkten Stücke auch leicht mit dem Gefriermikrotom schneiden, freilich fallen dabei nicht selten weichere, zwischen den Knochenbälkchen liegende Gewebsteile aus, was sich übrigens durch Einbettung in Gelatine vermeiden läßt.

Nach SCHAFFER, dem wir sehr eingehende und exakte Untersuchungen über die Wirkungsweise von Entkalkungsflüssigkeiten verdanken, muß eine Säure, die als Entkalkungsmittel dienen soll, folgenden Anforderungen genügen:

1. Sie darf in dem angewandten Prozentverhältnisse keine Quellung des leimgebenden Bindegewebes hervorrufen, auch die übrigen Gewebselemente nicht wesentlich verändern und die Färbbarkeit nicht schädigen.

2. Sie soll ein größeres Lösungsvermögen und eine große Lösungsgeschwindigkeit für Kalksalze besitzen.

3. Sie darf im Stück keine Niederschläge hervorrufen und muß leicht aus ihm zu entfernen sein, ohne daß dabei eine wesentliche Quellung eintritt.

Diesen Anforderungen entsprechen am besten folgende Entkalkungsflüssigkeiten:

1. Salpetersäure.

a) Wäßrige Salpetersäurelösung.

Sie bewirkt in wäßrigen Lösungen von 2—10%[1] keine Quellung und beeinträchtigt nicht die Färbbarkeit. Bei Herstellung der Säurelösungen ist zu beachten, daß die Angaben über den Prozentgehalt sich auf das Gewicht und nicht auf das Volumen beziehen. Die Salpetersäure, die bei allen Angaben zugrunde gelegt ist, hat ein spez. Gewicht von 1,414, sie enthält in 100 Gewichtsteilen Flüssigkeit 68 g Säure, ist also 68proz. Demnach ist 1 g Säure in rund 1,5 ccm Flüssigkeit enthalten. Zur Herstellung einer 5proz. wäßrigen Lösung muß man daher rund 7,5 ccm der Säure von 1,414 spez. Gewicht verwenden. Hat man nur die offizinelle Salpetersäure des deutschen Arzneibuches zur Verfügung, so ist zu berücksichtigen, daß sie nur 30proz. ist, und daß demnach 1 g Säure erst in 3,3 ccm der offizinellen Säurelösung enthalten ist. Zur Herstellung einer 5proz. wäßrigen Lösung sind demnach 16,5 oder rund 17 ccm der offizinellen Säurelösung zu verwenden. Man verwendet nach SCHAFFER am besten eine 5proz. wäßrige Lösung,

---

[1] Da 10—20proz. Lösungen nicht wesentlich schneller als 5—10proz. Lösungen entkalken, aber doch das Gewebe schädigen könnten, so bedient man sich zweckmäßiger schwächerer Lösungen.

in der die vorher gut fixierten Präparate (Fixierung kann in den gebräuchlichen Mitteln vorgenommen werden) rasch entkalkt werden. Die Entkalkung wird wesentlich beschleunigt, wenn die Präparate in der Entkalkungsflüssigkeit bewegt werden, was am einfachsten in einem sog. Schüttelapparat, den man langsam laufen läßt, oder durch das THOMASche Wasserrad (s. o.) erreicht wird. Nach beendeter Entkalkung bringt man die Stücke nicht direkt in Wasser, da hierbei stets eine mehr oder minder starke Quellung eintritt, sondern behandelt sie zunächst mit einer 5 proz. Lösung von Lithium- oder Natriumsulfat oder Kalialaun (bewirkt geringe vorübergehende Quellung) 12—24 Stunden; bei größeren Stücken empfiehlt sich eine Erneuerung der genannten Entsäuerungsmittel. Hierauf werden sie 48 Stunden in fließendem Wasser ausgewaschen.

Die Methode gestaltet sich demnach folgendermaßen:

1. Einlegen der fixierten und in Wasser ausgewaschenen Stücke in 5 proz. wäßrige Salpetersäure (s. o.) bis zur völligen Entkalkung, bei größeren Stücken ist mehrmaliges Wechseln der Säure angezeigt. (Öfter umschütteln.)

2. Übertragen in 5 proz. Lithium- oder Natriumsulfatlösung oder 5 proz. Kalialaunlösung (bei größeren Stücken wechseln) auf 12—24 Stunden.

3. Auswaschen in fließendem Wasser 48 Stunden.

Die Stücke können dann sofort mit dem Gefriermikrotom geschnitten werden, oder sie werden in Celloidin eingebettet.

Die Methode ist auch für Objekte brauchbar, die man unentkalkt in Celloidin eingebettet hat (s. o.).

Wie SCHAFFER gezeigt hat, verzögern die meisten gebräuchlichen Zusätze zur Salpetersäure ihre Wirkung, am geringsten Alaun und Phloroglucin, etwas stärker Formalin, am beträchtlichsten starker Alkohol. Obgleich demnach die Salpetersäuregemische weniger leisten als die reine 5 proz. wäßrige Lösung, sollen doch die gebräuchlichsten Gemische hier Erwähnung finden, da in der Literatur häufig auf sie hingewiesen wird.

b) Salpetersäure-Formalin.

Die in Formalin fixierten Präparate werden in ein Gemisch von

> 10 proz. Formalin 100 ccm
> Salpetersäure von 1,414 spez. Gew. 7,5—15 ccm oder
> offiz. Salpetersäure 17—35 ccm

eingelegt, bis sie weich geworden sind; hierauf folgt sehr gründliches Auswässern 24—48 Stunden oder bei zarten Objekten erst eine Entsäuerung in 5 proz. Lithium- oder Natriumsulfatlösung bzw. Kalialaunlösung mit nachfolgender Wässerung.

Die Phloroglucin-Salpetersäure-Entkalkung ist nicht zu empfehlen, ebensowenig die alkoholischen Gemische von Salpetersäure.

2. Salzsäure.

Sie bewirkt nach SCHAFFER in 3—10proz.[1] wäßriger Lösung keine Quellung, schädigt aber bei stärkerer Konzentration und längerer Einwirkung das Chromatin und setzt seine Färbbarkeit herab. Sie ist infolgedessen weniger zu empfehlen als die Salpetersäure und wird nur in Gemischen angewendet.

a) Das EBNERsche Gemisch.

Zusammensetzung:

Kalt gesättigte Kochsalzlösung	100 ccm
destill. Wasser	100 ccm
offiz. Salzsäure	3—4 ccm

Diese Lösung wurde von EBNER ursprünglich zur Entkalkung von macerierten Knochen angegeben, gibt aber auch bei gut fixierten und gehärteten Knochenstücken, die vor der Entkalkung auszuwaschen sind, nach eigenen Erfahrungen recht brauchbare Resultate. Der Lösung werden täglich 1—2 ccm Salzsäure zugesetzt, um sie auf gleichem Konzentrationsgrad zu halten. Sind die Knochen erweicht, so werden sie 3—6 Tage in halbgesättigte Kochsalzlösung eingelegt. Sollte die Kochsalzlösung, in der die Stücke liegen, allmählich ihre Reaktion verändern, so neutralisiert man vorsichtig durch Zusatz von verdünntem Ammoniak. Hierauf werden sie gut in fließendem Wasser ausgewaschen und in Alkohol nachgehärtet.

Die Entkalkung vollzieht sich mäßig schnell.

b) Alkoholische Salzsäure-Kochsalz-Mischung,

fälschlicherweise vielfach als alkoholisches EBNERsches Gemisch bezeichnet, hat zwar den Nachteil, daß unter der Einwirkung des Alkohols nicht selten Schrumpfungen eintreten, bewährt sich aber bei kindlichen Knochen, die in Formalin-MÜLLER fixiert und längere Zeit in MÜLLERscher Flüssigkeit nachgehärtet wurden, recht gut.

Zusammensetzung:

Acid. hydrochloric.	2,5 ccm
Alkohol (96proz.)	500,0 ccm
Aq. dest.	100,0 ccm
Chlornatrium	2,5 g

---

[1] Nach Gewichtsprozenten berechnet. Da die offizinelle Säure nur 25 Gewichtsprozent enthält, so muß man zur Herstellung einer 3—10proz. Lösung 12—40 ccm davon verwenden.

Man löst das Kochsalz in Wasser und gibt die Salzlösung zum Säure-alkohol. Will man den Entkalkungsprozeß beschleunigen, so kann man den Säurezusatz auf 5—12% erhöhen, mit ihm aber auch den Kochsalz-gehalt bis auf die Hälfte des Säuregehaltes.

3. Ameisensäure.

Wirkt an sich sehr stark quellend und darf nur bei Knochen in An-wendung gezogen werden, die sehr gut in quellungshindernden Mitteln (Formalin, Osmiumsäure und ihre Gemische) fixiert waren, gibt aber dann ausgezeichnete Resultate. Insbesondere ist die Färbbarkeit so gut erhalten wie bei keiner anderen Entkalkungsmethode, die Ent-kalkung in MÜLLERscher Flüssigkeit ausgenommen, die aber nicht überall anwendbar ist. Sie wird in 20—25 proz. wäßriger Lösung angewendet. SCHAFFER empfiehlt konzentrierte Ameisensäure, da sie rascher ent-kalkt und weniger Quellung hervorruft. Da Auswaschen in Wasser die Quellung steigert, empfiehlt es sich, die entkalkten Stücke direkt in starken Alkohol zu übertragen, den man selbstverständlich so lange wechseln muß, als er noch sauer reagiert. Die Methode ist infolgedessen teuer.

Recht empfehlenswert ist nach eigenen Erfahrungen ein Gemisch von 10 proz. Formalinlösung und Ameisensäure zu gleichen Teilen, in dem die Entkalkung rasch verläuft, ohne daß stärkere Quellung eintritt. Man bringt nach vollendeter Entkalkung die Stücke auf 2—3 Tage in 10 proz. Formalinlösung, die man öfters wechselt, und wäscht dann in Wasser gründlich aus. Ausgezeichnete Kernfärbung.

4. Formalin.

Da in den gebräuchlichen Formalinlösungen bei längerem Stehen im Licht Ameisensäure entsteht, so wirken sie entkalkend. Kindliche Knochen und Knochen von kleinen Versuchstieren kann man in ihnen bei genügend langem Zuwarten gut und schonend entkalken. Auch bei rachitischen und osteomalacischen Knochen hat sich mir die allerdings sehr lange Zeit in Anspruch nehmende Formalinentkalkung sehr gut bewährt, bei Färbung mit Hämatoxylinalaunlösungen färben sich die kalkhaltigen Teile intensiv dunkelblau, die Formalinentkalkung ist also eine unvollständige Kalk-entziehung und wirkt ähnlich wie die Entkalkung mit MÜLLERscher Lösung s. u.).

5. Schweflige Säure (nach ZIEGLER).

Sie wird in gesättigter wäßriger Lösung (ca. 5%) angewendet und entkalkt rasch und gleichmäßig. Sie ruft zwar leichte Quellung hervor, die aber beim Auswaschen größtenteils zurückgeht, auch erzeugt sie Niederschläge, die in Wasser leicht löslich sind. Gründliches Aus-waschen in fließendem Wasser (24—48 Stunden) ist dringend geboten.

Die zu entkalkenden Knochen werden am besten in Formalin fixiert. Sublimat- und Osmiumfixierung (Flemmingsche Lösung) sind unzweckmäßig.

6. Müllersche Flüssigkeit.

Vorherige Fixierung ist nicht notwendig; es ist aber vorteilhaft, der Entkalkung eine Fixierung in Formalin vorauszuschicken. Kleinere Stücke müssen, da sich die Entkalkung sehr langsam vollzieht, monatelang in der Flüssigkeit liegen. Letztere ist besonders in den Anfangsstadien mindestens jeden zweiten Tag zu wechseln; etwas beschleunigen kann man den Prozeß durch Benutzung von Brutofentemperatur oder indem man der Flüssigkeit Salpetersäure zusetzt (auf 200—300 ccm Müllersche Flüssigkeit 1 ccm Salpetersäure).

Diese Methode ist nur für kleinere und besonders für kindliche und spongiöse osteomalacische Knochen zu empfehlen und gibt hier sehr gute Resultate (besonders bei Rachitis und angeborener Syphilis). Knochen von Erwachsenen können in ihr nicht entkalkt werden.

Nach vollendeter Entkalkung wird in fließendem Wasser ausgewaschen und in Alkohol nachgehärtet.

Anm. Reine Chromsäure, 0,5—1%, evtl. mit Zusatz von Salzsäure (1%) oder Salpetersäure (1—2%) wirkt etwas intensiver entkalkend, ist aber, weil sie nachträgliche Färbungen erschwert, nicht zu empfehlen.

7. Pikrinsäure.

Die Pikrinsäureentkalkung ist wichtig für die Entkalkung von Präparaten, die gichtische Ablagerungen enthalten, die in Pikrinsäure unlösbar sind.

Die Pikrinsäure wird in gesättigter wäßriger Lösung verwendet. Vorfixierung und Härtung ist nicht nötig. Sie wirkt sehr langsam, ist infolgedessen nur für kleinere, wenig dichte Knochen zu gebrauchen, verändert aber die Strukturen sehr wenig.

Kleinere Knochen oder Stücke von ihnen werden bei häufigem Wechsel der Flüssigkeit in mehreren Monaten entkalkt.

Nach vollendeter Entkalkung Auswaschen in fließendem Wasser und Nachhärten in Alkohol, bei gichtischen Ablagerungen sofortiges Einlegen in Alkohol.

Anm. Um die Pikrinsäure rasch und gründlich zu entfernen, setzt man dem zur Nachhärtung dienenden 95proz. Alkohol mehrere Tropfen einer gesättigten wäßrigen Lösung von Lithiumcarbonat zu (Jelinek). Der Alkohol färbt sich gelb, wobei sich das in reinem Alkohol unlösliche Lithiumsalz auflöst. Man setzt so lange mehrere Tropfen der Lithiumcarbonatlösung dem öfter zu wechselnden Alkohol zu, bis der Niederschlag sich nicht mehr löst, dann ist alle Pikrinsäure dem betreffenden Objekt entzogen, es erscheint dann weiß.

8. Flemmingsche Lösung

ist für kleinere und wenig dichte Knochenstücke bei häufigem Wechsel der Flüssigkeit ein sehr gutes Entkalkungsmittel, das die Gewebsstrukturen ausgezeichnet erhält; für rachitische Knochen ist sie für manche Untersuchungszwecke sehr zu empfehlen.

9. Trichloressigsäure (Partsch)

kommt in 5proz. wäßriger Lösung zur Verwendung.

Sie darf nur auf Präparate angewendet werden, die in stark quellungshindernden Mitteln fixiert wurden: Formalin (Müller-Formol), Osmiumsäure und ihre Gemische, nicht Sublimat.

Die Lösung muß öfter gewechselt und umgeschüttelt werden. Nach vollendeter Entkalkung müssen die Präparate unmittelbar in Alkohol übertragen und durch öfteres Erneuern desselben entsäuert werden (teuer!), weil beim Auswaschen in Wasser sehr starke Quellung eintritt. Nachhärten in Alkohol. Alle Färbemethoden gelingen sehr gut.

B. Entfettung.

Organstücke und Schnitte, die entfettet werden sollen, werden zunächst in absolutem Alkohol entwässert, und zwar erstere 1—2 Tage, letztere 10—15 Min. Hierauf überträgt man sie in Äther oder Benzin oder Chloroform oder Trichloräthylen (billig!), in dem sie 24 Stunden bzw. 10 Min. verbleiben. Um eine vollständige Entfettung zu erzielen, muß man die angegebenen fettlösenden Stoffe bis zum Kochen erwärmen. Nun bringt man die Objekte in Alkohol zurück. Die Untersuchung nimmt man in Wasser vor, dem man zweckmäßig einige Tropfen Eisessig zugesetzt hat, um die durch die Koagulation der Eiweißstoffe bedingte Trübung aufzuheben.

Entfernung von Pigmenten s. Kap. XII.

Literatur. Andeer: Das Resorcinderivat Phloroglucin. Zbl. med. Wiss. **1884** — Z. Mikrosk. **2** (1885). — v. Ebner: Über den feineren Bau der Knochensubstanz. Sitzgsber. Akad. Wiss. Wien, Math.-naturwiss. Kl. **72** (1875). — Gage, S.: Methods of decalcification in which the structural elements are preserved. Prossed Amer. Soc. of Microsp. **14.** — Haug, R.: Die gebräuchlichsten Entkalkungsmethoden. Zusammenfassendes Referat. Z. Mikrosk. **8** (1891) — Über eine neue Modifikation der Phloroglucinentkalkungsmethode. Zbl. Path. **2** (1891). — Jelinek: Eine Methode zur leichten und schnellen Entfernung der Pikrinsäure aus den Geweben. Z. Mikrosk. **11** (1894). — Partsch: Entkalkung mit Trichloressigsäure. Verh. Ges. d. Naturf. u. Ärzte. Wien 1894. — Saphier: Trichloräthylen in medizinischer Verwendung. Münch. med. Wschr. **1920**, Nr 5. — Schaffer, J.: Die Methodik der histologischen Untersuchung des Knochengewebes. Z. Mikrosk. **10** (1893) — Versuche mit Entkalkungsflüssigkeiten. Ibid. **19** (1902). — Thoma, R.: Eine Entkalkungsmethode. Ibid. **8** (1891). — van Walsem: Zur Entkalkungsfrage. Ibid. **44**, 328 (1927). — Winkler, F.: Sulfosalicylsäure als Entkalkungsmittel. Med. Welt **1929**, 32. — Ziegler: Entkalkung mit schwefliger Säure. Z. Chir. **60.**

FÜNFTES KAPITEL.

Injektion.

Die künstliche Injektion von Blut- und Lymphgefäßen sowie von Drüsenkanälen spielt in der pathologischen Histologie bei weitem nicht die Rolle wie in der normalen, zumal wir über eine größere Anzahl von Fixierungs- und Härtungsmitteln verfügen, die das Blut ausgezeichnet konservieren, wodurch wir imstande sind, die Gefäßverteilung (besonders in hyperämischen Organen) in der gleichen Weise zu studieren wie am künstlich injizierten Objekt[1]. Da aber doch Fälle vorkommen können, in denen eine künstliche Injektion der genannten Kanäle erwünscht oder erforderlich ist, so sollen hier die wichtigsten bei der künstlichen Injektion in Betracht kommenden Gesichtspunkte besprochen werden.

Zur Injektion kann man sich entweder sog. warmflüssiger oder kaltflüssiger Gemische bedienen. Die ersteren verdienen entschieden den Vorzug, wenngleich das Verfahren dabei komplizierter ist, immerhin können aber Fälle vorkommen, bei denen warmflüssige Injektionsmassen nicht anwendbar sind.

Die Injektionsmassen bezieht man am besten von Grübler (Dr. Hollborn), Leipzig. Vorschriften zu ihrer Herstellung findet man in der Enzyklopädie der mikroskopischen Technik, 3. Aufl., 2, 1051 und bei MAYER-LEE: Grundzüge der mikroskopischen Technik (4).

Die Injektion gelingt nur gut an möglichst frischen Organen; um das in den größeren Gefäßen enthaltene Blut zu entfernen, kann man die Gefäße entweder mit physiologischer Kochsalzlösung auswaschen, oder man legt die zu injizierenden Objekte in Wasser und sucht hier durch sanftes Drücken möglichst viel Blut zu entfernen.

Nun präpariert man das Gefäß, von dem aus man die Injektion vornehmen will, vorsichtig frei, vermeidet dabei aber alles überflüssige Schneiden, um kleine Gefäße nicht zu verletzen. Sollten sich bei der Injektion Verletzungen zeigen, so verschließt man sie durch Klemm- oder Schieberpinzetten oder durch Serres fines.

Das freigelegte Gefäß öffnet man, wenn es nicht schon bei der Entnahme des Organs aus der Leiche angeschnitten war, durch einen Längsschnitt unter Wasser (um das Eindringen von Luft zu vermeiden), bindet eine Kanüle von entsprechendem Kaliber mittelst eines gewachsten Seidenfadens fest ein und verschließt das freie Ende der Kanüle mit einem kleinen Stöpsel.

Will man bereits angeschnittene Organe oder einen kleinen Teil eines größeren Organs injizieren, so schiebt man zunächst einen biegsamen Katheter soweit als möglich fest in ein passendes Gefäß ein und verbindet die Kanüle mit dem Katheter.

---

[1] So kann man in manchen hyperämischen Organen die Verteilung der kleineren, makroskopisch nicht mehr sichtbaren Gefäße und der größeren Capillaren, wenn sie stark mit Blut gefüllt sind, mittels der in Kap. XIV C unter Knochen angegebenen Methode zur Anschauung bringen.

Zur Injektion kann man sich entweder einer Spritze oder eines ad hoc konstruierten Apparates bedienen.

Injektionen mit der Spritze erfordern, wenn sie gelingen sollen, große Übung, insbesondere ist es notwendig, einen nicht zu hohen, sich stets gleichbleibenden Druck anzuwenden. Man füllt zunächst die (bei Verwendung warmflüssiger Masse gut angewärmte) Spritze mit der Injektionsflüssigkeit und schiebt bei senkrechter Haltung der Spritze (die Ausflußöffnung nach oben gerichtet) den Stempel so weit vor, bis die Injektionsmasse ohne Beimengung von Luftblasen abfließt. Nun füllt man die eingebundene

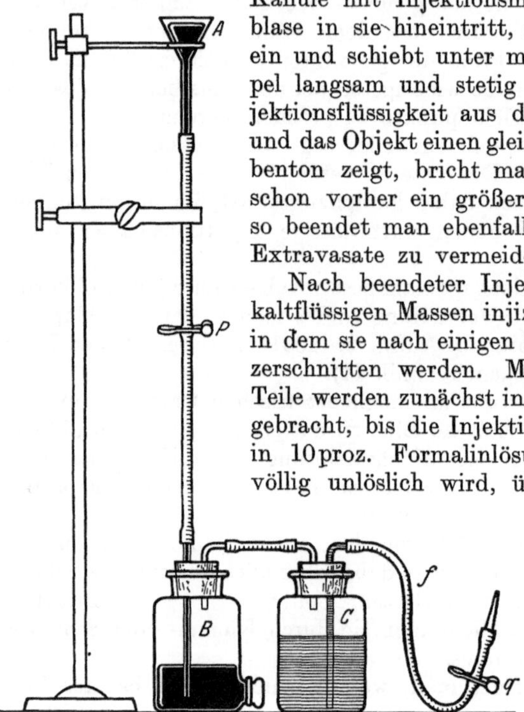

Kanüle mit Injektionsmasse, ohne daß eine Luftblase in sie hineintritt, setzt jetzt die Spritze fest ein und schiebt unter mäßigem Drucke den Stempel langsam und stetig vorwärts. Sobald die Injektionsflüssigkeit aus der Vene reichlich abfließt und das Objekt einen gleichmäßigen, intensiven Farbenton zeigt, bricht man die Injektion ab. Wird schon vorher ein größerer Widerstand bemerkbar, so beendet man ebenfalls sofort die Injektion, um Extravasate zu vermeiden.

Nach beendeter Injektion bringt man die mit kaltflüssigen Massen injizierten Objekte in Alkohol, in dem sie nach einigen Stunden in kleinere Stücke zerschnitten werden. Mit warmer Masse injizierte Teile werden zunächst in Eiswasser (evtl. in Schnee) gebracht, bis die Injektionsmasse erstarrt ist, dann in 10proz. Formalinlösung, in der die Gelatine völlig unlöslich wird, übertragen und in Alkohol von steigender Konzentration gehärtet. Bei sehr zarten Objekten ist es empfehlenswert, sie sofort in eisgekühltes Formalin zu bringen.

Einen einfachen Apparat zur Injektion unter konstantem Druck kann man sich nach den Angaben von Toldt leicht selbst mittels zweier oder dreier Flaschen, eines Trichters und mehrerer Glasröhren und Gummischläuche konstruieren. Die Zusammensetzung[1] wird am besten durch die vorstehende Skizze illustriert. — Der auf einem Stativ befestigte, aber in seiner Höhe verstellbare Trichter A (man kann an seiner Stelle auch eine offene, am Boden mit einem Ausflußrohr versehene Flasche benutzen) ist mittels eines Gummischlauches, der durch einen Quetschhahn P verschließbar ist, mit der Flasche B verbunden. Der Hals dieser als Windkessel dienenden Flasche ist durch einen doppelt durchbohrten Gummistopfen verschlossen, in letzterem stecken zwei Glasröhren, von denen die

---

[1] Kopie aus dem Freyschen Lehrbuche.

eine, mit dem von A kommenden Schlauch verbundene, bis zum Boden der Flasche reicht, während die andere dicht unter dem Stopfen endet. Sie ist durch einen Gummischlauch mit einem in der Flasche C steckenden, dicht unter dem doppelt durchbohrten Gummistopfen endigenden Glasrohr verbunden. Die andere Durchbohrung des die Flasche C verschließenden Stopfens trägt ein bis zum Boden reichendes Glasrohr, das durch einen Gummischlauch f mit der Injektionskanüle in Verbindung steht. Letztere wird durch einen Quetschhahn q verschlossen.

Die Flasche C wird mit der Injektionsflüssigkeit gefüllt und bei Verwendung warmflüssiger Masse in ein Wasserbad von 40—50° gestellt. Soll die Injektion beginnen, so gießt man in den Trichter A Quecksilber, öffnet zuerst den Quetschhahn P und dann den Hahn q. Sobald Injektionsflüssigkeit aus der Kanüle ohne Luftblasen hervortritt, füllt man die in das zu injizierende Gefäß eingebundene Kanüle mit der Injektionsmasse und steckt nun beide Kanülen fest ineinander.

Anm. Statt des Quecksilbers kann man auch Wasser anwenden, nur muß man selbstverständlich wegen des geringeren spez. Gewichtes des Wassers größere Druckhöhen anwenden (etwa 120—160 cm). Die Druckstelle B direkt mit der Wasserleitung zu verbinden, ist im allgemeinen nicht ratsam, da selbst beim Vorhandensein eines Regulierhahnes doch ziemlich beträchtliche Druckschwankungen vorkommen.

Durch Höher- und Niedrigerstellen des Trichters A kann man den Druck beliebig variieren oder regulieren und durch allmähliches Zugießen von Quecksilber konstant halten. Im allgemeinen genügt eine Quecksilbersäule von 40—60 mm Höhe, doch müssen evtl. auch höhere oder niedrigere Druckwerte je nach dem zu injizierenden Organe angewendet werden. Ist die Injektion als beendet anzusehen, was nach den oben angegebenen Gesichtspunkten zu beurteilen ist, so schließt man die Quetschhähne und verfährt wie oben beschrieben.

Will man Doppelinjektionen machen (Arterien rot, Venen blau), so sind unbedingt warmflüssige Massen zu bevorzugen. Bei Anwendung der Spritze empfiehlt es sich, zuerst die Venen zu injizieren.

Leichter und vollkommener gelingen die Doppelinjektionen bei Anwendung des oben angegebenen Injektionsapparates, man muß dann noch eine weitere Flasche zur Aufnahme der zweiten, anders gefärbten Injektionsmasse hinzunehmen und sie in genau derselben Weise mit Flasche B, deren Stopfen dann natürlich drei Öffnungen haben muß, verbinden wie die Flasche C. Die Injektion der Arterie und Vene geschieht hierbei gleichzeitig.

Fischer empfiehlt zur Injektion der Gefäße und besonders der Capillaren Milch. Man verfährt dabei folgendermaßen:

Man durchspült das Gefäßsystem des zu injizierenden Organs zur Entfernung von Blut und Gerinnseln mit 8 proz. Natriumnitrat- oder Natriumsulfatlösung, die gut filtriert sein muß, bis das Spülwasser ziemlich klar aus der Vene abläuft. Nun injiziert man Milch. Sobald sie klar aus der Vene abläuft, unterbindet man Vene und Arterie und härtet in folgendem Gemisch:

Formalin, conc.	75 ccm
reine Essigsäure	15 ccm
Wasser	1000 ccm

4*

Je nach der Größe des Organs muß die Härtung verschieden lange dauern (nicht unter 24 Stunden). Nun schneidet man kleine Stücke heraus, wässert sie aus und fertigt Gefrierschnitte (nicht allzu dünne) an, die man mit Sudan III oder Scharlach R (s. Fettfärbung) und evtl. nachträglich mit Hämatoxylin färbt.

Extravasate kommen, wenn man den Druck nicht zu sehr steigert, nicht vor.

Anstatt der Milch kann man auch Lösungen von Fetten in Äther (z. B. 100 g Schweinefett in 500 ccm Äther) gebrauchen. Man muß dann die Organe länger fixieren und gründlich auswässern, um den Äther zu entfernen.

Anm. Die Methode der Selbstinjektion am lebenden Tier ist bei experimentellen Untersuchungen mitunter von Vorteil. Man verwendet dazu am zweckmäßigsten die COHNHEIMsche Anilinblaulösung:

giftfreies Anilinblau   1 g
0,6 proz. Kochsalzlösung   600 ccm

Man läßt davon 120—180 ccm, je nach der Größe des Tieres, in eine in das periphere Ende der Arteria cruralis eingebundene Kanüle langsam und in mehreren Absätzen einströmen, bis die Conjunctiven tiefblau gefärbt sind, und tötet das Tier durch Nackenschlag.

Zur Injektion größerer Lymphgefäße kommen die gleichen Methoden zur Anwendung wie bei der der Blutgefäße, nur muß hier der Injektionsdruck natürlich ein bedeutend geringerer sein, um keine Rupturen zu erzeugen. Feinere Lymphgefäße injiziert man durch das TEICHMANNsche Einstichverfahren. Man sticht da, wo man kleine Lymphbahnen vermutet (nicht aufs Geratewohl, TEICHMANN), am besten in der Nähe eines Blutgefäßes, eine feine spitze Kanüle ein und injiziert unter ganz gelindem Druck. Bleibt das bei Beginn der Injektion sich bildende Extravasat klein, so gelingt meist die Injektion, wird es aber gleich anfänglich groß und rasch zunehmend, so bricht man die Injektion ab, da auf ein Gelingen dann nicht zu rechnen ist. Zur Injektion verwendet man gewöhnlich wasserlösliches Berlinerblau (1:20). Bezüglich der GEROTAschen Methode sei auf die Enzyklopädie der mikroskopischen Technik verwiesen.

Die Schnitte, die man aus den injizierten Objekten herstellt, dürfen nicht allzu dünn sein, damit man die Gefäße auf größere Strecken verfolgen kann. Will man Schnitte injizierter Organe färben, so wählt man bei roter Injektion blaue, bei blauer Injektion rote kernfärbende Mittel.

Vitale Injektion zur Darstellung von Funktionszuständen s. S. 16.

Nach MAGNUS kann man die Lymphgefäße durch Wasserstoffsuperoxyd in der Weise darstellen, daß man die gebräuchliche Lösung auf seröse Häute, die man auf eine Glasplatte aufgespannt hat, aufträufelt und bei anderen Geweben, bei denen zwischen Lymphgefäßsystem und Außenwelt eine völlig undurchdringliche Grenze vorhanden ist, auf die verletzte Oberfläche tropfenweise aufträgt oder vorsichtig mit der Spritze und Hohlnadel injiziert. Die Lymphgefäße füllen sich bei dieser Methode mit Sauerstoff, der aus dem Wasserstoffsuperoxyd durch die Einwirkung der in den Lymphgefäßen enthaltenen Katalase abgespalten wird. Man untersucht die Präparate, die nicht haltbar sind, am besten mit dem stereoskopischen Mikroskop unter Wasser bei auffallendem Licht.

Literatur. Enzyklopädie d. mikr. Technik (3) 2 1051. — FISCHER: Injektion von Milch mit nachheriger Behandlung mit Sudan III. Zbl. Path. 13 (1902). —

Frey: Das Mikroskop. Leipzig 1877. — Konaschko: Zur Technik der Injektion feiner Gefäße. Z. Mikrosk. **22** (1905); **44**, 460 (1927). — Magnus, G.: Eine Methode der Darstellung von Lymphgefäßen durch Gasfüllung. Handb. d. biol. Arbeitsmethoden von Abderhalden. 1923. — Mayer-Lee: Grundzüge d. mikrosk. Technik **4**. — Neureiter, F. v.: Zum mikrochemischen Nachweis der Blausäure bei Vergiftungen. Dtsch. Z. gerichtl. Med. **2**, H. 3 (1923); ref. in Zbl. Path. **33**, 646 (1922/23). — Tandler: Mikroskopische Injektionen mit kaltflüssiger Gelatine. Z. Mikrosk. **18** (1901). — Thiersch: Epithelkrebs. 1869. — S. auch die Lehr- und Handbücher der normalen Histologie.

SECHSTES KAPITEL.

Das Schneiden und die Behandlung der Schnitte.

Die pathologisch-histologischen Untersuchungen werden in der Hauptsache an Schnittpräparaten vorgenommen, die man sowohl von frischen als von gehärteten Objekten gewinnen kann.

Zur Herstellung der Schnitte benutzt man entweder das Rasiermesser (nur für einfache Untersuchungen) oder die sog. Mikrotome.

Das Rasiermesser, das zum Schneiden aus freier Hand dient, muß eine gerade, nicht gebauchte Schneide besitzen, die Klinge kann bikonkav oder plankonkav geschliffen sein. Vor dem Schneiden ist das Messer stets auf einem Streichriemen abzuziehen.

Beim Schneiden fixiere man das Präparat mit dem Daumen, Zeigefinger und dritten Finger der linken Hand, lege zunächst eine glatte Schnittfläche an und beginne jetzt erst mit der Herstellung der Schnitte, indem man durch einen gleichmäßigen, leichten, nicht zu raschen Zug, bei dem man die ganze Länge der Schneide von Anfang bis Ende ausnutzt, unter Vermeidung jeden Druckes (von seiten des Messers) möglichst glatte und gleichmäßig dünne Schichten abträgt. Im allgemeinen wird die Feinheit der Schnitte ausreichend sein, wenn die Metallfläche des Messers deutlich durch den aufliegenden Schnitt hindurchschimmert.

Beim Schneiden sind Messer und Präparat stets reichlich zu befeuchten, und zwar bei frischen Objekten mit physiologischer Kochsalzlösung, bei gehärteten Präparaten mit Alkohol. Die fertiggestellten Schnitte bringt man mittels eines weichen Pinsels in eine Schale mit physiologischer Kochsalzlösung oder mit Alkohol.

Kleine Objekte, die man nur schwer mit den Fingern fixieren kann, klemmt man zwischen zwei entsprechend zugeschnittene Stücke von Amyloidleber oder in Holundermark ein, das man für einige Minuten in Wasser aufquellen läßt.

Die früher vielgebrauchten Doppelmesser sind durch die Mikrotome, besonders durch die Gefriermikrotome, entbehrlich geworden.

Die Mikrotome.

Sie gewähren bei Anfertigung von Schnittpräparaten eine außerordentliche Erleichterung. Für feinere Untersuchungen, insbesondere für Anfertigung von Schnittserien, sind sie unentbehrlich. Sie gestatten die Anfertigung von vollkommen gleichmäßigen Schnitten von einer Dünne, wie sie selbst der Geübteste beim Schneiden mit freier Hand mittels des Rasiermessers nie erzielen kann.

Für die Zwecke der pathologisch-histologischen Untersuchung finden vorzugsweise Anwendung:

1. Die Schlittenmikrotome.

Bei den gebräuchlichsten Konstruktionen liegt die Schlittenbahn, in welcher der das Messer tragende Schlitten auf drei glattpolierten, gut geölten Schienen gleitet, horizontal. Nach der Art und Weise, in der die Hebung des Objektes bewirkt wird, sind zwei Konstruktionen zu unterscheiden.

Bei der einen — Jungsches Mikrotom — wird der das Objekt tragende Schlitten auf einer schräg gegen die Messerbahn aufsteigenden schiefen Ebene vermittels einer Mikrometerschraube vorgeschoben.

Bei der anderen — Schanzesches Mikrotom — wird das Objekt in einer senkrecht zur Messerbahn stehenden Schlittenführung von unten nach oben durch eine Mikrometerschraube gehoben, die durch eine mit Kreisteilung (5—10 μ) versehenen Scheibe in Bewegung gesetzt wird.

Beide Konstruktionen leisten Vorzügliches, für welche Konstruktion man sich entscheidet, ist im Grunde genommen Geschmackssache.

Auf Grund einer langjährigen Erfahrung kann das Schanzesche Mikrotom auf das wärmste empfohlen werden. Die Messerführung geschieht entweder mit der Hand (für die meisten Zwecke vollständig ausreichend) oder mittels einer Kurbel (Supportmikrotom, besonders für Anfertigung von sehr feinen Serienschnitten).

Ausgezeichnet sind auch die Mikrotome aus der Werkstatt der Sartoriuswerke, Göttingen, und von Leitz, Wetzlar.

Das zu schneidende Objekt muß fest in der Klammer des Mikrotoms fixiert sein und soll sie nur wenig (5—8 mm) überragen, da es sich sonst leicht vor dem Messer ausbiegt, wodurch die Schnitte ungleichmäßig dick ausfallen.

Größere Präparate von festerem Gefüge, die einen größeren Druck ertragen können, kann man direkt in die Mikrotomklammer einspannen, kleinere und solche, die eine weichere Konsistenz haben, klemmt man in Amyloidleber oder Holundermark ein, falls man nicht vorzieht, die Objekte einzubetten. Soll ein stärkerer Druck vermieden werden, so klebt man dünne Scheiben der Objekte auf ein Korkstück oder ein Holzklötzchen auf, das der Mikrotomklammer entsprechend zugeschnitten und auf der zur Aufnahme des Objektes bestimmten Seite durch die Feile rauh gemacht worden ist. Das Aufkleben kann mit gewöhnlichem flüssigem Leim oder Glyceringelatine (s. u.) vorgenommen werden. Zur Erhärtung des Leims wird das mit dem Objekt beschickte Korkstück auf einige Stunden in Alkohol oder Aceton gelegt und dann in die Mikrotomklammer gespannt. Vor dem Schneiden sind die den Rändern des Präparats anhaftenden harten Leimmassen zu entfernen, um das Mikrotommesser zu schonen. Die aufzuklebenden Stücke dürfen, um ein Ausbiegen vor dem Messer zu verhüten, nicht allzu dick (5—6 mm) sein. Präparate, die in chromsauren Salzlösungen oder Müllerscher Lösung gehärtet wurden und die nicht mit Alkohol in Berührung kommen sollen, kittet man (nach Schlagenhaufer) zweckmäßig mit dickem Gipsbrei auf einen Holzblock auf. Man schützt die seitlichen Teile des Präparats durch einen schmalen Streifen von feuchtem, feinem Klosett- oder Seidenpapier vor der Einwirkung des Gipses, die untere Fläche des Präparats wird mit dem Gipsbrei bestrichen und fest an den Holzblock angedrückt.

Für feinere Untersuchungen ist, wenn irgend angängig, das Objekt einzubetten (s. u.).

Die uneingebetteten Präparate sowie solche, die mit Celloidin durchtränkt sind, werden feucht geschnitten, d. h. Messer und Objekt sind beim Schneiden stets reichlich mit Alkohol zu benetzen, was am einfachsten durch einen Pinsel geschieht, mit dem man zugleich die fertiggestellten Schnitte vom Messer abhebt und in eine mit Alkohol gefüllte Schale überträgt.

Das Messer ist bei allen Objekten, die feucht geschnitten werden, so einzustellen, daß es mit dem Anfang der Schneide zu wirken beginnt, und daß beim Schneiden möglichst die ganze Länge der Schneide ausgenutzt wird; je nach der Breite des zu bearbeitenden Objektes wird demnach der Winkel, den das Messer mit der Längsachse des Mikrotoms bildet, ein verschiedener sein; im allgemeinen ist die Messerstellung dann am günstigsten, wenn dieser Winkel möglichst klein ist. Übrigens lassen sich spezielle Vorschriften bezüglich der Messerstellung kaum geben, da verschiedene Präparate eine verschiedene Messerstellung erfordern.

Anm. Zur Anfertigung sehr großer Schnitte (z. B. durchs ganze Gehirn) dienen die sog. Tauchmikrotome, bei denen das Präparat und das Messer sich in einer mit Alkohol gefüllten Blechwanne befinden und der im Alkohol angefertigte Schnitt sofort vom Messer abschwimmt.

2. Die einfachen Mikrotome

sind wegen ihres verhältnismäßig billigen Preises besonders für den Praktiker und für Studenten zu empfehlen. Die Resultate, die sie geben, sind recht zufriedenstellend. Sie eignen sich besonders für das Gefrierverfahren und für in Paraffin eingebettete Objekte; es lassen sich jedoch auch Celloidinpräparate mit ihnen bearbeiten, wenn man sie nach genügender Auswässerung dem Gefrierverfahren unterwirft, wobei freilich nicht selten Schrumpfungen eintreten.

a) Das Jungsche Hobelmikrotom

besitzt eine feste Messerführung; das Präparat wird durch eine Mikrometerschraube von unten nach oben auf einem Metallzylinder gehoben. Bei der billigeren Konstruktion ist die Hebung und daher die Schnittdicke nicht regulierbar, bei dem teueren Apparat, der entschieden den Vorzug verdient, kann die Schnittdicke reguliert und zwischen 10 bis 100 μ variiert werden. Sehr empfehlenswert ist der mit automatischer Regulierung der Schnittdicke versehene Apparat. Zu beziehen von Mechaniker Jung, Heidelberg.

b) Das Becker-Sartoriussche Mikrotom
(Studententenmikrotom)

ist ähnlich dem unter a beschriebenen, nur ist die Messerführung eine andere. Von den Sartoriuswerken, Göttingen, zu beziehen.

3. Gefriermikrotome.

Die im vorstehenden besprochenen Mikrotome lassen sich sämtlich als Gefriermikrotome gebrauchen, indem die Präparatenklammer durch den Gefrierapparat ersetzt wird. Näheres s. u. S. 59.

Schnittdicke und Behandlung der Schnitte.

Die Dicke der Schnitte kann bei Anwendung des Mikrotoms und bei geeignet vorbereiteten oder eingebetteten Präparaten beliebig variiert werden. Für pathologisch-histologische Zwecke empfiehlt es sich, dünne und dicke Schnitte nebeneinander zu untersuchen.

Dünne (2—5—10 μ) Schnitte wird man dann bevorzugen, wenn feinere Gewebs- und Zellstrukturen untersucht werden sollen. In solchen Fällen ist es durchaus nötig, daß das Präparat gut eingebettet ist, und daß bei Paraffineinbettung die Schnitte auf dem Deckglas oder Objektträger fest aufgeklebt sind, da uneingebettete und unaufgeklebte Schnitte sehr schwer zu handhaben sind und aus ihren Maschenräumen sehr häufig einzelne Elemente, die für die Untersuchung gerade wichtig sein können, herausfallen.

Dickere Schnitte sind besonders für Übersichtsbilder und für Untersuchungen auf tierische und pflanzliche Organismen, wenn diese voraussichtlich in nur geringer Zahl in dem betreffenden Präparat vorhanden sind, zu empfehlen.

Die fertiggestellten Schnitte erfordern bei den weiteren Manipulationen, denen sie meist unterworfen werden müssen, ganz besondere Vorsicht, um nicht Schaden zu leiden oder ganz verlorenzugehen.

Man erleichtert sich das Arbeiten ganz außerordentlich, wenn man stets geräumige, feststehende Schalen mit reichlich bemessener Flüssigkeit benutzt.

Unaufgeklebte Schnitte müssen beim Übertragen von einer Flüssigkeit in die andere stets auf dem Spatel gut und faltenlos ausgebreitet sein, was man am leichtesten dadurch erreicht, daß man den Schnitt mit dem unter ihn geschobenen Spatel auffängt und vorsichtig aus der Flüssigkeit heraushebt, indem man die obere Kante des Schnittes mit der Präpariernadel fixiert.

Beim Übertragen des Schnittes auf den Objektträger bringe man auf letzteren zunächst einen großen Tropfen Flüssigkeit (Öl, Wasser usw.), in der der Schnitt leicht vom Spatel abschwimmt und sich gut ausbreiten läßt.

Man kann übrigens den Spatel vollständig entbehren, wenn man den Schnitt mit dem Objektträger selbst auffängt. Dieses zuerst von Israel empfohlene Verfahren ist in jeder Hinsicht der Verwendung des Spatels vorzuziehen, da es viel schonender ist, besonders wenn man die auf dem Objektträger aufgefangenen, gut ausgebreiteten Schnitte mit glattem, trocknem Fließpapier vorsichtig andrückt, was bei gut fixierten Schnitten ganz ungefährlich ist. Man kann dann den auf dem Objektträger haftenden Schnitt bei einiger Vorsicht den verschiedensten Färbemethoden und anderen Prozeduren unterwerfen, ohne daß man ein vollständiges Abschwimmen oder Zerreißen zu befürchten hätte.

Hat man Schnitte, bei denen es auf feinere Gewebsstrukturen ankommt, aus hoch konzentriertem Alkohol in Wasser zu übertragen, so bringe man sie zunächst in Alkohol von niedriger Konzentration (60% und 30%), da beim direkten Übertragen heftige Diffusionsströme auftreten, die feinere Strukturen schwer schädigen können.

Das Auspinseln oder Ausschütteln der Schnitte dient zur Untersuchung des bindegewebigen Gerüstes von Organen und Geschwülsten. Man nimmt beide Prozeduren am zweckmäßigsten an dem im Wasser liegenden Schnitt, der vorher gefärbt sein kann, vor. Das Auspinseln kann auf dem Objektträger oder in einem Schälchen erfolgen, in jedem Fall aber darf die Flüssigkeit, in welcher der Schnitt schwimmt, nicht allzu gering bemessen sein. Man fixiert dabei den ausgebreiteten Schnitt an einer Kante mit der Präpariernadel und streicht wiederholt vorsichtig mit einem feinen weichen Pinsel über den Schnitt in der Richtung von der Nadel gegen die freie Seite, bis man möglichst alle Zellen entfernt hat.

Celloidinschnitte können dem Auspinseln oder Ausschütteln nicht oder nur nach Entfernung des Celloidins unterworfen werden. Beim

Ausschütteln bringt man — am besten mehrere — Schnitte in ein zum Teil mit Wasser gefülltes Reagensglas und schüttelt vorsichtig, bis die Zellen ausgefallen sind.

Über Schnittveraschung s. Schultz-Brauns, Histo-topochemische Untersuchungen an krankhaft veränderten Organen unter Anwendung·der Schnittveraschung. Virchows Arch. **273**, 1 (1929).

Literatur. Lüpke: Ein verbessertes Cathcartsches Mikrotom. Dtsch. tierärztl. Wschr. **1**. — Schiefferdecker: Über zwei von R. Jung gebaute Mikrotome. Z. Mikrosk. **4** (1887). — Schlagenhaufer: Eine Methode, wasserhaltige Präparate mit dem Mikrotom zu zerlegen. Wien. klin. Wschr. **1897**. — Weigert: Ein neues Tauchmikrotom. Z. Mikrosk. **2** (1885).

SIEBENTES KAPITEL.

Das Gefrierverfahren.

Das Gefrierverfahren verdient für pathologisch-histologische Untersuchungen die ausgedehnteste Anwendung. Es ermöglicht, von frischen Objekten Schnitte von einer Feinheit und Gleichmäßigkeit herzustellen, wie es mittels des Doppelmessers, geschweige denn beim Schneiden aus freier Hand mittels des Rasiermessers nicht möglich ist. Zweitens ist es mittels des Gefrierverfahrens möglich, sehr feine Schnitte zu erhalten, ohne daß man die Objekte, wie bei den meisten Einbettungsverfahren, mit Alkohol oder anderen wasserentziehenden Mitteln, die einesteils schrumpfend wirken, andernteils manche Substanzen lösen oder verändern, zu behandeln braucht. Kein anderes Verfahren gestattet ferner mit gleicher Schnelligkeit die Herstellung zur Erlangung einer sicheren Diagnose allenthalben genügender Schnitte als dieses. Die Schnitte lassen sich bei guter Fixierung in Formalin innerhalb sehr kurzer Zeit in großer Feinheit (10 μ) herstellen, die Gewebsstrukturen und meist auch die Zellstrukturen (Granula, Pigmente, andere Zelleinschlüsse usw.) sowie die roten Blutkörperchen sind tadellos erhalten, und die bei Nachbehandlung mit Alkohol (behufs Färbung und Konservierung) eintretenden Schrumpfungen sind gegenüber denen, die man nicht selten an Schnitten von eingebetteten Präparaten derselben Herkunft (insbesondere nach Paraffin- oder Paraffinschnelleinbettung) beobachtet, verhältnismäßig gering. Besonders in die Augen fallend ist dies bei wasserreichen Geweben und saftreichen Zellen. Vergleicht man hier einen gefärbten (mit Alkohol behandelten) Schnitt, der mittels des Gefrierverfahrens von mit Formalin fixiertem Material hergestellt wurde, mit einem solchen, der von dem gleichen Material, aber nach Paraffineinbettung gewonnen wurde, so nimmt sich der letztere nicht selten geradezu wie eine Karikatur des ersteren aus. Das Gefrierverfahren kann daher nicht angelegentlichst genug für pathologisch-histologische Untersuchungen, und zwar nicht nur für diagnostische, sondern auch für andere Zwecke empfohlen werden.

Präparate, die beim Schneiden in einzelne Teile zerfallen (z. B. papillomatöse Wucherungen, Ausschabungen usw.), oder solche, bei denen aus den Schnitten Teile herausfallen können, eignen sich nach vorheriger Einbettung in Gelatine (s. S. 91) ebenfalls sehr gut zum Gefrierschneiden. Aber auch sonst ist die Gelatineeinbettung für Präparate, die dem Gefrierverfahren unterworfen werden sollen, sehr zu empfehlen, da das mitunter kaum zu vermeidende Umschlagen der Ränder und Faltenbildung bei sehr dünnen Schnitten leicht dadurch zu vermeiden ist.

Wie bereits oben erwähnt, läßt sich die Gefriereinrichtung an fast jedem der gebräuchlichsten Mikrotome anbringen. Besonders geeignet ist dazu der von TEN BERGE angegebene Patentgefriertisch, der sich an jedem Mikrotom anbringen läßt. Er arbeitet mit Kohlensäure und wird von den Sartoriuswerken, Göttingen, hergestellt. Für größere Laboratorien ist es vorzuziehen, besondere Gefriermikrotome zu verwenden.

Das Gefrieren kann auf verschiedene Weise bewirkt werden. Am meisten zu empfehlen ist zu diesem Zwecke die Verwendung der flüssigen Kohlensäure, die in eisernen Flaschen jetzt fast überall zu haben und vollständig ungefährlich ist. Sie ermöglicht das Gefrieren selbst bei sehr hoher Außentemperatur.

Die Kohlensäuregefriermikrotome finden infolgedessen in immer weiteren Kreisen Verwendung. Die obenerwähnten einfachen Mikrotome lassen sich leicht in Kohlensäuremikrotome umwandeln, indem man in den Führungszylinder die Gefrierkammer an Stelle der Präparatenklammer einsetzt. Am empfehlenswertesten ist das Becker-Sartoriussche oder das Leitzsche Kohlensäuregefriermikrotom.

Die die flüssige Kohlensäure enthaltende Flasche wird über oder neben dem Arbeitstisch in der Weise angebracht, daß der Flaschenhals, an dem sich das Ausflußventil befindet, nach abwärts gerichtet ist. Die Flasche ist vor der direkten Einwirkung von Wärmestrahlen zu schützen, darf also nicht in der Nähe des Ofens oder an einer Stelle des Zimmers, die direkt von den Sonnenstrahlen getroffen wird, aufgestellt werden, da unter solchen Umständen eine Explosion erfolgen könnte. Die Verbindung der Flasche mit der Gefrierkammer wird entweder durch ein Metallrohr, welches, da es den hohen Druck der flüssigen Kohlensäure auszuhalten hat, entsprechend fest konstruiert sein muß, oder — was vorzuziehen ist — durch einen auf hohen Druck geprüften Stahlspiralschlauch, wie er den Becker-Sartoriusschen Gefriermikrotomen beigegeben ist, hergestellt. Gummischläuche — sog. Vakuumschläuche —

sind unbrauchbar, da sie sehr bald defekt werden. Beim Öffnen des am Flaschenhals angebrachten Ventils entweicht die Kohlensäure unter stark zischendem Geräusch.

Um ein genügendes Durchfrieren der Präparate, die auf die mit Wasser benetzte, geriffte Platte der Gefrierkammer sanft angedrückt werden, zu erzielen, genügt nach Öffnung des Flaschenventils ein kurzes, man könnte sagen, momentanes Öffnen des an der Gefrierkammer angebrachten Ventils. Störungen im Betrieb, die bei Anwendung des Äthersprays nicht selten (besonders bei hohen Außentemperaturen) vorkommen, sind fast nie zu beobachten. Nur wenn die flüssige Kohlensäure stark wasserhaltig ist, kann es zum Einfrieren der Ventile oder des Zuleitungsrohres und damit zum Versagen des Apparates kommen. Dieser Übelstand läßt sich leicht dadurch vermeiden, daß man, nachdem die Kohlensäureflasche 2—3 Stunden mit nach abwärts gerichtetem Halse gestanden hat, das Ventil auf kurze Zeit öffnet, wobei mit der ausströmenden Kohlensäure das angesammelte Wasser herausgeschleudert wird. Nun erst verbindet man die Flasche mit dem Mikrotom.

Das Zuleitungsrohr und das Zuflußrohr der Gefrierkammer sind beim Auswechseln der Kohlensäureflasche mit Benzin zu reinigen, da sich in ihnen nicht selten Schmieröl, das aus der Ventildichtung stammt, ansetzt und zur Verstopfung führen kann.

Für kleinere Betriebe oder wo flüssige Kohlensäure nicht zu beschaffen ist, bedient man sich zum Gefrieren des gewöhnlichen Äthyläthers. Er wird aus einer Glasflasche mittels eines Gummigebläses gegen die Gefrierplatte der Gefrierkammer verstäubt. Die durch Ätherzerstäubung erzielte Kälte ist keine sehr hohe, infolgedessen tauen die gefrorenen Gewebsstücke leicht wieder auf; man ist dann genötigt, das Objekt wiederholt gefrieren zu lassen, wodurch erhebliche Schädigungen der Gewebsstruktur, besonders bei frischen, nicht fixierten Objekten, herbeigeführt werden können. Auch versagt bei höherer Außentemperatur das Äthergefrierverfahren mitunter vollständig. Ferner verstopft sich nicht selten die feine Öffnung, aus der der Äther beim Verstäuben hervortritt, wodurch lästige Störungen im Betrieb eintreten. Es kann daher das Äthergefrierverfahren nur als Notbehelf empfohlen werden. Die eben erwähnten Nachteile werden teilweise bei Verwendung des Äthylchlorids als Gefriermittel vermieden, das direkt aus dem Glasröhrchen, in dem es geliefert wird, zur Verstäubung gelangt. Das Verfahren ist aber teuer.

Beim Schneiden mit dem Gefriermikrotom ist folgendes zu beachten:

1. Das zu schneidende Präparat darf nicht dicker als 1—2 mm sein. Beim Beginn des Schneidens darf seine freie Oberfläche die Ebene, in der die Messerschneide liegt, nicht überragen.

2. Es muß vollständig durchgefroren sein, darf aber nicht zu hart sein, da sonst das Messer nicht faßt oder das zu schneidende Objekt keine Schnitte, sondern nur kleine Späne liefert. Ist das Präparat zu hart gefroren, so wartet man kurze Zeit, bis die oberflächliche Schicht etwas aufgetaut ist, oder man legt kurze Zeit den Finger darauf.

3. Beim Schneiden wird das Messer am besten nicht befeuchtet.

Manche Präparate frieren nur schwer auf der Metallplatte der Gefrierkammer an oder springen während des Schneidens leicht von ihr ab. Hier läßt sich meist dadurch Abhilfe schaffen, daß man auf die Platte der Gefrierkammer erst mit Wasser befeuchtete Gaze- oder Fließpapierstückchen bringt und auf diese erst das Präparat auflegt.

Die fertiggestellten Schnitte werden mit einem feuchten Pinsel vom Messer abgenommen und in gleich zu beschreibender Weise weiterbehandelt.

Wie aus dem Obigen hervorgeht, kann man sowohl frische (nicht fixierte) als auch fixierte und gehärtete Objekte dem Gefrierverfahren unterwerfen.

Schnitte von frischem Material überträgt man vom Messer in physiologische Kochsalzlösung, Normosallösung oder in Blutserum und untersucht sie in diesen Medien. Bei der Verarbeitung frischen Materials mittels des Gefrierverfahrens ist nicht außer acht zu lassen, daß das Gefrieren kein gleichgültiger Vorgang ist; es treten in dem Präparat durch Eisbildung nicht selten feine Zerreißungen ein, auch werden manche Zellen dadurch geschädigt (rote Blutkörperchen verlieren ihr Hämoglobin). Will man Gefrierschnitte von frischem Material färben, so tut man gut, sie erst kurz mit Formalin, durch dessen Einwirkung sie fixiert werden und ihre Klebrigkeit verlieren, und dann mit Alkohol von 50—70%, durch den sie für die Einwirkung der Farbstoffe geeigneter werden, zu behandeln.

Im allgemeinen ist die Anfertigung von Gefrierschnitten aus frischem Material nur dann zu empfehlen, wenn es darauf ankommt, gewisse Strukturen, die eben nur im frischen Präparat deutlich zu erkennen sind, zu studieren; sonst empfiehlt es sich weit mehr, das Gefrierverfahren an fixiertem Material in Anwendung zu ziehen. Hier gerade bietet es außerordentliche Vorteile und ist vielfach geeignet, die zeitraubende Einbettung zu ersetzen. Am geeignetsten für das Gefrierverfahren sind Objekte, die in Formalin fixiert sind. Man kann das so fixierte Material ohne weiteres mit dem Gefriermikrotom schneiden, vorteilhafter ist es aber, vorher mit Wasser auszuwaschen, weil es sich so besser schneidet. Es lassen sich von solchem Material sehr feine Schnitte (von 5 μ an) herstellen, die ziemlich resistent und nicht klebrig sind, sich nicht rollen und kräuseln, was bei Gefrierschnitten von frischem Material häufig sehr lästig ist, und bei denen, was besonders wichtig ist, die Zell- und

Gewebsstrukturen sehr gut erhalten sind. Die Färbbarkeit ist für fast alle in Betracht kommenden Färbemethoden eine ausgezeichnete. Besonders wertvoll ist das eben angegebene Verfahren für diagnostische Untersuchungen, bei denen es darauf ankommt, möglichst rasch ein Resultat zu erhalten. Man fixiert in solchen Fällen dünne (2—3 mm dicke) Scheiben 30—45 Min. in Formalin bei 37° oder kocht sie ganz kurze Zeit $\frac{1}{2}$—1 Min. in der Formalinlösung, spült kurz in Wasser ab und schneidet. Gefrierschnitte von Formalinmaterial sind für den Nachweis von Fett durch die sog. Fettfarbstoffe geradezu unentbehrlich, ebenso für manche Färbemethoden des Nervensystems. Für den Nachweis von Glykogen und Harnsäure sind sie wegen der Löslichkeit dieser Stoffe in Wasser ungeeignet.

Auch bei anderweit gehärtetem und fixiertem Material (in Orthschem und Flemmingschem Gemisch, weniger gut in Zenkerschem oder Hellyschem Gemisch fixierte Stücke) läßt sich das Gefrierverfahren meist mit gutem Erfolg anwenden.

Präparate, die in Müllerscher Flüssigkeit gehärtet wurden, können nach kurzem Abspülen in Wasser direkt auf dem Gefriermikrotom geschnitten werden.

Präparate, die in Alkohol gelegen haben (auch Celloidinpräparate), müssen stets erst durch längeres Auswässern (12—24 Stunden) vom Alkohol befreit werden, da sie sonst selbst bei Anwendung flüssiger Kohlensäure nicht genügend durchfrieren. Die Auswässerung kann durch Anwendung warmen Wassers sehr beschleunigt werden. Sehr empfehlenswert ist es, das Alkoholmaterial vorher mit 4proz. Formalinlösung etwa 3—4 Stunden zu behandeln, da dies die Erlangung sehr feiner Gefrierschnitte ermöglicht. Objekte, die in Sublimat fixiert waren, eignen sich nicht besonders für das Gefrierverfahren. Häufig gelingt es, ihnen durch Nachhärten in Formalin eine für das Gefrierschneiden geeignete Konsistenz zu verleihen.

Will man Präparate, die in Osmiumsäure oder Osmiumsäuregemischen fixiert waren, dem Gefrierverfahren unterwerfen, so muß man sie nach gründlichem Auswässern zunächst mit Alkohol behandeln, dann auswässern und nun erst schneiden.

Objekte, die in Glycerin oder Glyceringemischen (Kaiserlingsche Lösung) gelegen haben, müssen vor dem Schneiden ausgewässert (3—6 Stunden) werden, da das Glycerin das gute Durchfrieren hindert. Die angefertigten Schnitte bringt man auf 3—5 Min. in Formalin, da sie andernfalls klebrig sind und leicht an dem zum Abtrocknen dienenden Fließpapier haften bleiben. Man kann auch das Gewebsstück, das man schneiden will, in Formalin auf 3—10 Stunden bringen und dann nach kurzem Auswässern dem Gefrierverfahren unterwerfen.

Die von fixiertem Material stammenden Gefrierschnitte bringt man vom Messer in Wasser.

Bei Objekten, die viel Fettgewebe enthalten, kommt es häufig vor, daß die Gefrierschnitte sich zusammenschieben und nur schwer oder gar nicht ausgebreitet werden können. Hier tut man gut, entweder in Gelatine einzubetten oder die in Formalin fixierten Objekte, die nicht dicker als 1—1,5 mm sein sollen, auf 25—30 Min. in 90proz. Alkohol und aus diesem ebensolange in Äther zu übertragen. Bringt man sie dann durch Alkohol (10 Min.) in Wasser zurück, so sind sie in der Regel sehr gut schneidbar. Mitunter kommt man auch zum Ziele, wenn man die Schnitte von dem in Formalin fixierten Präparat direkt aus Wasser in Alkohol von 90% auf 3 Min. und dann auf 5 Min. in Äther über- trägt. Bringt man sie dann durch Alkohol in Wasser zurück, so breiten sie sich häufig tadellos aus.

Die Gefrierschnitte aus fixiertem Material kann man in gewöhn- licher Weise weiterbehandeln. Bei in Formalin fixierten Objekten bringt man sie zunächst auf kurze Zeit in Alkohol von 70%, da sie sich so besser färben.

Sind die Schnitte sehr dünn und zerreißlich oder fürchtet man, daß bei den verschiedenen Prozeduren, denen man sie behufs Färbung usw. unterziehen muß, Teile aus ihnen herausfallen, so empfiehlt es sich, sie auf Objektträger aufzukleben. Häufig genügt es schon, die Schnitte mit dem Objektträger aufzufangen und sie nach guter Aus- breitung mit glattem, vollständig trocknem Fließpapier festzudrücken. Man kann dann den auf dem Objektträger haftenden Schnitt bei einiger Vorsicht den verschiedensten Färbemethoden und anderen Verfahren unterwerfen, ohne daß man ein vollständiges Abschwimmen oder Zer- reißen zu befürchten hätte. Man kann aber auch, was sicherer ist, den Schnitt mittels eines Klebemittels auf dem Objektträger befestigen. Dazu kann man sich des stark verdünnten Celloidins, Photoxylins oder Kollodiums bedienen. Man fängt den Schnitt faltenlos auf dem mit Alkohol abgeriebenen, fettfreien Objektträger auf, trocknet ihn durch vorsichtiges Aufpressen von trocknem Fließpapier, bringt auf ihn sodann nacheinander einige Tropfen 60proz., absoluten Alkohol und Äther-Alkohol ana. Sollte sich während der Behandlung der Schnitt abzulösen beginnen, so drückt man ihn vorsichtig mit Fließpapier auf dem Objektträger fest. Man läßt den aufgetropften Ätheralkohol vor- sichtig abfließen und übergießt zuletzt den Schnitt mit einigen Tropfen stark verdünnter Celloidin-, Kollodium- oder Photoxylinlösung. Bevor das Kollodium, Celloidin oder Photoxylin vollständig eingetrocknet ist, bringt man den Objektträger auf kurze Zeit (20—30 Sek.) in 70proz. Alkohol und dann in Wasser. Sollte sich jetzt der Schnitt, was selten vorkommt, ablösen, so hat man wenigstens den Vorteil, daß er jetzt durch das in ihm enthaltene Celloidin oder Kollodium oder Photoxylin fest zusammenhält und weniger zerreißlich ist. Bei der Behandlung mit Alkohol und mit Äther-Alkohol-Mischung darf der Schnitt nie ganz trocken werden, da sonst sehr unangenehme unausgleichbare Schrumpfungen eintreten.

Sehr gut ist auch die folgende von Anitschkow angegebene Methode: Man bringt den Schnitt in 50proz. Alkohol und fängt ihn mit einem Objektträger auf, der mit Eiweißglycerin bestrichen ist, läßt den Alkohol abfließen, glättet den Schnitt und preßt ihn vorsichtig mit Fließpapier an die Glasfläche an. Man bringt den Objektträger nun in absoluten Alkohol, in dem der Schnitt durch Gerinnung des Eiweißglycerins fixiert wird. Will man den Schnitt auf Fett färben, so bringt man ihn auf 1—1$^{1}/_{2}$ Minute in ein Gemisch von 50proz. Alkohol 50 ccm und Formalin 7,5 ccm.

Eine andere etwas umständliche Methode hat Wolff (Z. Mikrosk. **25**, 169) angegeben.

Zur Herstellung von großen Übersichtspräparaten mittels des Gefrierverfahrens bedient man sich der von Christeller angegebenen Methode.

„Nach gründlicher Fixierung in Formalin werden aus den Organen bzw. Organteilen Scheiben von $^{1}/_{2}$—$^{1}/_{3}$ cm Dicke mit einem flachen (Gehirn-) Messer abgetragen und nochmals 1—2 Tage in Formalin nachgehärtet. Hierauf folgt gründliches, mehrere Stunden langes Auswässern in fließendem Wasser. Bei weichen Organen und cystischen Bildungen werden die Scheiben in Gelatine eingebettet. Zur Anfertigung von Schnitten dienen Gefrierkammern von größerem Umfange, als sie gewöhnlich gebraucht werden." Christeller gibt drei verschiedene Modelle an, die je nach der Größe des zu schneidenden Objektes verwendet werden. „Eine Gefrierkammer von 9 cm Durchmesser ist geeignet für Ovarien, Hoden, Prostata, Kehlkopf; eine Gefrierkammer von 12 cm Durchmesser kann für Scheiben von der Größe eines quer geschnittenen Herzens, Uterus u. dgl. und eine Gefrierkammer von 14 : 10 cm kann für noch größere Scheiben benutzt werden. Die Gefrierkammern können an Stelle des Paraffinklammerhalters mit einem passenden Stift auf jedem Paraffinmikrotom mit waagerechter Schlittenbahn angebracht werden. Erwünscht ist eine Schlittenbahnlänge von 30 cm. Sehr geeignet ist zur Herstellung der Schnitte das Schanze-Leitzsche Mikrotom oder das von der Firma Leitz neu hergestellte Grundschlittenmikrotom.

Das Gefrierenlassen der Schnitte erfordert Geduld und Sorgfalt. Zwischen Tischplatte und Organscheibe wird ein Blatt Seidenpapier oder Japanpapier gelegt, um das Abspringen des gefrorenen Blockes zu verhüten. Hohlräume in der Organscheibe füllt man nicht mit Wasser aus, größere cystische Räume mit ausreichend dünner Wand werden eingefaltet oder abgeplattet, um den Gesamtumfang der Scheibe zu verringern. Das Zuströmen der Kohlensäure muß in kurzen Schüben und langsam erfolgen, das Durchfrieren muß so allmählich eintreten, daß 20—30 Min. dazu erforderlich sind. Überhängende Ecken oder andere schwer erstarrende Stellen können durch Aufspritzen von Äthylchlorid während des Einfrierens der Gesamtscheibe stärker abgekühlt werden.

Niemals soll die Abkühlung so weit getrieben werden, wie bei gewöhnlichen Gefrierblöcken kleinen Formats. Jedes Splittern des Eisblockes verhindert das gleichmäßige Schneiden. Die Haltung des Messers ist am besten schräg in einem Winkel von 45° zur Schnittrichtung. Das Messer wird also ähnlich wie bei der Celloidintechnik durch das Objekt hindurchgezogen. Will man das Objekt längere Zeit, etwa weil man die Arbeit vorübergehend unterbrechen muß, in gefrorenem Zustande halten, so kann man einen den neuen Modellen beigegebenen Holzkasten, der innen weiß lackierte, reflektierende Wände besitzt, über den Gefriertisch stülpen.

Die Schnitte gelingen von den meisten Objekten gleichmäßig und vollständig und in lückenloser Folge in einer Dicke von 20—30 Mikren. Nur ganz ausnahmsweise ist darüber hinaus zu 35—40 Mikren Schnittdicke gegangen worden.

Unmittelbar von der Messerschneide werden die Schnitte mit der ganzen Länge des befeuchteten Zeigefingers abgehoben und in eine große, schwarzglasige Schale mit Wasser gebracht. Mit einer Glasnadel werden sie flottierend auseinandergefaltet, auf Vollständigkeit geprüft und dann auf Glasplatten aufgezogen. Dazu bedient man sich eines Glasstabes mit gebogener Spitze und eines feinen Haarpinsels und richtet sich zur richtigen Ausbreitung des Schnittes nach der inzwischen wieder aufgetauten restlichen Organscheibe. Diese wird vom Mikrotom genommen, auf die Tischplatte des Arbeitsplatzes gelegt und die Glasplatte, die den Schnitt trägt, so auf diese Scheibe gelegt, daß man mit Glasnadel und Pinsel alle Teile des reichlich mit Wasser bedeckten Schnittes genau nach dem darunterliegenden Vorbild ausrichten kann. Nun wird das überschüssige Wasser mit Fließpapier abgesaugt und Alkohol vorsichtig auf den Schnitt geträufelt, wobei man stets mit der Glasnadel etwaige Verschiebungen wieder ausrichten kann. Ist das Wasser durch den Alkohol genügend verdrängt, so wird ganz dünne alkoholisch-ätherische Celloidinlösung auf den Schnitt gegossen, wobei man mit dem Pinsel vorsichtig etwa vorhandene Luftblasen entfernen muß. Unter nochmaligem Korrigieren etwaiger Verschiebungen läßt man nun den Schnitt in waagerechter Lage unter dem dünnen Celloidinhäutchen, das sich durch Verdunsten ausscheidet, fast völlig trocknen und taucht ihn dann in Wasser. Von nun an gehen alle Färbeprozeduren in Glasküvetten bei senkrechter Schnittlage, nur Differenzierungen, bei denen die Schnitte geschwenkt werden müssen, in photographischen Entwicklungsschalen in waagerechter Schnittlage vor sich."

Literatur. Berge, B. S. ten: Ein neuer Gefriertisch. Z. Mikrosk. **42**, 157 (1925). — Christeller: Eine neue einfache Methode zur normalen und pathologischen Histotopographie der Organe. Virchows Arch. **252**, 783 (1924) — Atlas der Histotopographie gesunder und erkrankter Organe. Leipzig: G. Thieme 1927. — Gräff: Gelatineeinbettung für Gefrierschnitte. Münch. med. Wschr. **1916**, 1482. — Key u. Retzius: Über die Anwendung der Gefriermethode. Biologische Untersuchungen. 1882. — Koch: Histologische Technik zur Markscheidenfärbung. Berl. klin. Wschr. **1914**, Nr 9. — Kühne: Anisöl als Einbettungsmittel beim Gebrauch des Gefriermikrotoms. Zbl. Bakter. **7**. — Lauche: Erfahrungen mit dem großen Gefriertisch nach Christeller. Verh. dtsch. path. Ges. **1926**, 313. — Olt: Aufkleben von Gefrierschnitten mittels Formalingelatine. Z. Mikrosk. **23** (1906). — Plenge: Zur Technik der Gefrierschnitte bei Härtung mit Formaldehyd. Virchows Arch. **144** (1896). — Wright, J.: Eine schnelle Methode zur dauernden Aufbewahrung gefrorener Schnitte. Zbl. Path. **12** (1901). — Wolff, M.: Über Gefriermikrotome usw. Z. Mikrosk. **25** (1908).

ACHTES KAPITEL.

Einbettung.

Durch die Einbettung beabsichtigt man, Objekte, die auch nach guter Erhärtung nicht die zum Anfertigen von Schnitten genügende Konsistenz haben, schnittfähig zu machen, ferner zarte, leicht zerreißliche Gebilde, z. B. Auflagerungen auf serösen Häuten und Schleimhäuten, Thromben, in einer Weise zu fixieren, daß sie in ihrer normalen Zusammensetzung und in ihrer Lage zu den umgebenden Geweben erhalten bleiben. Endlich ist sie unumgänglich notwendig, wenn es gilt, ein Präparat in zahlreiche feinste, gleichmäßig dünne Schnitte zu zerlegen.

Unter den zahlreichen Methoden, die zur Einbettung empfohlen sind, nehmen die Paraffin-, Celloidin- und Gelatineeinbettung unbedingt die erste Stelle ein. Es ist hier nicht der Ort, die Vorteile und Nachteile, die diese Methoden besitzen, gegeneinander abzuwägen, es sei hier nur darauf hingewiesen, daß bei pathologisch-histologischen Untersuchungen keiner von ihnen unbedingt der Vorrang vor der anderen eingeräumt werden kann. Für unsere Zwecke muß je nach den Umständen sowohl die Paraffin- als auch die Celloidin- und die Gelatineeinbettung in Anwendung gezogen werden.

A. Paraffineinbettung.

Die Präparate müssen durch Einlegen in absoluten Alkohol[1] oder Aceton völlig entwässert sein; man kann die Entwässerung dadurch

---

[1] Nach Barta kann man die Verwendung von absolutem Alkohol dadurch vermeiden, daß man 96proz. Alkohol und das Xylol mit 3proz. Acid. carbolicum cryst. versetzt, durch das der im Präparat enthaltene geringe Wasserrest gebunden wird.

beschleunigen, daß man sie nach der Alkoholbehandlung in Anilinöl auf 8—10 Stunden (kleinere kürzere Zeit) einlegt.

Hierauf gelangen die Stücke

1. in reichlich zu bemessendes Xylol, das 1—2mal gewechselt werden muß, um die Präparate völlig von Alkohol zu befreien. Hierin bleiben die Präparate nur so lange, bis sie völlig durchsichtig oder, wenn sie dicker sind, durchscheinend geworden sind (etwa $1/_2$—3 Stunden). Bei längerem Verweilen werden sie leicht spröde und schrumpfen stärker[1]. Trüben sich im Xylol die Stücke, so ist das ein Zeichen dafür, daß sie nicht genügend entwässert sind. Sie müssen dann wieder in absoluten Alkohol zurückgebracht werden.

2. in Xylol-Paraffin, d. h. in eine konzentrierte Lösung des unter 3 zu besprechenden Paraffingemisches in reinem Xylol auf 2—3 Stunden. Man stellt das Xylolparaffin zweckmäßig in der letzten Hälfte der angegebenen Zeit auf das Paraffinöfchen.

Anstatt des Xylols oder Xylol-Paraffins kann man auch Chloroform oder Chloroform-Paraffin oder wasserfreies Benzol oder Trichloräthylen als sog. Vorharz verwenden. Das als Vorharz dienende Chloroform muß wasserfrei sein, was man dadurch erreicht, daß man es über ausgeglühtem Kupfersulfat oder entwässertem schwefelsaurem Natron längere Zeit stehenläßt und öfter durchschüttelt.

3. in geschmolzenes Paraffin, dessen Schmelzpunkt je nach der Außentemperatur und dem Gefüge des einzubettenden Objektes höher oder niedriger zu wählen ist. Durch geeignete Vermischung von hartem, bei 56° schmelzbarem, und weichem, bei 45° schmelzendem Paraffin läßt sich leicht der jeweilig notwendige Schmelzpunkt und Härtegrad des Paraffins erreichen. Für die meisten Objekte genügt, wenn sie bei gewöhnlicher Zimmertemperatur (18—20°) geschnitten werden sollen, eine Mischung von 30 g weichem und 25 g hartem Paraffin, deren Schmelzpunkt bei ungefähr 52° liegt; bei niedriger Außentemperatur ist etwas mehr weiches, bei höherer dagegen etwas mehr hartes Paraffin zu verwenden. Übrigens lassen sich kleine Differenzen in der Härte, die sich beim Schneiden bemerkbar machen, leicht dadurch ausgleichen, daß man in einem kühleren oder wärmeren Raum (am Fenster oder in der Nähe des Ofens) schneidet, oder daß man das Messer abkühlt oder erwärmt.

Ein sehr brauchbares Paraffingemisch, besonders für Objekte geeignet, die beim Einbetten spröde und infolgedessen schwer schneidbar werden, ist folgendes (von ALTMANN) angegebene:

---

[1] Die ätherischen Öle und Kohlenwasserstoffe, mit denen die Objekte behandelt werden, um sie für das Eindringen des Paraffins geeignet zu machen, bezeichnet man als Vorharze.

Man bringt

      850 Paraffin von 60° Schmelzpunkt
      100 Stearin
       50 Wachs

in einem Topf zum Schmelzen und hält das Gemisch eine Stunde lang bei einer dem Schmelzpunkt entsprechenden Temperatur flüssig.

Die Paraffinmischung wird in einem mit Thermoregulator versehenen Paraffinöfchen (Kupferkasten mit doppelten Wandungen), dessen Temperatur den Schmelzpunkt des Paraffins nur wenig überschreiten darf, flüssig erhalten.

Die Stücke bringt man aus dem Xylol-Paraffingemisch in das geschmolzene Paraffin, das man nach etwa einer halben Stunde durch anderes Paraffin ersetzt, um die Präparate völlig von dem Vorharz zu befreien. Sie verweilen in dem zweiten Paraffin je nach ihrer Größe 1—3 Stunden.

4. Einschmelzung. Man gießt eine geringe Menge frisch geschmolzenen Paraffins von gleichem Schmelzpunkt in ein mäßig erwärmtes Glasschälchen — sehr praktisch habe ich dazu die sog. Blockschälchen gefunden —, dessen Wand man, um ein zu festes Anhaften des Paraffins zu vermeiden, in ganz dünner Schicht mit Glycerin bestreicht. Nun entnimmt man das Präparat dem geschmolzenen Paraffin mit erwärmter (53—56°) Pinzette, bringt es mit der zuerst zu schneidenden Fläche nach unten gerichtet in dem im Glasschälchen befindlichen noch flüssigen Paraffin in die richtige Lage und umgießt es mit dem Rest des geschmolzenen Paraffins, das das einzubettende Stück um 2—3 mm überragen soll. Man setzt das Schälchen in kaltes (mit Eis gekühltes) Wasser, das zunächst das Paraffin von unten und von den Seiten her erstarren läßt. Es ist dadurch Gelegenheit gegeben, daß feine im Paraffin enthaltene Luftblasen oder kleine im Paraffin enthaltene Reste des Vorharzes nach der freien Oberfläche getrieben und hier entweichen können. Sobald sich an der Oberfläche ein dickes Häutchen von geronnenem Paraffin gebildet hat, taucht man das mit dem Objekt beschickte Schälchen völlig in kaltem Wasser unter, wodurch das Paraffin rasch erstarren muß. Durch das rasche Erstarren erhält das Paraffin die für das Schneiden unbedingt notwendige homogene Konsistenz, während es bei zu langsamem Erstarren brüchig wird.

Anm. Sehr empfehlenswert ist bei dem zuletzt erwähnten Akt die Benutzung eines Einbettungsrähmchens, das für größere und kleinere Objekte beliebig verstellt werden kann (von den Sartoriuswerken in Göttingen zu beziehen). Es wird in einer geräumigen Glas- oder Porzellanschale auf einen Objektträger aufgelegt und nun mit geschmolzenem Paraffin und Objekt in gleicher Weise, wie es oben beschrieben wurde, beschickt. Das rasche Erstarren des Paraffins erzielt man durch Zugießen von kaltem Wasser.

Der das Präparat umschließende Paraffinblock wird nun zurechtgeschnitten, indem man das überflüssige Paraffin durch Beschneiden so weit entfernt, daß ein etwa 1—2 mm breiter Rand von Paraffin das eingeschmolzene Objekt allseitig umgibt.

Kurz zusammengefaßt gestaltet sich die Paraffineinbettung folgendermaßen:

1. Gründliche Entwässerung in Alkohol absolutus oder Aceton.

1a. Unter Umständen Einlegen in Anilinöl 8—10 Stunden.

2. Durchtränkung mit Xylol (Wechseln!) bis die Objekte durchsichtig — Alkohol-Formalin-Präparate — bzw. durchscheinend — Sublimat-Chrom-Osmium-Präparate — sind ($^1/_2$—3 Stunden).

3. Xylol-Paraffin 2—3 Stunden.

4. Geschmolzenes Paraffin (Wechseln!) 2—5 Stunden.

5. Einschmelzen und Erstarrenlassen.

6. Zurechtschneiden des Paraffinblockes.

Bei Objekten, die bei Paraffineinbettung spröde werden (stark bluthaltige und bindegewebsreiche Organe, Haut, Gehirn, Muskeln, manche Geschwülste usw.), schiebt man zwischen Alkohol und Xylol (also zwischen 1 und 2) eine Behandlung mit dünnflüssigem (nicht optischem) Cedernholzöl, in dem man die Objekte bei einmaligem Wechsel 24 Stunden liegenläßt. Man muß die auf der Oberfläche des Öls schwimmenden Stücke durch Watte oder öldurchtränktes Fließpapier untertauchen, da sonst Vertrocknung eintreten kann. Längeres Liegen in Öl schadet nichts. Nun behandelt man die Stücke mit öfter zu wechselndem Xylol, bis man sicher ist, daß das Cedernholzöl vollständig verdrängt ist, oder bei sehr subtilen Objekten zunächst 12 Stunden mit Ligroin oder Tetrachlorkohlenstoff, hierauf 12 Stunden mit einer bei Zimmertemperatur gesättigten Lösung von Paraffin in Ligroin oder Tetrachlorkohlenstoff (feuergefährlich!), dann mit der gleichen Lösung $^1/_2$ Stunde im Thermostat und schließlich 3 bis höchstens 6 Stunden mit geschmolzenem Paraffin, das einmal zu wechseln ist.

Diese von PRANTER empfohlene Methode verläuft zusammengefaßt folgendermaßen:

1. Gründliche Entwässerung in absolutem Alkohol.

2. Einlegen in einmal zu wechselndes Cedernholzöl auf 24 Stunden und länger.

3. Übertragen in Ligroin oder Tetrachlorkohlenstoff auf 12 Stunden.

4. Einlegen in eine bei Zimmertemperatur gesättigte Lösung von Paraffin in Ligroin oder Tetrachlorkohlenstoff auf 12 Stunden.

5. $^1/_2$ Stunde in derselben Lösung im Thermostat.

6. Geschmolzenes Paraffin, das einmal zu wechseln ist, 3—6 Stunden.

Anm. Hat man Objekte, die in Osmiumsäure oder in Osmiumgemischen fixiert waren, einzubetten, so wendet man anstatt des Xylols, das osmiertes Fett löst,

Petroleumäther (von 100° Siedepunkt) oder reinstes Benzin in gleicher Weise an, wie es oben für das Xylol angegeben wurde.

Neuerdings wird zur Entwässerung bei Paraffineinbettung das Aceton empfohlen. Man hält es dadurch dauernd wasserfrei, daß man ihm ausgeglühtes Kupfersulfat zusetzt.

Die Objekte müssen nach der Fixierung und Auswässerung direkt in Aceton übertragen werden, oder man härtet sie in Alkohol von steigender Konzentration nach und entwässert sie vollständig in Aceton, oder man nimmt die Nachhärtung in Aceton von steigender Konzentration und die vollständige Entwässerung in wasserfreiem Aceton vor. Im ersteren Falle wechselt man zweckmäßig das Aceton einmal, in allen Fällen darf der Aufenthalt der Objekte in reinem Aceton nicht über eine Stunde ausgedehnt werden, da sonst stärkere Schrumpfungen eintreten und die Objekte spröde werden. Da das Aceton bei 56° siedet, kann man die Objekte direkt aus ihm in geschmolzenes Paraffin bringen, das Aceton verdampft bei der Temperatur des Paraffinöfchens, und das Paraffin setzt sich an seine Stelle. Das direkte Übertragen der Objekte aus Aceton in Paraffin kann aber im allgemeinen nicht empfohlen werden, da dabei mitunter recht bedenkliche Schrumpfungen eintreten. Es ist auch hier die Benutzung eines sog. Vorharzes (Xylol, Cedernöl, Chloroform, Tetrachlorkohlenstoff usw.) in der oben angegebenen Weise zu empfehlen. Nur bei der sog. Schnelleinbettung kann letzteres wegbleiben.

Das von mehreren Seiten als Ersatz für Xylol empfohlene Tetralin hat sich mir nicht als vollwertig mit Xylol oder den anderen oben angegebenen Vorharzen erwiesen. Ich kann es nicht empfehlen.

Bei der Einbettung sehr kleiner Gewebsbröckel, die in Flüssigkeiten suspendiert sind (Punktionsflüssigkeit, Harn, Eiter, Blut usw.) habe ich folgendes Verfahren bewährt gefunden:

Man zentrifugiert, schüttet die Flüssigkeit vorsichtig von den festen Teilchen ab, gießt Formalin oder Sublimat oder Alkohol auf und schüttelt gut durch. Man läßt nun das Glas, in dem sich das Präparat befindet, 1 Stunde und länger ruhig stehen, zentrifugiert dann wieder, ersetzt die Fixierungsflüssigkeit durch Alkohol oder Wasser und schüttelt wieder um. Man verfährt so mit allen zur Paraffineinbettung nötigen Reagenzien. Die in Xylol liegenden Teilchen schüttet man in ein kleines Fließpapierfilter, läßt das Xylol abfiltrieren und bringt nun das Filter mit den darauf liegenden Teilchen aufrecht stehend in ein entsprechend großes Gefäß mit geschmolzenem Paraffin. Das letztere wechselt man, indem man durch das Filter das gebrauchte geschmolzene Paraffin im Paraffinschrank abfiltriert, was in wenigen Minuten geschehen ist. Nun überträgt man das Filter in frisches Paraffin. Zur Einschmelzung filtriert man das Paraffin wie oben angegeben ab, faltet das Filter rasch auseinander, streicht das darauf befindliche Sediment mit angewärmtem Messer in ein Blockschälchen mit geschmolzenem Paraffin und kühlt rasch ab.

P. MAYER verfährt in der Weise, daß er die kleinen Teilchen aus absolutem Alkohol in eine der überall käuflichen Gelatinekapseln, die er mit dem konvexen Boden in eine flache Korkscheibe gesteckt hat, überträgt und nun regelrecht wie bei der Paraffineinbettung weiterbehandelt, als wenn sie sich in einem Glastubus befänden. Nach zweimaligem Wechsel des Paraffins läßt er die Kapsel samt dem Inhalt erkalten und bringt sie dann in Wasser, wo sie quillt und sich leicht ablösen läßt.

Schnelleinbettung in Paraffin.

Hat man große Eile mit der Untersuchung der Präparate, wie z. B. bei Probeexcisionen, Auskratzungen usw., so kann man mit großem Vorteil die zuerst von LUBARSCH angegebene Methode der Schnellhärtung und Schnelleinbettung anwenden.

Man verfährt dabei in der Weise, daß man die betreffenden Präparate, die nicht zu groß, insbesondere aber dünn (1—3 mm) sein müssen, nach $^{1}/_{2}$ stündiger Fixierung in Formalin bei 37° oder direkt auf $^{1}/_{2}$ bis $^{3}/_{4}$ Stunden in absoluten Alkohol bringt, den man mindestens 2 mal wechselt (die Stücke werden am besten auf Fließpapier oder Watte gelegt, um dem Alkohol von allen Seiten Zutritt zu dem Präparat zu gewähren).

Hierauf werden die Stücke, wenn sie von Geweben stammen, die erfahrungsgemäß in Paraffin nicht spröde werden, direkt in Xylol übertragen, bis sie durchsichtig sind, und dann auf $^{1}/_{2}$ Stunde in einmal zu erneuerndes Xylol eingelegt. Nun werden sie in geschmolzenes Paraffin übertragen, das einmal gewechselt wird. Nach $^{1}/_{2}$—$1^{1}/_{2}$ Stunden können die Präparate eingeschmolzen werden.

Handelt es sich um Objekte, die viel Bindegewebe oder viel Blut enthalten und in Paraffin leicht spröde werden (s. o.), so bringt man die mit Alkohol absol. entwässerten Stücke zunächst in ein gut verschließbares Schälchen mit Anilinöl, in dem sie im Paraffinöfchen (also bei 50—56°) $^{1}/_{2}$—1 Stunde bleiben. Nun überträgt man sie auf $^{1}/_{2}$—1 Stunde in Xylol, das so oft zu wechseln ist, bis keine Gelbfärbung mehr eintritt, und nun erst in Paraffin.

Die Länge der Zeit, während der die Präparate in den verschiedenen Flüssigkeiten verbleiben, richtet sich nach der Größe der Stücke.

Ein anderes sehr warm empfohlenes Verfahren zur Schnelleinbettung in Paraffin ist von HENKE und ZELLER angegeben worden, die sich dabei des Acétons als Härtungs- und Entwässerungsmittel bedienen.

„Die frischen Gewebsstückchen werden unmittelbar in ein gut schließendes Gefäß mit reinem Aceton gebracht. Die Menge soll für gewöhnlich

das ca. 25 fache des Volumens des Stückchens betragen. — Das gebrauchte
Aceton ist öfters verwendbar, wenn man das aus den Geweben entzogene
Wasser in der üblichen Weise durch geglühtes Kupfersulfat wieder entfernt. — Die Zeitdauer, die zur vollständigen Fixierung notwendig ist,
richtet sich, wie bei anderen Härtungen, natürlich in erster Linie nach
der Größe des Objekts, weiterhin nach der Art des Gewebes oder des Tumors.
Bei Stückchen bis zu der Größe von 1 ccm aufsteigend, genügt im ganzen
eine Härtungsdauer von 30 Min. bis $1\frac{1}{2}$ Stunden. Bei gelungener Härtung
muß der kleine Gewebswürfel die Konsistenz eines gut in absolutem Alkohol
gehärteten Objekts haben. Nach vollendeter Härtung kommen die Stückchen
direkt in das flüssige Paraffin von 52—56° Schmelzpunkt in den Paraffinofen. Da der Siedepunkt des Acetons bei 56° liegt, so löst sich und verdampft ein Teil des Acetons, was sich durch Blasenbildung direkt sichtbar
macht, und das Paraffin hat Gelegenheit, in kurzer Dauer in die Gewebe
nachzudringen. Die erforderliche Zeitdauer für den Aufenthalt des Objekts
im flüssigen Paraffin ist wieder natürlich proportional der Größe des Stückchens. Bei Gewebswürfeln bis zu 1 ccm schwankt die Zeitdauer von ca.
$\frac{1}{2}$—$1\frac{1}{2}$ Stunden" (Henke und Zeller).

Die nun folgende Behandlung der Präparate bis zur Färbung entspricht
vollständig dem gebräuchlichen Verfahren für die Weiterbehandlung der
Paraffinschnitte.

Die gebräuchlichen Kern- und Doppelfärbungen sowie auch alle übrigen
Färbeverfahren sind anwendbar.

Kurz zusammengefaßt ist die Methode folgende:
1. Härtung in Aceton $\frac{1}{2}$—$1\frac{1}{2}$ Stunden.
2. Direktes Übertragen in Paraffin $\frac{1}{2}$—$1\frac{1}{2}$ Stunden.
3. Einschmelzen.

Auch bei dieser Methode ist kurze Vorfixierung in Formalin sehr
zweckmäßig. Sehr empfehlenswert ist es, zwischen 1 und 2 eine Behandlung mit Xylol einzuschieben, in dem die Stücke so lange bleiben,
bis sie durchscheinend sind.

Anfertigung der Paraffinschnitte.

Die eingeschmolzenen Präparate werden auf einem Block von hartem
Holz (nicht Kork) oder hartem Paraffin durch Anschmelzen befestigt
und letzterer in die Mikrotomklammer fest eingeschraubt.

Das Schneiden erfolgt unter allen Umständen trocken ohne Befeuch-
tung des Messers, und zwar bei kleineren Objekten, oder wenn es gilt,
sog. Bänderschnitte anzufertigen, mit quer gestelltem, bei größeren Präparaten, besonders solchen mit ungleichmäßigem Gefüge, mit mehr oder
minder schräg gestelltem Messer.

Bei richtiger Konsistenz des Paraffins legen sich die Schnitte der
Oberfläche des Messers glatt an. Das Rollen der Schnitte kann man
leicht durch Nachhilfe mit einem weichen Haarpinsel oder durch An-
hauchen des Präparats oder der Messerklinge vermeiden. Dieses ein-

fache Verfahren ist vollständig geeignet, die sog. Schnittstrecker zu ersetzen.

Wenn das Paraffin beim Schneiden bröcklig ist, so liegt das daran, daß es noch Reste des Vorharzes enthält. Man muß dann den Paraffinblock in geschmolzenes Paraffin zurückbringen, in ihm so lange liegenlassen, bis er geschmolzen ist, dann in reines geschmolzenes Paraffin übertragen und von neuem einbetten.

Schneidet sich der Paraffinrand gut, bröckelt aber das im Paraffin liegende Objekt beim Schneiden, so ist das ein Zeichen dafür, daß das Objekt nicht wasserfrei war, als es in das Vorharz kam. Man muß dann den Block wieder durch geschmolzenes Paraffin und durch das Vorharz in Alkohol absolutus bringen, um hier eine vollständige Entwässerung vorzunehmen. Dann bettet man das Objekt von neuem ein.

Aufkleben der Paraffinschnitte.

Da die Paraffinschnitte meist sehr brüchig sind und beim Entfernen des Paraffins und bei den anderen mit ihnen vorzunehmenden Maßnahmen leicht geschädigt werden, so ist es fast stets notwendig, sie auf dem Objektträger oder Deckgläschen aufzukleben. Nur bei dickeren Schnitten, bei denen ein Zerreißen oder ein Ausfallen einzelner Gewebsbestandteile nicht zu befürchten ist, kann man die Entfernung des Paraffins ohne weitere Vorbereitungen vornehmen.

Zum Aufkleben der Paraffinschnitte sind zahlreiche Methoden empfohlen worden. Für pathologisch-histologische Zwecke, bei denen im allgemeinen die in der normalen Histologie häufig gebrauchte Durchfärbung größerer Gewebsstücke vor der Einbettung nur selten angewendet wird, sind alle Methoden möglichst zu vermeiden, bei denen Klebemittel angewendet werden, da sich diese bei der Färbung der Schnitte mehr oder minder mitfärben. Es können so leicht Täuschungen bewirkt und feinere Strukturen verdeckt werden.

Empfehlenswert sind für uns die folgenden Methoden, die zugleich gestatten, die Schnitte glatt und faltenlos auf der Unterlage zu befestigen. Ob man die Schnitte auf dem Objektträger oder dem Deckglas aufklebt, ist gleichgültig; Hauptsache ist, daß die Glasunterlage stets sehr gründlich durch Abreiben mit Alkohol gereinigt ist.

a) Das Aufkleben durch Capillarattraktion (nach GAULE).

Diese Methode ist entschieden die idealste von allen, da ein Klebemittel hier nicht zur Verwendung kommt. Leider ist sie nicht für alle Präparate zu gebrauchen. Denn bei Präparaten, die viel Blut enthalten oder in Chromsäure oder Chromsäure- (chromsauren Salz-) Gemischen gehärtet oder mit Silberlösungen behandelt wurden, versagt sie mitunter; sie ist ferner nur mit Vorsicht anzuwenden, wenn die Schnitte mit Lösungen behandelt werden müssen, welche die Gewebe aufquellen (stärkere alkalische und saure Lösungen).

Das Verfahren ist dabei folgendes:

Die Schnitte werden mit einem schmalen Messer oder dem Pinsel vom Mikrotommesser abgehoben und auf 45—50° warmes Wasser gebracht, das sich in einer geräumigen Glas- oder Porzellanschale befindet. Hier breiten sich gefaltete oder etwas eingerollte Schnitte stets sehr schnell vollständig glatt aus. Hierbei ist die Vorsicht zu gebrauchen, daß die der Messerklinge anliegende Seite des Schnittes, die meist glänzender als die ihr abgekehrte ist, mit dem Wasserspiegel in Berührung kommt, wodurch ein festeres Haften des Schnittes auf der Glasfläche gewährleistet wird. Die Schnitte — man kann getrost eine größere Anzahl auf das stets auf einer Temperatur von 45—50° gehaltene Wasser bringen — werden durch ein unter sie geschobenes Deckglas oder Objektträger aufgefangen und legen sich der Glasfläche glatt und faltenlos an. Durch Neigen der gläsernen Unterlage läßt man das überschüssige Wasser abfließen; sollten noch Wassertropfen unter dem Schnitt sich befinden, so versucht man es durch vorsichtiges Auflegen von trockenem Fließpapier hervorzudrücken oder abzusaugen. Die zum Aufkleben verwendeten Deckgläschen und Objektträger müssen, damit die Schnitte fest und sicher haften, fettfrei sein; sie werden zu diesem Zwecke gut mit Kaliseife und warmem Wasser abgewaschen, hierauf längere Zeit vor dem Gebrauch in ein Gemisch von Äther und Alkohol (zu gleichen Teilen) eingelegt und vor dem Gebrauch mit einem sauberen Leinwandläppchen geputzt, oder man zieht die sauber geputzten Deckgläser oder Objektträger zwei- bis dreimal durch die nicht leuchtende Flamme eines Bunsenbrenners.

Die aufgeklebten Schnitte bringt man in den Brutofen (37°) (nicht in den Paraffinofen) und beläßt sie hier mindestens 6 Stunden; längerer Aufenthalt schadet nichts.

Hat man mit der Bearbeitung der Schnitte größere Eile, so kann man in der Weise verfahren, daß man den aus dem Wasser mit dem Deckglas oder Objektträger gefischten Schnitt mit einem Bausch trocknen Fließpapiers oder der Fingerkuppe fest andrückt und leicht über der Flamme erwärmt, bis das Paraffin eben anfängt, etwas durchscheinend zu werden. Die Schnitte haften meist vollständig fest der Unterlage an. Ist das Fließpapier nicht vollständig trocken, so haftet der Schnitt nicht am Glase, sondern am Papier und ist dann verloren.

b) Die sog. „japanische" Aufklebemethode.

Die in der Literatur als japanische Aufklebemethode angeführte und auch in diesem Buche als solche bezeichnete Methode ist zuerst von Henneguy angegeben worden.

Sie ist eine Verbindung der von P. Mayer angegebenen Methode mit der eben besprochenen. Bei ihr kommt ein Klebemittel (Unterguß) zur Anwendung; sie ist besonders für Objekte, die in Chromsäuregemischen oder chromsauren Salzen gehärtet wurden, und bei Färbungen, bei denen stärkere alkalische oder saure Lösungen verwendet werden (Lithioncarmin, saure Carmine usw.) zu empfehlen. Die hier angegebene Modifikation stammt von Reinke.

Das Aufklebemittel wird folgendermaßen bereitet: Man schlägt Eiweiß zu Schnee, läßt den Schnee ruhig stehen, wobei er sich allmählich in eine klare Flüssigkeit umwandelt, die man filtriert und mit der gleichen Menge von Glycerin versetzt. Man kann zum Aufkleben auch Blutserum, das man mit gleichen Teilen Glycerin oder 10proz. Formalin gemischt hat, verwenden (Carl).

Man verreibt von dem Glycerin-Eiweißgemisch eine Spur möglichst fein auf dem Objektträger und erwärmt ihn über der Flamme, so daß die Temperatur mindestens 70° erreicht. Auf den abgekühlten Objektträger gießt man reichlich destilliertes Wasser auf und bringt den Schnitt auf den Wasserspiegel, auf dem er sich meist völlig glättet; bleiben noch einige Falten stehen, so erwärmt man vorsichtig über einer Flamme, ohne aber dabei den Schmelzpunkt des Paraffins zu erreichen. Hierauf saugt man das überschüssige Wasser mit Fließpapier ab und bringt die beschickten Objektträger auf 3—4 Stunden in den Brutschrank.

Man kann übrigens auch in der Weise verfahren, daß man eine größere Anzahl Schnitte, so wie es bei Methode 1 beschrieben wurde, auf warmes Wasser bringt, sie mit Objektträgern oder Deckgläsern, die mit der Eiweiß-Glycerinmischung in äußerst dünner Schicht bestrichen und auf 70° erwärmt waren, auffängt und so, wie bei Methode a angegeben, weiter verfährt.

c) Die Methode von Albrecht und Stoerk.

Die auf Wasser ausgebreiteten Schnitte (Methode a) werden mit dem Objektträger aufgenommen, das Wasser abfließen lassen. Nun werden die Schnitte mit einem aus glattem, keine Fasern hinterlassendem Fließpapier bestehenden Bausch, auf dem man einige Tropfen absoluten Alkohol aufgeträufelt hat, auf den Objektträger fest angedrückt und nun sofort in Xylol übertragen. Nach Entfernung des Paraffins durch das Xylol bringt man den mit dem Schnitt beschickten Objektträger in absoluten Alkohol, den man einmal wechselt, übergießt dann den Schnitt mit einer sehr dünnen Lösung von Celloidin und läßt das überschüssige Celloidin ablaufen. Nun übergießt man den Objektträger mit 90proz. Alkohol und bringt ihn in Wasser.

Die auf diese Weise aufgeklebten Schnitte dürfen nicht mit absolutem Alkohol oder anderen das Celloidin lösenden Substanzen (Nelkenöl usw.) in Berührung gebracht werden.

Entparaffinierung.

Die Entfernung des Paraffins aus den aufgeklebten oder losen Schnitten wird in der Weise vorgenommen, daß man sie zunächst auf 5—10 Min. in Xylol oder Chloroform oder Terpentinöl oder Trichloräthylen und hierauf 10 Min. in absoluten Alkohol bringt, den man zweckmäßig einmal wechselt. Nun können die Schnitte jeder beliebigen Färbemethode unterzogen werden. Kommen wäßrige Farblösungen zur Verwendung, so tut man gut, die Schnitte aus dem absoluten Alkohol zunächst in 90 proz., dann in 60 proz. Alkohol und erst dann in Wasser zu bringen.

Die Behandlung der Paraffinschnitte gestaltet sich demnach kurz zusammengefaßt folgendermaßen:

1. Aufkleben:

a) durch Capillarattraktion bei Aceton-, Alkohol-, Formalin-, Sublimatpräparaten;

b) durch die japanische Methode bei Chromsäurepräparaten.

2. Trocknen im Brutschrank 3—6 Stunden.

3. Entparaffinieren in Xylol 5—10 Min.

4. Übertragen in absoluten Alkohol.

Die weitere Behandlung der auf Objektträgern aufgeklebten Paraffinschnitte wird durch die von verschiedenen Seiten empfohlenen Farbtröge, in denen die Objektträger aufrecht stehen, sehr erleichtert, auch werden bei diesem Verfahren Farbstoffniederschläge, die sich auf Präparate, die horizontal in der Farblösung liegen, leicht bilden, fast sicher vermieden.

Hat man die Schnitte auf Deckgläser aufgeklebt, so wird ihre weitere Behandlung durch den von Hoffmann angegebenen Deckglastransporteur (zu beziehen von Dröll in Heidelberg) sehr erleichtert.

Anm. 1. Die Entfernung des Paraffins aus den Schnitten vor der Färbung ist nicht unbedingt notwendig (Orth, P. Mayer, Verf.). Man kann sowohl aufgeklebte als auch besonders unaufgeklebte Schnitte mit wäßrigen, besonders aber alkoholischen Farblösungen behandeln und sie sogar komplizierten Färbemethoden (z. B. Doppelfärbungen, Färbung von Fibrin, Gramsche Methode, Weigertsche Neurogliafärbung — hier ganz besonders geeignet — usw.) unterziehen, ohne daß man das Paraffin aus den Schnitten zu entfernen braucht. Am einfachsten verfährt man dabei in folgender Weise:

Man bringt die Schnitte in der Weise, wie es oben bei der Aufklebemethode durch Capillarattraktion beschrieben wurde, in eine geräumige Schale, die hier aber nicht mit warmem Wasser, sondern mit der erwärmten Farblösung, die man anzuwenden wünscht, gefüllt ist. Die Schnitte breiten sich hier tadellos glatt aus und bleiben je nach der Färbemethode, die in Frage kommt, verschieden lange auf dem Spiegel der Flüssigkeit schwimmen. Es empfiehlt sich, die Schnitte mindestens so lange auf der Farbflüssigkeit schwimmen zu lassen, bis letztere erkaltet ist, da sonst an den durch die Wärme erweichten Schnitten beim Übertragen (mittels eines Spatels oder Objektträgers) in kalte Flüssigkeiten leicht Faltenbildung eintritt.

Stets muß man aber die Farblösung, die in die paraffindurchtränkten Schnitte langsamer eindringt, etwas länger einwirken lassen als bei entparaffinierten Schnitten, ein Punkt, der auch beim etwaigen Differenzieren, Entfärben und Nachfärben im Auge zu behalten ist. Denn diese Prozeduren können ebensogut am unentparaffinierten Schnitt vorgenommen werden wie das Färben. Wenn die Färbung, Differenzierung usw. beendet ist, wird der Schnitt mit dem Spatel auf warmes (46—50°) Wasser[1] übertragen und vom Spiegel des letzteren mit einem Objektträger oder Deckglas aufgefischt, wobei er sich der gläsernen Unterlage glatt anlegt. Hierauf wird, nachdem man das überschüssige Wasser mittels Fließpapiers abgesaugt hat, der Schnitt durch einen 2—3stündigen Aufenthalt im Brutschrank oder, wenn die Zeit drängt, durch sanftes Andrücken und vorsichtiges Erwärmen über einer Flamme auf der Unterlage fixiert und nun erst durch Xylol entparaffiniert.

Durch die Behandlung mit Xylol wird der Schnitt zugleich aufgehellt und zum Einschluß in Canadabalsam vorbereitet.

Es ist einleuchtend, daß diese Methode, die besonders bei Färbungen mit Anilinfarben (Fuchsin, Methylenblau, Thionin usw.) sehr gute Resultate gibt, wesentlich einfacher ist als das oben beschriebene Verfahren, bei dem die Entparaffinierung vor der Färbung vorgenommen wird. Auch ist sie bezüglich des Alkoholverbrauchs entschieden sparsamer als jene. Ferner — und darin liegt meines Erachtens der Hauptwert — ist es bei Anwendung dieser Methode möglich, gefärbte Präparate in Canadabalsam einzuschließen, ohne daß man sie, wie bei dem sonst üblichen Verfahren, vorher mit Alkohol oder Anilin-Xylolgemischen zu entwässern braucht. Dieser Vorteil springt besonders da in die Augen, wo die entfärbende bzw. umfärbende Wirkung des Alkohols vermieden werden muß, wie z. B. bei manchen Bakterienfärbungen, besonders aber bei gewissen auf Metachromasie beruhenden Färbungen, z. B. bei der Amyloidfärbung. (Näheres siehe die betr. Abschnitte.)

Für die Darstellung feiner Zell- und Gewebsstrukturen verdient aber die Färbung der entparaffinierten Schnitte entschieden den Vorzug.

Anm. 2. Um sich rasch über einen Paraffinschnitt z. B. beim Serienschneiden zu orientieren, verwendet man nach L. MICHAELIS Nilblau-Xylol. Man stellt sich letzteres in der Weise her, daß man eine wäßrige Lösung von Nilblau mit etwas Natronlauge versetzt, mit Xylol ausschüttelt, das dabei je nach der Konzentration des Farbstoffs eine gelbrote bis gelbbraune Farbe annimmt. Das gefärbte Xylol wird abgehoben. Gibt man einen Tropfen dieses Nilblau-Xylols auf einen auf dem Objektträger montierten Paraffinschnitt, so wird das Paraffin gelöst und der Schnitt gefärbt.

Serienschnitte bei Paraffineinbettung.

Zur Anfertigung von Serienschnitten sind verschiedene Methoden angegeben worden. Die in der normalen Histologie vielfach gebrauchte

---

[1] Die paraffindurchtränkten Schnitte bleiben, wenn sie einmal glatt auf der ersten Farblösung ausgebreitet waren, faltenlos und schwimmen bei wäßrigen Lösungen stets auf dem Spiegel der Flüssigkeit.

Methode der Bänderschnitte läßt sich bei pathologisch-anatomischen
Objekten nur selten anwenden, da sie nur bei kleinen, aus gleichmäßigem
Gefüge bestehenden Präparaten gute Resultate gibt.

Eine einfache Methode, Schnittserien herzustellen, ist die, daß man
die Schnitte in bestimmter Reihenfolge auf große Objektträger aufklebt.
Das Aufkleben durch Capillarattraktion oder vermittels der japanischen
Methode ist hierbei nicht zu empfehlen, da die Schnitte leicht durch-
einander schwimmen. Man muß in diesem Falle ein Klebemittel anwenden; als solches ist das bei der japanischen Methode (S. 75) erwähnte Eiweiß-Glyceringemisch empfehlenswert. Man streicht es möglichst dünn auf den Objektträger und legt die Schnitte der Reihe
nach auf die noch feuchte Schicht. Ist der Objektträger völlig mit
Schnitten beschickt, so signiert man ihn und legt ihn auf 3—4 Stunden auf den Paraffinofen, auf dem der feuchte Unterguß erstarrt.
Hierauf entparaffiniert man, wie oben angegeben, und kann die Serie
in beliebiger Weise färben. Da sich das Klebemittel in stärkeren alkalischen und sauren Lösungen leicht löst, ist bei Anwendung solcher
Vorsicht geboten. Recht vorteilhaft ist es, bei der eben besprochenen
Methode die Präparate vor der Einbettung in Paraffin in toto durchzufärben.

Recht empfehlenswert ist für pathologisch-histologische Untersuchungen, bei denen man mitunter größere Objekte in Serien zerlegen
muß, folgende Methode, die nach eigenen Erfahrungen einfacher und bequemer zu handhaben ist als die von STRASSER
angegebene Methode, bei der Papiergummikollodiumplatten
zur Verwendung kommen. Sie ist nicht nur für Serienschnitte,
sondern auch überall da recht brauchbar, wo es gilt, zahlreiche Schnitte auf einmal gleichmäßig zu färben, z. B. für die
Zwecke der pathologisch-histologischen Kurse.

Man hält sich folgende Lösungen vorrätig:

> Lösung 1: Kandiszuckerlösung (1:1)   300 ccm
>   Alkohol (von 80%)   200 ccm
>   Dextrinlösung (1:1)   100 ccm

Die Zucker- und die Dextrinlösung werden in der Weise hergestellt,
daß man die betreffenden Substanzen in kochendes destilliertes Wasser
einträgt.

Die Lösungen sind in der angegebenen Reihenfolge zu mischen, zur
Dextrinlösung ist gelbes Dextrin zu benutzen.

> Lösung 2: Photoxylin oder Celloidin   10 g
>   Alkohol absol.   100 ccm
>   Äther   100 ccm

Man kann dieser Lösung nach Belieben auch mehr Photoxylin oder Celloidin zusetzen, nur ist eine allzu dickflüssige Lösung nicht wünschenswert.

Man gießt Lösung 1 auf eine sorgfältig mit warmem Seifenwasser und Alkohol gereinigte und blank geputzte Glasplatte auf, deren Größe sich nach der Anzahl der zu bearbeitenden Schnitte bemißt (Objektträger, Glasplatte von 9×12 oder 13×18). Durch Neigen der Glasplatte verteilt man die Lösung gleichmäßig über die ganze Fläche und läßt den Rest in die zur Aufbewahrung dienende Flasche zurücktropfen. Die Lösung muß in dünner Schicht die ganze Glasplatte bedecken; ist dies nicht der Fall und zieht sich die Flüssigkeit von einzelnen Stellen der Glasplatte zurück, so ist entweder die Glasplatte nicht gründlich gereinigt, oder die Lösung hat durch Verdunsten an Alkoholgehalt eingebüßt oder ist verdorben; Abhilfe läßt sich demnach leicht schaffen.

Auf die noch feuchte Schicht legt man dann die Paraffinschnitte in der gehörigen Reihenfolge auf und erwärmt die Platte, wenn sie völlig beschickt ist, leicht, ohne daß das Paraffin schmilzt, über einer Gas- oder Spiritusflamme, wobei sich die Schnitte glatt und faltenlos ausbreiten. Nun bringt man die Platte in den Brutofen, in dem die Zuckerdextrinschicht durch Verdunsten des Alkohols innerhalb 3 bis 6 Stunden vollständig erhärtet.

Hierauf wird die Platte in einer geräumigen Schale (Glas oder Porzellan) mit Xylol oder Chloroform oder Terpentinöl übergossen. Nach 10 Min. läßt man abtropfen und bringt sie in eine zweite Schale mit absolutem Alkohol, in dem sie bei einmaligem Wechseln des Alkohols 5—10 Min. verweilt. Nun läßt man den Alkohol wieder abtropfen und gießt Lösung 2 in dünner Schicht über die Schnitte hinweg, indem man durch vorsichtiges Neigen der Platte für eine möglichst gleichmäßige Verteilung sorgt.

Nachdem das Photoxylin oder Celloidin erstarrt ist (etwa nach 1—2 Min.), ritzt man die dünne Photoxylin- oder Celloidinhaut an drei Rändern der Platte mit der Messerspitze und legt die Platte in lauwarmes Wasser, in dem sich das die Schnitte umschließende Häutchen rasch von der Glasplatte löst. Nur an dem Rande, an dem die Schicht nicht geritzt wurde, bleibt sie mit der Glasplatte in Verbindung.

Die in dem Photoxylin- oder Celloidinhäutchen eingeschlossenen Schnitte kann man mit beliebigen Farbstoffen und Reagenzien behandeln, ausgenommen natürlich mit solchen, die das Photoxylin oder Celloidin lösen oder überfärben. Man gebrauche dabei die Vorsicht, daß man die Platte stets an dem Rande, an dem das Häutchen noch fest anhaftet, zuerst aus der Flüssigkeit heraushebt, dann breitet es sich stets gleichmäßig auf der Glasplatte aus. Nach erfolgter Färbung entwässert man in 96 proz. Alkohol und hellt in einer das Celloidin oder Photoxylin nicht lösenden Substanz (Origanumöl oder Carbolxylol) auf. Schließlich schneidet man mit einer feinen Schere die einzelnen Schnitte heraus und bringt sie der Reihe nach auf die (bei Serienschnitten numerierten) Objektträger. Nach Entfernung des aufhellenden Mittels durch Fließpapier schließt man sie in Canadabalsam ein.

Anm. Will man die Paraffinblöcke, von denen man bereits Schnitte angefertigt hat, aufbewahren, so überzieht man die angeschnittene Seite mit einer dünnen Schicht Paraffin. Die Blöcke werden dann in geeigneten Kästchen an einem nicht zu warmen Ort aufgehoben.

Literatur. ALBRECHT u. STÖRK: Beitrag zur Paraffinmethode. Z. Mikrosk. **13** (1896). — APÁTHY: Neue Beiträge zur Schneidetechnik. Ibid. **29** (1912). — BARTA, E.: Über die Ausschaltung des absoluten Alkohols bei der Einbettung. Einbettung mittels Carbol-Alkohol. Ibid. **40**, 2 (1923). — BLOCHMANN: Über Einbettungsmethoden. Zusammenfass. Ref. Ibid. **1** (1884). — BORN: Ein neuer Schnittstrecker. Ibid. **10** (1893). — BORRMANN: Apparat zur Färbung von Serienschnitten. Ibid. **11** (1894). — BRASS, A.: Mitteilungen zur mikroskopischen Technik. Ibid. **2** (1885). — BRUNCK: Über die Acetonanwendung zur Paraffineinbettung, besonders zu einer einfachen Schnelleinbettungsmethode. Münch. med. Wschr. **1905**. — CARL: Zur mikroskopischen Technik. I. Das Aufkleben der Gefrier-, Celloidin- und Paraffinschnitte auf den Objektträger mittels Glycerinserum. Dtsch. tierärztl. Wschr. **1923**, 149 — Münch. med. Wschr. **1924**, 717. — CARO: Eine einfache Methode zur gemeinsamen Behandlung von aufgeklebten Serien- und Kurspräparaten. Z. Mikrosk. **12** (1895). — DIETTRICH: Die direkte Färbung von Paraffinschnitten. Ibid. **32**, 266 (1915). — DRAHN, F.: Ein neues Durchtränkungsmittel für histologische und anatomische Objekte. Berl. tierärztl. Wschr. **38**, 97 (1912). — FREUND: Apparat zur Massenfärbung mikroskopischer Präparate. Z. Mikrosk. **23** (1906). — FRICKE: Bequeme Einbettung in Paraffin. Ibid. **45** (1928). — GUDERATSCH: Zur Technik der Wasseraufklebung von Paraffinschnitten. Ibid. **24** (1907). — GULLAND, H. L.: A simple method of fixing paraffin sections to the slide. J. of Anat. a. Physiol. **26**. S. auch Z. Mikrosk. **9** (1892) — The application of Obregias method to paraffin sections. J. of Path. **1893**. — GUTMANN: Über Schnellhärtung und Schnelleinbettung. Dtsch. med. Wschr. **1903**. — HELLY: Zur Technik der Wasseraufklebung von Paraffinschnitten. Z. Mikrosk. **23** (1906). — HENKE u. ZELLER: Aceton zur Paraffinschnelleinbettung. Zbl. Path. **16** (1905). — HOFFMANN, W.: Deckglastransporteur für Schnittfärbung. Z. Mikrosk. **20** (1903). — JORDAN: Technische Mitteilungen. Ibid. **15** (1898); **17** (1900). — KNIPPING, H. W.: Ausschaltung von absteigenden Alkoholreihen durch Verminderung der Oberflächenspannung von Wasser. Ibid. **39**, 204 (1922). — KOCH, A.: Über eine Wärmereguliervorrichtung für Brutöfen und Paraffineinbettungsapparate. Ibid. **10** (1893). — LUBARSCH: Über meine Schnellhärtungs- und Schnelleinbettungsmethode. Dtsch. med. Wschr. **1903**. — MAYER, P.: Allerlei Mikrotechnisches. 9. Über das Tetralin. Z. Mikrosk. **39**, 309 (1922) — Einfache Methode zum Aufkleben mikroskopischer Schnitte. Mitt. zool. Station Neapel **2** (1883) u. Intern. Mschr. Anat. **4** — in LEE-MAYER: Grundzüge der mikroskopischen Technik (4.) (Einbettung kleiner Objekte), S. 79 (1912) — Über Schleimfärbung (Färben nicht entparaffinierter Schnitte). Mitt. zool. Station Neapel **12** (1896). — MICHAELIS, L.: Über die Anwendung freier Farbbasen und Farbsäuren in der histologischen Technik. Zbl. wiss. u. path. Anat. **1**, 3 (1924). — NUSBAUM: Über das Aufkleben der Paraffinschnitte mit Wasser. Anat. Anz. **12**. — OBREGIA: Serienschnitte mit Photoxylin oder Celloidin. Neur. Zbl. **9** (1890). — ORSÓS: Ein neues Paraffinschneideverfahren. Zbl. Path. **17** (1906). — ORTH:

Pathol.-anat. Diagnostik. — PAVLOW: Kreosot als wasserentziehendes Mittel bei Paraffineinbettung. Z. Mikrosk. **22** (1905). — PÉTERFI, T.: Eine beschleunigte Celloidin-Paraffineinbettung mit Nelkenöl oder Methylbenzoatcelloidin. Ibid. **38**, 242 (1921). — PRANTER: Zur Paraffintechnik. Ibid. **19** (1902). — REICHARDT, H., u. A. WETZEL: Paraffineinbettungsmethode nach vorhergegangener Celloidindurchtränkung unter Vermeidung der härtenden Intermedien Xylol, Benzol und Chloroform. Ibid. **45**, 476 (1928). — REINKE: Die japanische Methode zum Aufkleben von Paraffinschnitten. Ibid. **12** (1895). — SCHAFFER: Ein Glasgefäß zur Verarbeitung umfangreicher aufgeklebter Schnittserien. Ibid. **11** (1894). — SCHÄLLIBAUM: Über ein Verfahren, mikroskopische Schnitte auf den Objektträger zu fixieren. Arch. mikrosk. Anat. **21**. — SITSEN: Erfahrungen über Aceton-Paraffineinbettung. Zbl. Path. **16** (1905). — Graf SPEE, F.: Leichtes Verfahren zur Erhaltung linear geordneter, lückenloser Schnittserien mit Hilfe von Schnittbändern. Z. Mikoskr. **2** (1885). — STEIN: Über Schnellhärtung und Schnelleinbettung. Dtsch. med. Wschr. **1903**. — STRASSER, H.: Die Nachbehandlung der Schnitte bei Paraffineinbettung. Z. Mikrosk. **3** (1886); **4** (1887); **6** (1889); **7** (1890) — Über die Nachbehandlung der Schnittserien auf Papierunterlagen. Ibid. **27** (1910). — SUCHANNEK: Technische Notiz betr. die Verwendung des Anilinöls in der Mikroskopie. Ibid. **7** (1890). — VOSS, HERM.: Die Verwendung des Tetralins in der histologischen Technik. Anat. Anz. **56**, 368 (1923) u. Riedels Arch. **1923**, 12. — WALSEM, C. G. VAN: Beitrag zur Technik des Schneidens und der weiteren Behandlung der Paraffinschnittbänder. Z. Mikrosk. **11** (1894) — Praktische Notizen aus dem mikroskopischen Laboratorium. VII. Dreißig Aphorismen zur Bewertung der Anwendung der Paraffinmethode in der menschlichen pathologischen Anatomie. Ibid. **40**, 16 (1923) — Praktische Notizen aus dem mikroskopischen Laboratorium XI. u. XII. XI. Über die für die pathologische Anatomie geeignetste Aufklebemethode. Ibid. **41**, 94 (1924) — Bewertung und Verwertung des Acetons. Ibid. **42**, 439 (1925). — WINDHOLZ: Über das Aufkleben mikroskopischer Schnitte mittels Wasserglas. Münch. med. Wschr. **1923**, Nr 27.

B. Celloidineinbettung.

Man braucht dazu eine dünn- und eine dickflüssige Lösung von Celloidin, die man sich in der Weise herstellt, daß man das in kleine Stücke zerschnittene Tafelcelloidin zunächst an der Luft vor Staub geschützt gut trocknet, bis es eine hornartige Konsistenz angenommen hat, und dann in einem Gemisch von Äther und Alkohol zu gleichen Teilen löst. Die Lösung vollzieht sich rasch, wenn man die Celloidinstückchen erst mit vollständig wasserfreiem Alkohol abs. übergießt und erst dann, wenn das Celloidin aufgequollen ist, die gleiche Menge Äther hinzufügt. Die dünnflüssige Lösung (1) soll etwa 2proz., die dickflüssige (2) 6—10proz. sein. Die Lösungen müssen in einem mit Glasstöpsel luftdicht verschlossenen Glasgefäß aufbewahrt werden, damit eine Verdunstung des Äther-Alkohols vermieden wird und in der Zimmerluft enthaltener Wasserdampf nicht eindringen kann. Letzterer trübt das Celloidin und verhindert, was besonders wichtig ist, seine gleichmäßig feste Erstarrung.

Das einzubettende Präparat wird in absolutem Alkohol gründlich entwässert und dann in ein Gemisch von Äther und absolutem Alkohol zu gleichen Teilen gelegt; hierin bleibt es so lange, bis man einer völligen Durchtränkung sicher ist (bei kleinen Präparaten mindestens 24 Stunden, bei größeren entsprechend länger). Hierauf kommt das Präparat in die dünnflüssige Celloidinlösung, in der es ebenfalls mindestens 24 Stunden verweilt, und dann auf ebensolange in die dickflüssige Lösung.

Gewebsstücke, die wie z. B. spongiöse Knochenteile, sehr viel Fett enthalten, entfettet man vor der Einbettung gründlich.

Drängt die Zeit nicht mit der Bearbeitung der Präparate, so tut man gut, sie zunächst auf einige Tage in eine 1 proz., dann in eine 2 proz., weiter in eine 4 proz. Lösung zu bringen und in der 8—10 proz. mehrere Tage liegenzulassen. Um ein Eindringen von Wasserdampf in die Celloidinlösungen hintanzuhalten (s. o.), empfiehlt es sich nach Apáthy, die das Objekt und die Celloidinlösungen enthaltenden Gläser in einen Exsiccator zu stellen, der ein Gefäß mit geglühtem Kupfersulfat und Äther-Alkohol enthält. Enthält das einzubettende Präparat Hohlräume, so ist es notwendig, diese wenigstens an einer Seite zu öffnen, damit das Celloidin besser eindringen kann.

Aus der dickflüssigen Celloidinlösung bringt man das Präparat auf einen der Klammer des Mikrotoms entsprechend zurechtgeschnittenen Block aus hartem Buchsbaum-, Buchen- oder Pappelholz, den man, um die harzigen und gerbsäurehaltigen Bestandteile zu entfernen, vor dem Gebrauch mehrere Stunden mit 2 proz. Sodalösung ausgekocht und längere Zeit (wochenlang) in ein Gemisch von Äther und Alkohol eingelegt hat. Vor dem Auflegen des Celloidinpräparats überzieht man die gut abgetrocknete Oberfläche des Blocks, die man, um ein festes Haften zu erzielen, mit der Feile leicht angerauht hat, mit einer Schicht dickflüssigen Celloidins. Zur Fixierung des Objekts in der gewünschten Lage sticht man neben ihm einige Stecknadeln ein (die man natürlich nach dem Erhärten des Celloidins vor dem Schneiden entfernen muß) und umzieht das letztere noch mit einem Mantel von dickflüssigem Celloidin, das man dadurch am Herabfließen hindert, daß man den Holzblock mit einem den oberen Rand des letzteren überragenden Streifen von Papier fest umgibt. Beim Auflegen der celloidindurchtränkten Präparate auf den Block achte man darauf, daß sich keine Luftblasen bilden, was besonders bei großen Präparaten mit nicht ganz ebener Schnittfläche (z. B. spongiösem Knochen) leicht vorkommt. Die zwischen Präparat und Unterlage befindlichen Luftblasen lassen die Herstellung feiner gleichmäßig dicker Schnitte nicht zu, das Präparat weicht unter dem Messerdruck aus. Haben sich Luftblasen gebildet, so muß man das Präparat ablösen, in Celloidin zurückbringen, in dem man es 6—12 Stunden liegenläßt, und klebt es dann von neuem auf.

Hierauf läßt man den mit dem Präparat beschickten Holzblock einige Zeit an der Luft stehen, oder, was noch mehr zu empfehlen ist, man bringt ihn auf eine bis mehrere Stunden unter eine Glasglocke, um die Verdunstung des Äthers aus dem Celloidin und damit die Erstarrung des letzteren möglichst zu verlangsamen, wodurch eine festere Konsistenz des Celloidins erzielt und die Herstellung feinerer Schnitte ermöglicht wird. Sehr rasch und gleichmäßig erstarrt das Celloidin zu einer knorpelartigen Konsistenz, die es gestattet, sehr feine Schnitte herzustellen, wenn man unter die Glasglocke ein Schälchen mit Chloroform aufstellt.

Schließlich überträgt man das auf dem Holzblock fixierte Präparat in Alkohol von 70%, in dem es innerhalb von 12—24 Stunden eine zum Schneiden genügend feste Konsistenz erlangt. Will man die auf Holzklötze aufgeklebten Celloidinpräparate längere Zeit aufheben, so muß man, um die Färbbarkeit nicht zu schädigen, öfter (d. h. etwa jeden zweiten Monat) den Alkohol wechseln.

Anstatt der Holzunterlage wird von JELINEK der in der Elektrotechnik gebrauchte Stabilit (ziemlich teuer) empfohlen, der von Alkohol, Wasser, verdünnten Säuren und Alkalien wenig angegriffen wird[1]. Man zersägt die in den Handel kommenden Stabilitplatten in geeignet große Stücke und verwendet die Stabilitstücke sonst wie die Holzblöcke zum Aufkleben.

Sehr empfehlenswert sind die von FRESEMANN VIËTOR empfohlenen Glasblöcke als Unterlage für Celloidinblöcke, die man sich von einem Glasschneider aus 10—20 mm dickem, angerauhtem Glas von beliebiger Größe schneiden lassen kann.

Hat man mehr Zeit zur Verfügung und handelt es sich um empfindliche Objekte, so verfährt man zweckmäßig in folgender Weise:

Nachdem die Präparate aus dem dünnflüssigen Celloidin in die dickflüssige Lösung gebracht sind, läßt man allmählich den Äther-Alkohol aus der letzteren dadurch verdunsten, daß man den Deckel des Gefäßes, in dem sich die Lösung befindet, vorsichtig lüftet. Wird die Lösung gallertig hart, so geht man mit einem Messer dicht an den Wänden des Glases hin und hebt die Celloidinmasse von der Glaswand ab, um den Gasen aus den tieferen Partien einen Ausweg zu verschaffen. Man vermeidet so die Entstehung von Blasen. Ist die Lösung so weit eingedickt, daß man mit der Fingerkuppe kaum noch einen Eindruck machen kann, so gießt man auf die Oberfläche des Celloidins Alkohol von 70%, umschneidet dann nach einem oder mehreren Tagen nach Abgießen des Alkohols den Block, hebt ihn aus dem Gefäß heraus und überträgt ihn in Alkohol von 70%, in dem er bald die Härte von Knorpel

---

[1] Stabilit, der längere Zeit in Alkohol gelegen hat und dann getrocknet wird, wird rissig und blättert ab. Auch werden aus dem Stabilit bei längerer Einwirkung von Alkohol Substanzen gelöst, die manche Färbungen ungünstig beeinflussen. Ich ziehe daher Glasblöcke zum Aufkleben vor.

erreicht. Man kann dann den Block direkt in die Mikrotomklammer einspannen oder ihn, nachdem man die zum Aufkleben bestimmte Fläche mit Fließpapier vom Alkohol befreit oder kurze Zeit an der Luft getrocknet hat, auf einen Holz- oder Stabilit- oder Glasklotz aufkleben.

Zum Aufkleben der Celloidinblöcke (gleichgültig, ob Alkohol- oder Ölcelloidin, s. u.) ist das von APÁTHY empfohlene Nelkenöl-Celloidin außerordentlich zu empfehlen. Es besteht aus 3 Volumteilen 10proz. Celloidin in Äther-Alkohol mit einem Teil Nelkenöl. Es ist unbegrenzt haltbar; die Braunfärbung, die mit der Zeit eintritt, hat nichts zu bedeuten. Der Block wird etwas mit Fließpapier abgerieben, Block und Holz- oder Glas- oder Stabilitklotz mit etwas Nelkenöl-Celloidin bestrichen, aneinandergedrückt und etwas aneinandergerieben, damit sich die Klebemasse gleichmäßig verteilt. Die am Rande des Blockes hervorquellende Masse kratzt man weg. Nach einigen Minuten bringt man den Block samt Klotz in 70proz. Alkohol, wo sich zwar das Nelkenöl-Celloidin trübt, aber zu einem harten Kitt erstarrt, der eine feste Verbindung zwischen Klotz und Block herstellt. Vorsicht beim Aufkleben größerer Präparate (Entstehung von Luftblasen), s. o.

Die von WINDHOLZ empfohlene Aufklebemethode, bei der Wasserglas verwendet wird, hat sich mir nicht bewährt.

Schnelleinbettung in Celloidin. Hat man es eilig mit der Bearbeitung der Präparate (diagnostische Untersuchungen) und steht ein Paraffinöfchen nicht zur Verfügung, so bringt man 1—2 mm dicke Stückchen, nachdem man sie in Alkohol gehörig entwässert hat, je auf 3—5 Stunden in eine ganz dünne Celloidinlösung (Lösung 1 mit gleichen Teilen Äther-Alkohol verdünnt), dann ebensolange in Lösung 1 und 2 und bettet dann, wie oben angegeben, in Chloroformdämpfen ein. Man erhält bei dieser von HELBING angegebenen Celloidinschnelleinbettung innerhalb 24 Stunden dünne, für eine genaue Diagnose völlig genügende Schnitte. Zur Entwässerung kann auch hier mit Vorteil das reine Aceton herangezogen werden.

Das Schneiden der Celloidinpräparate erfolgt in derselben Weise wie beim nichteingebetteten Präparat, d. h. das Messer und das Präparat werden beim Schneiden mit Alkohol befeuchtet; da Celloidin sich in absolutem Alkohol löst, kann nur 80—90proz. Alkohol Verwendung finden. Die Messerstellung ist dabei so zu wählen, daß die ganze Klinge möglichst ausgenutzt wird und vorwiegend die Wirkung des Zuges zur Geltung kommt, was man dadurch erreicht, daß man das Messer, soweit es das eingebettete Präparat erlaubt, möglichst parallel zur Längsachse der jetzt ja meist gebrauchten Schlittenmikrotome stellt.

Die Schnitte werden mit einem feinen Pinsel von der Messerklinge abgenommen, in 80—90 proz. Alkohol übertragen und dann in gewöhnlicher Weise weiterbehandelt.

Das vielfach empfohlene Verfahren, Celloidinblöcke auf dem Gefriermikrotom zu schneiden, möchte ich nach meinen Erfahrungen nicht befürworten, da durch das Auswässern, dem die Blöcke vor dem Schneiden unterworfen werden müssen, mitunter starke Schrumpfungen eintreten und das Celloidin meist sehr hart und brüchig wird.

Stets ist bei Celloidinschnitten reiner absoluter Alkohol zu vermeiden, da er das Celloidin löst; aus dem gleichen Grunde darf zur Aufhellung nicht Nelkenöl verwendet werden. Man benutzt dafür Origanum-, Bergamott- oder Cedernöl oder Carvacrol oder Carbolxylol, in das man die Schnitte aus 95 proz. Alkohol überträgt.

Man kann auch Xylol anwenden: man überträgt den Schnitt aus 95 proz. Alkohol auf den Objektträger, entfernt den Alkohol durch Anpressen von Fließpapier und gießt einen Tropfen Xylol auf den Schnitt, der sich zunächst trübt, nun tupft man das Xylol wieder mit Fließpapier ab, gießt neues Xylol darauf, tupft wieder ab und wiederholt dies so oft, bis der Schnitt durchsichtig ist.

Zur Entwässerung der Celloidinschnitte ein Gemisch von Alkohol abs. und Chloroform zu benutzen, ist nicht zu empfehlen, da dabei die Färbung leidet.

Häufig ist es notwendig, das Celloidin zu entfernen, besonders bei Färbung mit Anilinfarben, weil es die Anilinfarben ebenso festhält wie das Gewebe. Man bringt zu dem Zwecke die Schnitte in absoluten Alkohol auf 5 Min., sodann auf 10—15 Min. in Äther-Alkohol (zu gleichen Teilen) und hierauf wieder in Alkohol. Man kann sich auch des Nelkenöls zur Entfernung des Celloidins bedienen, was besonders dann empfehlenswert ist, wenn der Schnitt bereits gefärbt ist. Man bringt dann den letzteren aus Alkohol auf den Objektträger, gibt einige Tropfen Nelkenöl darauf und entfernt letzteres nach etwa 5—10 Min. durch Xylol.

Handelt es sich darum, zerbrechliche Schnitte zu entcelloidinieren, so verfährt man nach JORDAN folgendermaßen: Man bestreicht einen Objektträger in dünner Schicht mit Eiweißglycerin (s. o. bei der japanischen Methode S. 74), überträgt auf ihn den Schnitt aus 95 proz. Alkohol (ja nicht aus Wasser), drückt ihn fest mit Seiden- oder Klosettpapier an und läßt das letztere auf ihm liegen. Nun legt man einen zweiten Objektträger darauf und erwärmt, indem man die beiden Objektträger fest aufeinanderdrückt, die Stelle, an der das Präparat liegt, vorsichtig über einer Flamme, bis das Eiweiß koaguliert ist. Der Schnitt haftet jetzt fest am Objektträger; man überträgt letzteren in Alkohol von 96%, beseitigt den aufliegenden Objektträger samt dem Seidenpapier und entfernt das Celloidin durch Äther-Alkohol, wie oben angegeben.

Die Celloidineinbettung gestaltet sich, kurz zusammengefaßt, folgendermaßen:

1. Gute Entwässerung in Alkohol abs.
2. 24 Stunden oder länger in Äther-Alkohol.
3. 1—5 Tage in dünnflüssiges Celloidin.
4. Ebensolange in dickflüssiges Celloidin.
5. a) Entweder Aufkleben auf einen Holz-, Stabilit- oder Glasblock und langsames Trocknen an der Luft (1—3 Stunden) oder in Chloroformdämpfen,

b) oder langsames Eindicken des Celloidins.
6. Übertragen in 70proz. Alkohol, mindestens 12 Stunden.
7. Schneiden, Färben usw.
8. Entwässern der Schnitte in Alkohol von 95%.
9. Aufhellen.
10. Canadabalsam.

Man kann in Celloidin eingebettete Präparate auch mit trockenem Messer wie beim Paraffinverfahren schneiden; es bedarf aber dabei der das Objekt umschließende Celloidinblock besonderer Vorbereitung. Man härtet das in gewöhnlicher Weise in Celloidin eingebettete Objekt in Chloroform, überträgt es dann in ein Gemisch von Chloroform und Cedernholzöl zu gleichen Teilen, in dem der Block zunächst schwimmt, bald aber untersinkt. Man stellt nun das Gefäß, in dem sich der Block befindet, offen auf den Paraffinofen, hier verdunstet in 1—2 Tagen das Chloroform. (Nachgießen von Cedernholzöl, damit der Block immer von Flüssigkeit bedeckt ist!) Nun bringt man den Block auf 24 Stunden in reines Cedernholzöl. Ist der Block ganz durchsichtig geworden, so läßt man ihn einen halben Tag an freier Luft liegen, trocknet ihn dann an der Unterfläche mit Fließpapier ab, klebt ihn nun mit einem Tropfen dicken Celloidins auf das zur Unterlage gewählte Medium auf, läßt ihn antrocknen und bringt ihn dann in Cedernholzöl zurück. Man schneidet mit trockenem Messer wie beim Paraffinverfahren. Die Schnitte fängt man in 96proz. Alkohol auf, den man mehrmals wechselt. Die Blöcke bewahrt man in Cedernholzöl auf. Man erhält bei guter Einbettung sehr dünne Schnitte.

Noch bessere Resultate gibt folgendes von APÁTHY angegebene Verfahren, das nach meinen Erfahrungen besonders dort angezeigt ist, wo das zu schneidende Objekt aus Geweben von verschiedener Konsistenz besteht.

Man verfährt dabei folgendermaßen:

Man bringt den Celloidinblock aus 70proz. Alkohol in eine Mischung von gleichen Teilen 80proz. Alkohol und Terpineol (das vollständig wasserfrei sein muß und in diesem Zustand von der Firma Schimmel & Co., Miltitz b. Leipzig, zu beziehen ist) — in dieser Mischung bleibt er, bis er vollständig durchsichtig ist — und dann in reines wasserfreies Terpineol, in dem er beliebig lange aufbewahrt werden kann. Man

schneidet ihn dann mit trockenem Messer, die Schnitte kommen durch
90proz. Alkohol allmählich in Wasser.

Eine noch bessere Schnittfähigkeit erzielt man, wenn man den
Celloidinblock aus 70proz. Alkohol auf 24 Stunden in 90proz. einlegt
und dann in folgendes Ölgemisch überträgt:

Wasserfreies Chloroform	4 Gewichtsteile
Origanumöl	2 ,,
Cedernholzöl	4 ,,
Alkohol abs.	1 Gewichtsteil
Wasserfreie krystallisierte Carbolsäure	1 ,,

Wenn der Block in dem Gemisch vollständig durchsichtig geworden ist, wird letzteres gewechselt und dies nach 24 Stunden wiederholt. Um eine vollständige Entwässerung zu erzielen, muß das
Ölgemisch mindestens 10mal so groß sein als der Block. Der vollständig entwässerte Block kommt nun in wasserfreies Terpineol, wo er
dauernd aufbewahrt werden kann.

Serienschnitte bei Celloidineinbettung.

a) WEIGERTsche Methode.

Die gebräuchlichste Methode ist die von WEIGERT angegebene, die
nicht nur für die Untersuchung des Zentralnervensystems, für die sie
ursprünglich bestimmt war, sondern auch für andere Zwecke gut
brauchbar ist.

Man übergießt eine mit warmem Wasser und Seife gut gereinigte
und mit abs. Alkohol sauber geputzte Glasplatte, deren Größe man
nach der Ausdehnung der Schnittserie und nach der Größe der Schnitte
bemißt, mit gewöhnlichem Kollodium in der Weise, wie die Photographen
ihre feuchten Platten herstellen, d. h. man hält die Platte an einer
Ecke waagerecht vor sich, gießt in die Mitte eine genügende Menge
Kollodium und läßt es dann durch Neigen der Platte an die verschiedenen
Ecken und Kanten laufen, ohne daß es überflutet. Den Überschuß läßt
man in die Flasche zurücktropfen. Nunmehr läßt man die Platte auf
einer Kante stehen und trocknen.

Die Schnitte werden vom Messer nicht mit dem Pinsel herunter-
genommen, sondern sogleich in Bandform gebracht. Als vorläufige
Unterlage dient poröses, zähes und durchscheinendes Papier, am zweckmäßigsten Klosettpapier oder satiniertes Seidenpapier. Man schneidet
sich von ihm schmale Streifen, deren Breite den Durchmesser der
Schnitte etwa um das Doppelte übertrifft. Mit diesem Streifen werden
die Schnitte von dem Messer in der Weise abgenommen, daß man ihn
unter leichter Anspannung des Papiers von oben auf den Schnitt auflegt und dann in der Richtung der Messeroberfläche nach links hin

(also über die Schneide des Messers hinaus) waagerecht oder ein wenig
nach aufwärts abzieht. Liegt der Schnitt nicht mit seinem linken Rande
dicht an der Messerschneide, so schiebt man ihn mit einem zarten
Pinsel dorthin, wobei man seine Stellung verbessern kann. Da das
Abziehen des Schnittes nur dann gut gelingt, wenn er nicht in gar
zuviel Alkohol schwimmt, so ist es gut, entweder das Mikrotom etwas schräg zu stellen oder den überschüssigen Alkohol vorsichtig mit
Fließpapier abzusaugen. Der nächste Schnitt wird so von der Messerklinge abgezogen, daß er an die rechte Seite des ersten zu liegen
kommt. Man beginnt das Abziehen der Schnitte demnach mit dem
linken Rande des Papierstreifens, nur so kann man vermeiden, daß
die bereits aufgezogenen Schnitte mit der Messerklinge in Berührung
kommen.

Die Reihe der Schnitte, die man auf einen Streifen bringt, darf
nicht größer sein als die Breite der kollodionierten Glasplatte. Die auf
dem Papierstreifen haftenden Schnitte müssen immer feucht gehalten
werden. Dies geschieht in der Weise, daß man neben dem Mikrotom
einen flachen Teller stehen hat, auf dem sich mehrere Lagen von Fließpapier mit einer Schicht Klosettpapier darüber befinden, die gut mit
Alkohol befeuchtet sind. Auf diese stets feucht gehaltene Unterlage
legt man die mit den Schnitten beschickten Papierstreifen in der Weise,
daß die Schnitte nach oben sehen und der Papierstreifen der Unterlage
gut anliegt. Selbstverständlich müssen die Schnittbänder, wenn man
deren mehrere benutzt, in ihrer gehörigen Reihenfolge liegen, das erste
Band oben, der erste Schnitt links, wie beim Schreiben die Zeilen und
Buchstaben angeordnet sind.

Hat man die Serie fertig geschnitten, so überträgt man die Schnitte
in der Weise auf die kollodionierte Glasplatte, daß man die feuchte
Schnittseite der Papierstreifen auf die getrocknete Kollodiumschicht
auflegt und von der oberen Seite ganz sanft den Streifen auf die
Glasplatte andrückt. Nun zieht man vorsichtig den Papierstreifen ab,
wobei die Schnitte auf der Kollodiumschicht haften. Auf dieselbe
Weise behandelt man die nächsten Schnittbänder, wobei die bereits
auf die Kollodiumschicht übertragenen Schnitte nicht eintrocknen
dürfen.

Ist die Platte vollständig beschickt, so entfernt man den an den
Schnitten haftenden und um sie herum befindlichen Alkohol durch
Auflegen einer vierfachen Schicht von Fließpapier und gießt dann sofort, noch bevor Eintrocknungserscheinungen an den Schnitten auftreten, eine zweite Schicht Kollodium über die Schnittseite der Platte.

Ist die Kollodiumschicht oberflächlich trocken, so kann man die
Reihenfolge der Schnitte durch einen feinen in Methylenblau getauchten
Pinsel markieren.

Überträgt man die leicht getrocknete Platte jetzt in Wasser oder direkt in die Farbflüssigkeit, so löst sich bald die ganze Kollodiumschicht mit den Schnitten von der Glasplatte ab. Will man die Schnitte aber nicht sofort verarbeiten, so bringt man die Platte in 80 proz. Alkohol, in dem man sie beliebig lange aufbewahren kann.

Die von der Glasplatte gelöste Kollodiumschicht, welche die Schnitte einschließt, ist so zäh, daß man sie wie einen Lappen behandeln kann.

Die Färbung und die Differenzierung erfolgt in der gewöhnlichen Weise. Ist die Färbeprozedur beendigt, so bringt man die Platte in 90—96 proz. Alkohol — nicht absoluten — und sodann in ein das Kollodium nicht lösendes Aufhellungsmittel (Origanumöl, Carbolxylol, s. o.); hier werden die einzelnen Schnitte aus der Kollodiumhaut herausgeschnitten, ihrer Reihenfolge nach auf Objektträger gebracht und nach Entfernung des Aufhellungsmittels in Balsam eingeschlossen.

b) Methode von Obregia.

Sehr gute Resultate gibt auch die Methode von Obregia, die als Unterguß die oben bei der Besprechung der Paraffinserienschnitte erwähnte Zucker-Dextrinlösung (S. 78) benutzt. Man begießt mit ihr eine Glasplatte von geeigneter Größe, wie oben beschrieben, und läßt die dünne, auf der Platte zurückbleibende Schicht im Brutofen trocknen, was etwa 3—4 Stunden erfordert. Auf die Schicht überträgt man dann die nach Weigert hergestellte, auf Papierstreifen befindliche Serie, zieht jedoch die Papierstreifen zunächst nicht ab, sondern trocknet, nachdem man alle Streifen aufgelegt hat, mit einem die ganze Platte bedeckenden Fließpapierblatt ab und hebt jetzt erst den Papierstreifen ab. Die Schnitte haften fest an der Zucker-Dextrinschicht. Nun gießt man vorsichtig die S. 78 angegebene Photoxylinlösung auf und bringt die Platte, wenn das Photoxylin erstarrt ist, in Wasser, in dem sich die Zuckerschicht löst; die Schnitte sind hier nur in eine Photoxylinschicht eingeschlossen, was für manche Färbungen von Vorteil ist.

Herxheimer empfiehlt folgendes Verfahren:

„Die Schnitte werden in der von Weigert erdachten Art auf dem Messer geordnet und mittels Streifen von Klosettpapier (besser dickeres Filtrierpapier) abgezogen. Der sorgfältig gereinigte Objektträger wird mit dem Mayerschen Eiweißglycerin ganz dünn bestrichen und zur Koagulation des Eiweißes durch die Flamme des Bunsenbrenners gezogen. Nun werden die Schnitte von dem Papier auf den Objektträger wie bei dem Weigertschen Verfahren übertragen und der Objektträger mit Filtrierpapier abgetrocknet, Äther über ihn gegossen und, wenn dieser verdunstet ist, dies nochmals wiederholt. Sodann wird, wenn dieser wiederum fast ganz verdunstet ist, der Objektträger mit absolutem Alkohol begossen. Man braucht nicht zu warten, bis dieser verdunstet ist, sondern nach 5—10 Min. stellt man den Objektträger etwas senkrecht, um den Alkohol (mit einem Teil des Celloidins) abfließen zu lassen. Hierbei muß man nur etwas vorsichtig vorgehen, um nicht Schnitte, die etwas lose liegen, fortschwimmen zu lassen, doch ist dies mit

Leichtigkeit zu vermeiden. — Sodann wird der Objektträger in 70proz. Alkohol gehärtet, wozu $^1/_4$—$^1/_2$ Stunde genügen, und kann nun weiterbehandelt werden. Das Celloidin ist bei diesem Verfahren ganz fein verteilt, und die Schnitte haften ganz fest."

Hat man Serienschnitte von bereits en bloc durchgefärbten, in Celloidin eingebetteten Stücken anzufertigen, so kann man sich des im LANGHANSschen Laboratorium gebräuchlichen Verfahrens bedienen. Man befeuchtet das Messer beim Schneiden anstatt mit Alkohol mit Origanumöl und bringt die Schnitte der Reihe nach auf Objektträger, die mit einer dünnen Schicht des gleichen Öls bedeckt sind. Die zunächst infolge der Mischung von Öl und wasserhaltigem (70proz.) Alkohol milchig gefärbten Schnitte hellen sich beim Liegen auf dem Objektträger bald völlig auf, werden dann mit Fließpapier abgetupft und in Balsam eingeschlossen. Vorteilhafter ist es nach meinen Erfahrungen, bei diesem Verfahren das Messer mit Origanumöl zu benetzen, das man mit Alkohol abs. (im Verhältnis von 3 Teilen Öl auf 1 Teil Alkohol) versetzt hat. Die Trübung der Schnitte tritt dabei nicht ein oder verschwindet sehr rasch.

Literatur. APÁTHY: Neue Beiträge zur Schneidetechnik. Z. Mikrosk. **29** (1912). — BUSSE, W.: Notiz zur Celloidineinbettung. Ibid. **9** (1892). — DIMMER: Eine Modifikation der Celloidinserienmethode. Ibid. **16** (1899). — ELSCHNIG, A.: Zur Technik der Celloidineinbettung. Ibid. **10** (1893). — FISCHEL, R.: Über eine neue Methode zum Aufkleben von Celloidinschnitten und die Anwendung derselben für Schnittserien. Ibid. **20** (1903). — FRESEMANN VIËTOR, E. J.: Glas als Material zum Aufkleben von Präparaten für das Celloidin-Mikrotom. Zbl. Path. **18** (1907). — HERXHEIMER: Über Pankreascirrhose (Celloidinaufklebungsmethode). Virchows Arch. **183** (1906). — JELINEK: Verwendung des Stabilits zum Aufkleben von Celloidinpräparaten. Z. Mikrosk. **11** (1894). — MAIER, F.: Eine neue Methode der Herstellung von Celloidinschnittserien. Münch. med. Wschr. **1910**. — MAXIMOW: Cytologische und histogenetische Untersuchungen mit besonderer Berücksichtigung der Celloidinschnittserien. Z. Mikrosk. **26** (1909). — MYERS: Celloidineinbettung und Nachbehandlung von Celloidinschnitten. Arch. f. Anat. **1902**. — RUBASCHKIN: Eine neue Methode zur Herstellung von Celloidinserien. Anat. Anz. **31** (1907). — SCHOLZ, FR.: Aceton-Celloidin-Schnelleinbettung. Dtsch. med. Wschr. **1905**. — SCHROEDER, K.: Ein Beitrag zur Technik großer Gehirnschnittserien. Allg. Z. Psychiatr. **79**, 81 (1922). —WEIGERT, C.: Über Schnittserien von Celloidinpräparaten. Z. Mikrosk. **2** (1885). — WINDHOLZ, FRANZ: Aufkleben von Celloidinblöcken mittels Wasserglas. Zbl. Path. **33**, 545 (1923). — WOLFRAM: Celloidintrockenmethode. Klin. Mbl. Augenheilk. **43** (1905).

C. Kombinierte Celloidin-Paraffin-Einbettung

ist von mehreren Seiten empfohlen worden, um die Nachteile, die beiden Methoden anhaften, zu beseitigen und ihre Vorteile zu vereinen.

Nach meinen Erfahrungen leistet aber keine der angegebenen Kombinationsmethoden, wenigstens für pathologisch-histologische Zwecke, mehr als jede Methode für sich allein.

Am zweckmäßigsten ist hier die von APÁTHY angegebene Methode, die sich eng an die von ihm empfohlene Umwandlung eines Alkoholcelloidinblocks in einen Ölblock anlehnt. Man bringt den in Terpineol liegenden Block, der vorher das APÁTHYsche Ölgemisch passiert haben muß, in Xylol, in dem keine Trübung eintreten darf. Ist dies der Fall, so muß der Block in das Ölgemisch zurückgebracht werden, um das in ihm enthaltene Wasser vollständig zu verlieren. Bleibt der Block in Xylol durchsichtig, so bringt man ihn in Benzol, in dem er 6—8 Stunden bleibt, dann in eine gesättigte Lösung von Paraffin in Benzol und schließlich wie bei der gewöhnlichen Paraffineinbettung in reines geschmolzenes Paraffin. Einschmelzung wie bei der reinen Paraffineinbettung.

Literatur. FIELD u. MARTIN: Ein neues Celloidin-Paraffin-Einbettungsverfahren. Z. Mikrosk. **11** (1894). — HEINZ, R.: Schnelleinbettung mit Celloidin-Paraffin. Münch. med. Wschr. **1922**, Nr 28. — KULTSCHITZKY: Zur histologischen Technik. II. Celloidin-Paraffin-Einbettung. Z. Mikrosk. **4** (1887). — LUBARSCH: Technik i. Erg. d. allg. Path. **1895**, 2. — PÉTERFI: Eine beschleunigte Celloidin-Paraffin-Einbettung mit Nelkenöl oder Methylbenzoatcelloidin. Z. Mikrosk. **38**, 152 (1922). — TSCHERNJACHIWSKY, A.: Eine Modifikation des Paraffin-Celloidin-Verfahrens. Ibid. **42**, 443 (1925).

D. Einbettung in Photoxylin

wird in derselben Weise vorgenommen wie die Celloidineinbettung. Vorzüge vor letzterer besitzt sie kaum, höchstens ist darin ein solcher zu sehen, daß Photoxylin etwas durchsichtiger ist und leichter eine Orientierung über das eingeschlossene Objekt gestattet.

E. Einbettung in Gelatine.

Sie wird besonders bei Präparaten angewendet, die mit dem Gefriermikrotom geschnitten werden sollen, bei denen aber, wenn sie nicht eingebettet sind, zu befürchten steht, daß beim Schneiden kleine Teile abbrechen oder ausfallen. Auch wird dadurch vermieden, daß die Schnitte sich an den Randabschnitten in schwer zu beseitigende Falten legen. Ferner lassen sich damit Schnitte von ödematösen und fettreichen Geweben bequem herstellen. Ein Vorteil gegenüber der Paraffin- und Celloidineinbettung besteht darin, daß Alkohol, Xylol und stärkere Erhitzung der Gewebe, die sämtlich Schrumpfungen hervorrufen und den Geweben fettige und andere Bestandteile entziehen, nicht zur Anwendung kommen.

Das hier geschilderte Verfahren ist von GASKELL ausgearbeitet und von GRÄFF verbessert, in seinen wesentlichen Grundzügen aber schon von NICOLAS im Jahre 1896 angegeben worden.

Die Fixierung ist beliebig, am besten eignen sich zur Gelatineeinbettung nach meiner Erfahrung Präparate, die in Formalin fixiert sind. In Sublimat fixierte Objekte behandelt man 6—24 Stunden mit 4 proz. Formalinlösung nach. Um gute Resultate zu erzielen, ist es unbedingt nötig, daß die Fixierungs- oder Härtungsflüssigkeiten sehr gründlich entfernt werden, was am besten durch 24 stündiges Auswässern in fließendem Wasser geschieht. Dann bringt man die Präparate in die Gelatinelösung, von der man sich eine dünnere und eine dickere in kleinen Mengen vorrätig hält. Die dickere Lösung stellt man sich in der Weise her, daß man 1 Gewichtsteil beste Gelatine mit 3 Gewichtsteilen 1 proz. Carbolwassers übergießt und im Brutofen bei 37° schmelzen läßt, die dünnere dadurch, daß man 1 Teil der dickeren Lösung mit 1 Teil

1 proz. Carbolwasser verdünnt. Man kann größere Mengen der Gelatine-
lösung herstellen, fülle sie aber in kleinere Portionen, wie man sie zur
Einbettung braucht, ab, da es sich nicht empfiehlt, die einmal benutzte
Gelatinelösung wieder zu gebrauchen, weil beim öfteren Schmelzen die
Gelatine allmählich ihre Gerinnungsfähigkeit verliert und auch nach
dem Behandeln mit Formalin nicht genügend erhärtet.

Am besten eignet sich zur Einbettung die in Holland von der
Lijno-en Gelatinefabriek Delft hergestellte Gelatine, die man unter
dem Namen Einbettungs- bzw. Aufklebegelatine von Dr. Hollborn,
Leipzig, bezieht.

Die Präparate, die beliebig groß, aber nicht dicker als 2—3 mm
sein sollen, bleiben je nach ihrer Dicke 3—24 Stunden in der dünnen
und ebensolange in der dickeren Lösung bei 37° in zugedeckten
Gefäßen. Nun bringt man die Präparate in ein entsprechend großes
Papierkästchen oder Glasschälchen, umgießt sie mit der dickeren
Gelatinelösung und läßt die Gelatine erstarren. Am besten ist es, wenn
die Erstarrung rasch vor sich geht (im Eisschrank, Frigo, auf einer
Schale, die eisgekühltes Wasser enthält). Ist die Masse fest geworden,
frühestens nach 30 Min., so schneidet man den Block heraus und läßt
ihn noch weiter an der Luft trocknen und so hart werden, daß er ungefähr die Konsistenz von mittelhartem Radiergummi hat. Nun bringt
man ihn in eine 10 proz. Formalinlösung, in der er 1—2 Tage verbleibt.
Er darf nach der Formalinhärtung nicht glitschig oder bröcklig sein, was
leicht dann der Fall ist, wenn er, bevor er in Formalin gehärtet wurde,
nicht genügend erhärtet war. Die Blöcke hebt man in 4 proz. Formalinlösung auf.

Nach der Formalinhärtung wird er kurz in Wasser abgespült und
kann nun auf dem Gefriermikrotom geschnitten werden. Da die Gelatine
langsamer gefriert als das Gewebe, muß man langsam anfrieren lassen
und etwas länger warten, bis man mit dem Schneiden beginnt, als gewöhnlich. Die Schnittdicke kann von 10 μ an variiert werden. Wenn
das Präparat nicht gut auf der Gefrierkammer haftet, kann man dadurch Abhilfe schaffen, daß man zwischen ihm und der Gefrierkammer
ein kleines Stückchen leicht mit Wasser befeuchteten Mull oder Fließpapier einlegt.

Man kann die in Formalin gehärteten Blöcke auch wie Celloidinpräparate schneiden. Man wässert sie zu diesem Zwecke gründlich aus,
klebt sie mit der dickflüssigen Gelatine auf einen Holz- oder Glasblock
und fixiert den Gelatinekitt durch Einlegen in 10 proz. Formalinlösung
auf 12—24 Stunden. Man befeuchtet das Messer mit dünnem (30 proz.)
Alkohol oder mit einer dünnen Lösung von venetianischer Seife. In
letzterem Falle muß man die Schnitte vor der Färbung gut in Wasser
abspülen.

Die Schnitte können den meisten gebräuchlichen Färbungen unterzogen werden, abgesehen von denen, bei welchen stark alkoholische Lösungen (starke Schrumpfungen) verwendet werden, oder bei denen Farbstoffe gebraucht werden, die die Gelatine stark färben (basische Anilinfarben). Am besten ist es, die Farblösungen mit Wasser zu verdünnen und entsprechend länger zu färben.

Die zur Fettfärbung dienenden Sudan- oder Scharlachlösungen stellt man mit 70 proz. bzw. 40 proz. Alkohol her und färbt etwas länger als mit den stärker alkoholischen Lösungen. Die BIELSCHOWSKYsche Silbermethode (s. u.) hat mir bisher bei Schnitten, die in Gelatine eingebettet sind, keine befriedigenden Resultate ergeben. Nach KRAUSPE gelingt die Silberimprägnation, wenn man die Schnitte vor der Silberbehandlung für mehrere Stunden in eine Lösung von Ammoniak 2 ccm auf 50 ccm dest. Wasser einlegt, auswäscht und dann auf 24 Stunden in dest. Wasser einlegt.

Die fertig gefärbten Schnitte werden in Glyceringelatine eingeschlossen. Um die Glyceringelatine nach dem Einschluß des Präparates unlöslich zu machen, setzt man das Präparat in einer mit gut schließendem Deckel versehenen Glasschale mehrere Stunden der Einwirkung von Formalindämpfen aus. Man kann auch in der Weise verfahren, daß man der geringen Menge Glyceringelatine, die man zum Einschließen des Präparates braucht, 1—2 Tropfen Formalin zusetzt.

Man kann sie aber auch in Balsam einbetten. GRÄFF, der dieses Verfahren wegen der starken Schrumpfungen, die dabei eintreten, im allgemeinen nicht empfiehlt, läßt die Schnitte zur Vermeidung des Alkohols auf dem Objektträger antrocknen, hellt sie dann mit Anilinöl und Toluol auf und schließt sie in Balsam ein. Ich möchte dringend von diesem Vorgehen abraten, da dabei größere Schrumpfungen und Zerreißungen im Schnitt auftreten als bei Alkoholbehandlung. Ich verfahre in der Weise, daß ich die Schnitte in 90 proz. Alkohol bringe, wo allerdings eine Schrumpfung, kenntlich an der Kräuselung der Schnitte, auftritt. Bei der Aufhellung in Carbolxylol gleicht sich aber diese Kräuselung fast völlig aus, und der Schnitt nimmt sich nach dem folgenden Einschluß in Canadabalsam nicht anders aus als ein nicht in Gelatine eingebetteter Gefrierschnitt. Auch NICOLAS, der erste Beschreiber des Gelatineeinbettungsverfahrens, gibt an, daß sich die Schnitte, die sich beim Übertragen in starken Alkohol geworfen haben, in Cresylol — einem Kreosotprodukt — wieder glätten.

Kurz zusammengefaßt gestaltet sich demnach die Gelatineeinbettung und die Behandlung der Schnitte folgendermaßen:

1. Gründliches 24 stündiges Auswässern der Formalinpräparate in fließendem Wasser.

2. Einlegen in dünne 12,5 proz. Gelatinelösung auf 3—24 Stunden bei 37°.

3. Ebensolange in dicke — 25 proz. — Gelatinelösung.

4. Einschmelzen in dicker Gelatinelösung. Erstarrenlassen und Härten in 10 proz. Formalinlösung.

5. Auswässern der Gelatineblöcke und Schneiden mit dem Gefriermikrotom. Langsames Durchfrieren.

6. Einbetten der fertig gefärbten Schnitte in Glyceringelatine. Erhärten der letzteren in Formalindämpfen oder Durchführen durch 90 proz. Alkohol, Aufhellen in Carbolxylol, Balsam.

Serienschnitte lassen sich anfertigen, wenn man den Gelatineblock wie bei der Celloidineinbettung schneidet, dabei das Messer mit 30 proz. Alkohol befeuchtet und die Schnitte nach dem von WEIGERT angegebenen Verfahren (s. S. 87) weiterbehandelt.

Durch die Behandlung der in Gelatine eingeschlossenen Präparate mit Formalin wird die Gelatine unlöslich und kann infolgedessen nicht aus den Schnitten entfernt werden, ohne daß die eingeschlossenen Gewebe Schaden nehmen. Die Entfernung der Gelatine aus dem Gefrierschnitte ist durch ein von BÖHMIG angegebenes Verfahren möglich, bei dem man die Schnitte in 10 proz. Natron- oder Kalilauge 10 bis 20 Min. (auf dem Paraffinofen) einlegt und dann in mehrfach gewechseltem Wasser (1—2 Stunden) auswäscht. Die gebräuchlichen Färbemethoden sind anwendbar. Bei Färbungen mit Anilinfarbstoffen färbt sich meist die Gelatine mehr oder minder stark mit. Tritt bei Hämatoxylinfärbung eine stärkere Mitfärbung der Gelatine ein, so bringt man die Schnitte in eine 5 proz. Alaunlösung.

Man hat auch versucht, die in Gelatine eingebetteten Präparate ohne vorherige Formalinfixierung zu schneiden und dann die Gelatine zu entfernen. Die besten Ergebnisse erhält man mit der von HERINGA und TEN BERGE angegebenen Methode, wenngleich auch sie allen Anforderungen, die von pathologisch-anatomischer Seite gestellt werden müssen, nicht völlig genügt.

Sie verwendet eine besondere Gelatinesorte, die in Holland hergestellt wird, in Pulverform in den Handel kommt und von Dr. Hollborn in Leipzig bezogen werden kann. Sie wird zu 10 und 20% in der Weise hergestellt, daß man die entsprechende Menge in Thymolwasser[1] 20 Min. aufquellen läßt, dann bei 37° im Wasserbad löst und im Warmwassertrichter durch Filtrierpapier filtriert. Die Einbettung wird in der Weise vorgenommen, daß die von dem Fixierungsmittel durch Auswässern befreiten Präparate zunächst in eine 10 proz. Lösung gebracht werden, in der sie je nach ihrer Größe und Dicke 1—6 Stunden verweilen, dann werden sie in 20 proz.

---

[1] Eine kleine Menge Thymol wird bei 50° in Wasser gelöst. Nach dem Erkalten filtrieren.

Gelatine übertragen, in der sie ebenfalls 1—6 Stunden liegenbleiben. Die Erstarrung der Gelatine führt man dadurch herbei, daß man das Gefäß, in dem sich das in Gelatine liegende Präparat befindet, in möglichst kaltes Wasser einsetzt. Nach völliger Erstarrung wird das Präparat zurechtgeschnitten und kann sofort mit dem Gefriermikrotom geschnitten werden.

Die Schnitte werden in Thymolwasser (s. o.) aufgefangen und aus diesem in eine andere Schale mit kaltem Wasser übertragen, wo sie sich schnell faltenlos ausbreiten, geschieht dies nicht, so muß man eine nochmalige Übertragung in kaltes Wasser vornehmen.

Die gestreckten Schnitte werden auf einem sauber mit Alkohol und Äther geputzten Objektträger aufgefangen, oberflächlich von dem anhaftenden Wasser so gut als möglich befreit. Dann werden mehrere der Größe des Objektträgers entsprechend zurechtgeschnittene Fließpapierstreifen, die man ganz wenig mit Wasser angefeuchtet hat, auf den Schnitt gelegt. Mehrere so beschickte Objektträger legt man übereinander und bringt sie, indem man sie leicht durch einen mehrfach umschlungenen Faden zusammengepreßt — Heringa empfiehlt dazu ein kleines Kompressorium —, in den Brutschrank, in dem sie bei 37° 15 Min. verweilen. Um ein festeres Anhaften der Schnitte auf dem Objektträger zu erzielen, kann man auch in der Weise verfahren, daß man die Objektträger vor dem Auflegen der Schnitte mit 3proz. Aufklebegelatine[1] in dünner Schicht bestreicht, nach Trocknung der Gelatine auf 2 Stunden in eine 5proz. Lösung von Na_2SO_4 einlegt, dann gut in Wasser abspült und an einem vor Staub geschützten Orte trocknen läßt. Die so vorbereiteten Objektträger können längere Zeit aufbewahrt werden.

Aus dem Brutschrank bringt man die beschickten Objektträger senkrecht stehend in Wasser, das auf 37° erwärmt ist; in ihm fällt der Fließpapierstreifen rasch ab, zugleich löst sich die im Schnitt befindliche und die Aufklebegelatine — letztere bis auf geringe Reste — innerhalb von etwa 1—2 Min. auf. Der Schnitt haftet nach Angaben von Heringa so fest an dem Objektträger, daß bei vorsichtiger Behandlung · Färbungen mit wäßrigen Lösungen leicht vorgenommen werden können. Ein Ablösen erfolgt dann, wenn das Präparat mit zu nassem Papierstreifen bedeckt oder die Entgelatinierung in warmem Wasser zu lange ausgedehnt wurde. Mir ist es auch unter Einhaltung dieser Vorsichtsmaßregeln nicht selten passiert, daß die Schnitte bei der Färbung abschwammen. In habe die besten Ergebnisse in der Weise erhalten, daß ich die Schnitte, nachdem ich sie in der Heringaschen Weise auf dem Objektträger aufgefangen hatte, durch vollständig trocknes, vierfach zusammengelegtes Fließpapier an die Unterlage mäßig fest — wie man den Schnitt vor dem Einlegen in Balsam vom Aufhellungsmittel befreit — andrückte.

Man kann auch Eiweißglycerin (Adrion) zum Aufkleben benutzen, meist leiden aber die Schnitte dadurch, daß sie dabei auf längere Zeit in

---

[1] Gewöhnliche Gelatine oder ebenfalls von Hollborn zu beziehende Aufklebegelatine Heringas.

den Brutschrank eingelegt werden müssen, wo die dabei eintretende Verdunstung und Schrumpfung sie erheblich schädigt.

Vollkommen ist demnach auch die HERINGAsche Methode noch nicht, sie leistet aber immerhin in vielen Fällen gute Dienste.

Zur Aufhellung der Schnitte empfiehlt HERINGA einen sog. Gelatinebalsam, den er in folgender Weise herstellt:

26 g krystallisierte Lävulose löst man in 15 ccm Aqua dest. auf dem Wasserbade bei 55°. Nach dem Abkühlen setzt man 1,25 g Gelatine zu. Nachdem man die Gelatine hat aufquellen lassen, löst man sie bei 50° auf und setzt 0,075 g Kalialaun zu und filtriert. Eine kleine Menge davon wird von der erstarrten Masse bei 37° verflüssigt, 2 Tropfen Formalin zugefügt und nun auf den möglichst vom Wasser befreiten, auf dem Objektträger befindlichen Schnitt gebracht und vorsichtig das Deckglas aufgelegt. Man bringt dann den Schnitt auf 10 Min. in den Brutschrank, damit die Einschlußmasse überall eindringen kann.

Literatur. ADRION, W.: Verbesserte Methode der Gelatineeinbettung für Gefrierschnitte. Zbl. Path. **33**, 201 (1922/23). — BÖHMIG, R.: Zur Gelatineeinbettung. Ibid. **41**, 5 (1928). — BOLTEN u. HARRIS: Agaragar-Formalinmischung als Einbettungsmedium. Ibid. **14** (1903). — CARL: Zur mikroskopischen Technik. I. Das Aufkleben von Gefrier-, Celloidin- und Paraffinschnitten auf die Objektträger mittels Glycerinserum. Münch. med. Wschr. **1922.** — GASKELL, G. F.: A method of cutting frozen sections by embedding in gelatin. J. of Path. **17** (1912). — GRÄFF, S.: Gelatineeinbettung für Gefrierschnitte. Münch. med. Wschr. **1916** — Die Anwendung neuerer histologischer Untersuchungsmethoden für das Auge. Klin. Mbl. Augenheilk. **61** (1918). — HERINGA, G. C., u. B. S. TEN BERGE: Eine Gelatine-Gefrierschnittmethode für die Anfertigung mikroskopischer Präparate. Z. Mikrosk. **40** (1923). — KOCH, K.: Histologisch-Technisches zur Markscheiden- und Lipoidfärbung. Berl. klin. Wschr. **1914** (Vereinsber.). — KRAUSPF: Gallocyanin (Becher) als Kernfarbstoff nebst Bemerkungen über das Färben und Versilbern von Gefrierschnitten. Zbl. Path. **36**, 392 (1925). — NICOLAS: Einbettung in Gelatine. Bibliogr. Anat. Paris **1896**, 274. — SCHALL: Über Aufbewahrung von Serienschnitten in Gelatine eingebetteter Präparate. Zbl. Path. **34**, 465 (1923/24).

Bezüglich der plastischen Rekonstruktion, die für das Studium des Geschwulstbaues neuerdings mehrfach in Anwendung gezogen worden ist, sei auf den von PETER verfaßten Artikel in der Enzyklopädie der mikroskopischen Technik hingewiesen.

NEUNTES KAPITEL.

Das Färben.

Die moderne Färbetechnik, die in neuerer Zeit zu großer Vollkommenheit gelangt und zu einem unentbehrlichen Hilfsmittel mikroskopischer Forschung geworden ist, gründet sich auf die Tatsache, daß einzelne Gewebe- und Zellenbestandteile verschiedene Farbstoffe mit größerer Energie aufzunehmen und festzuhalten vermögen als ihre Umgebung. Infolge dieser verschiedenen Affinität zu einzelnen Farbstoffen treten viele Gewebselemente, die vor der Färbung entweder völlig gleichmäßig erscheinen oder nur bei sorgfältigster Untersuchung innerhalb der übrigen Gewebsstrukturen zu erkennen sind, im gefärbten Zustand häufig schon bei schwacher Vergrößerung auf das deutlichste hervor.

Bei allen Färbungen ist jedoch nicht außer acht zu lassen, daß gefärbte Präparate sich nicht immer so darstellen, wie es der Wirklichkeit entspricht, infolge von Veränderungen, die einesteils durch die vorbereitenden Methoden, andernteils durch die Einwirkung der Farbflüssigkeiten bedingt worden sind. **Deshalb sollte niemals unterlassen werden, zuerst die Untersuchung sowohl am frischen als auch am gehärteten, ungefärbten Präparat vorzunehmen und damit die Ergebnisse des Befundes am tingierten zu vergleichen.**

Über die Frage, wie sich die Wirkung der Farbstoffe auf die Gewebe vollzieht, sind in alter und besonders in neuer Zeit zahlreiche Untersuchungen angestellt worden; ob sie auf physikalischem Wege (durch Diffusion, Imprägnation und Oberflächenattraktion) oder ob sie nach Art der chemischen Verbindungen vor sich geht, ist aber bislang mit Sicherheit noch nicht entschieden. Bezüglich der Theorie der Färbung sei auf die betreffenden Artikel in der Enzyklopädie der mikroskopischen Technik sowie auf die von BREUER, BETHE, BECHHOLDT, FISCHER, HEIDENHAIN, LIESEGANG, P. MAYER, MICHAELIS, v. MÖLLENDORF, PAPPENHEIM, UNNA hingewiesen.

Bei der Färbung bedienen wir uns teils solcher Farbstoffe, die ausschließlich die Kerne, teils solcher, die den Zelleib und sonstige protoplasmatische Substanzen färben. Eine passende Kombination beider geben die sog. Doppelfärbungen.

Anm. Mitunter gelingt es, mittels eines einzigen Farbstoffes verschiedene Gewebselemente in verschiedenen Farben oder in verschiedenen Farbennuancen zu färben, z. B. bei der Amyloidfärbung, bei der durch Gentiana- oder Methylviolett die amyloiden Teile rot, die übrigen nichtamyloiden Teile dagegen blau gefärbt werden. Man bezeichnet solche Färbungen als metachromatische.

Bei den zu histologischen Zwecken gebrauchten Anilinfarben hat man zwischen basischen, neutralen und sauren Farben (basochrome, amphochrome und acidochrome Farbstoffe [GIEMSA]) zu unterscheiden. Bei den basischen Farben ist der färbende Bestandteil an eine Base gebunden, sie haben große Affinität zu den Zellkernen, sie sind demnach kernfärbende Farbstoffe. Die sauren Farbstoffe, bei denen das färbende Prinzip an eine Säure gebunden ist, färben meist diffus; aus einer Mischung von hierzu geeigneten basischen und sauren Farben erhält man die neutralen Farben. Je nachdem sich die einzelnen

Zell- und Gewebsbestandteile mit basischen, sauren oder neutralen Farben färben, bezeichnet man sie als basophil, acido- oder oxyphil und als neutrophil.

Außer den einfachen Kern- und Protoplasmafärbungen verfügen wir noch über eine Reihe anderer zum Teil komplizierter Färbemethoden, die eine noch weitergehende Differenzierung gestatten. Denn in neuerer Zeit ist es gelungen, für bestimmte Gewebe und pathologische Produkte Färbungen zu erfinden, die fast die Schärfe chemischer Reaktionen besitzen (Markscheiden, Neuroglia, Fibrin, Fett, Kalk usw.).

Beim histologischen Färben kommen im allgemeinen zweierlei verschiedene Verfahrungsweisen in Betracht, nämlich die progressiven und regressiven Färbungen. Bei den progressiven Färbungen werden dünne Farbstofflösungen angewendet, die man längere Zeit einwirken läßt. Wird das Gewebe aus diesen Farblösungen entfernt, so soll es definitiv fertig gefärbt sein, d. h. es soll jetzt keine Maßnahme mehr folgen, die den Zweck hat, die nach Maßgabe der natürlichen Affinität der Gewebe ohne besondere Einwirkung des Arbeitenden entstandene Färbung weiterhin abzuändern (Heidenhain). Das progressive Verfahren ist wegen des Ausscheidens jedes subjektiven Momentes in wissenschaftlicher Hinsicht außerordentlich wertvoll, läßt sich aber leider nur in wenigen Fällen anwenden. Meist sind wir gezwungen, das durch den natürlichen Färbungsprozeß gelieferte Endresultat willkürlich zu modifizieren, indem wir beträchtliche Farbstoffmengen aus den gefärbten Geweben wieder extrahieren und den Farbstoff auf ganz bestimmte Strukturteile beschränken, die absichtlich färberisch gerade besonders hervorgehoben werden sollen (nach Heidenhain). Um eine solche distinkte „elektive“ Färbung einzelner Gewebs- und Zellbestandteile zu erzielen, ist es nötig, gewisse Extraktions- und Differenzierungsmittel auf die häufig genug diffus gefärbten Gewebe einwirken zu lassen. Sie wirken in der Weise, daß sie den Gewebselementen, an die der betreffende Farbstoff nur locker gebunden ist, diesen schneller und intensiver entziehen als denen, die größere Affinität zu dem angewandten Farbstoff besitzen. Die auf diese Weise zustande gekommenen Färbungen bezeichnet man als regressive.

In vielen Fällen genügen zur Differenzierung destilliertes Wasser, Alkohol, Anilinöl, in anderen müssen wir energische Mittel (Säuren, Alkalien usw.) zur Entfärbung in Anwendung ziehen. Die ausgedehnteste Verwendung findet zur Differenzierung bei den verschiedensten Färbungen der Salzsäurealkohol, der folgende Zusammensetzung hat:

96proz. Alkohol   70 ccm
Wasser   30 ccm
offiz. Salzsäure   1 ccm

Man kann die Wirkung der säurehaltigen Differenzierungsmittel durch Zusatz von Glycerin verzögern und dadurch einzelne Gewebsbestandteile schärfer hervortreten lassen. Die Wirkung ist je nach der Menge des zugesetzten Glycerins verschieden.

Um Mißerfolge bei Färbungen zu vermeiden, sind folgende allgemeine Regeln zu beachten:

1. Gute Färbungen erhält man im allgemeinen nur bei regelrecht fixierten und gehärteten Präparaten. Frische Präparate färben sich häufig entweder schlecht oder gar nicht. Ebenso versagen die Färbungen mitunter bei Objekten, die allzulange in Alkohol oder Chromsäuregemischen gelegen haben oder die nicht genügend vom Fixierungsmittel befreit wurden.

2. Die Farbstofflösungen sind meist vor dem Gebrauch zu filtrieren, um störende Farbstoffniederschläge zu vermeiden.

3. Schnittpräparate müssen, um die Färbung in allen Teilen gleichmäßig anzunehmen, in der Farblösung gut ausgebreitet sein und dürfen nicht übereinander liegen. Die Färbung ist daher in einer geräumigen Schale bei reichlich bemessener Flüssigkeit vorzunehmen.

4. Betreffs der Zeit, die zur Erzielung einer genügenden Färbung nötig ist, lassen sich bestimmte Vorschriften nicht geben. Sie ist einerseits von dem zu färbenden Präparat (besonders der Art und Dauer seiner Konservierung), andererseits von der angewandten Farbstofflösung abhängig. Meist färben ältere, ausgereifte Farbstofflösungen schneller und intensiver als frisch bereitete.

5. Die färbende Kraft der Farblösungen wird gesteigert:

a) durch Verstärkung der Konzentration,

b) durch Erwärmen der Lösung auf 30—40°, wodurch zu gleicher Zeit der Färbeprozeß beschleunigt wird,

c) durch Zusatz gewisser Stoffe zu der Farblösung (Säuren, Alkalien, Anilinöl einerseits, sog. Beizen: Alaun, kohlensaures Ammoniak, Kupfer-Chromsalz andererseits), die ein festeres Haften des Farbstoffes an einzelnen Gewebselementen ermöglichen.

Färbungen, die durch Zusatz derartiger Stoffe zur Farblösung zustande kommen, bezeichnet man als adjektive, solche Färbungen dagegen, bei denen einfache Farblösungen zur Anwendung kommen, als substantive.

6. Bei Anwendung stark wirkender Entfärbungsmittel (Säuren, Alkalien usw.) ist dafür Sorge zu tragen, daß letztere durch Auswaschen in geeigneten Flüssigkeiten stets gründlich entfernt werden, da andernfalls die Färbungen sehr schnell abblassen und ganz verschwinden.

7. Die Farblösungen sind stets auf das sorgfältigste herzustellen, die Farbstoffe von einer zuverlässigen Firma zu beziehen. Als Bezugsquelle für Farben- und Farbstoffgemische sowie für alle in der Mikrotechnik gebrauchten Reagenzien kann auf Grund eigener Er-

fahrung das chemisch-mikroskopische Laboratorium von Dr. G. Grübler (Inhaber Dr. Karl Hollborn), Leipzig, Hardenbergstraße 3, auf das angelegentlichste empfohlen werden. Kompliziert zusammengesetzte Farblösungen stellt man am besten nicht selbst her, sondern bezieht sie von obengenannter Firma. Der höhere Preis, den man dafür aufwenden muß, wird reichlich durch die besseren und sicheren Resultate, die man erhält, aufgewogen. Bemerkt sei noch, daß alle in diesem Buche über Färbungen usw. gegebenen Vorschriften im allgemeinen nur für Farbstoffe und Reagenzien Geltung haben, die von Grübler (Hollborn) bezogen sind.

Literatur. BECHER: Untersuchungen über Echtfärbung der Zellkerne mit künstlichen Beizenfarbstoffen. Berlin 1921. — BECHHOLDT: Die Kolloide in Biologie und Medizin (2). Dresden 1920. — BEHRENS: Tabellen zum Gebrauch bei mikroskopischen Arbeiten. Braunschweig 1892. — BETHE, Enzyklopädie der mikroskopischen Technik. 2. Aufl. 1910 (s. unter Nervenfasern und Nervenzellen). — FISCHER, A.: Untersuchungen über Cyanophyceen und Bakterien. Jena 1897 — Über Fixierung, Färbung und Bau des Protoplasmas. Jena 1899. — FRIEDLÄNDER: Mikroskopische Technik. Berlin 1885. — GERLACH: Mikroskopische Studien. Erlangen 1885. — GIERKE, H.: Färberei zu mikroskopischen Zwecken. Z. Mikrosk. **1** (1884); **2** (1885) (Zusammenfassung der Literatur bis 1885). — GRIESBACH, H.: Chemische Theorie der Färbung. Ibid. **3** (1886); **4** (1887). — HEIDENHAIN, M.: Über Kern und Protoplasma. Festschrift für Kölliker. Leipzig 1892 — Färbungen. In: Enzyklopädie der mikroskopischen Technik (3) I (1926). — HÖBER, R.: Physikalische Chemie der Zellen und Gewebe (5). Leipzig 1922. — LIESEGANG: Z. Mikrosk. **28**, 257 (1911); **31**, 466 (1914). — MAYER, P.: Beruht die Färbung der Zellkerne auf einem chemischen Vorgang oder nicht? Anat. Anz. **13** — Über Beizen und Beizenfarbstoffe. Z. Mikrosk. **32** (1915) — Über die Reinheit unserer Farbstoffe. Ibid. **34** (1917). — MÖLLENDORFF, W. v.: Untersuchungen zur Theorie der Färbung fixierter Präparate. Arch. mikrosk. Anat. **97**, 554 (1923) — Zur kritischen Auswertung gefärbter Strukturen in fixierten Präparaten. Dermat. Wschr. **1923**, 1417. — MÖLLENDORFF, W. v., u. M. DÖRLE: Über die Färbung der elastischen Fasern des Nackenbandes. Beiträge zur Theorie der histologischen Färbung. II. Mitteilung. Arch. mikrosk. Anat. **100**, 61 (1923). — MOSSE: Über das färberische Verhalten der tierischen Zelle gegenüber Farbgemischen. Berl. klin. Wschr. **1902**. — PAPPENHEIM: Grundriß der Farbchemie. Berlin 1901. — SCHUMACHER, J.: Zur Chemie der Zellfärbung und über Farbstoffnucleinsäuren. Arch. f. Dermat. **132**, 178—185 (1921). — UNNA, P. G.: Entgegnung auf MÖLLENDORFFS kritische Auswertung. Dermat. Wschr. **1923** — Über die Reifung unserer Farbstoffe. Z. Mikrosk. **8** (1891) — Über weitere Versuche, Farben mit den Geweben zu erzeugen und die chemische Theorie der Färbung. Arch. mikrosk. Anat. **10**. — WEIGERT, C.: Zur Technik der Bakterienuntersuchung. Virchows Arch. **84** (1881). — ZEIGER, K.: Einfluß der Fixationsmittel auf die Färbbarkeit histologischer Elemente. Z. Zellforsch. **10**, 481 (1930).

A. Kernfärbungen.

1. Carminfärbungen.

Sie ergeben, richtig ausgeführt, vorzügliche und sehr haltbare Kernfärbungen. Ein bisweilen recht unangenehm dabei sich fühlbar machender Mißstand ist der, daß die Farblösungen leicht Zersetzungen anheimfallen und an Färbekraft einbüßen. Aus der großen Anzahl der zur Herstellung von brauchbaren Carminlösungen angegebenen Rezepte erwähnen wir nur die folgenden, die für pathologisch-histologische Zwecke besonders brauchbar sind. Bei Präparaten, die in Formalin fixiert sind, erhält man meist nur dann gute Carminfärbungen, wenn sie vor der Nachhärtung in Alkohol gründlich mit Wasser ausgewaschen sind.

a) Alauncarmin (Grenacher).

Herstellung der Farblösung: 1 g Carmin wird mit 100 ccm einer 5proz. Kali- oder Ammoniakalaunlösung 20 Min. gekocht und nach dem Erkalten filtriert.

Kocht man 2 g Carmin mit 100 ccm einer 5proz. Kali- oder Ammoniakalaunlösung 1 Stunde lang, so färbt die Farblösung stärker und mehr nach Rot zu (P. Mayer).

Vorschrift zur Färbung.

Die Färbung gelingt am besten an Präparaten, die in Alkohol, Sublimat, Formalin und Müllerscher Lösung gehärtet sind, bei anderweit fixierten Präparaten ist die Färbung mangelhaft oder versagt ganz.

Die Schnitte werden aus destilliertem Wasser

1. in die Farblösung auf 10 Min. bis mehrere Stunden eingelegt,

2. in reichlichem, mehrmals zu wechselndem destilliertem Wasser abgespült und ausgewaschen.

3. Einlegen in Glycerin oder Übertragen in Alkohol, Öl, Balsam.

Die Kerne sind bläulichrot gefärbt, das Protoplasma farblos. Eine Überfärbung tritt selbst bei tagelangem Liegen in der Farblösung nicht ein.

b) Lithioncarmin (Orth).

Herstellung der Farblösung: 2,5 g Carmin werden in 100 ccm einer gesättigten Lösung von Lithium carbonicum gelöst. Die Lösung wird aufgekocht und ist zu filtrieren.

Vorschrift zur Färbung.

Gute Resultate erhält man bei Präparaten, die in Alkohol, Formalin oder Sublimat gehärtet wurden. Die Schnitte kommen aus destilliertem Wasser

1. in die Farblösung auf 5—10 Min.; aufgeklebte Paraffinschnitte etwas länger (20—30 Min.) und dann direkt ohne Abspülen in Wasser zur

2. Differenzierung in Salzsäure-Alkohol (1 Teil Acid. hydrochloric.: 100 Teile 70proz. Alkohol) auf 30—60 Min. oder länger bis zu 12 Stunden. Je länger man differenziert, desto schärfer wird die Kernfärbung.

3. Gründliches Auswaschen in Wasser.

4. Glycerin oder Alkohol — Öl — Balsam.

Die Kerne sind tiefrot gefärbt, das Protoplasma und das übrige Gewebe je nach der Differenzierung farblos oder blaßrosa.

Die Färbung mit Lithioncarmin, die sehr haltbar ist, hat den Nachteil, daß die Schnitte infolge des großen Alkaligehaltes mehr oder minder aufquellen, ein Übelstand, der sich besonders bei aufgeklebten dünnen Paraffinschnitten bemerkbar macht und mitunter zu einem Abschwimmen vom Deckglas oder Objektträger führt.

c) Boraxcarmin (GRENACHER).

Herstellung der Farblösung:

$$\begin{array}{ll} \text{Carmin} & \text{2—3 g} \\ \text{Borax} & \text{4 g} \\ \text{Aq. dest.} & \text{100 ccm} \end{array}$$

werden miteinander gemischt, die Mischung gekocht und ihr 100 ccm 70proz. Alkohol zugesetzt. Nach 24 Stunden wird filtriert.

Vorschrift zur Färbung.

Härtung in Alkohol, Formalin, Sublimat, MÜLLERscher Flüssigkeit.

Die Schnitte kommen aus destilliertem Wasser

1. in die Farblösung auf 5—20 Min.,

2. ohne Abspülen in Wasser, differenzieren in Salzsäure-Alkohol (1 Teil Acid. hydrochloric. conc. auf 100 Teile 70proz. Alkohol).

3. Gründliches Auswaschen in Wasser.

4. Alkohol, Öl, Balsam.

Die Kerne sind rot gefärbt. Die Kernstruktur tritt meist sehr scharf hervor.

d) Saures alkoholisches Carmin (nach P. MAYER).

Herstellung der Farblösung:

$$\begin{array}{ll} \text{Carmin} & \text{4 g} \\ \text{Aq. dest.} & \text{15 ccm} \\ \text{Acid. hydrochloric.} & \text{30 Tropfen} \end{array}$$

werden vorsichtig gekocht, bis das Carmin gelöst ist; dann fügt man 95 ccm Alkohol von 85% hinzu, filtriert die noch heiße Lösung, neutralisiert mit Ammoniak, bis ein bleibender Niederschlag gerade entstehen will, und filtriert nach dem Erkalten nochmals.

Vorschrift zur Färbung.

Die Schnitte kommen aus Alkohol

1. in die Farblösung auf 1—2 Min.

2. Abspülen in Alkohol von 85—95%.

3. Differenzieren in Salzsäure-Alkohol (s. o.).

4. Auswaschen in Alkohol.

5. Entwässern, Öl, Balsam.

Die Kerne sind rot gefärbt.

Die Färbung mit MAYERschem Carmin ist besonders bei Präparaten am Platze, die nicht mit Wasser in Berührung kommen dürfen (Glykogen).

Über Pikrocarmin s. u.

Literatur. FYG, W.: Über einige Carminfärbungen. Z. Mikrosk. **45**, 442 (1928). — GRENACHER: Einige Notizen zur Tinktionstechnik. Arch. mikrosk. Anat. **16** (1879). — DE GROOT: Eisencarmalaun. Z. Mikrosk. **20** (1903). — MAYER, P.: Über das Färben mit Carmin, Cochenille und Hämateïn-Tonerde. Ibid. **11** (1894) — Über Hämatoxylin, Carmin und verwandte Materien. Ibid. **16** (1899) — Über Pikrocarmin. Ibid. **14** (1897). — NEUMANN: Über fibrinoide Degeneration. Virchows Arch. **144** (1896). — THOMA, Pikrinsäurecarmin. Z. Mikrosk. **24** (1904).

2. Hämatoxylinfärbungen

geben ausgezeichnete Resultate und finden die vielseitigste Anwendung in der pathologischen Histologie. Wenn in den folgenden Abschnitten von Hämatoxylinfärbungen kurzweg gesprochen wird, so ist damit, wie in der pathologischen Anatomie allgemein üblich, die Färbung mit Hämatoxylinalaunen oder mit Hämalaun gemeint.

Die Färbung gelingt am besten bei Präparaten, die in Alkohol, Sublimat, Formalin und MÜLLERscher Flüssigkeit gehärtet wurden. Bei Chrom-Osmiumgemischen tritt die Färbung schwer ein; nur sehr langes Färben (besonders mit dem DELAFIELDschen oder BENDAschen Hämatoxylin) gibt brauchbare Resultate.

Viele Farblösungen, zu deren Herstellung das Hämatoxylinum crist. purum verwendet wird, erlangen ihre volle Kraft erst mehrere Tage nach ihrer Herstellung, sie müssen, wie man zu sagen pflegt, erst reifen. Die Reifung der Farblösung vollzieht sich unter dem Einfluß des Sauerstoffs der Luft, durch den das Hämatoxylin in das färbende Hämatein umgewandelt wird. Frisch bereitete Lösungen färben infolgedessen sehr langsam und wenig intensiv. Mit dem zunehmenden Alter wächst auch, worauf bei alten Hämatoxylinlösungen sehr zu achten ist, die färbende Kraft häufig in dem Maße, daß bei alten Lösungen momentanes Eintauchen der Schnitte genügt, um eine mehr als ausreichende Färbung zu erzielen. Lösungen, die älter als ein halbes Jahr sind, sollten zur Färbung nicht mehr verwendet werden, weil sie leicht intensiv überfärben.

Vor dem Gebrauch sind sämtliche Lösungen zu filtrieren, um die sich während des Reifungsprozesses bildenden unlöslichen Farbstoffniederschläge vom Präparat fernzuhalten.

Nach der Färbung müssen die Schnitte sorgfältig in Brunnenwasser ausgewaschen und $^1/_2$ bis mehrere Stunden in letzterem gelassen werden, wodurch die Färbung intensiver und brillanter wird.

Bei gelungener Färbung sind die Kerne tiefblau, das Protoplasma blaßbläulich gefärbt, ebenso färbt sich Schleim, Kalk, wuchernder Knorpel mit Hämatoxylin mehr oder minder intensiv blau.

Ist die Färbung zu intensiv ausgefallen, hat sich insbesondere das Protoplasma zu stark gefärbt, so muß man zu Entfärbungsmitteln greifen. Als solche sind zu empfehlen:

1. der bei den Carminfärbungen erwähnte Salzsäure-Alkohol (1 Teil Acid. hydrochloric., 100 Teile 70 proz. Alkohol), in dem die Schnitte je nach dem Grade der Überfärbung $^1/_4$—1 Min. verweilen müssen. Der Farbstoff löst sich in rotbraunen Wolken von den Schnitten ab. Ist hinreichende Entfärbung eingetreten, so bringt man die Schnitte in reichliches Brunnenwasser, das man mehrmals wechselt. Nach nicht allzulanger Zeit nehmen die Schnitte, die nach der Säurebehandlung rotbraun erscheinen, einen blauen Farbenton an. Das Bläuen der Schnitte tritt sehr rasch ein, wenn man die kurz mit Leitungswasser abgespülten Schnitte in warmes Wasser bringt. Die Entfernung der Säure kann man ferner beschleunigen, wenn man dem Wasser, das zum Auswaschen dient, 3—10 Tropfen einer konzentrierten Lithioncarbonatlösung zufügt. Für Doppelfärbungen mit sauren Anilinfarben (Eosin, Säurefuchsin, Pikrinsäure) ist zu beachten, daß Schnitte, die mit der zuletzt erwähnten Lithioncarbonatlösung behandelt sind, die sauren Farben meist bei Behandlung mit Alkohol völlig wieder abgeben. Um diesen Übelstand zu vermeiden, muß man die Schnitte nach der Behandlung mit der Lithioncarbonatlösung sehr gründlich in mehrmals zu wechselndem Wasser (1—2 Stunden) auswaschen.

2. Als zweites Entfärbungsmittel ist eine $^1/_2$ proz. Alaunlösung zu nennen, die langsamer als der Säurealkohol wirkt. Je nach der Zeit, während der man die Alaunlösung einwirken läßt, kann man jeden beliebigen Entfärbungsgrad erzielen.

Für pathologisch-histologische Zwecke sind besonders folgende Hämatoxylinlösungen zu empfehlen, die sich in ihrer Wirkung nur wenig voneinander unterscheiden.

a) Hämatoxylinalaun nach Böhmer.

Herstellung der Farblösung.

Lösung 1: Man löst 1 g krystallisiertes Hämatoxylin in 12 ccm absolutem Alkohol.

Lösung 2: Ferner löst man 20 g Alaun in 200 ccm warmem destilliertem Wasser und filtriert nach dem Erkalten.

Nach 24 Stunden werden beide Lösungen gemischt und bleiben 8 Tage in einem weithalsigen Gefäß offen an der Luft stehen. Hierauf ist zu filtrieren.

Vorschrift zur Färbung s. u.

b) Hämatoxylinalaun nach Delafield.

Herstellung der Farblösung.

400 ccm konzentrierte Lösung von Ammoniakalaun werden mit 4 g Hämatoxylin, das in 25 ccm absolutem Alkohol gelöst ist, gut gemischt. Das Gemisch bleibt 3—4 Tage in einem offenen Gefäß unter öfterem Schütteln am Licht stehen und wird hierauf filtriert. Nun fügt man 100 ccm Methylalkohol und 100 ccm Glycerin hinzu und bewahrt die Lösung in gut verschlossener Flasche auf. Ältere Lösungen überfärben sehr leicht, man verdünnt sie zum Gebrauch mit 2 proz. Alaunlösung.

Vorschrift zur Färbung s. u.

c) Hämalaun nach P. Mayer.

Eine unmittelbar nach der Herstellung färbende, also der Reifung nicht bedürfende Farblösung ist der Hämalaun, der das färbende Oxydationsprodukt des Hämatoxylins, das Hämatein, von vornherein enthält.

Herstellung der Lösung.

a) Hämatein   1 g
   Alkohol von 90 %   50 ccm.

Lösung durch Erwärmen.

b) Kalialaun   50 g
   Aq. dest.   1000 ccm.

Man gießt a und b zusammen, läßt erkalten, absetzen und filtriert. Neuerdings verfährt Mayer bei der Herstellung des Hämalauns in der Weise, daß er 1 g Hämatoxylin in 1 Liter destilliertem Wasser löst und hierzu 0,2 g Natriumjodat ($NaJO_3$) und 50 g Alaun hinzufügt, die man bei gewöhnlicher Temperatur unter Umschütteln sich auflösen läßt.

Anwendung: Dieselbe wie bei anderen Hämatoxylinlösungen.

Die Lösung färbt intensiv wie alte Böhmersche Lösung.

Setzt man zu dem Hämalaun 2 % Eisessig, so erhält man den sehr präzis färbenden sauren Hämalaun.

d) Hämatoxylin nach Hansen

ist sofort nach der Herstellung gebrauchsfähig, bedarf also keiner Reifung.

Man stellt sich folgende Lösungen her:

1. 10 proz. alkohol. Lösung von Hämatoxylin   10 ccm
2. 10 proz. Lösung von Kalialaun in Wasser   200 ccm
3. 1 g Kalium permanganatum in 16 ccm Aq. dest. 3 ccm

Lösung 1 und 2 werden gemischt und dann 3 ccm von Lösung 3 zugesetzt. Die Mischung wird 1 Min. gekocht und nach dem Erkalten filtriert.

Man färbt je nach der Dicke der Schnitte 5—10 Min., bringt die Schnitte in Wasser und differenziert in Salzsäure-Alkohol. Auswässern usw.

e) Saures Hämatoxylin nach EHRLICH.

Herstellung der Lösung.

Wasser	100 ccm
Alkohol abs.	100 ccm
Glycerin	100 ccm
Eisessig	10 ccm
Hämatoxylin	2 g
Alaun im Überschuß.	

Das Gemisch muß am Lichte längere Zeit reifen, bis es eine gesättigt rote Farbe angenommen hat. Sobald dies erreicht ist, bleibt das Färbungsvermögen ein konstantes (durch Jahre); nie treten Niederschläge auf, wenn für genügenden Verschluß des Gefäßes gesorgt ist. Vor dem Gebrauch filtrieren!

Vorschrift zur Färbung mit den Lösungen a—e.

Die Schnitte kommen aus destilliertem Wasser

1. in die Farblösung auf 3—10 Min., bei älteren Lösungen noch kürzere Zeit.

2. Gründliches Auswaschen in mehrmals zu wechselndem Wasser $^1/_2$ bis mehrere Stunden.

Bei Überfärbung

3. Entfärben durch Salzsäure-Alkohol oder $^1/_2$proz. Alaunlösung (s. o.) mit nachfolgendem gründlichem Auswaschen in Wasser.

4. Glycerin oder Alkohol — Öl — Balsam.

f) Hämatoxylin nach WEIGERT.

Von WEIGERT sind Hämatoxyline verschiedener Zusammensetzung angegeben worden, die verschiedenen Zwecken dienen. Man kann daher nicht schlechthin von WEIGERTschem Hämatoxylin sprechen, sondern sollte stets angeben, welche Zusammensetzung die WEIGERTsche Hämatoxylinlösung hat, die für den färberischen Effekt, den man erzielen will, in Anwendung zu bringen ist. Andernfalls sind Irrtümer und Mißerfolge nicht zu vermeiden. Um nach Möglichkeit etwa auftauchende Zweifel zu beseitigen, stelle ich hier kurz die von WEIGERT angegebenen Hämatoxylinlösungen mit der Bezeichnung des Zweckes, dem sie dienen, zusammen.

Sämtlichen Lösungen liegt eine Stammlösung von folgender Zusammensetzung zugrunde, die aber für sich allein nicht zur Anwendung kommt, sondern verschiedene Zusätze erfährt:

Stammlösung.

Hämatoxylinum pur.   1 g
Alkohol abs.   10 ccm

Diese Stammlösung wird in verschiedener Weise mit Alkohol verdünnt und mit verschiedenen Zusätzen versehen.

A) Eisenhämatoxylin.

1. Kernfärbendes Eisenhämatoxylin.

Zur Färbung verwendet man gleiche Teile von folgenden Lösungen:

Lösung a	Alkohol abs.	90 ccm
	Stammlösung	10 ccm
Lösung b	Liq. ferri sesquichlorat. (Deutsches Arzneibuch)	4 ccm
	Aq. dest.	95 ccm
	Acid. hydrochloric.	1 ccm

Die Mischung wird tiefschwarz. Man kann sie so lange gebrauchen, als sie nicht stark nach Äther riecht. Es ist aber vorteilhaft, sie immer frisch zu bereiten.

Man färbt einige Minuten, längeres Färben schadet nichts, da keine Überfärbung eintritt. Die Schnitte werden in Wasser abgespült und in gewöhnlicher Weise weiterbehandelt. Besonders empfehlenswert ist es, die so gefärbten Schnitte mit der VAN GIESONschen Methode nachzufärben. Läßt man die Schnitte nach der Hämatoxylinfärbung längere Zeit in Wasser liegen, so werden sie intensiv schwarz und müssen dann in Salzsäurealkohol differenziert werden.

2. Eisenhämatoxylin zur Markscheidenfärbung.

Man braucht folgende Lösungen:

a) Stammlösung	10 ccm		b) Liq. ferri sesquichlorat.	4 ccm
Alkohol, 90 proz.	90 ccm		Aq. dest.	96 ccm

Man mischt vor dem Gebrauch gleiche Teile von a und b. Anwendung s. Kap. XIV (Nervensystem). Das Gemisch dient auch zur Färbung der DÜRCKschen Fasern.

B) Hämatoxylin mit Zusatz von Lithioncarbonat

dient zur Markscheidenfärbung. Es sind zwei Lösungen verschiedener Zusammensetzung angegeben:

Lösung 1.

a) Stammlösung   10 ccm   b) Aq. dest.   90 ccm
                                Konz. wäßr. Lithioncarbonatlösung 1 ccm

Lösung a und b werden gemischt. Das Gemisch ist nach 24 Stunden gebrauchsfertig und längere Zeit haltbar. Diese Lösung kommt bei der WEIGERTschen Markscheidenfärbung mit Differenzierung und der PALschen Färbung sowie beim Nachweis der Fettsäuren und Seifen nach FISCHLER zur Verwendung.

Lösung 2.

a) Stammlösung   10 ccm   b) Aq. dest.   93 ccm
                                Konz. wäßr. Lithioncarbonatlösung 7 ccm

Unmittelbar vor dem Gebrauch mischt man 9 Teile von b mit 1 Teil von a. Das Gemisch dient zur Färbung der Markscheiden nach WEIGERT ohne Differenzierung.

g) HEIDENHAINS Eisenalaun-Hämatoxylinfärbung.

Die Präparate werden in Sublimatlösung fixiert und nach gründlicher Entfernung des Quecksilbers durch Jodalkohol und des Jodes durch Natriumthiosulfat in Paraffin eingebettet; die Schnitte werden durch Capillarattraktion aufgeklebt. Auch Formolfixierung ist zulässig.

Man bringt die möglichst dünnen Schnitte aus dest. Wasser in eine $2^1/_2$ proz. Lösung von schwefelsaurem Eisenoxydammon (violetter Eisenalaun, der grüne Eisenalaun — schwefelsaurer Eisenoxydulammon — ist unbrauchbar) auf 3—8 Stunden. Der Objektträger oder das Deckglas, auf dem der Schnitt aufgeklebt ist, soll senkrecht in der Lösung stehen, damit sich keine Niederschläge auf dem Schnitt absetzen können. Die gebeizten Schnitte werden sorgfältig in viel Wasser abgespült und erst dann gefärbt. Zur Färbung dient WEIGERTs Hämatoxylinlösung von folgender Zusammensetzung:

Hämatoxylin   1 g
Alkohol abs.   10 ccm
Wasser   90 ccm

. Die Lösung muß erst 4 Wochen reifen und soll sich ganz allmählich färben. Wird sie sofort nach der Herstellung rot, so war entweder das zur Herstellung dienende Wasser nicht destilliert, oder das Glas, in dem sie aufbewahrt wird, war unsauber. Eine sich schnell rötende Lösung ist nicht zu gebrauchen.

Vor dem Gebrauch verdünnt man diese Lösung mit gleichen Teilen dest. Wasser und bringt die gebeizten und gut abgespülten Präparate derart in die Farbflotte, daß die Objektträger oder Deckgläser aufrecht in ihr stehen. Man färbt 24—36 Stunden. Die einmal gebrauchte Farblösung kann immer wieder gebraucht werden, bis sie völlig verdorben ist; haben sich in ihr Niederschläge gebildet, so muß man sie filtrieren.

Nach der Färbung spült man die Präparate in einer großen Schale, die mindestens 1—2 Liter Leitungswasser enthält, ab, und differenziert sie hierauf in der $2^1/_2$proz. Eisenalaunlösung. Den Grad der Differenzierung kontrolliert man, indem man die Präparate in derselben Schale mit Wasser, in der man sie nach der Hämatoxylinfärbung abgespült hatte, kurz abschwenkt. Die Differenzierung ist dann vollendet, wenn die Grundsubstanz und die Fibrillen des Bindegewebes ganz entfärbt sind und die Zellsubstanz hell oder ganz leicht grau gefärbt ist. Die Kerne und die Centrosomen sind deutlich tiefschwarz gefärbt. Zur Aufhellung ist nur Xylol zu verwenden. Ätherische Öle sind zu vermeiden. Einschluß in Xylolbalsam.

Die Methode verläuft demnach kurz zusammengefaßt folgendermaßen:

1. Fixierung in Sublimat oder Formalin.

2. Einbettung in Paraffin. Sehr dünne Schnitte.

3. Die entparaffinierten Schnitte kommen aus dest. Wasser aufrecht stehend in die $2^1/_2$proz. Eisenalaunlösung auf 3—8 Stunden.

4. Abspülen in Leitungswasser.

5. Färben in der oben angegebenen Hämatoxylinlösung 24—36 Stunden. Die Objektträger oder Deckgläser sollen aufrecht in der Farbflotte stehen.

6. Abspülen in reichlichem Leitungswasser.

7. Differenzieren in der $2^1/_2$proz. Eisenalaunlösung unter Kontrolle durch das Mikroskop.

8. Abspülen in Wasser. Alkohol, Xylol, Balsam.

Zur deutlichen Hervorhebung etwaiger Protoplasmastrukturen kann man mit einer Spur von Rubin in ganz schwach saurer Lösung nachfärben.

h) Bendas Eisen-Hämatoxylinfärbung.

1. Die Schnitte kommen für 24 Stunden in offizinellen Liq. ferri sulfur. oxydati, der mit zwei Teilen destillierten Wassers verdünnt ist.

2. Auswaschen in destilliertem und dann in Leitungswasser.

3. Färben in 1proz. gereifter wäßriger Hämatoxylinlösung, bis die Schnitte tiefschwarz sind (3—5 Min.).

4. Auswaschen in Wasser.

5. Differenzieren in 5—30proz. Essigsäure oder in Liq. ferri sulfur. oxydati, der im Verhältnis von 1 : 20 mit Wasser verdünnt ist.

6. Auswaschen in Wasser. Alkohol usw.

i) Hansens Eisen-Hämatoxylin.

Man stellt sich folgende 2 Lösungen her:

a)	Eisenalaun (Ferriammoniumsulfat)	10,0 g
	Warmes dest. Wasser	75,0 ccm
b)	Hämatoxylin	1,6 g
	Warmes dest. Wasser	150,0 ccm

Nach dem Abkühlen wird die Lösung a langsam in Lösung b gegossen und das Gemisch 1 Min. gekocht. Das Gemisch soll dunkelbraun aussehen und sauer reagieren.

Man färbt 15—30 Min. und spült in Wasser ab. Bei Überfärbung differenziert man in 2proz. Eisenalaunlösung, nach Abspülen in Wasser Alkohol, Öl oder Xylol, Balsam.

Literatur. BENDA: Zellstrukturen und Zellteilungen des Salamanderhodens. Verh. anat. Ges. Göttingen **1893**. — BÖHMER: Zur pathologischen Anatomie der Meningitis cerebro-medullaris epidemica. Ärztl. Intelligenzbl. f. Bayern **1865**. — FLEMMING: Zellsubstanz, Kern- und Zellteilung. Leipzig 1882. — DE GROOT: Über Hämalaun in destilliertem Wasser oder Alkohol (70%) und über Pikrocarmin. Z. Mikrosk. **29** (1912). — GUTSTEIN: Zur Theorie der Hämatoxylinfärbung. Ein Beitrag zum färberischen Nachweis der Zellipoide. Virchows Arch. **261**, 846 (1926). — HANSEN: Über Eisenhämateïn, Chromalaunhämateïn, Tonerdealaunhämateïn, Hämateïnlösungen und einige Cochenillefarblösungen. Z. Mikrosk. **22** (1905). — HEIDENHAIN, M.: Noch einmal über die Darstellung der Zentralkörper durch Eisenhämatoxylin nebst einigen allgemeinen Bemerkungen über die Hämatoxylinfarben. Ibid. **13** (1896). — HEIDENHAIN, R.: Eine Abänderung der Färbung mit Hämatoxylin und chromsauren Salzen. Arch. mikrosk. Anat. **27** (1886). — MAYER, P.: Über das Färben mit Hämatoxylin. Mitt. zool. Stat. Neapel **10** (1891) — Über das Färben mit Carmin, Cochenille und Hämateïn-Tonerde. Ibid., ref. Z. Mikrosk. **11** (1894) — Über Hämatoxylin, Carmin und verwandte Materien. Z. Mikrosk. **16** (1899) — Notiz über Hämateïn und Hämalaun. Ibid. **20** (1903). — PRUDDEN, FR. M.: Fragekasten (DELAFIELDsches Hämatoxylin). Ibid. **2** (1885). — TSCHENOFF: Über die Möglichkeit fortdauernder Kontrolle der Nachdifferenzierung bei der Eisenhämatoxylinmethode. Ibid. **42**, 434 (1925). — WALSEM, G. C. VAN: Die Hämatoxylinkernfärbung mit besonderer Berücksichtigung der menschlichen pathologischen Anatomie. Ibid. **43**, 487 (1926).

3. Basische Anilinfarben.

Sie sind hauptsächlich von WEIGERT in die mikroskopische Technik eingeführt worden.

Härtung und Fixierung der zu färbenden Präparate ist für den Ausfall der Färbung meist ohne Belang, nur bei Präparaten, die lange Zeit in Chromsäure oder in MÜLLERscher Flüssigkeit gelegen haben, versagt mitunter die Färbung. Die Safraninfärbungen sprechen bei Formalinfixierung meist wenig gut an. Um möglichst haltbare Färbungen zu erhalten, muß man vor der Färbung Säuren und Jodspuren peinlich entfernen.

Das Färbungsverfahren ist einfach und nimmt nur kurze Zeit in Anspruch, freilich ist bei den meisten Anilinfarben, mit Ausnahme des Bismarckbrauns, die Färbung häufig nicht allzulange haltbar. Da Glycerin die Anilinfarben mit Ausnahme des Bismarckbrauns zerstört, ist Konservierung in Balsam zu empfehlen.

Die Farblösungen halten sich höchstens 4 Wochen lang. Am gebräuchlichsten sind folgende Anilinfarben:

Bismarckbraun (Vesuvin).

Herstellung der Lösung.

Bismarckbraun	2 g
96 proz. Alkohol	60 ccm
Aq. dest.	40 ccm

Die Lösung wird gekocht und nach dem Erkalten filtriert. Um Bakterienentwicklung hintanzuhalten, setzt man einige Tropfen Carbolsäure zu.

Vorschrift zur Färbung.

Die Schnitte werden aus Alkohol
1. auf 5—10 Min. in die Farblösung gebracht,
2. in reichlichem, mehrmals zu wechselnden Alkohol ausgewaschen.
3. Einschluß in Glycerin oder Balsam.

Die Kerne sind braun, das Protoplasma schwach bräunlich gefärbt. Etwa vorhandene Bakterien nehmen, besonders bei längerer Färbung, einen schwarzbraunen Farbenton an, ebenso manche Zellgranula und Schleim.

Fuchsin, Gentianaviolett und Methylenblau.

Herstellung der Lösung.

Fuchsin oder Gentianaviolett oder Methylenblau 1—2 g
Aq. dest.   100 ccm

Die Lösung wird aufgekocht und nach dem Erkalten filtriert.

Färbungsverfahren wie bei Bismarckbraun, nur tritt besonders bei Gentianaviolett und Fuchsin leicht Überfärbung ein, weshalb längeres Auswaschen in öfter zu wechselndem Alkohol nötig ist.

Einschluß in Canadabalsam. Kerne sind rotviolett bzw. blau gefärbt.

Über die zusammengesetzten Fuchsin-, Gentiana- und Methylenblaulösungen s. Untersuchung von Bakterien.

Saure Fuchsinlösung erhält man, wenn man zu 2 proz. Essigsäure so viel Fuchsin zusetzt, bis die Lösung einen sattroten Farbenton annimmt. Diese Lösung gibt bei Schnitten von nicht gehärteten Präparaten eine zumeist recht brauchbare, aber nicht haltbare Färbung. Man läßt die Lösung zweckmäßig auf den unter dem Deckglas liegenden Schnitt einwirken.

Kresylechtviolett

in gesättigter wäßriger Lösung (Kresylechtviolett R extra) ist ein sehr guter Kernfarbstoff. Er gibt eine scharfe, distinkte Färbung. Mastzellen werden metachromatisch rotviolett, Plasmazellen blau, Bakterien tief blauviolett gefärbt.

Man färbt damit 5—10 Min., differenziert in 70 proz. Alkohol, bis keine blauen Farbstoffwolken mehr abgehen. 96 proz. Alkohol, Carbolxylol oder Xylol, Balsam.

Löfflersches Methylenblau.

Zusammensetzung der Lösung:

Konzentrierte alkohol. Methylenblaulösung	30 ccm
Kalilauge 0,001 proz.	100 ccm

Die Lösung, die lange haltbar ist, färbt sehr rasch (5—10 Min.) und sehr intensiv. Man spült in Wasser ab und differenziert in Alkohol, bis die Kernfärbung scharf hervortritt (5 Min., Kontrolle unter dem Mikroskop). Bei dickeren Schnitten differenziert man in $^1/_2$ proz. Essigsäure, spült in Wasser ab und überträgt den Schnitt in Alkohol, wobei der Farbstoff sich in dichten blauen Wolken ablöst. Rasches Entwässern. Öl oder Xylol — Balsam.

Thionin und Toluidinblau

verwendet man in 1 proz. wäßriger Lösung, färbt 10—20 Min. oder länger und differenziert vorsichtig in Alkohol, gegen den die Färbung sehr empfindlich ist. Um sie beständiger zu machen, kann man die Schnitte vor der Färbung mit 3—5 proz. Eisenalaunlösung 10 bis 20 Min. beizen (Abspülen mit Wasser, Färben) oder man fixiert die Färbung mit 5 proz. Lösung von molybdänsaurem Ammoniak 5 bis 10 Min.

Safranin.

Herstellung der Lösung.

Man löst Safranin in absolutem Alkohol bis zur Sättigung und verdünnt vor dem Gebrauch mit der gleichen Menge destillierten Wassers. In Formalin fixierte Präparate eignen sich nicht gut für diese Färbung.

Vorschrift zur Färbung.

1. Die Schnitte werden aus Alkohol auf 24 Stunden in die Farblösung gebracht.

2. Abspülen in Wasser.

3. Auswaschen in angesäuertem Alkohol (3—5 Tropfen reine Salzsäure oder 10 Tropfen konzentrierte Pikrinsäurelösung auf 100 ccm Alkohol).

4. Auswaschen in absolutem Alkohol, bis beim Bewegen der Schnitte keine gröberen Farbstoffwolken mehr abgegeben werden.

5. Aufhellen in Öl oder Xylol und Einlegen in Balsam.

Kernteilungsfiguren sind tiefrot gefärbt, die ruhenden Kerne blaß-rosa. Schleim nimmt einen gelbroten, Fibrin (in Präparaten, die in FLEMMINGschem Gemisch fixiert waren) einen tiefroten Farbenton an.

Man kann die Färbung beschleunigen, indem man der Lösung Anilinöl zusetzt. Man mischt zu dem Zweck Safraninpulver im Überschuß mit 100 Teilen Wasser und 2 Teilen Anilinöl, erwärmt das Gemisch auf 60° und filtriert durch ein feuchtes Filter (BABES).

Die Lösung färbt fast momentan. Weiterbehandlung wie oben.

Vorteilhaft ist bei Fixierung in FLEMMINGschem oder HERMANN-schem Gemisch auch die von BENDA empfohlene Safranin-Lichtgrün-färbung. Man färbt in der Anilin-Safraninlösung (BABES) 24 Stunden, spült in Wasser ab und differenziert vorsichtig in einer 1proz. Lösung von Lichtgrün in 96proz. Alkohol. Entwässern in absolutem Alkohol, Xylol, Balsam.

Recht gute Färbungen erhält man mit

Gallocyanin

(von Bayer & Co.).

Zur Färbung dient folgende Lösung:

Man kocht 0,1 g Gallocyanin mit 100 ccm einer 5proz. Chromalaun-lösung unter öfterem Umschütteln, bis der in der Kälte schwer lösbare Farbstoff gelöst ist. Nach dem Erkalten ist die Lösung zu filtrieren. Die Lösung ist etwa nur einen Monat haltbar.

Man färbt die aus destilliertem Wasser in die Farblösung gebrachten Schnitte 24—48 Stunden, spült gründlich in Wasser ab und bettet sie nach Behandlung mit Alkohol usw. in Balsam ein.

Die Kerne sind tiefblau bis schwarz gefärbt.

Nach KRAUSPE ist die Färbung besonders für Gelatinegefrierschnitte geeignet, da die Einbettungsmasse ungefärbt bleibt. Man färbt die aufgeklebten (mit Gelatine) Schnitte 12—24 Stunden bei 37°.

Nach PETERSEN ist das

Gallein-Aluminiumchlorid

besonders für Knochenfärbungen geeignet.

Man löst 0,1 g Gallein in 100 ccm einer 5proz. kochenden Aluminium-chloridlösung und kocht das Gemisch 15 Min., nach dem Erkalten füllt man auf 100 ccm auf und filtriert. Man färbt 12—24 Stunden, spült in Wasser ab und bettet in Balsam ein.

Nach PETERSEN erhält man schöne Übersichtspräparate, in denen die Kittlinien, Knochenzellen, Kerne usw. deutlich hervortreten.

Die von BECHER in die mikroskopische Färbetechnik eingeführten künstlichen Beizenfarbstoffe sind nach SIEGEL für pathologisch-histologische Zwecke nur wenig zu empfehlen, da sie sehr lange Färbedauer beanspruchen und unsicher sind.

Literatur. BABES, K.: Über einige pathologisch-histologische Methoden. Virchows Arch. **105** (1886) — Über Safraninlösung mit Anilinöl. Z. Mikrosk. **4** (1887). — BECHER, S.: Untersuchungen über Echtfärbung der Zellkerne mit künstlichen Beizenfarbstoffen und die Theorie des histologischen Färbeprozesses mit gelösten Lacken. Berlin 1921. — DAVIDSOHN: Vorzüge der Kresylviolettfärbung. Verh. dtsch. path. Ges. **1904**. — EHRLICH: Beiträge zur Kenntnis der Anilinfärbungen. Arch. mikrosk. Anat. **13** (1876). — HINTZELMANN, U.: Über die histologische Verwendbarkeit einiger neuer Beizenfarbstoffe. Z. Mikrosk. **39**, 216 (1922). — KATZENELSEN, Z. S.: Über die Methodik der Safraninfärbung. Ibid. **46**, 177 (1929). — KIHN, B.: Über die Anwendbarkeit einiger künstlicher Beizfarbstoffe in der Histopathologie des Nervensystems. Ibid. **41** (1924). — KRAUSPE, Gallocyanin (BECHER) als Kernfarbstoff. Zbl. Path. **32**, 342 (1921/22). — Mosso: Verwendung des Methylgrüns zum Erkennen der chemischen Reaktion und des Todes der Zellen. Atti Accad. naz. Lincei **1888**. — PLATNER: Kernschwarz. Z. Mikrosk. **4** (1887). — Post, K.: Zur Verstärkung von Gewebsfärbungen mit Anilinfarben durch Zusatzmittel. Münch. med. Wschr. **1922**, 509. — SIEGEL: Über die Verwendbarkeit künstlicher Beizenfarbstoffe in der menschlichen Histologie. Zbl. Path. **37**, 228 (1926).

B. Diffuse Färbungen und Doppelfärbungen.

Diffuse Färbungen, durch die mehr oder minder sämtliche Gewebsbestandteile gefärbt werden, kommen isoliert selten zur Anwendung, meist werden sie mit Kernfärbungen zu Doppel- oder Mehrfachfärbungen kombiniert, und zwar besonders in der Weise, daß der diffus färbende Farbstoff die Kontrastfarbe zur Kernfärbung abgibt (bei blauer Kernfärbung rote oder gelbe Grundfarbe, bei roter Kerntinktion gelbe Grundfarbe).

Aus der großen Zahl der diffus färbenden Stoffe kommen für die Zwecke der pathologischen Histologie besonders in Betracht: mehrere saure Anilinfarben (Eosin, Säurefuchsin, Orange, Pikrinsäure) und das Ammoniakcarmin.

Bei Doppelfärbungen verfährt man entweder in der Weise, daß man 2 Farblösungen (gewöhnlich eine kernfärbende und eine diffus färbende) nacheinander auf das Gewebe einwirken läßt: sukzedane Doppelfärbung, oder so, daß man mit einem Farbgemisch, das gewöhnlich aus zwei oder mehreren (basischen und sauren) Anilinfarben besteht, färbt, wobei die einzelnen Gewebsbestandteile sich je nach ihrer Affinität zu den im Gemisch enthaltenen oder in ihm beim Mischen entstandenen Farbstoffen verschieden färben: simultane Doppelfärbungen oder differentielle Kombinationsfärbungen.

Bei sukzedanen Doppelfärbungen läßt man die Kernfärbung in der Regel vorangehen.

Eosin.

Das Eosin findet in Verbindung mit der Hämatoxylinfärbung die ausgedehnteste Verwendung. Die Färbung ist eine diffus rote, doch lassen sich durch geeignete Entfärbung in Wasser und Alkohol leicht Abstufungen in der Intensität treffen.

Man verwendet eine alkoholische Lösung (1 g Eosin auf 100 ccm 90 proz. Alkohol). Die Schnitte werden meist in 1—2 Min. intensiv rot gefärbt.

Man bringt die Schnitte aus der Lösung zunächst in Wasser, in dem sie 30 Min. bis 1 Stunde und länger verweilen; hierauf in Alkohol, in dem der Farbstoff allmählich ausgezogen wird, so daß man jeden beliebigen Grad der Entfärbung erreichen kann.

In Präparaten, die in Chromsäure, chromsauren Salzen, Sublimat und Formalin gehärtet wurden, werden die roten Blutkörperchen intensiv rot gefärbt. Sehr schöne Präparate, welche die Gefäßverteilung in einer sonst nur an Injektionspräparaten erkennbaren Weise zeigen, erhält man, wenn man in Sublimat oder Formalin fixierte Schnitte nach der Hämatoxylinfärbung und nach Entfärbung in Salzsäure, ohne sie aber mit Lithioncarbonatlösung zu behandeln (s. S. 104), auf $\frac{1}{2}$ Stunde in mehrmals zu wechselndes Wasser bringt, sodann 3—5 Min. und länger in 1 proz. Eosinlösung färbt, 3—12 Stunden in Leitungswasser auswäscht, dann aber so lange in 90 proz. Alkohol liegenläßt, bis sie wieder blau oder rötlichblau erscheinen (je länger die Schnitte in Wasser bleiben, desto kürzere Alkoholbehandlung ist nötig), und nach Entwässerung und Aufhellung in Canadabalsam einbettet. Fast sämtliche Gewebsbestandteile haben das Eosin abgegeben, nur die roten Blutkörperchen erscheinen leuchtend rot gefärbt, die eosinophilen Granulationen sind ebenfalls gefärbt und in dem sonst farblosen Grundgewebe leicht aufzufinden, ferner sind hyaline und kolloide Bestandteile sowie das osteoide Gewebe rot gefärbt.

Einzeitige Doppelfärbung in Hämatoxylin-Eosingemischen bietet keine Vorteile dar, da man die Intensität der Eosinfärbung schwer abmessen kann.

Man hat auch empfohlen, die Eosinfärbung in der Weise vorzunehmen, daß man dem zum Aufhellen dienenden Öl (Nelkenöl, Origanumöl) alkoholische Eosinlösung zusetzt, oder daß man nach Art des oben (siehe S. 77) angegebenen Nilblau-Xylols hergestelltes Eosin-Xylol (hier wird der wäßrigen Eosinlösung nicht Natronlauge, sondern einige Tropfen Salzsäure zugesetzt) benutzt, doch läßt sich auch hier die Eosinwirkung nur schwer abstufen.

Pikrinsäure.

Die Pikrinsäure kommt in schwachen Lösungen zur Anwendung, die man sich dadurch herstellt, daß man von einer gesättigten wäßrigen oder alkoholischen Lösung einige Tropfen zu destilliertem Wasser oder Alkohol gibt.

Die Schnitte verweilen 1—5 Min. (je nach der Intensität der Färbung, die man erzielen will) in der Lösung und werden in Wasser bzw. Alkohol ausgewaschen. Letzterer zieht bei zu langer Einwirkung die gelbe Farbe völlig aus.

Ist die Färbung zu intensiv ausgefallen, so kann man eine Abschwächung dadurch erzielen, daß man die Schnitte mit verdünnter Lithioncarbonatlösung (1 Teil konzentrierter Lösung von Lith. carbon. auf 10 Teile Aq. dest.) und dann mit Alkohol behandelt.

Die Pikrinsäure färbt das Protoplasma, die roten Blutkörperchen, glatte und quergestreifte Muskulatur, fibrilläres Bindegewebe, Fibrin, Hyalin, Hornsubstanz usw. intensiv gelb.

Die Pikrinfärbung kommt isoliert kaum zur Anwendung, fast stets wird sie mit Kernfärbungen kombiniert.

Bei der Kombination mit Hämatoxylin ist im Auge zu behalten, daß die Pikrinsäure auf die Hämatoxylinfärbung abschwächend einwirkt, woher man vorher mit Hämatoxylin überfärben muß.

Bei Safraninfärbung bewirkt die Pikrinsäure Entfärbung und Gegenfärbung.

Am häufigsten wird die Pikrinfärbung mit Carminfärbungen kombiniert, indem man entweder die Doppelfärbung zweizeitig oder einzeitig vornimmt.

Recht instruktive Bilder erhält man, wenn man die mit Lithioncarmin vorgefärbten Schnitte mit Pikrinsäure nachfärbt. Die einzeitige Färbung in Pikrolithioncarmin (1 Teil Lithioncarminlösung und 2 Teile konzentrierte wäßrige Pikrinsäurelösung) gibt leichte Überfärbung mit Pikrinsäure.

Pikrocarmin.

Zur Herstellung von Pikrocarminlösungen gibt es zahlreiche Vorschriften, die aber sämtlich sichere und gleichmäßige Resultate nicht gewährleisten. Nach P. MAYER, welcher der Pikrocarminfärbung eine eingehende Besprechung gewidmet hat (Z. Mikrosk. **14**), ist es vorteilhafter, die Carmin- und Pikrinfärbung zweizeitig vorzunehmen, da man es so viel besser in der Hand hat, gute Doppelfärbungen zu erzielen.

a) Das Pikrocarmin nach FRIEDLAENDER.

Man mischt:

Carmin	1 Teil
Liq. ammon. caust.	1 Teil
Aq. dest.	50 Teile

Zu dieser Mischung fügt man unter stetem Umrühren tropfenweise so lange konzentrierte wäßrige Pikrinsäure, bis der entstehende Niederschlag sich nicht mehr löst (etwa 1—4 Teile je nach der vorhandenen Menge von Ammoniak).

Nun wird filtriert und dem Filtrat zur besseren Konservierung einige Tropfen Carbolsäure zugesetzt. Bilden sich beim längeren Stehen Niederschläge, so löst man sie durch Zusatz einer geringen Menge Ammoniak.

Vorschrift zur Färbung.

1. Die Schnitte werden 5—10 Min. gefärbt.
2. Abspülen in destilliertem Wasser.
3. Differenzieren in Salzsäure-Alkohol (s. o.) oder Salzsäure-Glycerin (1 Teil HCl : 100 Teile Glycerin) 2—5 Min.
4. Auswaschen in destilliertem Wasser 10 Min.
5. Einlegen in Glycerin oder Balsam.

b) Nach NEUMANN.

Herstellung der Farblösung.

Man löst 0,5 g Pikrinsäure in 40 ccm des GRENACHERschen Boraxcarmins (S. 102).

Vorschrift zur Färbung.

Härtung in Alkohol.
Die Schnitte werden
1. in der Farblösung 5—10 Min. gefärbt,
2. direkt in salzsaures Glycerin übertragen (4 Tropfen Salzsäure auf 10 ccm Glycerin) für 10 Min.,
3a. in reinem Glycerin untersucht, oder
3b. in pikrinsäurehaltigem Alkohol entwässert,
4. in Öl aufgehellt. — Balsam.
Kerne rot, Bindegewebe, Fibrin, Protoplasma gelb.

Das ebenfalls sehr brauchbare Pikrocarmin nach WEIGERT oder RANVIER und das Pikromagnesiumcarmin bezieht man am zweckmäßigsten, falls seine Anwendung notwendig ist, von Grübler (Dr. Hollborn), Leipzig.

Literatur s. u. Carminfärbungen.

Chromotrop 2 R und Azocarmin nach HEIDENHAIN.

1. Färbung mit DELAFIELDschem Hämatoxylin evtl. Differenzierung mit Salzsäurealkohol. Auswaschen in Wasser, Einlegen in 96proz. Alkohol.

2. Alkaleszieren der Schnitte durch Einlegen in 0,1 proz. Ammoniakalkohol auf kurze Zeit, bis die Schnitte tiefblau sind. Abspülen in reinem Alkohol.

3. Färbung mit einer alkoholischen Chromotroplösung oder Azocarmin (konzentriert oder verdünnt) 2—5 Min.

4. Auswaschen in reinem absolutem Alkohol. Xylol. Balsam.

Die bindegewebigen Teile sind prachtvoll rot gefärbt, ebenso die Basalmembranen und das Reticulum des lymphatischen Apparates, ferner kalkloser Knochen und hyaline Substanzen.

Orange G

wird vielfach zur Herstellung von Doppelfärbungen verwendet. Eine sehr brauchbare Kombination ist die mit Hämatoxylinkernfärbung. Man verwendet am besten schwache wäßrige 0,5—1 proz. Lösungen, die man 5 bis 15 Min. einwirken läßt. Abspülen in Wasser, Alkohol usw.

Das Protoplasma und die roten Blutkörperchen sind dunkelgelb gefärbt, ebenso das osteoide Gewebe in Knochenpräparaten, die mit MÜLLERscher Lösung gehärtet und mit EBNERschem Gemisch entkalkt waren.

Den zur Färbung geeigneten Farbstoff liefert die Berliner Anilinfarbenfabrik.

Ammoniakcarmin.

Herstellung der Lösung.

1 Teil fein pulverisiertes Carmin wird mit 1 Teil Liq. ammon. caust. und 50—100 Teilen destilliertem Wasser gemischt. Die Lösung bleibt 24 Stunden in offener Flasche stehen, um das Ammoniak abdunsten zu lassen, und wird nun filtriert.

Die Lösung muß mehrere Wochen reifen, um ihre volle Färbekraft zu erhalten.

Eine sofort nach der Herstellung brauchbare Lösung erhält man nach HONEGGER auf folgende Weise:

Man verreibt fein gepulvertes Carmin mit Liq. ammon. caust. zu einem dicken Brei, den man in dünner Schicht an den Wänden der Reibschale verteilt und der Eintrocknung bei Zimmertemperatur überläßt. Die vollständig getrocknete Masse wird gesammelt, fein pulverisiert und 24 Stunden in weit offenem Gefäß stehengelassen. Hierauf wird sie in kaltem destilliertem Wasser gelöst.

Die Ammoniakcarminlösungen verschimmeln leicht und sind infolgedessen in gut verkorkter Flasche aufzubewahren. Die Färbekraft nimmt mit dem Alter der Lösung zu.

Vorschrift zur Färbung.

Das Ammoniakcarmin kommt in stark verdünnter Lösung zur Anwendung. Man gibt einige Tropfen der Stammlösung in destilliertes Wasser, bis es einen blaßroten Farbenton angenommen hat.

Die Schnitte werden in diese stark verdünnte Lösung aus destilliertem Wasser übertragen und verbleiben darin 12—24 Stunden und länger, bis eine genügende Färbung eingetreten ist. Hierauf werden sie in destilliertem Wasser ausgewaschen und auf gewöhnliche Weise weiterbehandelt.

Stärkere Lösungen färben schneller, aber weniger distinkt.

Es ist sorgfältig darauf zu achten, daß lose Schnitte in der Farblösung nicht übereinander liegen, weil sonst eine ungleichmäßige Färbung eintritt; zweckmäßig legt man die Schnitte, um ein allseitiges Eindringen der Farbe zu ermöglichen, auf Fließpapier.

Hat man es mit schwer färbbaren Präparaten zu tun, besonders mit solchen vom Nervensystem, die lange Zeit in Lösungen chromsaurer Salze gehärtet wurden, so kann man die Färbung dadurch beschleunigen, daß man die Farblösung auf 40—50° erwärmt.

Es färben sich die Zellkerne, das Protoplasma, das fibrilläre Bindegewebe, die quergestreifte und glatte Muskulatur, das kalkfreie und entkalkte osteoide Gewebe, die Neuroglia, die Achsenzylinder, viele hyaline Substanzen. Ungefärbt bleiben: das elastische Gewebe, die Grundsubstanz des hyalinen Knorpels, die Markscheiden, Schleim, Fett, die Hornsubstanz und verkalkte Teile.

Man kann mit der Ammoniakcarminfärbung eine Kernfärbung durch Hämatoxylin, die voranzugehen hat, kombinieren.

VAN GIESONsche Färbung.

Härtung in Alkohol, Sublimat, Formalin oder MÜLLERscher Lösung.

1. Die Schnitte werden mit Hämatoxylin (am besten nach DELAFIELD) vorgefärbt und überfärbt.

2. Gündliches Auswaschen in Wasser.

3. Färbung auf 3—5 Min. in einem Gemisch von:

konz. wäßriger Pinkrinsäurelösung und
„   „   Säurefuchsinlösung,

welches eine dunkle granatrote Färbung zeigen soll. Für die meisten Untersuchungen ist es zweckmäßig, eine Mischung von

konz. wäßriger Pikrinsäurelösung   150 ccm
„   „   Säurefuchsinlösung   3 ccm

anzuwenden.

4. Auswaschen in Wasser $^1/_2$ Min.

5. Entwässern in Alkohol — Öl — Balsam.

Die Kerne sind braunrötlich, das übrige Gewebe tiefrot bis orangerot bis gelb gefärbt. Die hyalinen Substanzen färben sich[1], soweit sie epithelialer Abkunft sind, orangerot bis gelbrot, das bindegewebige Hyalin tiefrot, ebenso Amyloid, Schleim usw.

Dieses Färbeverfahren liefert farbenprächtige, für den in der Beurteilung mikroskopischer Präparate Geübten meist sehr instruktive Bilder; für den weniger Geübten und für den Anfänger ist aber in der Beurteilung solcher Präparate Vorsicht geboten, da die Art der Fixierung, die Konzentration der Säurefuchsin-Pikrinsäurelösung und die Zeit, während der die Schnitte nach der Säurefuchsin-Pikrinsäurebehandlung in Wasser oder in Alkohol verweilen, das Resultat der Färbung nicht unwesentlich beeinflussen.

Sehr geeignet ist die VAN GIESONsche Färbung zur Unterscheidung von glatten Muskelfasern und Bindegewebsfasern (Uterus), bei Präparaten, die in MÜLLERscher Lösung oder in MÜLLER-Formalin gehärtet wurden; erstere sind gelb, letztere rot gefärbt.

Ganz ausgezeichnete Resultate gibt die von WEIGERT angegebene Verbesserung der Hämatoxylin-VAN GIESON-Methode.

---

[1] Nach ERNST, von anderen Seiten aber nicht in vollem Umfang bestätigt.

Man färbt mit Eisenhämatoxylin (S. 107) vor, spült in Wasser ab und färbt darnach ganz kurze Zeit in einem Gemisch von:

bei Zimmertemperatur gesättigter wäßriger (filtrierter) Lösung
von Pikrinsäure 100 ccm
1 proz. wäßriger Säurefuchsinlösung 10 ccm

Man spült dann kurz in Wasser ab, entwässert in 96 proz. Alkohol und hellt in Carbolxylol auf.

Die Kerne sind tiefschwarz gefärbt, die gelben und roten Töne viel schöner abgetönt als bei der gewöhnlichen VAN GIESON-Methode. Die Neuroglia ist gelblich, so daß sie ganz scharf von dem rot gefärbten Bindegewebe des Zentralnervensystems differenziert werden kann. Sollte, was bei etwas zu langer Hämatoxylinfärbung vorkommen kann, das Protoplasma nicht gelb, sondern braungelb gefärbt sein, so kann man nach der Behandlung mit Säurefuchsin-Pikrinsäure und Abspülen in Wasser mit Salzsäure-Alkohol differenzieren. Man spült in Wasser ab und bringt den Schnitt dann auf ganz kurze Zeit in 1 proz. wäßrige oder alkoholische Pikrinsäurelösung. Alkohol. Carbolxylol. Balsam.

Die HANSENsche Modifikation s. Kapitel XII, Abschnitt E.

Die entfärbende Wirkung des Pikrinsäure-Säurefuchsingemisches wird durch folgende, von BENDA (SAVINI) angegebene Lösung aufgehoben: Man mischt 95 ccm gesättigte Lösung von pikrinsaurem Ammoniak mit 5 ccm 1 proz. Säurefuchsinlösung. Von dieser bläulichroten, unbeschränkt haltbaren Stammlösung werden zum Gebrauch 10 ccm mit 2 Tropfen gesättigter wäßriger Pikrinsäurelösung versetzt. Die mit Hämatoxylin vorgefärbten und differenzierten Schnitte werden 10—15 Min. mit dieser Lösung behandelt und dann in Wasser abgespült.

Die BIONDI-HEIDENHAINsche Methode

bedient sich eines Gemisches von

konz. wäßriger Lösung von Methylgrün 50 ccm
„   „   „   „ Orange G 100 ccm
„   „   „   „ Säurefuchsin 20 ccm

Die Farbstoffe müssen von der Berliner Anilinfarbenfabrik herstammen (M. HEIDENHAIN). Die einzelnen konzentrierten wäßrigen Lösungen sind so herzustellen, daß man sie mit einem Überschuß von Farbstoff mehrere Tage stehenläßt.

Der Einfachheit und der Sicherheit des Färberesultats wegen ist es dringend empfehlenswert, das fertige Gemisch in Pulverform von Grübler (Dr. Hollborn), Leipzig, zu beziehen.

Zur Färbung benutzt man ein Gemisch von 1 Teil der Farblösung auf 60—100 Teile destilliertes Wasser. Diese Verdünnung muß, wenn sie brauchbar sein soll, auf Fließpapier einen Fleck hinterlassen, der in der

Mitte bläulichgrün, an den Rändern orange gefärbt ist; findet sich an der Peripherie noch ein roter Ring, so ist zuviel Fuchsin darin enthalten.

Zum Gelingen der Färbung ist Sublimatfixierung und Paraffineinbettung notwendig. Formalinhärtung gibt keine brauchbaren Resultate; ganz ungeeignet ist Material aus Osmiumgemischen, Platinchlorid und Salpetersäure. Haben die zu färbenden Präparate längere Zeit in Alkohol gelegen, so empfiehlt es sich, die Schnitte zunächst in ganz verdünnte Essigsäure (1 : 1000) auf 1—2 Stunden einzulegen und dann in Wasser abzuspülen.

Vorschrift zur Färbung.

1. Die Schnitte werden aus destilliertem Wasser auf 24 Stunden in die verdünnte Farblösung übertragen.

2. Auswaschen in 90proz. Alkohol 1—2 Min.

3. Schnelles Entwässern in absolutem Alkohol.

4. Xylol — Balsam.

Die ruhenden Kerne sind bläulichgrün, die sich teilenden Kerne sowie die fragmentierten Leukocytenkerne intensiv blaugrün gefärbt, das fibrilläre Bindegewebe und das Zellprotoplasma zeigen einen fuchsinroten, die roten Blutkörperchen einen orangeroten Farbenton. Schleim und Knorpel ist grün gefärbt, Fibrin rot. Die Färbung gelingt nicht immer und erfordert große Aufmerksamkeit, auch blaßt die Kernfärbung häufig ziemlich rasch ab.

Über die Färbung mit EHRLICHS Triacidlösung, die eine ähnliche Zusammensetzung hat wie das BIONDI-HEIDENHAINsche Gemisch, siehe Kapitel XIV, A. Über die von PIANESE angewandten, in der Literatur mitunter zitierten Mehrfachfärbungen s. Beitr. path. Anat., Suppl.-H. 1.

Methylenblau-Eosinfärbungen
s. u. Blut, Kap. XIV, A.

Hier sei nur die PAPPENHEIMsche Methode erwähnt, in der die MAY-GRÜNWALDsche mit der GIEMSA-Färbung kombiniert ist.

Die Objekte müssen in ORTHschem oder HELLYschem Gemisch fixiert sein. Wendet man letzteres an, so muß man die Schnitte vor der Färbung mit Jod behandeln (s. Sublimatfixierung) und das Jod durch Natriumthiosulfat entfernen. Bevor man färbt, ist gründliches Auswaschen in Wasser notwendig.

Die Färbung verläuft folgendermaßen:

1. Färben in MAY-GRÜNWALDschem Gemisch (s. Kapitel XIV) verdünnt mit 4 Teilen dest. Wasser 20 Min. im Brutschrank.

2. Übertragen in verdünnte GIEMSA-Lösung (oder Panchromlösung), und zwar 15 Tropfen der Farblösung zu 10 ccm neutralem dest. Wasser. Die Schnitte bleiben in der Lösung 40 Min. im Brutschrank.

3. Abspülen in neutralem dest. Wasser.

4. Differenzieren durch kurzes Umschwenken in verdünnter Essigsäure (5 Tropfen Essigsäure auf 50 ccm dest. Wasser, bei manchen Objekten ist eine schwächere, bei anderen eine stärkere Verdünnung nötig).

5. Auswaschen in neutralem dest. Wasser.

6. Vorsichtiges Abtrocknen der Schnitte mit Fließpapier.

7. Einlegen in ein Gemisch von Acetonum puriss. und Alkohol zu gleichen Teilen.

8. Xylol. Einbetten in neutralen Canadabalsam oder Cedernöl.

Die Methode ist nach PAPPENHEIM zuverlässig und gestattet eine sehr gute Differenzierung der Kerne (blau) und des Protoplasmas, das, je nachdem es oxy- oder baso- oder neutrophil ist, verschiedene Farbennuancen annimmt.

GIEMSA-Färbung s. Kap. XVIII.

Nach KRUGENBERG und TIELEMANN erhält man nach folgendem Färbeverfahren eine ausgezeichnete Differenzierung der verschiedenen Gewebsbestandteile:

1. Fixierung und Härtung in absolutem Alkohol.

2. Einbettung in Paraffin.

3. Färben in folgender, jedesmal frisch zu bereitender Farblösung:

1 proz. Wasserblaulösung	6	Tropfen
$^1/_2$ proz. wäßrige Eosinlösung	15	,,
1 proz. Phloxinlösung	15	,,

2—10 Min.

4. Kurzes Abspülen in destilliertem oder Leitungswasser.

5. Kurzes Entwässern in absolutem Alkohol. Öl. Balsam.

Das fertige Farbgemisch ist in fester Form oder $^1/_2$ proz. Lösung von Grübler (Dr. Hollborn), Leipzig, zu beziehen.

Literatur: ERNST: VAN GIESONsche Methode. Virchows Arch. **130** (1892) — Beitr. path. Anat. **11** (1892). — FISCHER, E.: Eosin als Tinktionsmittel. Arch. mikrosk. Anat. **12** (1875). — GIEMSA: Fixierung und Färbung der Protozoen. Hb. path. Protoz. **1**, 6. Leipzig 1911. — VAN GIESON: Laboratory notes of technical methods. N. Y. Med. J. **1889**. — HEIDENHAIN, R.: Beitrag zur Histologie und Physiologie der Dünndarmschleimhaut (BIONDIsches Gemisch). Pflügers Arch. **43**, Suppl. (1888). — HEIDENHAIN, M.: Über die Anwendung des Azocarmins und der Chromotrope. Z. Mikrosk. **22**, 337 (1905). — HOLLBORN, R.: Hämatoxylin-VAN GIESON-Elastinfärbung. Dtsch. med. Wschr. **1929**, 915 — Eine neue einfache simultane Gewebsfärbung. Münch. med. Wschr. **1928**, 1208. — JENSER: Über Färbung mit Pikroeosin. Ibid. **1925**, 363. — KANTOROWICZ: Zur Pathogenese der akuten allgemeinen Carcinomatose (VAN GIESONsche Färbung). Zbl. Path. **4** (1893). — KRUGENBERG u. TIELEMANN: Eine neue Färbung für basische Eiweiße, die Wasserblau + Eosin + Phloxin-Färbung. Z. Mikrosk. **34** (1917). — NIKIFOROFF: Anwendung der acidophilen Mischung von EHRLICH. Ibid. **11** (1894). — PAPPENHEIM: Die kombinierte MAY-GIEMSA-Essigsäure-Färbungsmethode als histologische Universalübersichtsfärbung. Anat. Anz. **42** (1912). — PLAWAZEK: Zur Kenntnis der GIEMSA-Färbung vom Standpunkt der Cytologie. Z. Mikrosk. **31** (1914). — SAVINI: Zur Technik der Elastica- und Bindegewebsfärbung. Ibid. **26** (1909). — WALSEM, G. C. VAN: Beitrag zu der Praxis der ROMANOWSKY-GIEMSA-Färbung. Ibid. **43**, 100 (1926). — WEIGERT, C.: Eine kleine Verbesserung der Hämatoxylin-VAN GIESON-Methode. Ibid. **21** (1904).

Färbung ganzer Stücke.

Das bei normalhistologischen und embryologischen Untersuchungen übliche Verfahren, größere Stücke in toto durchzufärben, ist für die Zwecke der pathologisch-histologischen Forschung nur in seltenen Fällen verwendbar. Durch das Durchfärben der zu untersuchenden Stücke sind uns von vornherein die Hände gebunden, und wir sind nicht imstande, neue Gesichtspunkte, die erst während der Untersuchung hervortreten und besondere Reaktionen und Färbemethoden nötig machen, an demselben Objekt, das uns oft überhaupt nur einmal zur Verfügung steht, weiter zu verfolgen. Da aber doch Fälle vorkommen können, in denen es wünschenswert erscheint, Stückfärbungen vorzunehmen (z. B. bei Anfertigung von Schnittserien), so sei hier in Kürze das dabei zu befolgende Verfahren besprochen.

1. Zur Färbung werden am zweckmäßigsten alkoholische Farbstofflösungen verwendet. Empfehlenswert ist alkoholische Bismarckbraunlösung, das obenerwähnte saure Carmin von Mayer (S. 102), alkoholisches Alauncarmin, das man in der Weise herstellt, daß man zu 4 Vol. der S. 101 unter a) angegebenen Alauncarminlösung 1 Vol. 96 proz. Alkohol zusetzt (filtrieren!), das Bealesche Carmin (0,6 g Carmin und Liq. ammon. caust. 2 ccm werden einige Minuten vorsichtig gekocht und hierauf zugesetzt Glycerin 60 ccm, Aq. dest. 60 ccm, Alkohol [90 proz.] 15 ccm) und die Alauncochenille (25 g pulverisierte Cochenille und 25 g reiner Alaun werden mit 800 ccm Aq. dest. gekocht und auf 600 ccm eingedampft, nach dem Erkalten wird filtriert und etwas Thymol zugesetzt).

2. Die durchzufärbenden Stücke müssen gut fixiert und gehärtet und dürfen nicht allzu dick sein (3—6 mm), weil die Farblösung sonst nicht in die tieferen Abschnitte eindringt.

3. Die Farblösung muß viel länger einwirken als bei der Schnittfärbung, je nach der Dicke der Stücke und je nach Art der Farblösung 2—8 Tage. Bei Alauncochenille genügt bei nicht allzu dicken Präparaten (7,5 mm) 24 stündiges Färben im Brutschrank.

4. Die Stücke müssen nach der Färbung so lange in öfter zu wechselndem Wasser ausgewaschen werden, bis keine Farbstoffwolken mehr abgegeben werden.

5. Nach dem Auswaschen werden sie in Alkohol nachgehärtet und eingebettet.

Schridde hat neuerdings ein Verfahren angegeben, bei dem die Fixierung und Durchfärbung vereinigt wird. Man legt die möglichst frischen Objekte von 4—5 mm Dicke bei Bruttemperatur auf 3—4 Tage in ein Gemisch von 9 Teilen Alauncarmin und 1 Teil Formalin.

Hierauf werden sie sorgfältig 12—24 Stunden in fließendem Wasser ausgewaschen und dann in folgende Lösung überführt:

75 proz. Alkohol	200 Teile
25 proz. Ammoniaklösung	1 Teil

In diesem Gemisch bleiben sie 12 Stunden. Handelt es sich um sehr blutreiche Organe, in denen starke Formalinniederschläge zu befürchten sind, so nimmt man am besten eine Lösung von 100 Teilen Alkohol von 75% und der gleichen Ammoniakmenge wie oben; in dieser Lösung verweilen die Stücke nur 6 Stunden. Aus dem Ammoniakalkohol werden sie sofort auf 6 Stunden in 96proz. Alkohol übertragen und nun in gewöhnlicher Weise in Paraffin eingebettet. Mitunter wird durch die Anwendung des Ammoniakalkohols das Hämoglobin der roten Blutkörperchen geschädigt.

Literatur. SCHRIDDE: Über gleichzeitige Fixierung und Durchfärbung von Gewebsstücken. Zbl. Path. 17 (1906). — SCHULTZE, O.: Über Stückfärbung mit Chrom-Hämatoxylin. Z. Mikrosk. 21 (1904).

ZEHNTES KAPITEL.

Metallimprägnation.

Wir ziehen hauptsächlich die Darstellung der Zellgrenzen in den Bereich unserer Untersuchung. Zum Gelingen einer guten Silberimprägnation ist es notwendig, daß die Gewebe möglichst frisch sind und nur in dünner Schicht mit dem Silbersalz in Berührung kommen. Membranen (Netz, seröse Häute usw.) spannt man über ein Glas- oder Porzellangefäß; andere Gewebe werden mit Hilfe von Glasnadeln gut ausgebreitet, röhrenförmige Gebilde und Hohlorgane (Blut- und Lymphgefäße, Lunge usw.) werden mit der Lösung injiziert. Die zu untersuchenden Präparate werden vor der Behandlung mit Silbersalzen gründlich mit destilliertem Wasser abgespült, um Blut und Albuminate zu entfernen. Zur Imprägnierung dient eine Lösung von salpetersaurem Silber in destilliertem Wasser 1:200 bis 1:500, in welche die zu untersuchenden Objekte in direktem Sonnenlicht oder bei möglichst hellem diffusen Tageslicht eingelegt werden; sobald die zunächst eintretende weiße Färbung einen Umschlag ins Schwärzlichgraue zeigt, wäscht man mit destilliertem Wasser oder 2proz. Essigsäure aus und untersucht in Glycerin oder Glycerinleim. Um ein Nachdunkeln der Präparate zu vermeiden, bringt man sie auf kurze Zeit (5—10 Sekunden) in eine 2proz. Lösung von unterschwefligsaurem (Fixier-) Natron, das durch gründliches Auswaschen in Wasser wieder entfernt werden muß.

Anm. Für die Injektion von Blutgefäßen zur Sichtbarmachung der Grenzen der Endothelzellen kann man sich auch des Silberleims bedienen, den man in der Weise herstellt, daß man 5 g Gelatine zu 100 ccm der Silberlösung in der Wärme zusetzt.

Über die BIELSCHOWSKYsche Silbermethode s. Kap. XII, E und Kap. XIV, F, d und die GOLGIsche und CAJALsche Methode, Kap. XIV, F.

Imprägnation der Nervenfasern und Nervenzellen s. Nervensystem.

Literatur. APÁTHY: Mitt. zool. Stat. Neapel 12 (1897). — COHNHEIM: Über die Endigungen der sensiblen Nerven in der Hornhaut. Virchows Arch. 34 (1867). — KÜHNE: Übersicht über die Goldmethoden. Z. Biol. 23 (1886). — LEE u. MAYER:

Mikroskopische Technik (4), S. 211. — RANVIER: Traité technique d'histologie (2). Paris 1889 — Leçons sur l'histologie du système nerveux 1878, 1. — v. RECKLINGHAUSEN: Die Lymphgefäße. Berlin 1862.

ELFTES KAPITEL.

Aufhellung und Konservierung.

Um die Schnittpräparate dauernd zu konservieren, und um die Vorteile, welche die Färbung der Präparate gewährt, nach allen Richtungen auszunützen, müssen die Schnitte noch weiteren Maßnahmen unterzogen werden.

Zur Aufhellung der Schnittpräparate, die wir in einem früheren Kapitel bereits kurz gestreift haben, dienen folgende Substanzen, die je nach ihrem Lichtbrechungsvermögen in verschiedenem Grade aufhellend wirken.

1. Das **Glycerin** ist sowohl für gefärbte als auch für ungefärbte gehärtete Schnittpräparate und für alle die, bei denen die Struktur des Protoplasmas und der einzelnen Gewebselemente in möglichst wenig veränderter Weise hervortreten soll, zu empfehlen. Für die Untersuchung frischer Präparate ist das Glycerin meist unbrauchbar, da die hier an sich schon sehr zarten Konturen durch die aufhellende Wirkung des Glycerins fast ganz unsichtbar werden. Die Schnitte können aus Wasser, Kochsalzlösung und aus Alkohol direkt in Glycerin übertragen werden. Um möglichst jede Schrumpfung zu vermeiden, bringt man den Schnitt zunächst in ein Gemisch von Glycerin und Wasser zu gleichen Teilen auf 10—15 Min., überträgt ihn dann auf den Objektträger, gibt nach sorgfältigem Absaugen der Glycerin-Wassermischung vermittels Fließpapier einen Tropfen von reinem Glycerin zu und deckt das Deckglas darauf. Man kann aber auch in der Weise vorgehen, daß man zu dem in Wasser oder Kochsalzlösung bereits unter dem Deckglas liegenden Schnitt vom Rande des Deckgläschens her einen Tropfen Glycerin zufließen läßt; in dem Maße, wie das Wasser verdunstet, tritt Glycerin zu dem Schnitt hinzu und imprägniert ihn allmählich.

Anstatt des Glycerins kann man auch Perkaglycerin oder Glycinal anwenden.

Da das Glycerin nicht verdunstet, kann es zugleich als Konservierungsmittel gebraucht werden. Näheres s. unten.

Das Glycerin greift Carmin- und Hämatoxylinfärbungen (letztere allerdings nur nach sorgfältigem Auswässern) nicht an und ist für die so gefärbten Präparate als Aufhellungs- und Konservierungsmittel gut zu gebrauchen. Auch Bismarckbraunfärbung ist in Glycerin zu konservieren. Dagegen ist das Glycerin für andere Anilinfarben sowie für Osmiumpräparate als Konservierungsmittel unbrauchbar, da die Färbung darin allmählich verschwindet.

2. **Solutio Kali acetici** (gesättigte wäßrige Lösung) wird in gleicher Weise wie Glycerin angewendet und ist ebenfalls zur dauernden Konservierung geeignet. Kal. aceticum hellt weniger stark auf als das Glycerin und kann daher auch zur Konservierung frischer Präparate verwendet werden. Anilinfarben halten sich länger als in Glycerin. Die mittels der GIEMSASCHEN Methode erzielten Färbungen halten sich besonders gut, wenn auch nicht dauernd, in diesem Aufhellungsmittel.

3. **Ätherische Öle** und **Kohlenwasserstoffe** wirken sämtlich maximal aufhellend und sind daher besonders zur Untersuchung kontrastreich gefärbter Präparate zu verwenden; feinere, nicht distinkt gefärbte Strukturen verschwinden wegen des großen Lichtbrechungsvermögens dieser Stoffe meist fast vollständig.

Sämtliche hier in Betracht kommenden Substanzen sind mit Wasser gar nicht oder nur wenig mischbar; es müssen daher die aufzuhellenden Schnitte zuerst vom Wasser befreit werden. Es geschieht dies am einfachsten dadurch, daß man die Schnitte in Alkohol von 96—100% entwässert oder, wo das nicht angängig ist, die auf dem Objektträger oder dem Deckglas gut ausgebreiteten Schnitte mit Fließpapier trocknet und den Rest des im Schnitt verbleibenden Wassers durch ein mit Wasser etwas mischbares Öl (Anilinöl oder Gemische desselben mit Xylol) entfernt.

Die Schnitte bleiben so lange in den Aufhellungsmitteln, bis sie völlig durchsichtig sind. Gelingt die Aufhellung auch bei längerer Einwirkung des Aufhellungsmittels nicht, so wird der Schnitt in absoluten Alkohol zurückgebracht und von neuem der Aufhellung unterworfen. Es ist zu beachten, daß manche der hier in Betracht kommenden Mittel bei längerer Einwirkung Färbungen mit Anilinfarben zu schädigen vermögen.

Am häufigsten werden folgende Substanzen gebraucht:

a) **Origanumöl.** Es ist besonders bei Celloidin- und Photoxylinpräparaten zu empfehlen, da es das Celloidin nicht löst, ebenso aber auch für Paraffinschnitte und für uneingebettete Präparate. Falls die Schnitte sich nur schwer aufhellen, was besonders bei Photoxylin- und Celloidinpräparaten, die nicht mit absolutem Alkohol entwässert werden können, vorkommen kann, so setzt man dem Öl einige Tropfen absoluten Alkohol zu, wodurch die Aufhellung meist rasch von statten geht.

Als Ersatz für das Origanumöl empfiehlt P. MAYER das Carvacrol.

b) **Cedernöl, Bergamottöl** und **Lavendelöl** sind für alle Präparate zu gebrauchen, doch ist zu berücksichtigen, daß Bergamottöl Eosinpräparate rasch entfärbt.

c) **Terpineol** und **Benzylalkohol** lösen Celloidin nicht, sind und bleiben farblos und mischen sich mit Alkohol von 90%, sind also wenig wasserempfindlich.

d) **Nelkenöl** ist zwar im allgemeinen nicht allzu empfindlich gegen geringe Wasserreste im Präparat, besitzt aber den großen Nachteil, daß es Celloidin und Photoxylin löst und infolgedessen bei solchen Schnitten nicht zu gebrauchen ist, ferner daß es Färbungen mit Anilinfarbstoffen schädigt. Ein vollwertiger Ersatz für Nelkenöl ist nach P. Mayer das Methylbenzoat.

e) **Xylol** und **Toluol** greifen die Färbungen von allen Aufhellungsmitteln am wenigsten an, sind aber gegen die geringsten Wasserreste empfindlich. Nach Weigert braucht man bei der Xylolaufhellung die Präparate nicht mit absolutem Alkohol zu entwässern, man kann ganz gut 94proz. Alkohol benutzen, wenn man sich der bekannten (von Welch 1876 erfundenen) Methode des Abtupfens mit Fließpapier bedient. Wenn man die Prozedur des Abtupfens und des Abspülens mit Xylol 1—2 mal wiederholt, so wird jedes Präparat durchsichtig. Bei längerem Liegen in Xylol kräuseln sich die Schnitte.

Das Trichloräthylen, das nach Saphier ein billiges Ersatzmittel für Xylol darstellen soll, ist nicht zu empfehlen, da es schädigend auf die Färbungen einwirkt (Bruch), ebensowenig Tetralin, bei dessen Verwendung sich mitunter der zum endgültigen Einschluß dienende Canadabalsam trübt.

f) **Carbolxylol.** Xylol 3

Acid. carbolic. crystall. 1

Um die Mischung stets wasserfrei zu erhalten, bringt man in die Flasche, die zur Aufbewahrung dient, geglühten und dadurch wasserfrei gemachten (weißen) Kupfervitriol.

Das Carbolxylol ist nicht sehr empfindlich gegen geringe Wasserreste und ist daher bei Celloidin- und Photoxylinschnitten gut zu gebrauchen. Zu beachten ist, daß die Schnitte sich darin leicht kräuseln und daß auch manche Anilinfarben durch die in der Mischung enthaltene Carbolsäure ausgezogen werden, weshalb bei Färbungen mit solchen Farben, insbesondere bei Bakterienfärbungen, Vorsicht geboten ist. Bei Aufhellung in Carbolxylol wird die Doppelbrechung geändert, sie darf daher bei Präparaten, die man polarisieren will, nicht angewendet werden.

g) **Anilinöl** und **Anilinöl-Xylolgemische** kommen besonders dann zur Aufhellung in Frage, wenn das zu untersuchende Präparat nicht mit Alkohol in Berührung kommen darf. Man verfährt dann in der Weise, daß man den Schnitt auf den Objektträger oder auf das Deckglas bringt, nach sorgfältiger Ausbreitung durch Aufdrücken eines vierfach

zusammengelegten Fließpapierbausches abtrocknet und hierauf mit
Anilinöl oder Anilinöl-Xylol übergießt.

Das reine Anilinöl zieht die Anilinfarben ziemlich stark aus, während
Anilinöl-Xylolgemische, je nach ihrem Gehalt an Anilinöl, weniger entfärbend wirken und den Farbstoff in gewissen Gewebsbestandteilen
zurücklassen. Fast gar nicht entfärbend wirkt ein Gemisch von Anilinöl
2 Teile und Xylol 10 Teile. Die Aufhellung vollzieht sich zwar sehr
langsam (selbst bei sehr dünnen Schnitten), aber die Färbung leidet
dabei so gut wie gar nicht.

Um das im Schnitt zurückbleibende Anilinöl, das bei längerer Einwirkung die Färbung schädigen könnte, vollständig zu entfernen,
wäscht man den Schnitt nach vollendeter Aufhellung in Xylol gründlich
aus. Das Auswachsen in Xylol ist auch in allen den Fällen dringend
notwendig, wo die Schnitte in Canadabalsam konserviert werden sollen,
da geringe Reste von Anilinöl zu einer allmählichen Bräunung des
Balsams Veranlassung geben.

Zur Konservierung dienen

1. das **Glycerin.** Über das Einlegen in Glycerin s. oben. Um die
Glycerinpräparate vor dem Verderben zu schützen, muß man reines,
säurefreies Glycerin anwenden und die Präparate von der Luft ab-
schließen. Man umzieht zu dem Zweck den Rand des Deckgläschens mit
einer für die Luft undurchdringlichen Substanz. Am einfachsten ist die
Umrahmung mit weichem Paraffin oder Wachs, die man so vornimmt,
daß man die erhitzte stumpfe Spitze eines Stahldrahtes in ein Stück
weiches Paraffin oder Wachs einstößt und das daran haftende Paraffin
oder Wachs in schmalen Streifen an den Rändern des Deckglases ausstreicht. Die Paraffinumrahmung muß selbstverständlich den Spalt
zwischen Deckglas und Objektträger vollständig umschließen, also zum
Teil auf dem Deckglas, zum Teil auf dem Objektträger sich befinden.
Um ein Verschieben des Deckglases zu vermeiden, ist es vorteilhaft,
zunächst die Ecken des Deckgläschens durch einen kleinen Tropfen des
verflüssigten Paraffins oder Wachses zu fixieren.

Soll die Paraffinumrahmung fest anhaften, so ist es unbedingt notwendig, daß an den Rändern des Deckglases kein Glycerin hervorquillt
und die Ränder des Deckglases und der das Deckglas umgebende Teil des Objektträgers frei von Glycerin und Feuchtigkeit sind, was durch Abwischen
mit einem alkoholgetränkten Leinwandläppchen leicht zu erreichen ist.

Um ein Abspringen oder Schadhaftwerden der Paraffin- oder Wachs-
umrahmung zu verhüten, überzieht man sie zweckmäßig noch mit einer dünnen Schicht von Asphalt- oder Maskenlack. Das direkte Umrahmen mit den
Lacklösungen ist nicht zu empfehlen, weil sie mitunter zwischen Objektträger und Deckglas eindringen und die Präparate auf diese Weise verderben.

Nach NEUMANN und HUEBER verfährt man beim Umranden von Glycerinpräparaten folgendermaßen: Glycerin wird im Überschuß unter das Deckglas gebracht und die Ränder mit pulverisiertem Tragacantha ziemlich dick aufgefüllt. Nach einigen Tagen hat sich ein Kitt von hellweicher Konsistenz gebildet, dessen Ränder mit scharfem Messer beschnitten werden können. Hierauf überzieht man das Tragacantha mit überhitztem Wachs und nach seinem Erstarren mit Deckglaslack.

Anstatt der Umrahmung mit Paraffin oder Wachs kann man auch eine solche mit dickflüssigem Canadabalsam vornehmen, freilich wird der Canadabalsam beim Eintrocknen leicht spröde und springt ab.

Anstatt des reinen Glycerins kann man auch **Glyceringelatine** verwenden. Man stellt sie folgendermaßen her: Man weicht 7 g Gelatine etwa 2 Stunden lang in 42 ccm destilliertem Wasser ein, setzt 50 g Glycerin zu, erwärmt unter Umrühren 10—15 Min. und filtriert heiß durch angefeuchtete Glaswolle. Zur besseren Konservierung setzt man 0,5 ccm Acid. carbol. liquefactum zu. Man bringt den Schnitt auf den Objektträger, saugt mit Fließpapier das überschüssige Wasser ab, bringt auf ihn ein kleines Stückchen der Glyceringelatine und erwärmt vorsichtig über der Flamme, bis die Gelatine geschmolzen ist. Dann legt man das Deckglas auf und läßt abkühlen. Um die Gelatine unlöslich zu machen, setzt man das Präparat Formalindämpfen aus, indem man es auf 6—12 Stunden in eine gute verschließbare Glasschale bringt, auf deren Boden man mit Formalin getränkte Watte gelegt hat. Man kann auch in der Weise verfahren, daß man die Präparate in eine Petrischale einlegt, in die man einige Gramm Trioxymethylen gebracht hat. Läßt man die Schale dann einige Tage bei 18—20° stehen, so wird die Gelatine unter der Einwirkung der sich entwickelnden Formalindämpfe fest. Nun umrandet man mit Wachs oder Paraffin oder Lack.

Für längere Konservierung ist Glycerin und Glyceringelatine nicht zu empfehlen, da dabei die meisten Färbungen Schaden leiden und allmählich zugrunde gehen.

2. **Solutio Kali acetici** und **Lävulose.** Die dauernde Konservierung geschieht in gleicher Weise wie bei Glycerineinschluß. Lävulose-(Fruchtzucker-) Sirup stellt man sich in der Weise her, daß man Lävulose mit etwas weniger als dem gleichen Volumen destillierten Wasser anrührt und 24 Stunden in den Brutschrank stellt. Der Sirup muß dickflüssig, kaum noch tropfbar sein.

3. **Canadabalsam.** Die Konservierung in Canadabalsam ist die in der pathologischen Histologie gebräuchlichste.

Sie setzt voraus, daß die Präparate vollständig entwässert und von einer Substanz durchtränkt sind, die sich mit Canadabalsam gut verbindet (sog. Vorharz).

Man verfährt bei dem Einschluß in Canadabalsam in der Weise, daß man die Präparate vollständig entwässert und sodann mit einem der obenerwähnten ätherischen Öle oder Kohlenwasserstoffe, die als Vorharz dienen, aufhellt.

Das direkte Übertragen der Schnitte aus Alkohol in Canadabalsam ist unbedingt zu vermeiden, da dabei Trübungen auftreten.

Aus dem Aufhellungsmittel, das stets so lange einwirken muß, bis der Schnitt vollständig durchsichtig geworden ist, wird er auf den Objektträger gebracht (bei aufgeklebten Paraffinschnitten natürlich unnötig), gut ausgebreitet und das überschüssige Öl durch sanftes Aufdrücken eines vierfach zusammengelegten Bausches von (glattem, satiniertem) Fließpapier entfernt. Nun gibt man einen Tropfen nicht zu dünnflüssigen Canadabalsam auf den Schnitt und legt vorsichtig das Deckglas auf. Läßt man das Präparat einige Tage vor Staub geschützt an der Luft liegen, so wird der Canadabalsam rasch fest.

Der zum Einschluß dienende Canadabalsam wird in Xylol gelöst, da in Chloroform gelöster Balsam die Anilinfarben angreift.

Kurz zusammengefaßt ist demnach das beim Einlegen in Canadabalsam zu beobachtende Verfahren folgendes:

1. Entwässern des Schnittes in absolutem Alkohol oder in 96 proz. Alkohol.

2. Aufhellen in Öl, Carbolxylol, Xylol oder Toluol.

3. Abtrocknen mit Fließpapier.

4. Auftropfen des Balsams.

5. Eindecken mit Deckglas.

Benutzt man zur Aufhellung Carbolxylol, so ist, worauf bereits hingewiesen wurde, zu beachten, daß es mitunter Färbungen zu schädigen vermag; um dies zu vermeiden, bringt man die Schnitte aus ihm zunächst in Xylol und schließt erst dann in Balsam ein.

Anm. 1. Canadabalsam reagiert meist etwas sauer; da diese saure Reaktion manchen Färbungen gefährlich werden kann, so ist es angebracht, den Canadabalsam durch Eintragen von etwas Kaliumcarbonat zu neutralisieren und dann auf dem Sandbad so lange zu erhitzen, bis er beim Erkalten eine glasharte, spröde Masse bildet. Am einfachsten ist es, den neutralen Canadabalsam von Grübler (Dr. Hollborn), Leipzig, zu beziehen. Anstatt des neutralen Canadabalsams kann man auch eingedicktes Cedernöl verwenden.

Anm. 2. Damarharz ist weniger stark lichtbrechend als Canadabalsam und infolgedessen für solche Präparate geeignet, in denen ein deutlicheres Hervortreten feiner Gewebsstrukturen erwünscht ist. Das Einlegen geschieht in gleicher Weise wie beim Canadabalsam. Zur dauernden Konservierung ist Damarharz aber nicht zu empfehlen, da sich nach einiger Zeit Trübungen bilden.

Anm. 3. Um bei größeren, auf einem Objektträger montierten Serien größere (teuere!) Deckgläser zu vermeiden, empfiehlt WEIGERT, die mit Carbolxylol aufgehellten und durch Auflegen von Fließpapier getrockneten Schnitte mit Negativlack, wie er in der photographischen Praxis gebraucht wird, zu übergießen; man läßt trocknen und wiederholt das Übergießen so lange, bis die Lackschicht glänzend erscheint. Sehr zweckmäßig sind auch Glimmerplatten oder für Präparate, die nicht dauernd konserviert werden sollen, dünne Gelatineplättchen.

Literatur. BEHRENS, W.: Tabellen zum Gebrauch bei mikroskopischen Arbeiten. Braunschweig 1892 — Bernsteinlack zum Verschließen mikroskopischer Präparate. Z. Mikrosk. **2** (1885). — HEYDENREICH, L.: Über den besten Deckglaskitt. Ibid. **2** (1885). — KLEMM, W.: Eine einfache Methode zum Haltbarmachen von Glycerin-Gelatinepräparaten. Mikrokosmos **11**, 45. — MAYER, P.: Ersatz des Nelkenöls durch andere Intermedien. Z. Mikrosk. **33** (1926). — NEELSEN u. SCHIEFFERDECKER: Beitrag zur Verwendung von ätherischen Ölen. Arch. f. Anat. **1882**. — NEUMANN u. HUEBER: Verbesserte Methode zum Umranden von Glycerinpräparaten. Z. Mikrosk. **44**, 333 (1927). — SCHULTZE, M.: Essigsaures Kali zum Aufbewahren mikroskopischer Präparate. Arch. mikrosk. Anat. **7** (1871). — WEIGERT, C.: Über Aufhellung von Schnittserien aus Celloidinpräparaten. Z. Mikrosk. **3** (1886) — Über Aufbewahrung von Schnitten ohne Deckgläschen. Ibid. **4** (1887).

ZWÖLFTES KAPITEL.

Methoden zur Darstellung besonderer Zell- und Gewebsbestandteile.

Die in diesem und in den folgenden Kapiteln (bes. Kap. XIV) angegebenen Methoden sind meist ziemlich kompliziert und geben vielfach nur bei peinlicher Einhaltung der für sie geltenden Vorschriften gute Resultate. Mitunter aber kommen trotz alledem bei ihnen Versager vor, die aber nicht der Methode, sondern dem zu untersuchenden Material zur Last zu legen sind. Viele Methoden sind für normalhistologische Zwecke ausgearbeitet worden, hier ist man fast stets in der Lage, das Material lebensfrisch zu fixieren. Dies ist bei pathologisch-anatomischen Untersuchungen, abgesehen von den Fällen, wo operativ gewonnenes Material vorliegt, nicht möglich. Meist liegt zwischen dem Tode und der Fixierung ein längerer Zeitraum, innerhalb dessen durch Fäulnis oder autolytische oder andere bisher noch wenig erforschte Vorgänge Veränderungen in den Geweben und Zellen, insbesondere Änderungen in ihrer chemischen Reaktion, eintreten können, durch die das Ergebnis einer bei lebensfrisch eingelegtem Material zuverlässige Resultate gebenden Methode in Frage gestellt wird. Durch Zusätze zur Fixierungsflüssigkeit läßt sich in manchen Fällen, wie GRÄFF gezeigt hat (s. Oxydasereaktion) Abhilfe schaffen.

A. Darstellung der Kern- und Protoplasmastrukturen.

Kern- und Protoplasmastrukturen lassen sich nur an Objekten gut zur Anschauung bringen, die noch möglichst lebenswarm, d. h. möglichst rasch nach dem Tode oder bei operativ oder experimentell gewonnenen Objekten möglichst rasch nach der Entfernung aus dem lebenden Körper in geeignete Fixierungsflüssigkeiten gebracht werden. Es gelingt zwar

9*

mitunter auch an später fixierten Stücken, diese Strukturen darzustellen, aber sie verlieren, je länger mit der Fixierung gezögert wurde, an Deutlichkeit und werden, was besonders für Kernteilungen gilt, allmählich an Zahl geringer. Ferner ist es unbedingt notwendig, daß aus den zu untersuchenden Objekten möglichst dünne (2—3 mm dicke) Scheiben herausgeschnitten werden, da nur diese von den Fixierungsflüssigkeiten vollständig und rasch durchdrungen werden.

a) Kernstrukturen.

Zur Fixierung der Kernstrukturen eignen sich am besten

1. das FLEMMINGsche Gemisch (s. oben S. 38),

2. das Sublimat mit Zusatz von Kochsalz oder Essigsäure (s. oben S. 29), ZENKERsche Flüssigkeit,

3. das Formalin (s. S. 30) und die mit ihm hergestellten Gemische.

Absoluter Alkohol und Aceton fixieren zwar ebenfalls die in Rede stehenden Strukturen, doch stehen sie wegen ihrer schrumpfenden Wirkung den obengenannten Gemischen nach.

Die Fixierungsflüssigkeiten müssen stets sehr reichlich bemessen werden und sollen das Volumen des zu fixierenden Stückes um das 10—20fache übersteigen. Sobald sie erheblich getrübt sind, müssen sie erneuert werden.

Zur Darstellung der Struktur des ruhenden Kernes eignen sich sämtliche oben angegebene Kernfärbungen.

Zum Studium der Kernstrukturen empfiehlt v. MÖLLENDORF besonders die MANNsche Färbung mit Methylblau-Eosin.

Die Präparate müssen in Sublimat oder Sublimatgemisch fixiert und gut vom Sublimat durch Jodierung befreit sein.

Zur Färbung dient ein Gemisch von

Methylblau[1] 1 proz. in Aq. dest.	35 ccm
Eosin 1 proz. in Aq. dest.	45 ccm
Aq. dest.	100 ccm

Man färbt in diesem Gemisch 24 Stunden, spült die Schnitte in Wasser ab und entwässert sie gründlich in absolutem Alkohol. Hierauf überträgt man sie in ein Gemisch von

Alkohol abs.	30 ccm
1 proz. Natronlauge in abs. Alkohol	5 Tropfen

bis sie einen roten Farbenton angenommen haben.

Hierauf folgt gründliches Abspülen in absolutem Alkohol, bis alle Spuren der Natronlauge entfernt sind, und Abspülen in Wasser 1 Min. lang, wobei der Schnitt unter Abgabe von roten Farbstoffwolken eine bläuliche

---

[1] Nicht etwa Methylenblau.

Farbe annimmt. Nun wird er auf 2—3 Min. in schwach mit Essigsäure angesäuertes Wasser übertragen, in absolutem Alkohol entwässert und durch Xylol in Balsam eingebettet.

Zur besonderen Färbung der Kernkörperchen kann man fast alle Gemische von basischen und sauren Anilinfarben benutzen, wobei die Kernkörperchen sich mit der sauren Anilinfarbe tingieren. Auch die WEIGERTsche Fibrinfärbemethode hebt bei Doppelfärbung mit Carmin die Kernkörperchen sehr scharf durch eine tiefschwarzblaue Färbung von der roten Farbe, die der Kern angenommen hat, hervor.

Saure Kerne.

Während in normalen Kernen das saure Chromatingerüst und die sauren Nucleolen in einer größtenteils basischen, durch basische Farben mithin nicht färbbaren Grundsubstanz liegen, gibt es nach UNNA, dessen Ausführungen ich hier wortgetreu folge, auch total saure Kerne, in denen sich auch die Grundsubstanz mit basischen Farben färben läßt. Diese sauren Kerne, die niemals Mitosen zeigen und wahrscheinlich Sauerstoffspeicherer (UNNA) sind, zeichnen sich außerdem durch ihre besondere Größe und meist ellipsoide Gestalt aus.

Zur distinkten Darstellung dieser sauren Kerne dienen Entfärbungsmittel, die, wie das Tannin oder das Jod, in starker Konzentration nur mit der sauren Substanz der Kerne (einer Globulinsubstanz) und den basischen Farben eine feste Verbindung geben, während die anderen sauren Eiweiße gelöst oder entfärbt werden.

UNNA empfiehlt folgende Methoden, die bei Fixierung in Alkohol, MÜLLERscher Lösung oder FLEMMINGschem Gemisch gut gelingen:

1. Polychromes Methylenblau-Tannin.

a) Färbung in polychromem Methylenblau 2 Min.

b) Abspülen in Wasser.

c) Entfärben in 25proz. wäßriger Tanninlösung 10—15 Min.

d) Wasser, Alkohol, Öl, Balsam.

Auf einem schwach bläulichen Hintergrund treten allein zwei Elemente dunkel hervor: die blauschwarz gefärbten Kernkörperchen und die dunkelblauen sauren Kerne.

Statt der polychromen Methylenblaulösung kann man auch Safranin oder das gewöhnliche Carbolfuchsin benutzen, muß aber in letzterem Falle zur leichteren Entfärbung der Tanninlösung etwas Orange zusetzen.

Eine recht instruktive Doppelfärbung, bei der die gewöhnlichen Kerne blau, die sauren rot gefärbt sind, erhält man bei Anwendung der

2. Hämatoxylin-Safranin-Tanninmethode.

1. Härtung in Alkohol. Einbettung in Celloidin.

2. Die Schnitte kommen auf 5 Min. in BÖHMERsches Hämatoxylin.

3. Auswaschen in Leitungswasser, bis sie rein blau erscheinen (etwa 10 Min.).

4. Nachfärben in einer 1proz. wäßrigen Safraninlösung (Marke 0 Grübler) 20 Min.

5. Abspülen in Leitungswasser.

6. Differenzieren in einem Gemisch von einer 25proz. Tanninlösung und 1prom. wäßriger Pikrinsäurelösung zu gleichen Teilen 2—5 Min. je nach der Dicke des Schnittes.

7. Auswaschen in Wasser 10 Min. Alkohol. Öl. Balsam.

Die sauren Kerne sind rot, während die übrigen Kerne blau gefärbt sind.

Zur Darstellung der

Kernteilungsfiguren

können die meisten der oben angeführten Kernfärbungen, vorausgesetzt, daß eine gute Fixierung stattgefunden hat, mit gutem Erfolg verwendet werden. Die sich teilenden Kerne färben sich dabei meist intensiver als die ruhenden, so daß man häufig schon bei schwacher Vergrößerung die Kernteilungen erkennen und ihre Zahl abschätzen kann. Doch ist hier Vorsicht geboten, da auch Kerndegenerationen mitunter sehr intensiv gefärbt erscheinen.

Zur scharfen Hervorhebung der Kernteilungen gegenüber den ruhenden Kernen sind folgende Methoden für die Zwecke der pathologischen Histologie gebräuchlich:

Fixierung in FLEMMINGS Chromosmium-Essigsäuregemisch

nach der S. 38 gegebenen Vorschrift.

Die gut gewässerten und in Alkohol nachgehärteten Stücke werden entweder uneingebettet oder nach vorangegangener Einbettung in Paraffin geschnitten. Zur Färbung empfiehlt sich am meisten 1proz. Safraninlösung.

Vorschrift zur Färbung.

1. Färbung in 1proz. wäßriger Safraninlösung 1—24 Stunden.

2. Abspülen in Wasser.

3. Kurzes Entfärben in schwach saurem Alkohol (5 Tropfen Salzsäure oder 10 Tropfen konzentrierte Pikrinsäurelösung auf 100 ccm Alkohol).

4. Auswaschen in absolutem Alkohol, bis keine gröberen Farbstoffwolken mehr vom Schnitt abgegeben werden.

5. Aufhellen in Xylol oder Bergamottöl. — Balsam.

Auch die S. 113 erwähnte Anilin-Safraninlösung gibt gute Resultate.

Die in Teilung begriffenen Kerne sind intensiv rot gefärbt, während die ruhenden Kerne einen blaßroten Farbenton zeigen. Dieser Unterschied ist gerade bei der Safraninfärbung sehr in die Augen springend und hat ihr die größte Beliebtheit verschafft.

Wenn man die in FLEMMINGscher Lösung fixierten Schnitte mit Hämatoxylin färben will, so bedient man sich am besten der von BENDA angegebenen Färbemethode:

1. Übertragen der Schnitte in konzentrierte Lösung von Cupr. acet. auf 24 Stunden bei 37°.

2. Gründliches Auswaschen in Wasser.

3. Färben in 1proz. wäßriger Hämatoxylinlösung, bis die Schnitte tiefschwarz erscheinen.

4. Entfärben in wäßriger Salzsäurelösung 1:500, bis die Schnitte einen gelben Farbenton zeigen.

5. Entfernung der Säure in der unter 1 erwähnten Kupferlösung, bis die Schnitte blaugrau erscheinen.

6. Gutes Auswaschen in Wasser.

7. Alkohol, Xylol, Balsam.

Zum Studium der Zentralkörper, Polstrahlung und Spindelfäden empfiehlt es sich, die betreffenden Objekte entweder lange Zeit in dem Chromosmium-Essigsäuregemisch der Einwirkung des Lichtes auszusetzen oder sie, was vorzuziehen ist, in HERMANNschem Gemisch zu fixieren (s. oben S. 38).

Zur Färbung dient die obenerwähnte Safraninlösung oder die von FLEMMING angegebene, aber sehr diffizile Safranin-Gentiana-Orangefärbung (Mitteilung von WINIWARTER-SAINMONT: Z. Mikrosk. **25**, 157).

Neben dem Chromosmium-Essigsäuregemisch kommt zur Darstellung der Mitosen in zweiter Linie in Betracht

die Sublimat-, die Formalin- und die Alkoholfixierung
(s. S. 25—34).

Die am zweckmäßigsten von in Paraffin eingebetteten Objekten hergestellten Schnitte werden mit Hämatoxylin gefärbt. Bei Differenzierung mit Salzsäure-Alkohol sind die ruhenden Kerne bedeutend blasser gefärbt als die in Mitose begriffenen. Die HEIDENHAINsche Eisenhämatoxylinfärbung ist bei Sublimatfixierung sehr empfehlenswert, besonders bezüglich der Darstellung des Centrosoms und der achromatischen Spindel.

Auch die GRAMsche Färbemethode, besonders in der WEIGERTschen Modifikation, sowie die BIONDI-HEIDENHAINsche Färbung (s. oben S. 120) geben gute Resultate. Bei letzterer werden die ruhenden Kerne blaugrau, die sich teilenden intensiv grün gefärbt. Bei ersterer halten die Mitosen die blaue Färbung fest, während die ruhenden Kerne entfärbt werden. Safranin- und Carbolfuchsinfärbung sind ebenfalls anwendbar.

Sublimat-, Formalin- und Alkoholfixierung zur Darstellung der Kernteilungen ist besonders deswegen empfehlenswert, weil Bakterienfärbungen sehr gut an solchen Objekten vorgenommen werden können. Man erhält, da die zur Färbung der Bakterien angegebenen Methoden auch die Kernteilungen zur Darstellung bringen, auf diese Weise Präparate, an denen man den Einfluß der Bakterien auf die Zellen bzw. ihre Kerne verfolgen kann.

Auch Doppelfärbungen (Bakterien in anderer Farbe als die Kerne) gelingen gut.

Zum Nachweis von

Kernsubstanzen,

die Nucleinsäure vom Typus der Thymonucleinsäure enthalten, dient die von FEULGEN und ROSSENBECK gefundene Methode der Nuclealfärbung.

Sie ist eine Aldehydreaktion, bei der reduzierende Aldehydgruppen mittels fuchsinschwefliger Säure durch Bildung eines intensiv rotvioletten Farbstoffes nachgewiesen werden. Solche Aldehydgruppen werden frei, wenn die Purinkörper der Kerne von tierischen und pflanzlichen Zellen durch eine milde Hydrolyse abgespalten werden.

Man braucht zur Reaktion folgende Lösungen:

1. n-Salzsäure: Man mischt 82,5 ccm konz. Salzsäure (spez. Gew. 1,19) mit 1000 ccm Wasser.

2. Fuchsin-schweflige Säure: Man übergießt 1 g fein zerriebenes Parafuchsin mit 200 ccm siedendem Wasser in einem Erlenmeyerkolben und schüttelt bis zur Lösung öfter um. Die auf 50° abgekühlte Lösung filtriert man in eine Flasche mit eingeschliffenem Stopfen und setzt 20 ccm n-Salzsäure zu. Nachdem man die Lösung durch Berieseln mit Wasser auf 25° abgekühlt hat, löst man in ihr 1 g trocknes Natriumbisulfat (pro analysi), läßt sie bei Zimmertemperatur 24 Stunden und länger stehen, wobei sich die Lösung allmählich entfärbt. Sie ist, wenn sie im Dunkeln gut verschlossen aufbewahrt wird, längere Zeit haltbar. Sobald sie sich rötlich färbt, ist sie nicht mehr brauchbar.

3. SO_2-Lösung: Man gibt 10 ccm einer 10proz. Lösung von gewöhnlichem wasserfreiem Natriumbisulfit zu 200 ccm Leitungswasser. Die Vorratslösung ist stets in einem luftdicht verschließbaren Gefäß aufzubewahren. Sie ist nur so lange brauchbar, als sie stark nach schwefliger Säure riecht.

Die Nuclealreaktion kann an Ausstrich- und an Schnittpräparaten vorgenommen werden. Erstere fixiert man durch Erwärmen, indem man die mit dem Untersuchungsmaterial in dünner Schicht beschickten Objektträger oder Deckgläschen dreimal durch die Flamme des Bunsenbrenners zieht, letztere sind in Sublimateisessig zu fixieren (s. S. 29). Einbettung in Paraffin. Die feinen Schnitte werden mit Eiweißglycerin aufgeklebt. Entparaffinieren in Xylol. Nach der Behandlung mit absolutem Alkohol bringt man sie auf 24 Stunden in 96proz. Alkohol.

Nun führt man sie durch Alkohol niedriger Konzentration, dem man zur Bindung etwa vorhandener Aldehyde 1proz. Dimethylcyclohexandion (Kahlbaum) zugesetzt hat, in destilliertes Wasser über. Auch die Ausstrichpräparate werden zunächst auf 24 Stunden in 96proz. Alkohol gebracht und dann wie die Schnittpräparate weiterbehandelt.

Die Anstellung der Reaktion verläuft folgendermaßen:

1. Hydrolyse: Man taucht die Präparate zunächst in die Salzsäurelösung (1) auf kurze Zeit und unterwirft sie nun der Hydrolyse bei 60°. Dies geschieht in der Weise, daß man sie in ein auf einem Drahtnetz stehendes Becherglas, in das ein Thermometer eintaucht, stellt, die Temperatur konstant auf 60° hält; nach genau 4 Min. wird die Hydrolyse dadurch unterbrochen, daß man sie in kalte Salzsäurelösung (1) eintaucht und rasch in Wasser auswäscht. Am Becherglas bringt man außen eine Marke an, bis zu der man das verdunstete Wasser durch Zusatz von destilliertem Wasser wieder auffüllt.

2. Färbung: Man bringt das Präparat auf 1—1$^1/_2$ Stunden in die fuchsin-schweflige Säure (Lösung 2) und spült es dann in der Lösung (SO_2-Lösung) in der Weise ab, daß man es in drei nebeneinander stehende, die SO_2-Lösung enthaltende, mit 2 und 3 bezeichnete Bechergläser immer in derselben Reihenfolge hindurchzieht. Die Bechergläser sind gut zugedeckt zu halten, die Lösung öfter zu erneuern. Hierauf folgt 5—10 Min. langes Auswaschen mit Wasser, bei Ausstrichpräparaten Trocknen an der Luft, bei Schnitten Alkoholbehandlung und Einlegen in Balsam.

Die Nuclearsubstanzen sind rotviolett gefärbt.

Zur Kontrolle behandelt man ein Präparat ohne Hydrolyse nur mit kalter n-Salzsäure und unterwirft es dann der Färbung. Es darf dabei keine Färbung annehmen.

Protoplasmastrukturen.

Zellgrenzen, Mitochondrien, Plastosomen, Chondriosomen.

Zur Darstellung der Zellgrenzen der Endothelien der Blut- und Lymphgefäße sowie der serösen Häute und der Kittsubstanzen sowie von Lücken im Gewebe, dient die von v. RECKLINGHAUSEN zuerst angegebene Imprägnation mit Silbersalzen (s. S. 124).

Zur Darstellung der von BENDA entdeckten **Mitochondrien** dient folgendes Verfahren:

1. Fixierung kleinster, lebensfrischer Gewebsstücke in reichlich zu bemessender FLEMMINGscher Flüssigkeit 8 Tage.

2. Kurze, einstündige Wässerung in destilliertem Wasser.

3. Einlegen in ein Gemisch von Acetum pyrolignosum rectificatum und Sol. acid. chromic. (1:100) zu gleichen Teilen auf 24 Stunden.

4. Übertragen in 2proz. Lösung von doppelchromsaurem Kali auf 24 Stunden.

5. Auswässern in mehrmals zu erneuerndem Wasser 24 Stunden. Nachhärten in steigendem Alkohol und sofortiges Einbetten in Paraffin.

6. Die auf Deckgläschen aufgeklebten, etwa $5\,\mu$ dicken Schnitte werden nach Entparaffinierung aus Wasser auf 24 Stunden in eine 4 proz. Lösung von Eisenalaun gebracht.

7. Abspülen in destilliertem Wasser. — Übertragen in eine bernsteingelbe wäßrige Lösung von sulfalizarinsaurem Natron (Kahlbaum), die durch Verdünnung von 1 ccm einer gesättigten wäßrigen Lösung mit 80—100 ccm destilliertem Wasser hergestellt wird. Sie verbleiben hier 24 Stunden.

8. Abspülen in destilliertem Wasser und Einlegen in ein Gemisch von Anilinwasser-Krystallviolettlösung und Wasser zu gleichen Teilen. Die Lösung wird erwärmt, bis Dämpfe aufsteigen, die Schnitte bleiben noch 3—5 Min. in der heißen Lösung und werden dann noch 3—5 Min. bis zur Abkühlung darin belassen.

Die Krystallviolettlösung ist eine 3 proz. Lösung in 70 proz. Alkohol mit Zusatz von gleichen Teilen von Anilinwasser.

9. Abtrocknen mit Fließpapier oder kurze Abspülung in destilliertem Wasser, darauf 1—2 Min. in 30 proz. Essigsäure.

10. Auswaschen in fließendem Leitungswasser 5—10 Min., bis der Farbenton wieder rötlich geworden ist.

11. Abtrocknen mit Fließpapier, Eintauchen in Alkohol abs. Aufhellen in Bergamottöl. Xylol. Balsam.

Die Kerne, das Cyto- und das Archiplasma sind braunrot gefärbt, die Zentralkörper zeigen einen rötlich-violetten Farbenton, einige Zellgranula sind blaßviolett gefärbt (wie Bakterien).

Man muß bei der Behandlung der Präparate mit Alkohol sehr vorsichtig sein, da sehr leicht eine Entfärbung der Fadenkörner eintritt. Ist dies geschehen, so muß man die Färbung von 8 ab wiederholen. Hat der Alkohol zu kurze Zeit eingewirkt, so bleiben andere Gewebsbestandteile mitgefärbt, man kann dann vorsichtig mit einem Gemisch von Kreosot und Xylol nachdifferenzieren, bis der gewünschte Grad der Entfärbung erreicht ist.

Bang und Sjövall empfehlen zur Fixierung und Darstellung der **Chondriosomen** eine Mischung von 40 proz. Formalin und absolutem Alkohol zu gleichen Teilen mit Zusatz von Kochsalz bis zur Erreichung der Isotonie, direkte Nachhärtung in Alkohol, Einbettung in Paraffin und Färbung der Schnitte nach der Heidenhainschen Hämatoxylinmethode.

Zur Darstellung der Zentralkörper dient am besten folgendes von Benda angegebene Verfahren:

a) Fixierung und Beizung.

1. Das Material wird möglichst lebensfrisch in kleinen, höchstens 0,5 cm dicken Würfeln in 93—96 proz. Alkohol mindestens 2 Tage fixiert.

2. Einlegen in verdünnte offizinelle Salpetersäure (1 Vol. Säure auf 10 Vol. Wasser) auf 24 Stunden.

3. Übertragen in 2 proz. Lösung von Kaliumbichromat auf 24 Stunden.

4. 48 Stunden in 1 proz. Lösung von Chromsäure.

5. 24 stündiges Auswässern und Nachhärten in Alkohol. Einbettung in Paraffin.

b) Färbung.

1. Die entparaffinierten Schnitte werden 5 Min. mit 0,5 proz. Lösung von Kaliumpermanganat oxydiert.

2. Reduktion in Palscher Lösung (Acid. oxalic., Kali. sulfurosum aa 1 g, Aq. dest. 200), bis sie vollständig entfärbt sind.

3. Abtrocknen mit Fließpapier.

4. Färben mit Anilinwasser-Gentianaviolettlösung 1 Min. unter leichtem Erwärmen.

5. Abtrocknen mit Fließpapier.

6. Überspülen mit Lugolscher Lösung 1 Min.

7. Abspülen in Aq. dest. etwa 5 Min.

8. Abtrocknen mit Fließpapier.

9. Differenzieren in Anilinxylol aa, bis keine Farbe mehr abgeht.

10. Abtrocknen mit Fließpapier.

11. Xylol. Balsam.

Zellgranula.

Zur Darstellung der Zellgranula hat Altmann folgende Methode angegeben:

1. Fixierung der möglichst rasch[1] nach dem Tode entnommenen dünnen Organstückchen in Altmannschem Gemisch (S. 38).

2. Auswaschen in fließendem Wasser 6—12 Stunden und Nachhärten in Alkohol von steigender Konzentration.

3. Einbetten in Paraffin und Zerlegen in möglichst dünne (3 bis $5\,\mu$) Schnitte. — Aufkleben der Schnitte auf den Objektträger. — Entparaffinieren.

4. Färben in einer filtrierten Lösung von Anilinwasser 100 ccm, Säurefuchsin 20 g unter Erwärmen, bis Dämpfe aufsteigen.

5. Nach dem Erkalten Abspülen der Fuchsinlösung mit einer Mischung von konzentrierter alkoholischer Pikrinsäurelösung 1 Vol. und 20 proz. Alkohol 7 Vol.

6. Erneuerung der Pikrinmischung und vorsichtiges Erwärmen auf etwa 42° 40—60 Sekunden lang.

7. Abspülen mit absolutem Alkohol — Xylol — Balsam.

Die im leicht gelb gefärbten Zelleib liegenden Granula sind tiefrot gefärbt (bzw. durch Osmium geschwärzt), die Kerne sind farblos, aber deutlich zu erkennen.

Schridde empfiehlt folgende Modifikation der Altmannschen Methode.

Die lebensfrischen Organstückchen werden entweder in der Altmannschen Fixierungsflüssigkeit oder in Formol-Müller 24 Stunden

---

[1] Die Darstellung gelingt auch an Stücken, die 24 Stunden p. m. fixiert wurden, doch ist sie mangelhafter als bei frisch konservierten Objekten.

bei 35—40° fixiert. Auswaschen in Wasser 12—24 Stunden. Die Präparate werden mittels Chloroform bei Lichtabschluß in Paraffin eingebettet und geschnitten. Ist Fixierung in Müller-Formol angewendet worden, so müssen die Schnitte vor der Färbung auf eine Stunde in 1 proz. Osmiumsäurelösung bei Licht- und Luftabschluß eingelegt werden. Die Schnitte, die nicht über 3 μ dick und mittels der Capillarattraktion aufgezogen sein sollen, kommen nunmehr aus destilliertem Wasser auf 10 Min. in die Altmannsche Anilinwasser-Säurefuchsinlösung, die man, bevor man die Schnitte in sie einlegt, in gut verschlossenem Gefäß 1 Stunde in den Paraffinschrank (also auf 55—60°) gebracht hat. In dieser Lösung bleiben sie im Paraffinschrank 10 Min. und werden nun auf 20 Min. zur Differenzierung in den bei der Altmannschen Färbung angegebenen Pikrinsäurealkohol gebracht. Nach gutem Abspülen in Wasser werden die Präparate vorsichtig mit Fließpapier abgetrocknet und schnell durch Alkohol in Xylol gebracht. Einschluß in neutralem Canadabalsam.

Das Verfahren verläuft demnach kurz zusammengefaßt folgendermaßen:

1. Fixierung der lebensfrischen Objekte in Altmannschem Gemisch oder in Müller-Formol 24 Stunden bei 35—40°.

2. Auswaschen in Wasser 12—24 Stunden.

3. Einbetten in Paraffin unter Lichtabschluß mittels Chloroform.

4. Schneiden. Aufziehen der Schnitte durch Capillarattraktion auf den Objektträger. Entparaffinieren.

4a. Schnitte, die in Müller-Formol fixiert waren, werden in 1 proz. Osmiumsäure auf 1 Stunde unter Licht- und Luftabschluß eingelegt und dann gründlich in destilliertem Wasser ausgewaschen.

5. Schnitte aus Wasser in Anilinwasser-Säurefuchsinlösung bei 55 bis 60° auf 10 Min.

6. Abspülen in Wasser.

7. Differenzieren in Pikrinsäurealkohol 20 Min.

8. Abspülen in Wasser. Abtrocknen mit Fließpapier.

9. Schnelles Durchführen durch absoluten Alkohol.

10. Xylol. Neutraler Balsam.

Mittels dieser Methode lassen sich auch dünne 10 μ dicke Gefrierschnitte färben, wenn man sie bei Fixierung in Müller-Formol auf den Objektträger mit Fließpapier andrückt und dann unter Lichtabschluß 30 Min. mit 1 proz. Osmiumsäurelösung behandelt. Die Färbe- und Differenzierungsdauer muß auf die Hälfte der oben angegebenen Zeit herabgesetzt werden.

Die Zellkörnelungen sind so ausgezeichnet dargestellt, daß die Körner der verschiedenen Zellen in einem voneinander abweichenden charakteristischen Farbenton erscheinen. So färben sich die Körner der eosino-

philen Zellen schwarzrot, die der neutrophilen blaßbräunlichrot, die der
Plasmazellen ziegelrot, die der Mastzellen schwarzgrau, in den Lymphocyten sind gelblich karmoisinrote Körnchen wahrnehmbar, während die
basophilen Granula ungefärbt bleiben und wie Vakuolen aussehen, die
Körner der Belegzellen im Magen violettrot, die der Hauptzellen rotbraun.

Will man sich die Möglichkeit offen halten, an den zu untersuchenden
Objekten auch andere Färbungen vorzunehmen, so bettet man direkt
nach der Fixierung in Müller-Formalin (selbstverständlich nach ge-
höriger Auswässerung) in Paraffin ein und osmiert erst dann die Schnitte
2 Stunden oder länger. Nach kurzem Auswaschen in destilliertem Wasser
färbt man wie oben angegeben. Hat man in der gewöhnlichen Formalinlösung fixiert, so muß man, um brauchbare Resultate zu erhalten, die
Präparate 12—24 Stunden mit einer 5proz. Lösung von Kaliumbichromat bei 30° beizen und dann, wie oben angegeben, mit Osmiumsäure
behandeln.

Nach Kiyono kann bei der Fixierung der nach der Altmannschen
Methode zu behandelnden Stücke oder Schnitte die Osmiumsäure wegbleiben, wenn man die lebenswarm in Formalin-Müller oder in 10 bis
20proz. Formalin fixierten Schnitte in ein Gemisch von

Kalium bichromic.	5,0
Chromalaun	2,0
Aq. dest.	100,0

2—4 Tage bei Zimmertemperatur oder 1—2 Tage bei 37° bringt und
dann 5—24 Stunden in fließendem Wasser auswäscht. Die Beizung
in der erwähnten Lösung kann man auch an dem entparaffinierten
Schnitt 24 Stunden bei Zimmertemperatur oder 6—12 Stunden bei 37°
vornehmen. Man wäscht die Schnitte dann kurz in Wasser aus.

Auch vermittels der Russelschen Färbemethode erhält man mitunter, wenn man unmittelbar nach dem Tode entnommenes Material in
Müllerscher Lösung (weniger empfehlenswert Alkohol) härtet, die Zellgranula gefärbt.

Die Methode ist folgende:

1. Färben der Schnitte (Paraffineinbettung) in einer konzentrierten
Lösung von Fuchsin in 2proz. Carbolwasser 10—30 Min.

2. Auswaschen in Wasser 3—5 Min.

3. Abspülen in absolutem Alkohol $^1/_2$ Min.

4. Differenzieren und Nachfärben in einer Lösung von Jodgrün 1 g,
2proz. Carbolwasser 100 ccm 5 Min. lang.

5. Rasches Entwässern in Alkohol abs. — Xylol. — Balsam.

Kerne grün, Granula und hyaline Kugeln leuchtend fuchsinrot gefärbt.

Arnold empfiehlt zum Studium der Zellgranula am überlebenden Objekt
kleine Teile des zu untersuchenden Objekts vom eben getöteten Tier in eine ge-

sättigte Lösung von Neutralrot in physiologischer Kochsalzlösung oder in eine 0,5—1proz. Lösung von Methylenblau in physiologischer Kochsalzlösung einzulegen und nach verschieden langer Zeit zu untersuchen. Um die Granula am lebenden Gewebe zu studieren (Froschzunge), bestäubt man die Oberfläche mit den gleichen Farbstoffen in Substanz. Man kann die Neutralrotfärbung fixieren, wenn man auf die Präparate 10—20 Min. lang Formalindämpfe einwirken läßt.

Oxydasereaktion.

Zum Nachweis der im Protoplasma vorkommenden oxydierenden Fermente (Oxydasen) dient die von Winkler zuerst angegebene und von W. Schultze in die pathologisch-anatomische Technik eingeführte Oxydasereaktion, die darauf beruht, daß durch die Einwirkung einer schwach alkalischen Lösung von α-Naphthol und Nachbehandlung mit einer Lösung von Dimethylparaphenylendiamin unter dem Einfluß der in den Zellen enthaltenen Oxydasen Indophenolblau entsteht, das teils in Form blauer bis blauschwarzer nur im Protoplasma, nie im Kern liegender Körner, teils als mehr oder minder blaue oder blaugrünliche diffuse Färbung sichtbar wird (Gräff).

Gräff hat dieser Reaktion, die er als Nadireaktion (Anfangssilben der dabei verwendeten Reagenzien) bezeichnet, sehr eingehende Untersuchungen gewidmet, auf Grund deren er zu dem Schluß kommt, daß sich Oxydasen nicht bloß, wie man früher annahm, in besonderen Zellarten, sondern in fast allen Zellen unter optimalen Versuchsbedingungen nachweisen lassen. Für den Eintritt der Oxydasereaktion ist nach Gräff nicht nur die Beschaffenheit des dabei zur Verwendung kommenden Gemisches der beiden Reagenzien (Nadigemisch Gräff) (Alter, Zusammensetzung), sondern auch die Dauer der Einwirkung und besonders der Zustand des Gewebes, das auf seinen Oxydasegehalt untersucht werden soll (Grad der Alkaleszierung bzw. Säurung) von Bedeutung. Nach Gräff lassen sich alle diese Bedingungen optimal gestalten (Näheres siehe bei Gräff: Zbl. Path. **35**, Nr 16). Ob das bei der Reaktion gebildete Indophenol körnchenförmig oder als diffus färbender Farbstoff auftritt, hängt von der Stärke und der Menge des vorhandenen Fermentes und davon ab, ob letzteres unter günstigen Bedingungen (Säuregrad des Gewebes) arbeiten kann. Ist es kräftig und in genügender Menge vorhanden und die Reaktion des Gewebes für seine Reaktion geeignet, so bilden sich feinste Körner, andernfalls tritt diffuse Färbung ein.

Wie Staemmler gezeigt hat, findet innerhalb einer Zeitspanne von 36 Stunden nach dem Tode eine Abnahme der Oxydasewirkung nicht statt. Leichenmaterial ist infolgedessen für die Anstellung der Oxydasereaktion gut zu gebrauchen.

Zum Nachweis der in myeloischen Zellen vorhandenen Oxydase wendet man die von Schultze angegebene Methode an.

Sie kann an Ausstrichpräparaten, die am besten durch Formoldämpfe, nicht durch Erhitzen fixiert werden, und an Gefrierschnitten, die von in Formalin fixierten Gewebsstücken hergestellt werden, vorgenommen werden. Das Ferment verschwindet bei Einwirkung höherer Temperaturen.

Man braucht zur Anstellung der Reaktion folgende Lösungen:

1. Eine 1 proz. alkalische Lösung von α-Naphthol, die man folgendermaßen herstellt: Man erhitzt 1 g α-Naphthol mit 100 ccm destilliertem Wasser bis zum Sieden, wobei das α-Naphthol schmilzt und in flüssigem Zustand in dem Wasser schwimmt. Dann gibt man tropfenweise reine Kalilauge hinzu, bis alles Naphthol gelöst ist, wozu gewöhnlich 1 ccm Kalilauge nötig ist. Die Lösung ist klar, leicht gelblich gefärbt, nimmt aber allmählich einen gelbbraunen Farbenton an.

2. Eine 1 proz. wäßrige Lösung von Dimethyl-p-Phenylendiamin (Merck). Die Lösung kann bei Zimmertemperatur hergestellt werden und ist vor dem Gebrauch zu filtrieren.

Man bringt die Schnitte zunächst auf einige Minuten in Lösung 1 und dann ebensolange in Lösung 2, in der man sie leicht hin und her bewegt. Hierauf werden sie in destilliertem Wasser abgespült, mit einem Tropfen destilliertem Wasser auf den Objektträger gebracht und mit dem Deckgläschen bedeckt.

Die oxydasehaltigen Zellkörner sind tiefblau gefärbt. Die Färbung ist nur kurze Zeit ($^1/_2$—1 Stunde) haltbar, etwas länger in Glyceringelatine. Um die Kerne deutlich hervortreten zu lassen, kann man mit 1—2 proz. Pyroninlösung nachfärben, doch leidet darunter häufig die Schönheit der Färbung. Abstrichpräparate halten sich, wenn sie trocken aufbewahrt werden, wochenlang.

An eingebetteten Objekten gelingt die Reaktion nur dann, wenn sie entweder (nach STRASSMANN) in Salzformalin von folgender Zusammensetzung

Karlsbader Salz	50 g
Aq. dest.	1000 ccm
reines Formalin	125 ccm

oder (nach FURSENKO) in MÜLLER-Formol nach ORTH fixiert werden. Man bettet rasch in Paraffin ein. Um länger haltbare Dauerpräparate zu erhalten, muß man die Lösungen 1 und 2 auf 37° erwärmen, wobei Lösung 2 15—30 Min. einwirken muß. Man kann bei solchen Präparaten auch eine nachträgliche Kernfärbung erzielen, wenn man sie nach der Granulafärbung entweder 1—2 Sekunden in Methylgrün-Pyroninlösung nach PAPPENHEIM eintaucht, in Wasser abspült und nach Entwässerung und Xylolbehandlung in neutralem Canadabalsam einschließt, oder wenn man sie 1—2 mal in konzentrierte wäßrige Lösung von Neutralrot eintaucht, in Wasser abspült, mit Fließpapier trocknet, in reinem Aceton entwässert und durch Xylol in neutralen Balsam bringt (FURSENKO).

Bei einer zweiten von SCHULTZE angegebenen Methode wird die Reaktion mit einer 2 proz. Lösung von Mikrocidin (E. Merck: β-Naphtholnatriumlösung) und einer 1 proz. Lösung von Dimethylparaphenylendiaminchlorhydrat angestellt.

Die Mischung der beiden Lösungen nimmt man in einem Reagensglas in der Weise vor, daß man zu einer beliebigen Menge der rötlich violetten Diaminlösung so viel Mikrocidinlösung hinzusetzt, bis die Farbe der Mischung völlig in ein unreines Graugrün umgeschlagen ist. Weder die Mischung noch die Stammlösungen sind haltbar.

Man bringt die Gefrierschnitte in ein filtriertes Gemisch der beiden Lösungen, schwenkt sie darin hin und her, wobei sich die Granula ziemlich schnell zunächst grün färben, beim Abspülen in Brunnenwasser aber schnell einen rotbraunen bis violettschwarzen Farbenton annehmen.

Bei Aufbewahrung der Schnitte in KAISERLINGscher Konservierungs-flüssigkeit (Wasser 350, Glycerin 210, Natr. acet. 105) bleibt die Färbung längere Zeit leidlich gut erhalten, doch ist die Haltbarkeit je nach der Beschaffenheit der einzelnen Objekte eine verschieden gute (SPANJER-HERFORD).

Sehr labile Oxydasen lassen sich nach v. GIERKE mittels der SCHULTZE-schen Reaktion nicht nachweisen, da sie durch Formolfixierung zerstört werden. Ihr Nachweis gelingt nur an frischem, unfixiertem Material (Doppel-messerschnitte, Zupfpräparate).

Man braucht dazu folgende 2 Lösungen:

Lösung I: α-Naphthol (Merck) 0,5 g wird in 50 ccm physiologischer Kochsalzlösung im Glaskölbchen unter Umschütteln gelöst und nach dem Erkalten filtriert. (Das α-Naphthol muß weiß sein, bräunliches ist ver-dorben.)

Lösung II: 0,5 g Dimethyl-p-Phenylendiaminbase (Merck) wird in 50 ccm physiologischer Kochsalzlösung ohne Erwärmen gelöst. Da die Base an der Luft leicht verdirbt, bezieht man sie am besten in zugeschmol-zenen Glasphiolen zu 0,5 g. Die Lösung hält sich nur 8—14 Tage.

Man filtriert eine gleiche Tropfenzahl von I und II auf einen Objekt-träger und bringt in das Gemisch einen Doppelmesserschnitt oder ein Gewebsstückchen, das man zerzupft, legt ein Deckglas auf und kann evtl. durch Druck einzelne Fasern isolieren. Die Behandlung auf dem Objekt-träger sichert am besten den Zutritt des Luftsauerstoffs.

Die Reaktion, die nicht allzulange haltbar ist, tritt langsamer ein als bei dem SCHULTZEschen Verfahren.

Nach GRÄFF erzielt man nach folgender Methode haltbare Präparate: Gefrierschnitte von frischem oder in Formalin fixiertem Material werden

1. eingelegt in ein Gemisch von 1proz. gesättigter wäßriger Lösung von α-Naphthol und 0,2proz. wäßriger Lösung von Dimethyl-p-Phenylen-diamin 10—15 Min., bei Verwendung älterer Lösungen länger: die Granula sind blau gefärbt.

2. Kurzes Abspülen in Wasser.

3. Einlegen in verdünnte LUGOLsche Lösung (1 Teil LUGOLsche Lösung auf 2 Teile destilliertes Wasser) 2—3 Min., die Granula werden braun.

4. Einlegen der Schnitte in destilliertes Wasser, dem man auf 10 ccm 5 Tropfen konzentrierte Lösung von Lithioncarbonatlösung zugesetzt hat.

5. Gegenfärbung mit wäßrigen Lösungen von Alauncarmin, Hämatoxylin, Eosin usw.

6. Abspülen in Wasser, Einlegen in Glyceringelatine.

. Nach eigenen Erfahrungen kann man statt der LUGOLschen Lösung auch eine konzentrierte wäßrige Lösung von Ammonium molybdänic. be-nützen; sie hat vor erstgenannter Lösung den Vorzug, daß sie die Schnitte völlig ungefärbt läßt, wodurch die Oxydasereaktion deutlicher hervortritt.

Die Lösung von α-Naphthol wird in der Weise hergestellt, daß man 0,5 g des Stoffes in 250—300 ccm destilliertem Wasser durch Kochen zur Lösung bringt. Man bringt die Lösung in eine braune Flasche, in der sie sich unter dem Eintreten leichter Trübung und Braunfärbung gegen Licht geschützt etwa 3—4 Wochen brauchbar hält.

Zur Herstellung der Lösung von Dimethyl-p-Phenylendiamin bringt man 0,5 g davon in 250 ccm destilliertem Wasser unter Schütteln zur Lösung. Die Lösung erhält ihre volle Wirksamkeit erst nach 12—24 Stunden. Sie hält sich etwa 2—3 Wochen und kann zur Hälfte mit Wasser verdünnt werden. Die Schnitte müssen gut ausgebreitet und in den Lösungen hin und her bewegt werden.

GRÄFF empfiehlt zum Nachweis der in Gewebszellen sich findenden Oxydasen folgendes Verfahren: Fixierung in 4—10proz. Formollösung, die man in der Weise hergestellt hat, daß man als Verdünnung nicht Wasser, sondern Lösungen von primärem und sekundärem Natriumphosphat verwendet. Die Phosphatlösungen haben folgende Zusammensetzung:

Stammlösung I:

Primäres Natriumphosphat 9,1 g auf 1 Liter Leitungswasser unter Erwärmen lösen.

Stammlösung II:

Sekundäres Natriumphosphat 11,9 g auf 1 Liter Leitungswasser unter Erwärmen lösen.

Zur Verdünnung des Formols dient ein Gemisch von Stammlösung I 1 Teil und von Stammlösung II 4 Teile. Hat man stark saure Gewebe zu fixieren, dann ist es vorteilhaft, einen Teil Stammlösung I und 3 Teile von Stammlösung II zu benutzen.

I. Die Fixierungsflüssigkeit ist reichlich zu bemessen, ist öfters umzuschütteln und bei stark sauren Organen mehrfach, zum erstenmal nach einigen Stunden, dann wieder am nächsten Tage zu wechseln. Die zu fixierenden Gewebsscheiben müssen dünn sein, nach Auswässern fertigt man Gefrierschnitte an.

II. Die Schnitte werden in einer frisch bereiteten Nadilösung sorgfältig ausgebreitet und einer Temperatur von 37—50° $^1/_2$—1 Stunde ausgesetzt. Man spült dann die Schnitte in warmem Wasser ab und behandelt sie, um die Färbung haltbarer zu machen, mit LUGOLscher Lösung und Lithioncarbonat (s. o.).

Die Nadilösung stellt GRÄFF in folgender Weise her:

0,5 g α-Naphthol werden in einigen Kubikzentimetern Alkohol gelöst und mit 1 Liter Aq. dest. verdünnt.

Dimethylparaphenylendiaminlösung:

0,6 g Dimethylparaphenylendiaminchlorhydrat werden in 1 Liter destilliertem Wasser gelöst.

Von den beiden Lösungen werden je 10 ccm mit 4 ccm sekundärer Natriumphosphatlösung (s. o. Stammlösung II) im Meßzylinder zugegeben. Die Nadilösung darf nicht älter als 8—14 Tage sein.

LOELE gibt folgende Methoden an:

A. Für Oxydasen.

α-Naphthol-Methode A.

1 g α-Naphthol wird in 1 ccm Kalilauge (25 proz.) kalt gelöst und die Lösung auf 200 ccm mit destilliertem oder mit Leitungswasser verdünnt.

Die Lösung gibt die besten Resultate nach einigen Tagen und wird nach 3—4 Wochen unbrauchbar.

Für tierische Objekte ist Formolfixierung (10 proz.) zweckmäßig, pflanzliche Objekte sind im frischen Zustande zu untersuchen.

Die Resultate der Methode decken sich im ganzen mit denen der F. WINKLER-W. SCHULTZEschen Indophenolblaumethode.

Fast sofort schwarz werden in der Lösung die α-Granula, langsamer die Phenole bindenden Granula anderer Zellen und die pflanzlichen diffusen und granulären Oxydasen.

α-Naphthol-Methode B.

α-Naphthol	0,5—1 g
25 proz. Kalilauge	10 ccm
Glycerin	20 ccm
Wasser	100 ccm

Nur zur Darstellung der α-Granula brauchbar. Formolfixierung. Gefrierschnitte.

Mit den α-Naphtholmethoden dargestellte Zellgranula behalten ihre Färbung auch nach Einbettung in Balsam nach Xylol-Alkoholbehandlung. Die Färbung verblaßt allmählich.

α-Naphthol-Gentiana-Methode A, I.

α-Naphthollösung wie bei A.

Dazu 10 ccm einer gesättigten wäßrigen Gentianaviolettlösung, sofort in Glasschälchen filtrieren.

Formolgefrierschnitte bleiben bis 24 Stunden in der Lösung.

Alkohol. (Nachfärbung mit wäßriger Eosinlösung, weniger geeignet mit basischen Farbstoffen.) Xylol. Balsam.

Dargestellt werden: die Phenole bindenden Myelocytengranula, nicht die Speicheldrüsengranula, manche pflanzliche Oxydasen (Schließzellen des Maisblattes).

Eine Variation in den Mengen der einzelnen Komponenten ist nötig, wenn die Originalvorschrift nicht gelingt. Eine bestimmte Vorschrift kann hierfür nicht gegeben werden.

Die fertigen Präparate halten sich unverändert jahrelang.

α-Naphthol-Gentiana-Methode B, I.

Färben der Granula nach Methode A mit α-Naphthol.

Abspülen mit Wasser.

Kurze Färbung mit wäßriger gesättigter Gentianaviolettlösung.

Differenzieren mit LUGOLscher Lösung, Alkohol, Anilinöl, Xylol, Balsam.

Die Methode ist nur da zu verwenden, wo Methode A versagt (z. B. bei den phenolbindenden Zellen des Deziduaüberzugs des Amnion). Anstatt

Gentianaviolett können auch andere basische Farbstoffe (Methylenblau, Methylviolett, Safranin, Malachitgrün) genommen werden.

B. Für Peroxydasen.

Da die Oxydasereaktion mit α-Naphthol Phenolreaktionen sind (Loele), bei der Zersetzung von Phenolen unter Einwirkung von H_2O_2 aber die gleichen Spaltprodukte entstehen, so stellen die „Peroxydasen-Methoden" meist die gleiche Substanz dar wie die „Oxydasen-Methoden". Es ist nicht nötig, daß Oxydase und Peroxydase identisch sind.

Benzidin-Peroxydase-Methode für Gefrierschnitte.

Eine große Messerspitze Benzidin (1 g) wird mit 100 ccm Leitungswasser einige Zeit geschüttelt und die filtrierte Lösung nach Zusatz von geringen Mengen H_2O_2 verwendet.

Formolgefrierschnitte werden im Glasschälchen mit der Lösung nach Zusatz von 1—2 Ösen des käuflichen 3proz. Wasserstoffsuperoxyds behandelt.

Die Granula der Leukocyten erscheinen zunächst blaugrün, nach einigen Minuten gelbbraun. Nachfärben mit wäßriger Methylenblaulösung oder konzentrierter Romanowsky-Giemsa-Lösung. Alkohol. Xylol. Balsam.

Tritt die Gelbfärbung nur mangelhaft ein, so setzt man der Benzidinlösung einige Ösen konzentrierter Kalilauge zu.

Die Reaktion muß nach wenigen Minuten positiv ausfallen.

Weitere Methoden s. bei Loele: Oxydierende und reduzierende Zellsubstanzen in Lubarsch-Ostertag: Erg. **16**, 2 (1912).

Unna wendet zum Nachweis der Sauerstofforte der Zellen folgende Methode (Rongalitweißmethode) an:

1. Unfixierte Gefrierschnitte kommen aus destilliertem Wasser in folgende Lösung:

Methylenblau	0,2 g
Rongalit	0,4 g
25 proz. Salzsäure	4 Tropfen
Wasser	10,0 ccm

Unter Erwärmen lösen und filtrieren.

Die Schnitte bleiben in dieser Lösung 2—5 Min., werden dann mit Glas- oder Platinnadeln herausgehoben und

2. in Wasser abgespült,

3. auf den Objektträger übertragen und der Autooxydation überlassen.

4. Der fertig gefärbte Schnitt wird in Mucilago Gummi arabici eingeschlossen oder nach Behandlung mit einer 10proz. Lösung von molybdänsaurem Ammonium durch Alkohol und Xylol in Balsam übertragen.

Plasmazellen.

Zur Darstellung der Plasmazellen dienen folgende Methoden:

a) Färbung mit polychromem Methylenblau nach Unna.

1. Härten in Alkohol abs. (Formalin- und Sublimatfixierung ist ebenfalls zulässig, aber weniger zu empfehlen).

2. Einbetten in Paraffin oder Celloidin oder Gefrierschnitte.

2a. Entparaffinieren, bei Celloidinschnitten Entfernung des Celloidins.

3. Übertragen der Schnitte in Wasser auf 1—5 Min.

4. Färben in polychromem Methylenblau 10—20 Min.

5. Abspülen mit destilliertem Wasser.

6. Differenzieren in verdünnter Glycerinäthermischung nach UNNA (1 Teil auf 4 Teile Wasser) 1—10 Min., bis der Schnitt kornblumenblau erscheint. Die unverdünnte Mischung ist von Grübler (Dr. Hollborn), Leipzig, zu beziehen.

7. Abspülen mit Wasser 1—10 Min.

8. Schnelles Entwässern. Bergamottöl oder Xylol. Balsam.

Die längeren Zeiten sind bei aufgeklebten Paraffinschnitten anzuwenden. Kerne dunkelblau, ebenso Bakterien. Protoplasma der Plasmazellen heller blau. Mastzellengranula rot. Bindegewebe entfärbt.

b) PAPPENHEIM-UNNAS Pyronin-Methylgrünfärbung.

Härtung nur in absolutem Alkohol. Bei Formalinhärtung oder Formalin-MÜLLER-Härtung gelingt die Färbung häufig, aber nicht regelmäßig, wenn man die Objekte durch Auswässern gründlich von Formalin befreit. Einbetten in Celloidin oder Paraffin oder Gefrierschnitte.

1. Entcelloidinieren. Die Schnitte bringt man aus Wasser in folgendes Gemisch:

Methylgrün 00 kryst. gelblich[1]	0,15
Pyronin	0,25
96proz. Alkohol	2,50
Glycerin	20,00
0,5proz. Carbolwasser	100,00

Man erwärmt die Schnitte in der Farblösung 20 Min. (bei aufgeklebten Paraffinschnitten 40 Min.) und kühlt dann die Lösung rasch ab.

2. Abspülen in Wasser 1—3 Min.

3. Übertragen der losen (Gefrier- oder Celloidin-) Schnitte auf den Objektträger.

4. Abtrocknen mit Fließpapier.

5. Rasches Differenzieren in einem Gemisch von Alkohol und Aceton zu gleichen Teilen.

6. Xylol. — Neutraler Balsam.

Protoplasma der Plasmazellen rot, Kerne dunkelblaugrün. Es färbt sich auch das Protoplasma der Lymphocyten; als Plasmazellen dürfen nur die Zellen angesprochen werden, die einen exzentrisch gelegenen sog. Radkern besitzen und um den Kern einen schmalen ungefärbten Hof aufweisen. Außerdem färbt sich mehr oder weniger rot das Protoplasma aller jugendlichen Zellen, der tuberkulösen Riesenzellen, der proliferierenden Endothelien, der syncytialen Zellen der Placenta und die Granulierung der Ganglienzellen, die Zellen der LANGERHANSschen Inseln im Pankreas, die eigentümlichen großen Zellen in den rheumatischen Knötchen bei Myocarditis rheumatica.

UNNA empfiehlt jetzt zur Fixierung der Plasmazellen eine 2proz. Chlorzinklösung, in der die Gewebsstücke 24 Stunden auf einem Wattebausch liegend fixiert werden. Sie werden sodann auf mindestens 24 Stunden in absoluten Alkohol übertragen, in dem sie ebenfalls auf einem Wattebausch liegen müssen. Durch das Chlorzink wird das Granuloplasma unter Erhöhung seiner Färbbarkeit

---

[1] Von Grübler (Dr. Hollborn), Leipzig, zu beziehen.

gefällt und in absolutem Alkohol unlöslich gemacht. In verdünntem Alkohol ist es löslich.

Die Stücke sollen nicht allzulange in absolutem Alkohol liegen, zum Verschluß der Gläser, in denen die fixierten Stücke aufbewahrt werden, sollen nur Glasstöpsel oder paraffinierte Korkstöpsel verwendet werden. Am besten bettet man die Stücke bald in Celloidin ein, in dem sie sich beliebig lange halten, da das Celloidin viel Sauerstoff gespeichert enthält.

Die Schnitte sollen 10—15 μ dick sein. Vor der Färbung müssen die Schnitte entcelloidiniert werden.

1. Die Schnitte werden in der Methylgrün-Pyroninmischung 20—30 Min. bei Zimmertemperatur gefärbt, sie werden aus Wasser in die Farblösung gebracht, hierauf

2. in Wasser, das schwach mit Essigsäure angesäuert ist, kurz abgespült und

3. kommen nun auf 1 bis höchstens 2 Sekunden in absoluten Alkohol, der mit $^1/_2$ prom. Trichloressigsäure versetzt ist. Sie werden hierin rasch entfärbt.

4. Entwässerung in absolutem Alkohol.

5. Bergamottöl — Xylol — Balsam.

Nimmt man zur Farbmischung ein durch Schütteln mit Chloroform von Methylviolett gereinigtes Methylgrün, so erscheinen die Kerne hellgrün.

c) Nach JADASSOHN.

Fixierung in Alkohol oder Formalin oder Sublimat. Einbettung in Paraffin oder Celloidin.

1. Die Schnitte kommen in folgende Lösung:

Methylenblau	1	
Borax	1	$^1/_2$ Stunde
Wasser	100	

2. Abspülen in $^1/_4$ proz. Essigsäure.

3. Differenzieren in 70 proz. Alkohol. — Entwässern. — Xylol. — Balsam.

Auch bei längerer Färbung mit LÖFFLERschem Methylenblau und Carbolthionin kommen die Plasmazellen schön zur Darstellung.

Über die Körnung der Leukocyten s. u. Blut (Kap. XIV); über die Struktur der Ganglienzellen s. u. Nervensystem.

Literatur. ALTMANN: Über Kernstrukturen und Netzstrukturen. Arch. f. Anat. 1892 — Die Elementarorganismen. Leipzig 1894. — ARNOLD: Weitere Beobachtungen über Teilungsvorgänge usw. Virchows Arch. 97 (1884) — Über vitale Granulafärbung. Arch. mikrosk. Anat. 55 — Anat. Anz. 16 — Virchows Arch. 157 (1899) — Über Plasmosomen und Granula der Nierenepithelien. Virchows Arch. 169 (1902) — Über feinere Strukturen der Leber usw. Ibid. 166 (1901); 193 (1908) — Bemerkungen über intravitale, supravitale und postvitale Granulafärbung. Zbl. Path. 25 (1914). — BANG u. SJÖVALL: Studien über Chondriosomen unter normalen und pathologischen Bedingungen. Beitr. path. Anat. 62, 3 (1916). — BENDA: Die Mitochondriafärbung. Verh. anat. Ges. 1901, Erg.-H. zu Anat. Anz. 19 — Über neue Darstellungsmethoden der Zentralkörperchen usw. Arch. f. Anat. 1901. — CHRISTELLER u. KAISER: Eine mikrochemische histopathologische Methode zur Differenzierung der Gewebe mittels Eisensalzbildung. Klin. Wschr. 1925. — DREUW: Dermatohistologische Technik der UNNAschen Färbemethoden. Med. Klin. 1907. — EHRLICH, L., Der Ursprung der Plasmazellen. Virchows Arch. 175 (1904). — FEULGEN-BRAUNS, F.: Untersuchungen über die Nuclealfärbung. Pflügers Arch. 203, 415 (1924) — Z. Mikrosk. 43, 259 (1926). — FISCHER, A.: Fixierung,

Färbung und Bau des Protoplasmas. Jena 1899. — FLEMMING: Über Zellsubstanz, Kern- und Zellteilung. Leipzig 1882 — Über Teilung und Kernformen bei Leukocyten. Arch. mikrosk. Anat. **37** (1891) — Neue Beiträge zur Kenntnis der Zelle. Ibid. **37** (1891). — FURSENKO: Über die Granulafärbung mit α-Naphthol-Dimethyl-p-Phenylendiamin. Zbl. Path. **22**, 47 (1911). — GRÄFF: Die Naphtholblau-Oxydasereaktion. Frankf. Z. Path. **11**. — GUTSTEIN: Zur Morphologie und Mikrochemie der tierischen Zelle. Nachweis der Zellmembran. Virchows Arch. **265**, 805 (1927). — HEIDENHAIN, M.: Über Kern und Protoplasma. Festschrift für Kölliker. Leipzig 1892 — Arch. mikrosk. Anat. **23** — Neue Untersuchungen über die Zentralkörper. Arch. mikrosk. Anat. **43** (1894) — Z. Mikrosk. **12** (1895); **13** (1896). — HELLY: Eine einfache Granulafärbungsmethode für Schnitte. Zbl. Path. **39**, 373 (1927). — HERMANN: Technik. In MERKEL u. BONNET: Erg. II **2** (1893). — HERXHEIMER: Über die Darstellung membranartiger Bildungen im menschlichen Gewebe. Berl. klin. Wschr. **1915**, 40. — HITCHCOCK, CHARLES H., u. W. EHRLICH: Neue Methode zur Differentialfärbung der Plasmazellen und anderen basophilen Zellen. Arch. of Path. **9**, Nr 3 (1930). — KIYONO: Eine neue Modifikation der ALTMANNschen Granulafärbung ohne Osmiumsäure. Zbl. Path. **25**, 481 (1914). — KLEIN: Über die Beziehung der RUSSELschen Fuchsinkörperchen zu den ALTMANNschen Zellgranulis. Beitr. path. Anat. **11**. — KRAUSE, R.: Gibt es eine „vitale" Färbung? Anat. Anz. **24**. — LANDAU, E.: Ein einfaches Verfahren zur Darstellung von Centrosomen, Spindelfäden, Polstrahlen usw. Z. Mikrosk. **40** (1923) — Die Naphtholperoxydasereaktion der Blutzellen und Einteilung der naphtholpositiven Substanzen. Zbl. Path. **37**, 28 (1926). — LOELE: Kurze Mitteilung einiger Methoden zum Nachweis oxydierender und reduzierender Substanzen des Körpers. Münch. med. Wschr. **1910**, 26 — Über den farbchemischen Nachweis einiger oxydierender Substanzen des Körpers. Ibid. **1910**, 46 — Die Anwendung der EHRLICHschen Diazoreaktion zur Darstellung histologischer Strukturen und weitere Mitteilung über Phenolreaktionen. Fol. haemat. (Lpz.) **13** (1912) — Versuch einer theoretischen Deutung der Struktur der Milz. Ibid. **14** — Zur Theorie der Oxydasenfärbung. Ibid. **14** — Über vitale Granulafärbung mit sauren Farbstoffen. Ibid. **14** — Über die phenolophilen (Oxydase-) Granula der Milz. Frankf. Z. Path. **9** — Die sekundäre Naphtholreaktion. Fol. haemat. (Lpz.) **27**. — McJUNKIN, F. A.: Peroxydase staining with benzidin in paraffin sections of human tissus. Anat. Rec. **24**, 67 (1922). — MANN: Über die Behandlung der Nervenzellen für experimentell-histologische Untersuchungen. Z. Mikrosk. **11**, 479 (1894). — MEVES u. DUESBERG: Die Spermatocyteneinteilungen (Mitochondria). Arch. mikrosk. Anat. **71** (1914). — MIELKE: Untersuchungen über die Oxydationsfermente in Leukocyten. Klin. Wschr. **1925**, 2201. — v. MOELLENDORFF: Bemerkungen zur Beurteilung gefärbter Kernstrukturen. Münch. med. Wschr. **1923**, 933. — MOSCHKOWSKI, JOH.: Zur Vereinfachung der Oxydasedarstellung in Blut- und Exsudatausstrichen. Ibid. **1929**, 1800; **1930**, 403. — NAKANO: Beiträge zur Kenntnis der histologischen Oxydasereaktion, der Supravital- und Vitalfärbung. Fol. haemat. (Lpz.) **15**. — PAPPENHEIM: Färbung der Plasmazellen. Virchows Arch. **157** (1899); **164** (1901) — Eine neue chemisch-elektive Doppelfärbung der Plasmazellen. Mh. Dermat. **33** — Zur Blutzellfärbung im klinischen Bluttrockenpräparat und zur histologischen Schnittpräparatfärbung der hämatopoetischen Gewebe nach meinen Methoden. Fol. haemat. (Lpz.) **13**. — REDDINGIUS: Über die Kernkörperchen. Virchows Arch. **162** (1900). — REINKE: Zellstudien. Arch. mikrosk. Anat. **44**. — RUSSEL: Abstract of an adress on the characteristic organism of cancer. Lancet **1890**. — RUZICKA: Zur Theorie der vitalen Färbung. Z. Mikrosk. **22** (1905). — SCHENK: Über die Konservierung von Kernteilungen. Bonn: Inaug.-Diss. 1890. — SCHRIDDE: Beiträge zur Lehre von den Zellkörnelungen. Anat. H. **28** — Die Darstellung der Leukocytenkörnelungen im Gewebe. Zbl. Path. **16** (1905); **23** (1912). — SCHULTZE,

W.: Die Oxydasereaktion an Gewebsschnitten. Beitr. path. Anat. **45** (1900) — Die vitale Methylenblaureaktion der Zellgranula. Anat. Anz. **2** — Weitere Mitteilungen über Oxydasereaktion. Münch. med. Wschr. **1910**, 2171. — STAEMMLER: Weitere Untersuchungen über Oxydasen mittels der quantitativen Methode. Virchows Arch. **259**, 334 (1926). — STRASSMANN: Zur Technik der Oxydasereaktion. Zbl. Path. **20**, 577 (1909). — UNNA: Enzyklopädie der mikroskopischen Technik unter ,,Plasmazellen" (III) 1926 — Tatsache über die Reduktionsorte und Sauerstofforte des tierischen Gewebes. Berl. klin. Wschr. **1913**, 12 — Zur Chemie der Zelle. Ibid. **1913**, 18—20 — Eine gute Doppelfärbung für gewöhnliche und saure Kerne. Z. Mikrosk. **31** (1914) — Die Herkunft der Plasmazellen. Virchows Arch. **214** (1913). — WINKLER, F.: Die Oxydasereaktion usw. Fol. haemat. (Lpz.) **1** u. **4**. — S. auch Literatur bei dem Kapitel Härtung.

B. Färbung von Fibrin.

Fibrin färbt sich im allgemeinen mit den sauren Anilinfarben (Pikrinsäure, Eosin, Säurefuchsin) und tritt dann meist, besonders bei Doppelfärbungen mit Hämatoxylin und Eosin, nach VAN GIESON, BIONDI-HEIDENHAINschem Gemisch, wenn es in größerer Menge vorhanden ist, deutlich hervor. In Präparaten, die in FLEMMINGschem Gemisch gehärtet und mit Safranin gefärbt wurden, erscheint das Fibrin rot.

Eine spezifische Fibrinfärbung erhält man bei der von WEIGERT angegebenen Methode, die Vorzügliches leistet.

Man braucht dazu: 1. eine konzentrierte Lösung von Methyl- oder Gentianaviolett in Anilinwasser;

2. die GRAMsche Jodjodkaliumlösung.

Erstere wird folgendermaßen hergestellt:

Man schüttelt 10 ccm Anilinöl mit 100 ccm Wasser mehrere Minuten gründlich durch, um eine gesättigte Lösung von Anilin in Wasser zu erzielen, läßt das nicht gelöste Anilin absetzen und filtriert durch ein gut mit Wasser angefeuchtetes Filter. Zu 90 ccm des klaren Filtrates, das keine Öltröpfchen enthalten darf, gibt man 11 ccm konzentrierter alkoholischer Methyl- oder Gentianaviolettlösung; die Lösung, die sich nicht allzulange hält, ist vor dem Gebrauch zu filtrieren. Da die Lösung, wie erwähnt, nicht haltbar ist, hat WEIGERT später 2 Stammlösungen angegeben, die jahrelang brauchbar sind.

Stammlösung a:

Alkohol abs.	33 ccm
Anilinöl	9 ccm
Methylviolett im Überschuß.	

Stammlösung b:

Gesättigte wäßrige Methylviolettlösung.

Man mischt zur Färbung

Stammlösung a: 3 ccm

Stammlösung b: 27 ccm

An Stelle dieser Lösung habe ich vielfach mit gleich gutem Erfolg Carbolwasser - Gentianaviolett (s. Bakterienfärbung Kap. XVb, 2a) verwendet.

Die Jodjodkaliumlösung ist eine Lösung von Jod in Jodkaliumlösung (1 Jod, 2 Jodkalium, 300 Wasser).

Zur Härtung ist Alkohol, Sublimat (HELLYsches oder ZENKERsches Gemisch) und Formalin (ORTHsches Gemisch) geeignet (bezüglich der MÜLLERschen Lösung s. u.).

Die Objekte werden am zweckmäßigsten in Paraffin eingebettet und die Schnitte mittels Wasser aufgeklebt.

Celloidineinbettung ist ebenfalls zulässig, doch ist die Entfärbung des Celloidins mitunter unvollkommen.

Die Paraffinschnitte werden 5—10 Min. in der Farblösung gefärbt, hierauf in Wasser oder 0,6 proz. Kochsalzlösung abgespült, sodann 5 Min. mit der Jodjodkaliumlösung behandelt und nach dem Abgießen der letzteren gründlich mit glattem Fließ- oder Klosettpapier in der Weise getrocknet, daß man einen vierfach zusammengelegten Bausch des Papiers mehrmals auf den Schnitt mäßig fest aufdrückt. Der getrocknete Schnitt wird in einem Gemisch von 2 Teilen Anilinöl und 1 Teil Xylol differenziert; man erneuert das Gemisch mehrere Male, bis keine Farbstoffwolken mehr abgegeben werden. Nun folgt gründliches Auswaschen in mehrmals zu erneuerndem Xylol und Einschluß in Xylolbalsam. Wird das Anilin nicht gründlich durch Auswaschen in Xylol entfernt, so tritt unter Braunfärbung des Balsams allmählich Entfärbung des Fibrins ein.

Die Celloidinschnitte werden ebenfalls auf dem Objektträger gefärbt. Die Schnitte müssen dem Glas faltenlos anliegen; damit dies mühelos erreicht wird, ist es nötig, die Schnitte in eine große Schale mit Wasser zu bringen und sie dann mit einem Objektträger aufzufangen, den man vorher mit Alkohol abgerieben hat. An so gereinigten Objektträgern adhärieren die Schnitte im allgemeinen ohne Faltenbildung. Sollten sich doch Falten vorfinden, so taucht man den Objektträger auf der Kante stehend so in die Schale mit Wasser, daß die Falte waagrecht steht; dann gleicht sich die Falte von selbst aus (WEIGERT). Der Schnitt wird nun abgetrocknet und die Farblösung aufgetropft; nach genügender Färbung (5—10 Min.) folgt Abspülen in Wasser, vorsichtiges Abtrocknen mit Fließpapier, Jodierung usw. Um bei Celloidinpräparaten eine Entfärbung des Celloidins herbeizuführen, bringt man nach SAXER die Schnittpräparate nach der Anilinxylolbehandlung auf kurze Zeit in Anilinöl, dem man einige Jodkrystalle zugesetzt hat. Das Abtrocknen des Schnittes vor der Färbung, noch mehr aber vor der Jodierung und Differenzierung ist notwendig, weil sonst starke Schrumpfung und Kräuselung des Schnittes eintritt, die ihn völlig unbrauchbar machen.

Ist das zu untersuchende Objekt in chromsauren Salzen (Müller-scher Lösung) gehärtet worden, so gelingt mit der oben angegebenen Methode die Färbung nur dann, wenn man die Schnitte vor der Färbung 2—3 Stunden in 5proz. Oxalsäure liegenläßt oder erst $^1/_2$—1 Stunde mit einer $^1/_3$proz. Lösung von Kaliumpermanganatlösung behandelt, mit Wasser abspült und erst dann auf 2—3 Stunden in die 5proz. Oxalsäurelösung überträgt.

Vorfärbung mit Lithion- oder Alauncarmin gibt sehr schöne instruktive Bilder, indem sich das blau gefärbte Fibrin scharf von den roten Kernen abhebt.

Kurz zusammengefaßt ist die Färbung folgende:

1. Die (mit Carmin vorgefärbten) Schnitte werden auf dem Objektträger 5—10 Min. mit Anilinwasser-Gentiana- oder Methylviolett gefärbt.

2. Abspülen in Wasser oder 0,6proz. Kochsalzlösung. Abtrocknen.

3. Jodierung mit Jodjodkaliumlösung (1 : 2 : 300).

4. Abtrocknen mit Fließpapier.

5. Differenzieren in Anilinxylol 2 : 1.

6. Auswaschen in Xylol.

7. Einschluß in Xylolbalsam.

Außer Fibrin färben sich Mikroorganismen, die nach der Gram-schen Methode färbbar sind, manche hyaline Substanzen, verhornte Teile, Kernteilungen, Schleim usw.

Übrigens färbt nach Fr. Müller die Weigertsche Methode nicht alles Fibrin, eine Beobachtung, die Verfasser bestätigen kann, da es ihm bei experimentell erzeugten Fermentthromben mit der Weigertschen Methode nicht gelang, das feine in ihnen enthaltene Fibrinnetz zu färben.

Verdünnt man das zur Differenzierung dienende Anilin-Xylolgemisch noch stärker mit Xylol (im Verhältnis von Anilin 2, Xylol 3), so kann man, wie Beneke gezeigt hat, noch andere Gewebselemente zur Darstellung bringen (Bindegewebsfasern, Knochenfibrillen, Sharpeysche Fasern, Epithelfasern im Plattenepithel, die Disdiaklasten der quergestreiften Muskelfasern, die Neuroglia in blauer, die elastischen Fasern in leuchtend roter Farbe; ferner die Gallencapillaren, Intercellularbrücken usw.). — Freilich ist diese Modifikation in manchen Fällen (Neuroglia, elastische Fasern, Gallencapillaren) sehr launenhaft und gibt keineswegs sichere Resultate. Es kommt hier ganz außerordentlich viel darauf an, den richtigen Differenzierungsgrad in dem Anilin-Xylolgemisch nicht zu verpassen. Man muß, wenn derselbe erreicht ist, die weitere Entfärbung sofort durch Auswaschen in reinem Xylol unterbrechen.

Unna empfiehlt anstatt der Anilinwasser-Gentianaviolettlösung eine Lösung von

Gentianaviolett	1,5 g
Alaun	10,0 g
Wasser	100,0 ccm

die längere Zeit haltbar ist. Von den übrigen von Unna angegebenen Fibrinfarbemethoden habe ich keine Vorteile vor der Weigertschen gesehen.

Anm. Nach Zenker ist es vorteilhafter, dem Anilinwasser das Gentiana-
oder Methylviolett nicht in alkoholischer Lösung, sondern in Substanz zuzusetzen,
weil dann das Fibrin die Farbe bedeutend fester hält.

Die Fibrinfärbung nach Kockel mittels einer Modifikation der Weigertschen
Markscheidenfärbung wird selten angewendet, Lissauer bedient sich zur Fibrin-
färbung einer Modifikation der Eppingerschen Methode zur Darstellung der
Gallengänge. S. Literatur.

Fibrinfärbung nach E. Fraenkel

mittels der Bestschen Glykogenfärbung s. dies. Kap. unter Glykogen.

Die von Herxheimer angegebene Fibrinfärbung mit Alizarin hat, abgesehen von einer geringen Zeitersparnis, keine wesentlichen Vorzüge vor
der Weigertschen Färbung.

Die von Schueninoff angegebene Methode (Zbl. Path. **19**, 6) bietet
keine Vorteile vor den hier angegebenen Methoden. Der Verfasser gibt
als Vorzug vor der Weigertschen Methode an, daß sie einfacher sei und
das Fibrin auch dort färbe, wo das Weigertsche Verfahren versage.

Literatur. Beneke: Über einige Resultate einer Modifikation der Weigertschen Fibrinfärbungsmethode. Zbl. Path. **4** (1893). — Fraenkel, E.: Fibrinfärbung mit Bestscher Carminlösung. Münch. med. Wschr. **1908** — Virchows Arch. **204**
(1911). — Herxheimer, G.: Über eine neue Fibrinmethode. Münch. med. Wschr.
1909. — Kockel: Fibrinfärbung. Zbl. Path. **10** (1899). — Schmidt, H.: Ein neues
Fibrinfärbeverfahren. Passow-Schaefers Beitr. **27**, 455 (1929). — Schueninoff:
Eine neue Fibrintinktionsmethode. Zbl. Path. **19** (1908). — Unna: Fibrinfärbung.
Mh. Dermat. **16**. — Weigert, C.: Über eine neue Methode zur Färbung von Fibrin.
Fortschr. Med. **5**.

C. Schleim.

Schleim färbt sich schmutzig blaugrau mit Hämatoxylin, besonders
scharf mit der von Ehrlich angegebenen Lösung (Bubenaite).

Eine elektive Färbung des Schleims erhält man durch die Färbung mit Mucicarmin (P. Mayer), das man von Grübler (Dr. Hollborn), Leipzig, bezieht.

Will man es sich selbst bereiten, so verfährt man folgendermaßen:

1 g Carmin und 0,5 g trockenes (nicht schon gelb gewordenes) Chloraluminium
werden in einem Porzellanschälchen gut gemischt und mit 2 ccm destilliertem
Wasser übergossen. Das Schälchen wird dann über einer sehr kleinen Flamme
unter fortwährendem Umrühren so lange erhitzt, bis das anfänglich hellrote Ge-
menge ganz dunkel geworden ist (etwa 2 Min.). Zu der noch heißen zähflüssigen
Masse setzt man etwas Alkohol von 50% hinzu, worin sie sich leicht lösen muß,
und spült sie mit mehr Alkohol in eine Flasche hinein. Man bringt die gesamte
Lösung durch Zusatz von 50proz. Alkohol auf 100 ccm und filtriert sie frühestens
nach 24 Stunden. Diese alkoholische Stammlösung hält sich unbegrenzt.

Zum Gebrauch wird die Stammlösung im Verhältnis von 1:10 mit
gutem, kalkreichem Brunnenwasser verdünnt. Da sich die wäßrige
Verdünnung nur kurze Zeit hält, stelle man stets nur kleine Mengen her.
Das Mucicarmin soll nur den Schleim rot färben, färbt es auch
die Kerne, so enthält es freie Säure, die man durch tropfenweisen Zusatz

einer 1 proz. Lösung von doppelkohlensaurem Natron vorsichtig neutralisieren muß.

Man färbt 5—10 Min., spült in Wasser ab, entwässert in Alkohol usw. Vorfärben mit Hämalaun ist angängig.

Außerdem färbt sich der Schleim mit Hämatoxylin und vielen basischen Anilinfarben sehr intensiv. Bei der Weigertschen Fibrinfärbung erscheint er tiefblau gefärbt. Mitunter ist bei Anwendung von Anilinfarben eine sog. Metachromasie zu beobachten, d. h. der Schleim färbt sich in einem anderen Farbton als die Kerne und das übrige Gewebe; so nimmt der Schleim bei Methylenblaufärbung einen dunkelblauen, bei Safraninfärbung einen orangeroten, bei der Mallory-Färbung und ihren Modifikationen einen leuchtend blauen Farbton an.

Sehr ausgeprägt ist diese Metachromasie bei der Färbung mit Thionin (Hoyer) und Kresylechtviolett, auch bei der mit Amethyst und Toluidinblau. Es gelingt mittels der Thioninfärbung die geringsten Mengen Schleim sichtbar zu machen. Am deutlichsten und schärfsten tritt die Reaktion bei Objekten ein, welche in konzentrierter wäßriger Sublimatlösung (ohne Zusatz von Kochsalz oder Essigsäure) fixiert und ohne Auswässern oder Nachbehandeln mit Jodalkohol in absolutem Alkohol schnell nachgehärtet wurden. Einbetten in Paraffin ist dringend zu empfehlen, wenngleich auch Celloidineinbettung die Reaktion nicht hindert.

Das Verfahren ist folgendes:

1. Fixierung in konzentrierter wäßriger Sublimatlösung 2 bis 8 Stunden.

2. Möglichst kurzes Nachhärten und Entwässern in absolutem Alkohol.

3. Einbetten in Paraffin. Schneiden.

4. Eintauchen der entparaffinierten Schnitte in konzentrierte wäßrige Sublimatlösung $^1/_2$ Min.

5. Abspülen in Alkohol.

6. 5—15 Min. langes Färben in verdünnter Thioninlösung (2 Tropfen einer heiß gesättigten wäßrigen Lösung auf 5 ccm Wasser).

7. Abspülen in 90 proz. Alkohol.

8. Kurzes Entwässern in absolutem Alkohol oder Aceton.

9. Aufhellen in Minotschem Gemisch (1 Teil Nelkenöl und 5 Teile Thymianöl) oder Xylol.

10. Balsam.

Der Schleim und schleimhaltige Gewebsbestandteile sind rotviolett, das übrige Gewebe mehr oder minder blau gefärbt. Außer dem Schleim zeigen auch die Körner der Mastzellen und mitunter auch die elastischen Fasern und andere Gewebsteile rote Metachromasie. Von einer elektiven Färbung des Schleims durch Thionin kann demnach keine Rede sein.

Am schönsten und deutlichsten tritt übrigens die rote Färbung des Schleims hervor, wenn man die Schnitte nach der Färbung (Nr. 6) in Wasser abspült und in letzterem oder Glycerin untersucht. Durch die Behandlung mit Alkohol und Xylol schlägt der rote Farbenton in einen mehr oder minder intensiven rotvioletten um, wodurch die Färbung viel weniger in die Augen springend wird wie bei der Untersuchung in Wasser. Man sollte daher, wenn es auf den Nachweis geringer Mengen Schleim ankommt, unbedingt die Schnitte in Wasser untersuchen.

Bei Alkoholhärtung ist die durch die Thioninfärbung erzielte Metachromasie nicht so ausgesprochen wie bei Sublimathärtung, doch erhält man auch hier gute Resultate, wenn man die Schnitte vor der Färbung in konzentrierte wäßrige Sublimatlösung $^1/_2$—1 Min. eintaucht.

In Balsampräparaten ist die Färbung auf die Dauer nicht haltbar. Es sind zwar verschiedene Mittel zur Fixierung der roten Färbung des Schleims angegeben worden, aber absolut sicher wirkt keins. METZNER empfiehlt zu diesem Zwecke eine 45 Min. lange Beizung der vom Paraffin befreiten Schnitte in Eisenalaun; nach gründlicher Wasserspülung verfährt man wie oben angegeben von Nr. 6 ab.

Färbung mit Kresylechtviolett R. extra

wird von MERKEL sehr warm empfohlen.

Härtung in Alkohol. Einbettung in Paraffin, sehr dünne Schnitte (5—7 μ).

Aufkleben mittels Capillarattraktion durch Wasser.

Man färbt 10—30 Min. in einer 5proz. wäßrigen Lösung von Kresylechtviolett, spült rasch in Alkohol abs. ab und differenziert unter mikroskopischer Kontrolle in einem Gemisch von Alkohol abs. und Toluol aa. Man gießt das Alkohol-Toluolgemisch auf den horizontal gehaltenen Objektträger und differenziert unter steter Bewegung. Ist der richtige Differenzierungsgrad erreicht, d. h. ist der Schleim distinkt hellrot gefärbt, so spült man rasch mehrmals mit Toluol ab und schließt in neutralen Canadabalsam ein. Wenn das verwendete Toluol alkoholfrei und der Balsam säurefrei ist, hält sich die Färbung lange unverändert.

Schleim rot, Protoplasma hellkobaltblau, Kerne dunkelblau.

Färbung nach UNNA mit polychromem Methylenblau.

1. Man härtet am besten in Alkohol (Formalin weniger gut) und bettet in Paraffin ein.

2. Die Schnitte werden 10 Min. in polychromem Methylenblau gefärbt,

3. in leicht mit Essigsäure angesäuertem Wasser kurz abgespült,

4. auf $^1/_2$ Min. in 10proz. Kaliumbichromatlösung eingelegt.

5. Trocknen mit Fließpapier; bei losen Schnitten Aufziehen auf den Objektträger.

6. Differenzierung in einem Gemisch von

Anilinöl   50,0

Salzsäure   0,5

$^1/_4$—$^1/_2$ Min.

7. Entwässern in absolutem Alkohol. Xylol. Balsam.

Kerne blau, Schleim, Knorpel, Amyloid rot.

Literatur. BUBENAITE: Mucinfärbung mit EHRLICHS Hämatoxylin. Z. Mikrosk. **42**, 181 (1925). — DAVIDSOHN: Über Kresylviolett. Verh. dtsch. path. Ges. **1904**. — HOYER: Über den Nachweis des Mucins. Arch. mikrosk. Anat. **36** (1890). — LILLIE, R. D.: Eine Schnellmethode zur Toluidinschleimfärbung. Z. Mikrosk. **45**, 28, 381. — MAYER, P.: Über Schleimfärbung. Mitt. zool. Stat. Neapel **12** (1896). — MERKEL, H.: Über die feineren Vorgänge bei der schleimigen Umwandlung in Knorpelgeschwülsten. Beitr. path. Anat. **43** (1908). — UNNA: Spezifische Färbung des Mucins. Mh. Dermat. **13**.

D. Elastische Fasern.

Für die elektive Färbung der elastischen Fasern ist eine nicht unbeträchtliche Anzahl von Methoden angegeben worden. Am zweckmäßigsten sind nach eigenen Erfahrungen folgende:

a) Die WEIGERTsche Methode.

Die Objekte können in beliebiger Weise fixiert sein. Absolut sichere Elastinfärbungen erhält man nach FISCHER nur nach Alkohol- und Sublimatfixierungen. Bei Präparaten aus Formalin, MÜLLERscher oder FLEMMINGscher Lösung usw. färben sich mitunter auch andere Gewebsbestandteile als Elastin. Übrigens wird auch bei Alkohol- und Sublimatfixierung durch diese Methode stets auch Chondrin gefärbt. (Differentialdiagnostische Unterscheidung s. u.)

Einbettung in Paraffin oder Celloidin, doch ist letzteres weniger empfehlenswert, da zur Erzielung einwandfreier Färbungen Differenzierung in absolutem Alkohol nötig ist (FISCHER).

Zur Färbung dient folgende Farblösung:

Man stellt sich eine Lösung von 1% Fuchsin in einer 2proz. Lösung von Resorcin her. 200 ccm der Farblösung bringt man in einer Porzellanschale zum Kochen und setzt, wenn richtiges Kochen eingetreten ist, 25 ccm Liq. ferri sesquichlor. (Dtsch. Arzneibuch [2]) hinzu und läßt unter Umrühren noch weitere 2—5 Min. kochen. Hierbei bildet sich ein Niederschlag. Man läßt nun abkühlen und filtriert. Das, was durch das Filter hindurchläuft, gießt man fort. Den Niederschlag läßt man auf dem Filter, bis alles Wasser abgetropft ist, trocknen. Ganz trocken braucht das Filter nicht zu werden, es schadet aber nichts, wenn es geschieht. Man nimmt nun das Filter vorsichtig vom Trichter und tut es mit dem darauf haftenden Niederschlag in dieselbe (inzwischen getrocknete) Schale, in der man das Resorcin-Fuchsingemisch mit Eisenchlorid gekocht hat. Dieselbe Schale benutzt man, weil sich in dieser immer noch ein Teil des Niederschlags befindet. Man kocht nun den Niederschlag in der Schale unter stetem Umrühren und unter allmählichem Herausfischen des vom Farbstoff befreiten Fließpapiers mit 200 ccm Alkohol von 94%, dann läßt man erkalten, filtriert und füllt das Filtrat mit Alkohol wieder auf 200 ccm auf. Nach Zusatz von 2% Salzsäure (zu 200 ccm Lösung 4 ccm) ist die Farblösung fertig, die nur etwa 6 Wochen lang brauchbar ist.

Ältere Lösungen färben nicht mehr ausschließlich die elastischen Fasern, sondern auch andere Gewebsteile, insbesondere kollagene Fasern und Schleim, wodurch Täuschungen entstehen können.

In dieser Lösung werden die Schnitte 25—30 Min. bis 1 Stunde gefärbt und dann nach Abspülen in Alkohol 2—18 Stunden in absolutem Alkohol differenziert. Die Differenzierung in absolutem Alkohol ist dann unbedingt nötig, wenn es sich um den einwandfreien Nachweis von Elastin handelt; wo es nur darauf ankommt, einen allgemeinen Überblick über das in einem Präparat enthaltene Elastin zu gewinnen, ist sie nicht unbedingt erforderlich, sondern es genügt Auswaschen in gewöhnlichem Spiritus, es bleiben dabei aber auch Schleim- und Hornsubstanzen gefärbt. Ist der Grund zu stark gefärbt, so differenziert man mit Salzsäure-Alkohol und spült dann gründlich mit Wasser ab. Mitunter ist es vorteilhaft, in (mit Alkohol) verdünnten Lösungen zu färben. Kann man die Schnitte nicht gleich untersuchen, so bewahrt man sie in Wasser auf. Die elastischen Fasern sind dunkelblau bis schwarz gefärbt, der Grund hell, die Kerne farblos.

Letztere kann man mit einem kernfärbenden Carmin vor- oder nachfärben. Am geeignetsten ist dazu eine Färbung mit Lithioncarmin, die man am zweckmäßigsten der Elastinfärbung vorausgehen läßt, da es mir scheint, als wenn bei Nachfärbung mit Carmin die feinsten elastischen Fasern verschwinden. Formalinpräparate sind, wenn die Carminfärbung zufriedenstellend ausfallen soll, nach der Fixierung gut auszuwässern.

Zur Aufhellung der Präparate verwendet man Xylol. Carbolxylol oder Anilinxylol schädigen die Färbung und sind daher nicht zu gebrauchen.

Kurz zusammengefaßt gestaltet sich die Methode folgendermaßen:

1. Fixierung beliebig (am besten Alkohol oder Sublimat).

2. Gefrier- oder Paraffinschnitte, weniger ratsam Celloidinschnitte.

3. Vorfärben mit Lithioncarmin, Differenzieren in Salzsäure-Alkohol, Wasser oder, da ja die WEIGERTsche Farbflüssigkeit Salzsäure enthält, durch welche die Carminfärbung differenziert wird, nach der Carminfärbung direkt in Alkohol (nicht Wasser, das die Carminfärbung zerstört).

4. Färben mit Weigertscher Farbflüssigkeit 25—30 Min.[1].

5. Abspülen in Alkohol.

6. Differenzieren in absolutem Alkohol 2—18 Stunden.

7. Aufhellen in Xylol. Balsam.

Recht vorteilhaft ist eine von Hart angegebene Modifikation der eben angegebenen Färbung: Man bringt die Schnitte aus Lithioncarmin direkt in Salzsäure-Alkohol, dem man auf 100 ccm 5 ccm Weigertsche Elastinfarbe (Fuchselin) zugesetzt hat, und läßt sie darin 12—15 Stunden. Die Schnitte werden dann in reichlichem 90proz. Alkohol entwässert und durch Xylol in Balsam eingeschlossen. Es kommen hier sämtliche, auch die feinsten elastischen Fasern exakt zur Darstellung, die Kerne sind scharf und distinkt rot gefärbt. Will man die starken elastischen Fasern gegenüber den feinsten Fasern etwas matter hervortreten lassen, so setzt man dem Salzsäure-Alkohol weniger Fuchselin zu.

Nach Münter kann man auch einzeitig in der Weise färben, daß man der Weigertschen Farbflüssigkeit neutrales oder Borax- oder saures Carmin in einer Menge von 7,5—15% zusetzt. (Färbedauer 24 Stunden.)

Eine hübsche Kontrastfärbung erhält man, wenn man bei Carminvorfärbung zu dem Alkohol, der zum Differenzieren dient (Nr. 6), einige Tropfen einer konzentrierten wäßrigen Lösung von Pikrinsäure hinzufügt.

Wie bereits Weigert erwähnt, kann man das Fuchsin in der von ihm angegebenen Farbflüssigkeit durch andere Anilinfarben ersetzen und dadurch die elastischen Fasern in anderen Farbtönen färben.

Fischer hat über diese nach der Weigertschen Vorschrift hergestellten Elastinfarbstoffe, die er der Kürze wegen durch Anhängung der Silbe „el" an den betreffenden zur Herstellung der Farblösung dienenden Farbstoff mit einfachen Namen belegt (Fuchselin = der Weigertsche Farbstoff, Safranelin = der mit Safranin hergestellte Farbstoff usw.), genaue Untersuchungen angestellt und empfiehlt besonders das Safranelin, welches allerdings an Schärfe und Klarheit der Färbung an das Weigertsche Fuchselin nicht ganz heranreicht. Es färbt die elastischen Fasern schön rot und läßt sich infolgedessen mit einer Hämatoxylinfärbung verbinden. Gute Differenzierung in Alkohol abs. ist, um einwandfreie Bilder zu erhalten, hier ganz besonders angezeigt. Man verfährt bei Doppelfärbungen mit Hämatoxylin folgendermaßen:

1. Färbung mit Safranelin 25—30 Min.

2. Abspülen in Alkohol und Differenzieren in Alkohol abs. $1^1/_2$ bis 3 Stunden.

---

[1] Man kann die Färbung durch Erwärmen der Farblösung auf 37° beschleunigen und abkürzen.

3. Wasser 10 Min.

4. Färbung in Hämatoxylin 5—10 Min., je nach dem Alter des Hämatoxylins.

5. Abspülen in Wasser.

6. Differenzieren in Salzsäure-Alkohol.

7. Längeres Auswaschen in öfter gewechseltem Leitungswasser evtl. in warmem Wasser, in dem die Nachbläuung sich schnell vollzieht.

8. Alkohol. Xylol. Balsam.

Ich ziehe die Nachfärbung in Hämatoxylin der von FISCHER empfohlenen Vorfärbung vor, da man so die Differenzierung in Salzsäure-Alkohol besser kontrollieren kann, als wenn man die Differenzierung sich in dem salzsauren Safranelin vollziehen läßt.

Bei Sublimatpräparaten erhält man, wenn man zwischen 7 und 8 eine Färbung mit Eosin einschiebt und nach der Eosinfärbung die Präparate 12 Stunden und länger mit Wasser nachbehandelt und dann in Alkohol entfärbt, eine sehr schöne distinkte Färbung der roten Blutkörperchen, die sich durch ihre leuchtend bläulichrote Farbe gut von den meist braunrot gefärbten elastischen Fasern abheben.

Die von PRANTER empfohlenen Lösungen von Resorcinfuchsin, das von der Firma Grübler (Dr. Hollborn), Leipzig, als die färbende Substanz der WEIGERT-schen Lösung in den Handel gebracht wird, geben keine so sicheren Resultate wie die WEIGERTsche Lösung.

Kresofuchsin ist ein von SPIEGEL nach einem dem WEIGERTschen entsprechenden Verfahren hergestellter Farbstoff, aber unter Anwendung von Biphenol bzw. Bikresol. Man stellt folgende Stammlösung her (RÖTHIG):

Kresofuchsin	0,5
90proz. Alkohol	100,0
Salzsäure	3,0

Zur Färbung dient folgende Lösung, mit der man 2—24 Stunden färbt:

Stammlösung	40 ccm
95proz. Alkohol	24 ccm
wäßrige Pikrinsäurelösung 1:2	32 Tropfen

Zur Gegenfärbung empfiehlt sich Orange G; dabei werden die Kerne braun, die elastischen Fasern blau gefärbt.

Mit der Elastinfärbung lassen sich auch andere Färbemethoden kombinieren. Besonders kommen folgende Kombinationen in Betracht:

a) Elastin-VAN GIESON-Färbung.

1. Färbung mit Fuchselin 10—30 Min.

2. Differenzieren in Alkohol 20—60 Min.

3. Färben mit WEIGERTschem Eisenhämatoxylin und der von WEIGERT angegebenen Modifikation der VAN GIESONschen Methode (s. S. 119).

b) Elastin-Fibrin- bzw. GRAMsche oder GRAM-WEIGERTsche
Bakterienfärbung.

1. Färbung mit Lithioncarmin 10 Min.
2. Abspülen in Alkohol.
3. Färbung in Fuchselin oder Vesuvelin[1] 10—30 Min.
4. Differenzieren in Alkohol (s. o.).
5. Abspülen in Wasser.
6. Fibrinlösung (s. S. 151) oder GRAMsche (s. u.) oder GRAM-WEIGERTsche
Bakterienfärbung (s. u.).

In gleicher Weise wie unter b verläuft die

c) Elastin-Tuberkelbacillenfärbung.

α) 1. Färbung mit Carbolfuchsin (1 Stunde bei 37°, 24 Stunden bei
Zimmertemperatur).
2. Abspülen in 70proz. Alkohol.
3. Färbung in Fuchselin 20—30 Min. (das zugleich Differenzierung der
Tuberkelbacillen wegen seines Salzsäuregehaltes bewirkt).
4. Differenzierung in Alkohol abs. 30—60 Min.
5. Abspülen in Wasser.
6. Nachfärbung mit wäßriger Methylenblaulösung 5—10 Min.
7. Abspülen in Wasser — Alkohol — Xylol — Balsam.
Kerne hellblau, elastische Fasern schwarz, Tuberkelbacillen rot.

β) 1. Färbung in Lithioncarmin 10—20 Min.
2. Differenzieren in Salzsäure-Alkohol 25 Min. und länger.
3. Abspülen in Wasser.
4. Färben mit Carbolwasser-Gentianaviolett oder Anilinwasser-Gentianaviolett 1 Stunde bei 37°, 24 Stunden bei Zimmertemperatur.
5. Abspülen in Alkohol.
6. Färben mit Vesuvelin (weniger praktisch mit Safranelin oder Fuchselin
wegen der geringen Farbendifferenz).
7. Abspülen in Alkohol, Differenzieren in absolutem Alkohol.
8. Xylol — Balsam.

Anm. Kommt es darauf an, Chondrin sicher von Elastin zu unterscheiden
(z. B. in Geschwülsten), so färbt man mit Thionelin (d. h. einem nach WEIGERT
hergestellten Elastinfarbstoff, in dem das Fuchsin durch Thionin ersetzt ist). Da
Thionelin ein für Elastin nicht alkoholbeständiger Farbstoff ist, während er
Chondrin echt, d. h. alkoholfest färbt, so ist eine Entscheidung leicht möglich;
entfärben sich die fraglichen Gewebsteile bei Alkoholbehandlung, so liegt Elastin
vor, anderenfalls Chondrin.

b) UNNA-TAENZERsche Methode.

1. Härtung in Alkohol (doch auch Formalin, Sublimat und MÜLLER-
sche Lösung angängig).
2. Gefrierschnitte, Einbettung in Paraffin oder Celloidin. Die entcelloidinierten Schnitte kommen aus Alkohol

---

[1] Die WEIGERTsche Flüssigkeit anstatt mit Fuchsin mit Vesuvin (Bismarckbraun) hergestellt.

3. in ein Gemisch von:

Orcein D (Grübler)	1,0 g
Acid. hydrochlor.	1,0 ccm
Alkohol abs.	100,0 ccm

2 Stunden im Brutschrank bei 37° oder 12—24 Stunden bei Zimmertemperatur.

4. Abspülen in Alkohol, bis kein Farbstoff mehr abgegeben wird. Bei Überfärbung

5. Entfärben in:

Acid. hydrochlor.	0,5 ccm
Alkohol (95proz.)	100,0 ccm
Aq. dest.	25,0 ccm

6. Abspülen in Wasser.

7. Entwässern in Alkohol — Öl — Balsam.

Die elastischen Fasern sind schwarzrot bis schwarzbraun gefärbt, das kollagene Gewebe farblos. Läßt man die Entfärbung in Salzsäure-Alkohol (5) weg, so ist das kollagene Gewebe schwarzbräunlich gefärbt.

Pranter empfiehlt folgende Modifikation, bei der die Differenzierung wegfällt: Die Schnitte von beliebig fixiertem Material kommen aus 70proz. Alkohol oder Wasser

1. in eine Lösung von:

Orcein D (Grübler)	0,1 g
Salpetersäure (Deutsches Arzneibuch)	2,0 g
70proz. Alkohol	100,0 g

Die angegebenen Zahlen beziehen sich auf Gewichts-, nicht Volumeneinheiten.

Hier verweilen sie 8—24 Stunden.

2. Abspülen in Wasser. — Alkohol. — Einlegen in Balsam.

Elastische Fasern dunkelbraunrot.

Um die Kerne deutlich hervortreten zu lassen, färbt man die Präparate vor der Orceinbehandlung mit Borax- oder Lithioncarmin vor oder mit Löfflerschem Methylenblau, Thionin, polychromem Methylenblau nach. Elegante Präparate erhält man, wenn man dem Entwässerungsalkohol einige Tropfen konzentrierter wäßriger Pikrinsäure zusetzt (E. Fraenkel).

Selbstverständlich lassen sich auch mit dieser Methode verschiedene andere spezifische Färbeverfahren kombinieren.

Wünscht man bei dieser Methode eine besondere Färbung der kollagenen Bündel und der glatten Muskelfasern, so verfährt man nach E. Fraenkel[1] folgendermaßen:

1. Vorfärbung mit Lithioncarmin, Differenzieren in Salzsäure-Alkohol. Wasser.

2. Färben in salpetersaurem Orcein. 24 Stunden.

Man bereitet sich die Farblösung in der Weise, daß man von der Unnaschen Orceinstammlösung:

Orcein D (Grübler)	1,5 g
Alkohol (96 proz.)	120,0 ccm
Aq. dest.	60,0 ccm
Acid. nitric.	6,0 ccm

so viel zu einer 3 proz. alkoholischen Salpetersäurelösung zusetzt, daß eine schwarzbraune Lösung entsteht.

3. Differenzieren in 80 proz. Alkohol.

4. Einlegen in eine Lösung von

konzentrierter wäßriger Pikrinsäure	200,0
Indigcarmin	0,5

10—15 Min.

5. Kurzes Abspülen in einer Lösung von

Aq. dest.	100,0 ccm
Eisessig	3,5 ccm

6. Abspülen in 96 proz. Alkohol.

7. Alkohol abs.

8. Aufhellen in Öl oder Xylol. — Balsam.

Kerne rot, elastische Fasern schwarzbraun, Bindegewebe grün, Muskulatur gelb gefärbt.

Ferner färben sich nach Dürck die elastischen Fasern nach der von Weigert angegebenen, zur Darstellung der Markscheiden dienenden Methode, bei der zur Färbung eine Lösung von Eisenhämatoxylin verwendet wird. Freilich ist diese Methode nicht elektiv, da sich damit auch andere Fasern färben, die Dürck als telegraphendrahtähnliche Fasern bezeichnet hat und die sich mit anderen Methoden nicht darstellen lassen. Sie finden sich vorwiegend in der Gefäßwand (Dürcksche Fasern). Die Methode ist im Kap. XIV „Nervensystem“, Abschnitt: Weigerts Markscheidenfärbung mit Eisenhämatoxylin, eingehend beschrieben.

Bei in Gelatine eingebetteten, mit Hämatoxylin und Eosin gefärbten Schnitten nehmen die gröberen elastischen Fasern bei Konservierung in Glyceringelatine eine leuchtendrote Färbung an.

---

[1] Ich verdanke diese vortreffliche Methode einer brieflichen Mitteilung von Herrn E. Fraenkel (Hamburg).

Anm. Die früher vielgebrauchten Methoden von HERXHEIMER und MANCHOT sind durch die von WEIGERT und von UNNA-TAENZER angegebenen Färbeverfahren weit überholt und können als obsolet betrachtet werden. Die BENEKEsche Modifikation der WEIGERTschen Fibrinmethode, bei der die elastischen Fasern rot erscheinen, ist zu unsicher, als daß sie für pathologisch-histologische Untersuchungen in Frage kommen könnte.

Das UNNAsche Elazin färbt man folgendermaßen:

1. Härtung in absolutem Alkohol. Einbetten in Celloidin. Schnitte entcelloidinieren. Die Schnitte kommen aus Wasser

2. in eine Lösung von polychromem Methylenblau auf 10 Min.

3. Abspülen in Wasser.

4. 33proz. wäßrige Tanninlösung 15—20 Min.

5. Gründliches Abspülen in Wasser.

6. Alkohol — Öl — Balsam.

Elazin blau.

Literatur. DÜRCK: Über eine neue Art von Fasern im Bindegewebe und in der Blutgefäßwand. Virchows Arch. **189** (1907). — EWALD, A.: Die SCHWALBEschen Scheiden der elastischen Fasern. Sitzgsber. Heidelberg. Akad. Wiss., Math.-naturwiss. Kl. **16**, 3 (1919). — FISCHER, B.: Über Chemismus und Technik der WEIGERTschen Elastinfärbung. Virchows Arch. **170** (1902) — Weiteres zur Technik der Elastinfärbung. Ibid. **172** (1903). — HART: Die Färbung der elastischen Fasern mit dem von WEIGERT angegebenen Farbstoff. Zbl. Path. **19** (1908). — HERXHEIMER, K.: Doppelfärbung von elastischen Fasern und Tuberkelbacillen. Beitr. path. Anat. **33** (1903). — KLETT: Zur Chemie der WEIGERTschen Elastinfärbung. Z. exper. Path. **2.** — MANCHOT: Über Aneurysmen. Virchows Arch. **121** (1890). — MICHAELIS: Über den Chemismus der Elastinfärbung. Dtsch. med. Wschr. **1901.** — MÜNTER: Über eine einfache einzeitige Methode für Kern- und Elasticafärbung. Zbl. Path. **20** (1909). — PRANTER: Zur Färbung der elastischen Fasern. Ibid. **13** (1902). — RÖTHIG: Über Kresofuchsin. Arch. mikrosk. Anat. **56** (1900). — SCHUBENKO: Zur Methodik der Färbung elastischer Fasern. Dtsch. med. Wschr. **1925**, 1823. — TAENZER: Färbung der elastischen Fasern. Mh. Dermat. **12.** — UNNA: Über Elastin und Elazin. Ibid. **19.** — WEIGERT: Färbung der elastischen Fasern. Zbl. Path. **9** (1898).

E. Kollagene Fasern.

Zur Darstellung der kollagenen Fasern sind verschiedene Methoden brauchbar.

Die van GIESONsche Methode,

besonders in der von WEIGERT angegebenen Modifikation (s. S. 119).

Die kollagenen Fasern sind rot, die Neuroglia gelb, die glatten Muskelfasern ebenfalls gelb gefärbt.

HANSENsche Färbung.

Sie ist eine modifizierte van GIESON-Färbung. Man braucht dazu folgende Stammlösung:

Gesättigte wäßrige Pikrinsäurelösung	100 ccm
2proz. Säurefuchsinlösung	5 ccm

Will man intensivere Färbungen erzielen, so muß man etwas mehr Säurefuchsin (7,5—10 ccm) nehmen, damit aber kürzere Zeit färben.

Vor dem Gebrauch setzt man zu 30 ccm dieser Lösung 7 Tropfen 1proz. Essigsäure. Man färbt 20 Min. bis 24 Stunden, spült in Wasser wenige Sekunden ab, dem man auf 30 ccm 20 Tropfen der angesäuerten Farblösung zugesetzt hat, entwässert in 96proz. Alkohol, den man einmal wechselt, 3 Min., überträgt in absoluten Alkohol auf 5 Min. und schließt nach Aufhellung in Xylol in Balsam ein. Bindegewebsfasern rot, alles andere gelb. Vorfärbung mit Hämatoxylin ist zulässig. Die Färbung ist nur dann längere Zeit haltbar, wenn man Objektträger und Deckgläser aus Quarz benutzt. (Nach Böhm und Oppel [6]).

Die von Mallory angegebenen Methoden.

α) Phosphormolybdänsäure-Hämatoxylin (Modifikation von Ribbert).

1. Fixierung gleichgültig, am besten Alkohol.

2. Gefrierschnitte oder Einbettung in Celloidin oder Paraffin.

3. Eintauchen der Schnitte auf $^1/_2$ Min. in 10proz. wäßrige Phosphormolybdänsäurelösung. (Anwendung von Glasnadeln!)

4. Abspülen mit Wasser.

5. Färben in folgender Lösung:

10proz. Phosphormolybdänsäure	10,0 ccm		diese Lösung stellt
Hämatoxylin	1,75 g		man einige Stunden
Wasser	200,0 ccm		in die Sonne, bevor man sie benutzt, sie
Krystallisierte Carbolsäure	5,0 g		ist vor dem Gebrauch zu filtrieren

10—20 Min.

6. Auswaschen in Wasser.

7. Entwässern in Alkohol. Xylol. Balsam.

Kollagene Fasern tiefschwarzblau.

Hueter empfiehlt, die Phosphormolybdänsäure durch Phosphorwolframsäure zu ersetzen.

Er färbt 10—20 Min. und differenziert nach Abspülen in Wasser mit 50proz. Alkohol, bis der Schnitt durchsichtig und je nach dem Gehalt an Bindegewebsfasern mehr oder minder blau geworden ist. Man kann mit Mayerschem Carmin vorfärben.

Diese Modifikation färbt auch die feinsten Fasern.

β) Säurefuchsin-Anilinblau-Orange-Methode.

1. Fixieren in Zenkerscher Lösung und anderen sublimathaltigen Lösungen.

2. Einbetten in Paraffin oder Celloidin, das sich stark mitfärbt, auch Gefrierschnitte sind brauchbar.

3. Färben in einer mit 10—20 Teilen Wasser verdünnten 1proz. wäßrigen Säurefuchsinlösung 1—3 Min.

4. Abspülen in Wasser.

5. Einlegen (Celloidin- oder Gefrierschnitte mit Glasnadeln) in 1 proz. wäßrige Lösung von Phosphormolybdänsäure auf 1 Min.

6. Abspülen in zweimal gewechseltem Wasser.

7. Färben in folgender Lösung:

Wasser	100,0 ccm	kochen,
Oxalsäure	2,0 ccm	nach Ab-
Goldorange (Orange G)	2,0 g	kühlen
Wasserlösliches Anilinblau	0,5 g	filtrieren

2—20 Min. oder länger.

8. Abspülen in Wasser.

9. Differenzieren in 95 proz. Alkohol, Entwässern in absolutem Alkohol, Aufhellen in Xylol oder Origanumöl. Balsam.

Kollagene Fasern und retikuliertes Bindegewebe sind leuchtend tiefblau gefärbt, ebenso Amyloid, Schleim und hyaline Substanzen; Kerne, Protoplasma, Fibrin, elastische Fasern, Achsenzylinder, Neuroglia sowie glatte Muskelfasern rot; rote Blutkörperchen und Markscheiden gelb bis gelbrot. Hornsubstanzen leuchtend rot.

Will man eine distinkte Kernfärbung haben, so färbt man mit Lithioncarmin in gewöhnlicher Weise vor, muß aber nach der Salzsäure-Alkoholbehandlung sehr gut auswässern.

Die Methode gelingt nach meinen Erfahrungen auch bei Alkoholpräparaten.

Um Formalinpräparate der Färbung zugängig zu machen, behandelt man sie nach McGill entweder in toto oder in Schnitten mit Zenkerscher Flüssigkeit oder Sublimatlösung nach (Schnitte 2—3, Stücke 12—24 Stunden).

Die blaue Färbung der Bindegewebsfasern ist so in die Augen fallend wie bei keiner anderen Färbemethode, dagegen ist die Kernfärbung häufig nicht besonders scharf und fehlt mitunter ganz.

Von den verschiedenen Modifikationen (Wooley, Löwenstein, Loele, Masson s. Lit.) der Malloryschen Methode erwähne ich nur die von Heidenhain angegebene, weil sie Vorzügliches leistet und eine klare Kernfärbung ermöglicht.

Man bringt die entparaffinierten aufgeklebten Schnitte in eine 1 proz. Aufschwemmung von Azocarmin G (Badische Anilin- und Sodafabrik), in der sie $1/_2$—1 Stunde auf 56° erwärmt werden, läßt sie dann noch 1—2 Stunden in der auf 37° abgekühlten Farblösung.

Die Azocarminaufschwemmung stellt man in der Weise her, daß man 1 g in 100 ccm Aq. dest. kocht, nach dem Abkühlen bei Zimmertemperatur filtriert und zum Gebrauch ansäuert (1 ccm Eisessig auf 100 ccm Farblösung).

Nun spült man die Schnitte mit Wasser ab und differenziert sie in Anilin-Alkohollösung (1 ccm Anilinöl auf 1000 ccm 96proz. Alkohol), bis die Kerne intensiv rot, das Protoplasma schwach rötlich gefärbt — wie bei einer guten Carminfärbung — hervortreten. Nun entfernt man das Anilin durch Alkohol, der schwach mit Essigsäure angesäuert ist, $^1/_2$—1 Min., und überträgt die Schnitte in wäßrige 5proz. Phosphorwolframsäure, in der das Bindegewebe völlig entfärbt und für die nachfolgende Färbung gebeizt wird. In der Phosphorwolframsäure verbleiben die Schnitte, bis eine vollständige Entfärbung des Bindegewebes eingetreten ist — $^1/_2$—3 Stunden —, werden dann kurz in Wasser abgespült und endlich in der von MALLORY angegebenen Anilinblau-Orange-Oxalsäurelösung (ohne Fuchsinzusatz[1]), die zur Hälfte mit Wasser zu verdünnen ist, 1—3 Stunden gefärbt. Hierauf folgt Auswaschen in Wasser, Differenzieren in absolutem Alkohol. Xylol. Balsam.

Die Kerne sind rot, das Protoplasma rötlich, die Bindegewebsfasern, der Schleim, Kolloid und Amyloid intensiv blau, die roten Blutkörperchen und Markscheiden gelb bis rötlichgelb gefärbt.

Die Methode von MARESCH.

Als Farblösung dient ein Gemisch von einer gesättigten methylalkoholischen Lösung von Methylgrün und einer gesättigten alkoholischen Lösung von Pikrinsäure, die man zu gleichen Teilen mischt.

Man färbt die möglichst dünnen Paraffinschnitte, die man kurze Zeit in Methylalkohol eingetaucht hat, 10 Min. in der eben angegebenen Lösung, spült sie in Wasser ab und bringt das lebhaft gelbgrün gefärbte Präparat auf 5—10 Sekunden in eine 0,5- bis höchstens 1proz. Lösung von Säurefuchsin. Nun saugt man die Farbe rasch mit Fließpapier ab und differenziert den dunkelviolett gefärbten Schnitt durch aufgetropften Alkohol so weit, bis er einen blaßgrauvioletten Ton angenommen hat. Hierauf folgt Aufhellung in Xylol und Einschluß in Balsam.

Die Kerne sind violett, das Protoplasma je nach Art der Zelle mehr oder weniger blaßrötlich, die Gitterfasern leuchtend hellrot, die Gliafasern blaßrosa. Die acidophilen Zellgranula sind gelb, die basophilen intensiv dunkelrot (besonders in der Hypophyse), die Erythrocyten grün gefärbt. Die Färbung ist nur wenige Wochen haltbar.

Erwähnt sei hier ferner die **VEROCAYsche Methode**, die folgendermaßen verläuft:

Die in beliebiger Flüssigkeit (Alkohol, Formol, Sublimat, MÜLLERsche Flüssigkeit, ORTHsches Gemisch, Kaliumbichromat-Formol, Sublimat-Pikrinsäure, FLEMMINGsche Flüssigkeit und Chrom-Ameisensäure) fixierten Gewebsstücke werden am besten in Paraffin eingebettet. Die mit Eiweißglycerin aufgeklebten, entparaffinierten Schnitte werden sehr gut gewässert und in 1proz. Chromsäure 10—16 Stunden bei 46° gebeizt und

---

[1] Neuerdings empfiehlt HEIDENHAIN, die Oxalsäure durch Eisessig (8 ccm) zu ersetzen, da Oxalsäure die Azocarminfärbung schädigt.

nach zweimaligem Abspülen in Wasser mit unverdünntem Delafieldschem Hämatoxylin $^1/_2$—2 Stunden gefärbt. Nach kurzem Auswaschen in Wasser kann eine Kontrastfärbung mit Orange, Eosin oder besser mit Pikrinsäure oder Aurantia angeschlossen werden, worauf die Schnitte in üblicher Weise (Alkohol [Origanumöl], Carbolxylol, Xylol) behandelt und in Balsam eingeschlossen werden.

Bei einer gut gelungenen Färbung erscheinen die Bindegewebsfasern blau bis blauschwarz gefärbt. Die Kerne des Bindegewebes sind unsichtbar, die der übrigen Elemente eben erkennbar.

Die Dauer der Beizung richtet sich nach der Fixierung und erstreckt sich auf etwa 10—16 Stunden. Die kürzeste Beizung beansprucht Alkohol (Sublimat, Flemming), die längste Orthsches Gemisch und etwa 11 bis 13 Stunden Formol. Auch andere Konzentrationen der Chromsäure und Temperaturen sind zulässig, die Beizungsdauer ist dann natürlich kürzer oder länger. Statt Chromsäure kann auch angesäuertes Kaliumbichromat (z. B. 5proz. Lösung mit einem Zusatz von $^1/_2$% Salpetersäure verwendet werden.

Die Länge der Färbung hängt von der Färbekraft des Hämatoxylins und von der Länge der Beizung ab, auf Minuten kommt es dabei nicht an.

Celloidinschnitte sind weniger zu empfehlen, da sie in der Beize sehr stark schrumpfen.

Die Unnaschen Methoden.

α) Safranin-Wasserblau + Tannin-Methode.

Am besten Fixierung in Alkohol oder Salpetersäure oder Pikrinsäure. Fixierung in Formalin und Hermannschem Gemisch ist nicht angebracht. Celloidineinbettung. Schnitte aus Wasser in die Farblösung.

1. Färben in 1proz. wäßriger Safraninlösung 10 Min.
2. Gutes Abspülen in Wasser.
3. Nachfärben in möglichst frisch bereiteter Lösung von 1proz. Wasserblau- + 33proz. Tanninlösung aa 10—15 Min.
4. Abspülen in destilliertem Wasser lange — kurz in Leitungswasser.
5. Alkohol abs. Öl. Balsam.
Kerne rot, kollagene Fasern blau.

β) Polychromes Methylenblau + Orcein-Methode.

Fixieren am besten in Alkohol abs. Einbetten in Paraffin oder Celloidin.

1. Entcelloidinieren. Schnitte in Wasser.
2. Färben in polychromem Methylenblau 10 Min.
3. Gutes Abspülen in Wasser.
4. Schnitt auf dem Spatel, mit Fließpapier das Wasser etwas entfernen. Hierauf in folgende Lösung:

5. Orcein 1,0, Alkohol 100,0, 15 Min.

6. Alkohol abs. Bergamottöl. (Beides zu wiederholen, falls der Schnitt zu blau ist.) Balsam.

Kollagenes Gewebe schön orceinrot, Protoplasma und Muskelfasern blau. Mastzellen kirschrot.

Fixiert man in Formalin, Müllerscher Lösung und Hermannschem Gemisch oder Salpetersäure, so fällt die blaue Kontrastfärbung schwach aus und ist nur durch recht intensives Färben mit Methylenblau zu erzielen.

γ) Wasserblau + Orcein-Methode.

Man färbt mit einem Gemisch von

Orcein	1,0
Wasserblau	0,25
Alkohol abs.	60,0
Glycerin	10,0
Wasser	100,0

12 Stunden und erhält dadurch eine fein abgestufte Färbung der kollagenen Fasern in einem tiefblauen, der elastischen Fasern in einem orceinroten und des Protoplasmas (einschließlich der glatten Muskelfasern) in einem blauroten Mischfarbenton.

Fixierung gleichgültig. Nach der Färbung Abspülen in Wasser, Alkohol usw.

Außerdem färbt sich kollagenes Gewebe leicht mit Eosin, Pikrinsäure und Ammoniakcarmin, freilich kommen dabei nur die gröberen Bündel zur Darstellung.

Bindegewebsfärbung nach Curtis,

die nach Versé besonders zur Färbung von jungem Bindegewebe geeignet ist.

Fixierung in Zenkerschem Gemisch, Entfernung des Sublimates durch Jod. Einbetten in Paraffin. Man färbt die Schnitte mit Anilinwasser-Safranin vor, spült sie in Alkohol ab und bringt sie in Wasser. Die weitere Färbung erfolgt in einer Mischung von

1 proz. Lösung von Naphtholschwarz oder Diaminblau 2 B	0,5 ccm
konzentrierter wäßriger Pikrinsäurelösung	9,5 ccm

3—4 Min. Man wäscht in Wasser aus. Alkohol. Xylol. Balsam.

Die Kerne sind rot, das Bindegewebe schwarzblau, das Protoplasma gelb.

Auch mittels der Giemsaschen Methode kann man die Bindegewebsfasern sowie membranartige, die Bindegewebsfasern, Muskelfasern, Zellen, Drüsenschläuche usw. umspinnenden Gebilde zur Darstellung bringen (Herxheimer). Man fixiert in Formalin oder Formalinalkohol und färbt mindestens 24 Stunden in verdünnter Lösung (1 Tropfen Farblösung auf 1 ccm dest. Wasser). Nach der Färbung Abspülen in Wasser und Untersuchen in Wasser oder konz. Kalium aceticum-Lösung, in der freilich die Färbung nicht haltbar ist. Dauerpräparate erhält man, wenn man die auf dem Objektträger gut ausgebreiteten und mit Fließpapier gut angedrückten Schnitte an der Luft trocknet und dann durch Xylol in Balsam bringt. Freilich treten dabei sehr starke und störende Schrumpfungen ein.

Darstellung mittels Silberimprägnation.

A. Bielschowsky-Maresch.

Sehr gut lassen sich nach Maresch die feinsten Bindegewebsfibrillen mittels der von Bielschowsky zur Darstellung der Neurofibrillen angegebenen Methode zur Anschauung bringen.

Man fixiert in 10 proz. Formalinlösung 24 Stunden, wäscht in fließendem Wasser aus und fertigt möglichst dünne Gefrierschnitte an.

Die Gefrierschnitte werden nun der Versilberung unterzogen. Man bringt sie mit Glasnadeln aus destilliertem Wasser auf 24—48 Stunden in eine 2 proz. Lösung von Argent. nitric. und nun nach raschem (2 bis 3 Sekunden) Durchziehen durch destilliertes Wasser in folgende Lösung, die jedesmal frisch zu bereiten ist: Man setzt in einer gut gereinigten Schüttelmensur zu 10 ccm einer 10 proz. Argent. nitric.-Lösung 5 Tropfen einer möglichst reinen 40 proz. Natronlauge. Der sich bildende Niederschlag wird durch tropfenweisen Zusatz von Ammoniak unter stetem Umschütteln gelöst und das Ganze durch Aq. dest. auf 20 ccm aufgefüllt. (Es bildet sich dabei Silberoxydammonium.) Man hüte sich, mehr Ammoniak zuzusetzen, als zur Lösung des Niederschlags unbedingt nötig ist, da bei zuviel Ammoniakzusatz die Imprägnation versagen kann. Man lasse lieber einige Körnchen des Niederschlags ungelöst und filtriere. In dieser Lösung bleiben die Schnitte je nach ihrer Dicke 2—30 Min., nun werden sie rasch (2—3 Sekunden) in destilliertem Wasser abgespült und in einer 20 proz. Formalinlösung einer Reduktion unterzogen, bis sie schiefergrau bis graubraun gefärbt sind. Nun bringt man sie nach kurzem Abspülen in destilliertem Wasser in ein saures Goldbad (2 Tropfen Goldchlorid auf 10 ccm destilliertes Wasser und 2—3 Tropfen Eisessig) auf 10 Min. und entfernt das etwa noch in den Schnitten enthaltene Silber durch Einlegen in eine 5 proz. Lösung von Fixiernatron auf 15 Sekunden. Gründliches Auswaschen in Wasser. Einschluß in Glycerin oder nach Entwässerung in Alkohol und Aufhellung durch Carbolxylol in Balsam.

Schlemmer gibt an, daß man sichere Resultate erhält, wenn man den sich bei Zusatz von Natronlauge bildenden Niederschlag folgendermaßen behandelt: Man läßt den Niederschlag sedimentieren, gießt die überstehende Flüssigkeit ab und füllt mit destilliertem Wasser wieder auf, läßt dann wieder sedimentieren und gießt das überstehende Wasser wieder ab. Man wiederholt dieses Auswaschen, bis das Waschwasser nicht mehr alkalisch reagiert. Schließlich löst man den Niederschlag in möglichst wenig Ammoniak und verdünnt die Lösung vor dem Gebrauch mit 10 Teilen Wasser.

Die in Anwendung kommenden Glasnadeln sind nach jeder einzelnen Prozedur in destilliertem Wasser gut abzuspülen und abzutrocknen, da sonst Niederschläge auftreten.

Kurz zusammengefaßt, gestaltet sich die Methode folgendermaßen:

1. Fixierung in 10 proz. Formalinlösung. Auswaschen in fließendem Wasser. Gefrierschnitte. Übertragen der Schnitte in destilliertes Wasser und

2. in 2 proz. Argent. nitric.-Lösung 24—48 Stunden.

3. Rasches (2—3 Sekunden) Durchziehen durch destilliertes Wasser.

4. Übertragen in die Lösung von ammoniakalischem Silber auf 2—30 Min.

5. Kurzes Auswaschen in destilliertem Wasser.

6. Reduktion in 20 proz. Formalinlösung.

7. Vergolden in saurem Goldbad 10 Min.

8. Fixieren in 5 proz. Fixiernatronlösung 15 Sekunden.

9. Auswaschen in Wasser. Einschluß in Glycerin oder Balsam.

Formalinfixierung ist nicht unbedingt erforderlich, die Methode gelingt auch bei Alkoholfixierung.

Man kann das BIELSCHOWSKYsche Verfahren auch mit der Paraffineinbettung kombinieren, indem man die Gewebsstücke vor der Einbettung mit Silber imprägniert. Man tut dabei gut, wenn man die Stücke vor der Imprägnierung mit reinem Pyridin behandelt und letzteres dann durch mehrstündiges Auswässern in destilliertem Wasser entfernt. Das Verfahren verläuft dann nach AGDUHR folgendermaßen:

1. Fixieren in neutralem oder ganz schwach saurem Formalin.

2. Sehr langes Auswässern in mehrmals zu wechselndem destilliertem Wasser (7—14 Tage).

3. Übertragen in reines Pyridin (Merck) oder 33 proz. Alkohol auf 3—4 Tage.

4. Mehrtägiges Auswässern in mehrfach zu wechselndem destilliertem Wasser.

5. Einlegen in 3 proz. Argent. nitric.-Lösung bei 37° 6—9 Tage.

6. Auswässern in destilliertem Wasser $^1/_4$—1 Stunde.

7. Übertragen in die oben angegebene Lösung von Silberoxyd-ammonium, die man in der Weise herstellt, daß man zu 10 ccm 10 proz.

Silberlösung 20 Tropfen $\left(1 \text{ Tropfen} = \frac{1}{9,6} \text{ ccm}\right)$ 25 proz. Natronlauge

hinzusetzt, den Niederschlag durch vorsichtigen Zusatz von Ammoniak unter anhaltendem Umrühren bis auf wenige Körnchen löst und 200 ccm dest. Wasser zusetzt. Dauer der Imprägnation 24—36 Stunden.

8. 1stündiges Auswässern in öfter zu wechselndem destilliertem Wasser.

9. Reduzieren in schwach alkalischem Formalin 4 Stunden.

10. Abspülen in Wasser.

11. Einbetten in Paraffin.

12. Vergoldung der aufgeklebten Schnitte.

Man kann aber auch in der Weise verfahren, daß man die in Formalin fixierten Stücke direkt in Paraffin einbettet und dann dem Bielschowskyschen Verfahren auf folgende Weise unterwirft: Die möglichst dünnen, auf dem Objektträger aufgeklebten Schnitte (5 μ) werden nach Entfernung des Paraffins auf 48 Stunden in eine 2proz. Höllensteinlösung übertragen und dann nach Abspülen in destilliertem Wasser in die ammoniakalische Silberlösung gebracht, wo sie eine halbe Stunde bleiben. Aus dem Silberbad werden die Schnitte mit destilliertem Wasser abgespült und in 5proz. Formalinlösung übertragen, in der sie eine halbe Stunde bleiben. Nun folgt kurzes Abwaschen in Brunnenwasser und Übertragen in eine Goldchloridlösung 1:100 auf eine Stunde. Nach Abspülen in Brunnenwasser bringt man die Schnitte in eine 5proz. Lösung von Fixiernatron auf 2 Min., wäscht sie dann gründlich 6 bis 12 Stunden in mehrfach gewechseltem Brunnenwasser aus und bringt sie durch Alkohol und Xylol in Balsam.

Die zuletzt angegebene Modifikation ist besonders bei Objekten angezeigt, die beim Zerlegen in Gefrierschnitte in einzelne Stücke zerfallen oder aus denen Teile dabei herausfallen können (Maresch).

Ist die Imprägnation nicht gut gelungen oder sind dabei Niederschläge entstanden, so kann man die Imprägnierung wiederholen, nachdem man das Silber durch Behandlung des Schnittes mit einer 4proz. Cyankaliumlösung oder einem Gemisch von 10proz. rotem Blutlaugensalz und 20proz. Lösung von Fixiernatron zu gleichen Teilen entfernt hat. Die Schnitte bleiben in den Lösungen, bis sie farblos geworden sind, und werden dann gründlich mit destilliertem Wasser ausgewaschen.

Zum Nachweis der Fasern und Fasernetze in frischen Bindegewebswucherungen eignet sich besonders die von Ranke modifizierte

B. Achúcarrosche Methode.

Sie kann sowohl an Gefrierschnitten als auch an Paraffin- und Celloidinschnitten in Anwendung gebracht werden. Nicht geeignet sind Fixierungsmethoden, die Metallsalze (spez. Chormsalze) enthalten; gute Resultate geben dagegen: 96proz. Alkohol, 10proz. Formalin, Kaiserlingsche Flüssigkeit. Besonders brauchbar erweisen sich Celloidinschnitte, die sich seit Jahren in 80proz. Alkohol in verkorkten

Gefäßen befunden haben, deren Alkohol durch Tannin enthaltende Bestandteile gelblich gefärbt ist. Diese Erfahrung führte RANKE dazu, frische Schnitte oder Teile von Schnittserien in 80proz. Alkohol, dem einige Korkstückchen beigefügt sind, auf beliebige Zeit (8 Tage und länger) einzulegen. Die Schnitte werden dann in Brunnenwasser abgespült und 8—12 Stunden oder auch länger in 10proz. Formalin eingelegt. Dann werden sie kurz gewässert und in konzentrierter wäßriger Tanninlösung bei 50° einige Minuten bis mehrere Stunden (die Dauer scheint belanglos zu sein) gebeizt. Nach dem Erkalten wird jeder einzelne Schnitt so lange in destilliertem Wasser geschwenkt, bis sie den letzten Rest des Tannins abgegeben haben (vollständig undurchsichtig geworden sind). Hierauf bringt man immer nur einen Schnitt in ammoniakalische Silberlösung, die man sich in der Weise herstellt, daß man 12 Tropfen der bei der BIELSCHOWSKYSCHEN Methode gebrauchten ammoniakalischen Silberlösung auf 20 ccm dest. Wasser gibt. In dieser Lösung wird der Schnitt mit einer Glasnadel hin und her bewegt, bis er einen gewissen (für verschiedene Organe und verschiedene pathologische Prozesse differenten) braunen Farbenton angenommen hat. Nun bringt man ihn, ohne ihn auszuwaschen, in Formalin (10proz.) zur Reduktion. Schließlich wird der Schnitt in Wasser ausgewaschen. Nachfärbung mit Eosin-Methylenazur ist zu empfehlen.

Wichtig ist die Art des Tannins. Das zu 50% in Wasser lösliche Acid. tannic. leviss. puriss. (Deutsches Arzneibuch V) Mercks tut ausgezeichnete Dienste, während das schwer lösliche Taninn der älteren Pharmakopöe ungleichwertige Resultate gibt.

Literatur. ACHÚCARRO, N.: Nuovo methodo para el e studio de la neuroglia y del tejido conjunctivo. Bol. Soc. españ. Biol. 1, 139 (1911). — BERG, W.: Über eine Modifikation der Silberimprägnation nach BIELSCHOWSKY-MARESCH. .Z. Mikrosk. 38 (1922). — CURTIS: Färbung junger Bindegewebsfasern. Arch. Méd. exper. 17. — DÜRCK: Über eine neue Art von Fasern im Bindegewebe und in der Blutgefäßwand. Virchows Arch. 189 (1907). — FOOT, N. CH.: Light as a factor in the impregnation of brain sections with the ammoniacal silver salts. Amer. J. Path. 5, 365 (1929). — GORRIZ, M.: Beobachtungen über die Zusammensetzung der Silberbäder nach der BIELSCHOWSKYSCHEN Methode. Trav. Labor. rech. biol. Madrid 22, 1869; ref. Zbl. Path. 35, 410 (1924/25). — RIO HORTEGA, P. DEL: Nuevas reylas para la coloratione constante de los formaciones connectivos por el meth. de ACHÚCARRO. Trab. Labor. Invest. biol. Univ. Madrid 14, 188 (1926). — HEIDENHAIN, M.: Über die MALLORYsche Bindegewebsfärbung mit Carmin und Azocarmin als Vorfarben. Z. Mikrosk. 32 (1915) — Neue Grundlegungen zur Morphologie der Speicheldrüsen. Anat. Anz. 52, 305 (1920). — HUETER: Zur Technik der Bindegewebsfärbung. Zbl. Path. 22 (1911). — LIESEGANG, E.: Histologische Versilberungen. Z. Mikrosk. 45, 273 (1928). — LOWENSTEIN: Einige Veränderungen an der MALLORYschen Anilinblau-Orangefärbung. Verh. dtsch. path. Ges. 12. — MACGILL, E.: MALLORYS anilinblue connective tissue stain. Anat. Anz. 35. — MALLORY: A differential stain for connective tissue, fibrillar and reticulum. J. of exper. Med. 1 — A bitherto undescribed fibrillar substance

produced by connective tissue-cells. J. med. Research **10**. — Maresch: Über Gitter-
fasern der Leber und die Verwendbarkeit der Methode Bielschowskys zur Dar-
stellung feinster Bindegewebsfibrillen. Zbl. Path. **16** (1905) — Über eine neue
Methode zur Darstellung von Gitterfasern. Wien. klin. Wschr. **1922**, Nr 12. —
Ranke: Neue Kenntnisse und Anschauungen von dem mesenchymalen Syncytium.
Sitzsber. Heidelberg. Akad. Wiss., Math.-naturwiss. Kl. **1913**, 3. Abh. — Ribbert,
Über die Anwendung der von Mallory für das Zentralnervensystem empfohlenen
Farblösung auf andere Gewebe. Zbl. Path. **7** (1896). — Schlemmer, A.: Über Herstellung der ammoniakalischen Silbersalzlösung bei der Imprägnationsmethode
von Bielschowsky. Z. Mikrosk. **27** (1910). — Timofejew: Eine neue Färbung
des Stützgewebes. Anat. Anz. **35**. — Unna: Neue Untersuchungen über Kollagen-
färbungen. Mh. Dermat. **34**. — Wooley, A.: A study of the reticular supporting
network in malignant neoplasmas. Bull. Hopkins Hosp. **14** (1903).

F. Fette und lipoide Substanzen.

(Neutralfette, Cholesterinester der Fettsäuren, lipoide Substanzen im
engeren Sinne.)

1. Zum Nachweise der **Neutralfette** dient:

a) Sudan III und Fettponceau (Scharlach R).

Diese von Daddi und Michaelis in die histologische Technik eingeführten Farbstoffe sind ein ausgezeichnetes Reagens auf Fett, das
der Osmiumsäure unbedingt vorzuziehen ist.

Zur Färbung eignen sich nur Schnitte von frischen oder von in
Formalin oder Müllerscher Lösung fixierten Objekten. Alle Substanzen, welche Fette lösen, dürfen nicht mit den Schnitten in Berührung
kommen.

Die schönsten Resultate erhält man bei Gefrierschnitten von Objekten,
die in Formalin oder Formalin-Müller oder Formalin-Pikrinsäure
(konzentr. wäßrige Pikrinsäure 100,0 + 5 Teile 10proz. Formollösung
[Rosenthal]) fixiert sind. Gelatineeinbettung ist bei zerbrechlichen
Objekten zu empfehlen. Man fängt die Schnitte in Wasser auf und
bringt sie auf 5 Min. in 50proz. Alkohol, hierauf in eine gesättigte Lösung
von Sudan III oder Fettponceau in heißem 70—85proz. Alkohol, die
man vor dem Gebrauch filtriert und während des Gebrauches gut
zudeckt. (Die Farbstoffe lösen sich nur in geringer Menge in Alkohol.)
Höher konzentrierter Alkohol ist zu vermeiden, da darin Fett gelöst
wird. In der schwächeren (70proz.) Lösung bleiben die Schnitte $1/2$ Stunde,
in der stärkeren 10 Min. Längere Färbungen schaden nichts, sind im
Gegenteil mitunter angebracht, da bei dem Vorhandensein geringer
Fettmengen diese schärfer hervortreten und manche Fettsubstanzen
erst bei längerer (24 Sekunden) Färbedauer den Farbstoff annehmen.
Man spült nun in Alkohol von 50% kurz ab und wäscht gut in destilliertem Wasser aus. Nun färbt man mit Hämatoxylin und läßt die Schnitte
in Wasser gründlich nachbläuen. (Bei Überfärbung mit Hämatoxylin

differenziert man mit 5 proz. Alaunlösung oder zur Hälfte mit Wasser verdünntem Salzsäure-Alkohol, Auswaschen in Wasser.) Die Präparate werden in Glycerin oder Glyceringelatine untersucht.

Das Fett ist scharlach- bis orangerot gefärbt, Nervenmark schwach rosenrot. Die Kerne blau. Fettsäurekrystalle werden blaß bzw. nicht gefärbt.

Die Methode gestaltet sich, kurz zusammengefaßt, folgendermaßen:

1. Fixierung in Formalin (oder MÜLLER-Formalin, Formalin-Pikrinsäure).

2. Gefrierschneiden.

3. Übertragung der Schnitte aus Wasser in 50 proz. Alkohol 5 Min.

4. Färben in heiß gesättigter alkoholischer Sudan- oder Fettponceaulösung (in 70—85 proz. Alkohol) 30—60 Min. und länger. (Schalen gut zudecken!)

5. Abspülen in 50 proz. Alkohol.

6. Auswaschen in destilliertem Wasser.

7. Nachfärben mit Hämatoxylin.

8. Bei Überfärben differenzieren in 5 proz. Alaunlösung oder zur Hälfte mit Wasser verdünntem Salzsäure-Alkohol.

9. Gründliches Auswaschen in Wasser.

10. Einlegen in Glycerin oder Glyceringelatine.

Bei schwer färbbaren Lipoiden, bei denen die Methode mitunter versagt, verfährt man nach FROBOESE und SPRÖHNLE folgendermaßen: Man setzt zu 20 ccm der Sudanlösung 2—3 ccm Aq. dest. hinzu und färbt, sobald sich die Lösung getrübt hat, die nach der oben angegebenen Methode vorgefärbten Schnitte in der mit Wasser versetzten Lösung 20 Min. Mitunter treten hierbei Niederschläge auf.

ROMEIS empfiehlt zur Fettfärbung eine durch Kochen gesättigte Lösung von Sudan III in 40 proz. Alkohol (0,1—0,2 g des von Dr. Hollborn bezogenen Farbstoffes auf 100 ccm 40 proz. Alkohol). Man färbt Gefrierschnitte 24 Stunden. Übertragen in Wasser, Nachfärbung mit Hämalaun. Bei dieser Methode werden auch die kleinsten Lipoidtröpfchen gefärbt.

Nach HERXHEIMER färben alkalisch-alkoholische Lösungen von Fettfarbstoffen das Fett schneller und intensiver als die gewöhnlichen alkoholischen Lösungen. Als besonders wirksam empfiehlt er eine alkalische Lösung von Fettponceau (Scharlach R). Man bedient sich zur Färbung folgender Lösung:

Alkohol abs.	70,0
Wasser	10,0
10 proz. Natronlauge	20,0
adde Fettponceau bis zur Sättigung.	

Man färbt 20—30 Min., spült in 70proz. Alkohol ab und verfährt dann weiter wie oben bei der Sudanfärbung angegeben.

Eine rasche und sehr intensive Fettfärbung erzielt man, wenn man Fettponceau bis zur Sättigung in einem Gemisch von Aceton und 70proz. Alkohol zu gleichen Teilen löst. Man differenziert in 70proz. Alkohol und verfährt weiter wie oben angegeben.

Ist Blaufärbung des Fettes erwünscht, so wendet man nach HERXHEIMER eine konzentrierte Lösung von Indophenol in 70proz. Alkohol an. (Färbedauer 20 Min.) Man färbt in diesem Fall mit Lithioncarmin vor. Sonstige Behandlung wie bei Sudanfärbung.

Bei Untersuchung von Sekreten und Exkreten benutzt man nach RIEDER eine gesättigte Lösung von Sudan III in 96proz. Alkohol oder nach LEVINSOHN eine Mischung von 2 Teilen gesättigter alkoholischer Sudanlösung und 1 Teil 10proz. Formalinlösung und vermischt mit ihr gleiche Teile der betreffenden Flüssigkeit. Sedimentieren oder zentrifugieren.

Anm. 1. Die Fettfärbung läßt sich leicht mit der Amyloidfärbung kombinieren, indem man zunächst mit Sudan oder Fettponceau färbt und die Amyloidreaktion mit Gentiana- oder Methylviolett nachfolgen läßt. Man erhält dabei sehr instruktive Bilder.

Anm. 2. Will man die Fettfärbung mit einer Elastinfärbung verbinden, so verfährt man nach FISCHER folgendermaßen:

Man mischt 74 ccm Fuchselin (s. S. 157) mit 26 ccm destilliertem Wasser und löst darin unter Kochen Sudan III oder Fettponceau bis zur Sättigung und läßt erkalten. Man färbt 30—60 Minuten in filtrierter, gut zugedeckter Lösung und differenziert in heiß gesättigter Lösung von Fettponceau oder Sudan III in 70proz. Alkohol (Schalen gut zudecken). Abspülen in Wasser. Glycerin.

b) Nilblausulfat

färbt nach LORRAIN SMITH die Neutralfette rot, die Fettsäuren blau, die übrigen Gewebsbestandteile werden ebenfalls mehr oder minder stark blau gefärbt. Nach Untersuchungen von BÖHMINGHAUS ist diese Ansicht nicht zutreffend, denn der in Rede stehende Farbstoff färbt nur die Ölsäure und ihre esterartigen Verbindungen (die Glycerin- und Cholesterinester), und zwar die ersteren intensiv blau, die letzteren leuchtend rot. In gleicher Weise färben sich Gemische von verschiedenartigen Fettsäuren und Fettsäureestern, wenn in ihnen Ölsäure und ihre Ester enthalten sind. Die Stearinsäure und Palmitinsäure werden durch Nilblausulfat überhaupt nicht, ihre esterartigen Verbindungen nur wenig blaßblau gefärbt.

Das Nilblausulfat ist demnach nur ein Reagens auf Ölsäure und ihre Ester. Außerdem ist aber zu berücksichtigen, daß die Rotfärbung der Glycerin- und Cholesterinester der Ölsäure und dementsprechend auch der Fettgemische, in denen sie enthalten sind, nur an frischen und kurze Zeit in Formalin aufbewahrten Präparaten zu erzielen ist, weil bei längerer Aufbewahrung — über $1\frac{1}{2}$ Monat bei Zimmertemperatur — durch die bei der Zersetzung des Formalins sich bildende Ameisensäure eine Spaltung der Neutralfette unter Bildung von Ölsäure stattfindet, die sich nicht mehr rot, sondern blau färbt (vgl. auch KAUFMANN und LEHMANN: Virchows Arch. **261**, 623).

Es ist demnach bei Färbung mit Nilblausulfat hinsichtlich der erzielten Fettfärbungen Vorsicht geboten.

Man bedient sich zur Färbung des Nilblausulfates oder des Neumethylenblaus in konzentrierter wäßriger Lösung. Die zu untersuchenden Objekte werden entweder frisch oder nach Formalinfixierung mit dem Gefriermikrotom geschnitten. Man bringt die Schnitte auf etwa 10 Min. in die Farblösung, spült sie dann gründlich in Wasser ab und untersucht in Glycerin. Die Neutralfette sind leuchtend rot, die Kerne dunkelblau und das Protoplasma hellblau gefärbt. etwa vorhandene Ölsäure tritt als dunkelblau gefärbte glänzende Tropfen hervor.

Nach meinen Erfahrungen erhält man sehr elegante Färbungen, wenn man die gefärbten und in Wasser abgespülten Schnitte kurze Zeit in 1 proz. Essigsäure differenziert, dann sehr gründlich in Wasser auswäscht und in Glycerin oder Glyceringelatine einschließt. Die Fettfärbung tritt hier viel schärfer hervor, auch vermeidet man so die bei nicht differenzierten Schnitten sich häufig einstellende Diffusion des Farbstoffes in das Einschlußmittel. Einen Vorteil der Färbung möchte ich darin erblicken, daß etwa vorhandene Mikroorganismen sich mit dem angewandten Farbstoff leicht und intensiv färben, so daß man leicht in der Lage ist, etwaige Beziehungen der Bakterieninvasion zur Fettablagerung festzustellen.

Nach EISENBERG färben alkoholische Lösungen von Chlorophyll sehr energisch Fett. Versuche von BENDA und BOAS haben ergeben, daß das von der Firma G. Hell & Comp. in Troppau zu beziehende Präparat Chlorophyllum bisdepuratum in alkoholischer Lösung auch für histologische Zwecke brauchbar ist.

Zur Färbung dient eine konzentrierte Lösung von Chlorophyll in 80 proz. Alkohol; die Färbetechnik ist dieselbe wie bei Sudanfärbung. Der Farbstoff haftet etwas fester als Sudan oder Scharlach und verträgt Auswaschen in salzsaurem Alkohol. Er färbt die Glycerinester und die Cholesterinester gleichmäßig.

Neuerdings wird die Färbung mit Chlorophyll von H. ARNDT warm empfohlen, der zur Färbung eine konzentrierte Lösung von Chlorophyll in 70 proz. Alkohol und Aceton aa vorschreibt.

Die von OKAJIMA stammende Fettfärbung mit Capsicumrot hat vor den gebräuchlichsten Färbungen keine Vorzüge.

c) Die Osmiumsäure.

Sie wurde früher fast ausschließlich zum Nachweis des Fettes angewendet. Neuerdings tritt sie gegenüber den obenerwähnten Farbstoffen in den Hintergrund, da ihrer Anwendung mancherlei Nachteile anhaften und ihr Preis außerordentlich hoch ist.

Sie schwärzt das Fett intensiv. Je nach der chemischen Zusammensetzung des Fettes tritt bei Behandlung mit Osmiumsäure sofortige (primäre) Schwärzung ein oder erst nach Auswaschen in Wasser und Nachbehandeln mit Alkohol (sekundäre Schwärzung), ersteres ist bei Oleïn, letzteres bei Palmitin und Stearin der Fall.

Man kann sich entweder der reinen Osmiumsäure in 1proz. Lösung oder, was wegen der besseren Färbbarkeit der Präparate vorzuziehen ist, der FLEMMINGschen Lösung (S. 38) bedienen. Man läßt die Objekte, die wegen des schweren Eindringens der Osmiumsäure nur sehr dünn sein dürfen, 36—72 Stunden in der Lösung und befolgt im übrigen die angegebenen Vorsichtsmaßregeln, die bezüglich der Osmiumpräparate (S. 36) im Auge zu behalten sind.

Da selbst beim vorsichtigen Einbetten osmiertes Fett ausgezogen werden kann, ist es für pathologisch-histologische Zwecke sehr empfehlenswert, von der Einbettung überhaupt abzusehen und nach guter Auswässerung der Präparate die Untersuchung an Gefrierschnitten vorzunehmen.

Gefrierschnitte von frischen Objekten der Osmierung zu unterwerfen, ist nicht zu empfehlen, da dabei das nicht fixierte Fett leicht Verschiebungen erfährt und kleine Fettkörnchen, wie sie gerade unter pathologischen Verhältnissen vorkommen, zu größeren Tropfen konfluieren, wodurch leicht Täuschungen hervorgerufen werden.

Bessere Resultate liefern Gefrierschnitte von Objekten, die in Formalin gut fixiert sind, wenngleich auch hier, besonders bei fettreichen Geweben, Fettverschiebungen mitunter vorkommen können. Man behandelt die Formalinschnitte mit 1proz. Osmiumsäure oder FLEMMINGscher Lösung 24 Stunden lang im Dunkeln und läßt sie dann 24 Stunden im hellen Zimmer in destilliertem Wasser liegen, wobei nach SATA auch das primär sich nicht schwärzende Fett (s. o.) schwarz werden soll. Sicherer wird nach meinen Erfahrungen die sekundäre Schwärzung erreicht, wenn man die nach der Osmierung sehr gründlich ausgewässerten Schnitte (mindestens 8—12 Stunden in öfter zu wechselndem Wasser) mit absolutem Alkohol nachbehandelt oder wenn man die Formalinschnitte in MARCHIschem Gemisch (MÜLLERsche Lösung 2 Teile, 1proz. Osmiumsäure 1 Teil) auf dem Paraffinöfchen $^1/_4$—$^3/_4$ Stunde erwärmt (HANDWERCK-SCHMAUS).

Die besten Resultate erhält man, wenn man kleine Gewebsstücke in FLEMMINGschem Gemisch (S. 38) 3—4 Tage fixiert, gründlich in Wasser auswäscht und mit dem Gefriermikrotom schneidet. Die Schnitte unterwirft man einer nochmaligen sekundären Osmierung, indem man sie mit 1proz. Osmiumsäure 4 Stunden bei Bruttemperatur oder 24 Stunden bei Zimmertemperatur im Dunkeln behandelt (SATA). Die sekundäre Schwärzung des primär nicht geschwärzten Fettes nimmt man auch hier am besten durch Nachbehandlung der gründlich mit absolutem Alkohol ausgewässerten Schnitte vor.

Die Schnitte untersucht man entweder in Glycerin oder Kalium aceticum, oder man hellt sie nach Entwässerung in Aceton oder in absolutem Alkohol, der osmiertes Fett nicht löst (Schmaus), schnell in reinstem Benzin auf und schließt sie in Balsam oder venetianisches Terpentin ein. Die Fettfärbung läßt sich dauernd meist nur dann gut erhalten, wenn man die Präparate ohne Deckgläschen aufbewahrt. Zur Färbung der Kerne wendet man Safranin an.

Anm. Das von Unna empfohlene Verfahren der sekundären Osmierung ist nicht ganz zuverlässig, da auch andere Bestandteile der Gewebe außer Fett geschwärzt werden.

Es möge hier erwähnt werden, daß durch Osmiumsäure auch nicht fetthaltige (z. B. gerbstoffhaltige) Elemente geschwärzt werden.

Die von Christeller angegebene Fettreaktion bei in Formalin fixierten Schnitten ist in theoretischer Hinsicht von Interesse, dürfte aber kaum die oben angegebenen Methoden des Fettnachweises ersetzen. Man bringt die Schnitte, die man aus 24 Stunden in Formalin fixiertem Material hergestellt hat, nach kurzem Auswässern in eine frisch bereitete 1proz. wäßrige, filtrierte Lösung von Phenylhydrazinhydrochlorid, in der sie 24 Stunden bei 37° verbleiben. Hieraus kommen sie unmittelbar auf eine Minute in eine 5proz. wäßrige, frisch bereitete Lösung von Kaliumferricyanid und werden dann sofort auf dem Objektträger ausgebreitet. Beim Auftropfen einiger Tropfen von konzentrierter Salzsäurelösung tritt sofort eine himbeerrote Färbung der Fettsubstanzen ein, die nach wenigen Minuten allmählich in ein dunkles Kastanienbraun übergeht. Bei 24 stündigem Auswaschen in Wasser ist die Färbung haltbar, auch sind Nachfärbungen möglich. Peinlich sauberes Arbeiten und Verwendung von Glasnadeln ist zum Gelingen der Reaktion notwendig.

2. Cholesterin.

Cholesterin löst sich in Alkohol abs., Aceton, Äther und Xylol.

Setzt man zu den Objekten, die Cholesterin enthalten, einige Tropfen Lugolscher Lösung, so nimmt es alsbald einen gelbroten bis braunroten Farbenton an, der bei Zusatz einiger Tropfen starker Schwefelsäure (20—30%) allmählich ins Blaue, Blaugrüne und rein Rote umschlägt. Die Reaktion kann einfach auf dem Objektträger bei direkter Beobachtung unter dem Mikroskop ausgeführt werden.

Schonender als die eben angegebene Reaktion ist das von Golodetz angegebene Verfahren, bei dem man die Schwefelsäure mit 30proz. Formalin im Verhältnis von 5 : 2 verdünnt. Man bringt auf den frischen Gefrierschnitt ein Deckglas, das man mit der eben erwähnten Mischung beschickt hat, nach 1—2 Minuten färbt sich das cholesterinhaltige Gewebe intensiv braunrot. Zur Unterscheidung von Fetten und freier Ölsäure, die eine ähnliche Reaktion geben, dient die Osmiumsäure. Gibt die betreffende Stelle mit der Golodetzschen Mischung Braunfärbung und bleibt sie bei Einwirkung von Osmiumdämpfen farblos, so liegt reines Cholesterin vor, verhält sie sich umgekehrt, so handelt es sich um Fett, gibt sie beide Reaktionen, so ist cholesterinhaltiges Fett vorhanden.

Schultz gibt zur Darstellung des Cholesterins folgende Methode an:
Formolfixierte Gefrierschnitte (am besten von Gelatine eingebettetem Material) werden auf 2—4 Tage in eine 2$^{1}/_{2}$ proz. Lösung von violettem Eisenalaun gebracht und im Brutofen bei 37° gehalten. Danach kurzes Abspülen in Aq. dest., Aufziehen auf den Objektträger und gutes Abtrocknen mit Fließpapier. Die Schnitte sollen möglichst wenig Wasser mehr enthalten, ohne jedoch etwa völlig auszutrocknen. Darauf werden sie mit einigen Tropfen eines Gemisches von Eisessig und konz. reiner Schwefelsäure (spez. Gewicht 1,84) zu gleichen Teilen beschickt und mit einem Deckglas bedeckt. Nach wenigen Augenblicken treten die cholesterinhaltigen Lipoide in leuchtend blaugrüner Farbe hervor. Die Präparate sind nur einige Stunden haltbar. Beim Herstellen des Gemisches ist die Schwefelsäure dem Eisessig vorsichtig zuzugeben, da starke Erhitzung auftritt. Das Gemisch ist mehrere Wochen lang haltbar. Die Methode eignet sich auch vorzüglich zur Untersuchung von Harnsedimenten und Sputa auf Cholesterin. Man läßt erstere einfach auf dem Objektträger eintrocknen und bringt sie danach unmittelbar auf 2—4 Tage in die Beize. Verfettete Alveolarepithelien und Nierenepithelien (Lipoidnephrose, chronische Nephritis) lassen sich auf diese Weise sehr gut zur Darstellung bringen.

Literatur. Golodetz: Chem.-Ztg **1908**. — Meckel: Die Speck- oder Cholesterinkrankheit. Charité-Ann. **1853**. — Schultz: Die Morphologie der Cholesterinesterverfettung auf Grund mikrochemischer Darstellungsmethode. Verh. dtsch. path. Ges. **1925**.

3. Cholesterinester der Fettsäuren

sind doppelbrechend. Die Doppelbrechung geht beim Erwärmen verloren, tritt beim Erkalten aber wieder auf. Bei Formalinfixierung und beim Abkühlen der frischen Präparate verwandeln sie sich leicht in Krystalle, die beim Schmelzen durch leichtes Erwärmen in doppelbrechende Tropfen übergehen, aber bei stärkerem Erwärmen ihre Doppelbrechung verlieren. Durch Nilblau werden sie rötlich, durch Sudan gelblichrot gefärbt.

Um die doppelbrechenden Substanzen aus Organen, die nur wenig davon enthalten, auszuziehen, verfährt man nach Versé folgendermaßen:

Kleine Stückchen werden zerzupft und mit einem Deckglas bedeckt. Dann läßt man vom Rande des Deckglases zunächst Äther-Alkohol aa und nach einiger Zeit ein Tröpfchen konzentrierte Schwefelsäure zufließen. Ist reichlich doppelbrechende Substanz vorhanden, so beobachtet man im polarisierten Licht ein lebhaftes Aufleuchten von feinen Perlen an der Grenze beider Flüssigkeiten, während vorher alles dunkel war. Ist nur wenig davon vorhanden, so muß man einige Zeit warten, bis das Phänomen eintritt.

4. Spaltungsprodukte der Neutralfette: Cholesterinölsäuremischungen und freie Ölsäure.

Zu ihrem Nachweis hat FISCHLER folgendes Verfahren angegeben, das sich auf die von BENDA angegebene Reaktion für Fettgewebsnekrosen (s. Pankreas) gründet.

α) Nachweis von Fettsäuren.

Man fixiert in Formalin, fertigt Gefrierschnitte an und beizt sie 2—24 Stunden im Brutschrank in einer konzentrierten Lösung von Cuprum aceticum. Nun wäscht man sie in destilliertem Wasser aus und färbt sie mindestens 20 Minuten in WEIGERTschem Hämatoxylin, das man sich in der Weise herstellt, daß man folgende 2 Lösungen zu gleichen Teilen mischt:

Lösung a { Hämatoxylin 1,0 / Alkohol abs. 10,0   Lösung b { Aq. dest. 90,0 / konz. Lithioncarbonatlösung 1,0

Das Gemisch muß vor dem Gebrauch einige Tage stehen.

Die schwarz gefärbten Schnitte werden in WEIGERTscher Borax-Ferricyankaliumlösung:

Rotes Blutlaugensalz	2,5 g
Borax	2,0 g
Aq. dest.	100,0 ccm

die man stark (1 : 10) verdünnt, so lange differenziert, bis die roten Blutkörperchen entfärbt sind, dann gründlich in destilliertem Wasser ausgewaschen. Einlegen in Glycerin oder Glycerinleim. Beim Einbetten in Balsam verwendet man nicht Xylol, sondern besser Benzin zur Aufhellung, da in ersterem mitunter Lösung der Fettsäure eintritt.

Die Methode gestaltet sich, kurz zusammengefaßt, folgendermaßen:

1. Fixierung kleiner Stücke in 10proz. Formalin mehrere Stunden. Gefrierschnitte.

2. Kupfern der Gefrierschnitte in konzentrierter Lösung von Kupferacetat 2—24 Stunden im Brutschrank.

3. Auswaschen in destilliertem Wasser.

4. Färben der Schnitte in WEIGERTscher Hämatoxylinlösung mindestens 20 Min.

5. Differenzieren in stark verdünnter WEIGERTscher Borax-Ferricyankaliumlösung, bis die roten Blutkörperchen entfärbt sind.

6. Abspülen in Wasser. Entwässern. Xylol oder besser Benzin. Balsam.

Außer der freien Ölsäure und den Cholesterinölsäuremischungen werden auch Phosphatide sowie Kalk und Eisen gefärbt. Die beiden letzteren bilden mit Hämatoxylin einen schwarz gefärbten Lack, der aber auch schon ohne Vorbehandlung mit Kupferacetat auftritt; außerdem kann man Kalk leicht durch verdünnte Salzsäure entfernen und Eisen durch die Berlinerblaureaktion nachweisen oder es durch Oxalsäure entfernen. Abgesehen davon färben sich noch die eosinophilen und Mastzellen nach dieser Methode, die man aber leicht erkennen und kaum mit Fettsäure verwechseln wird.

Nach der Färbung der Fettsäuren kann man die Präparate in Balsam einschließen oder in demselben Schnitt das Neutralfett durch Sudan oder Scharlach nachweisen.

Die Fettsäuren werden durch diese Methode bis in die kleinsten Tröpfchen tiefschwarz gefärbt.

Da durch JARISCH nachgewiesen worden ist, daß in den Tierkörper eingeführte Seifen infolge der physiologischen Bedingungen sofort hydrolysiert werden müssen, kann es im Blut und in den Geweben praktisch keine Seifen geben. Da es aber möglich erscheint, daß unter pathologischen Verhältnissen die Hydrolysierung gestört oder verhindert ist, erscheint es angezeigt, die FISCHLERsche Methode anzuführen.

β) Nachweis von Seifen.

Da die Kalium- und die Natriumsalze der Fettsäuren in Formalin löslich sind, muß man sie bei der Fixierung in ein unlösliches fettsaures Salz umwandeln; das geschieht dadurch, daß man der 10 proz. Formalinlösung Calcium salicylicum bis zur Sättigung zusetzt. Überall, wo im Gewebe etwa Seife in Lösung vorhanden ist, entsteht bei der Fixierung fettsaures Calcium, das sofort an Ort und Stelle fixiert wird. Dieses läßt sich dann, wie bei α) angegeben, verkupfern und mit Hämatoxylin färben.

Da bei einfach mit Formalin fixierten Geweben evtl. vorhandene Seife in die Fixierungsflüssigkeit übergeht, während die Fettsäuren erhalten bleiben, läßt sich aus dem Vergleich zwischen den auf diese Weise und zwischen den mit Zusatz von Calcium salicylicum fixierten Objekten der Schluß ziehen, ob außer Fettsäuren auch noch Seifen im Gewebe vorhanden sind.

Unterscheidung von Fettsäuren, Seifen und Kalk.

Die nach FISCHLER mit Kupferacetat behandelten Schnitte werden je nachdem in 1 proz. wäßrige Salzsäurelösung oder in Äther-Alkohol mit Zusatz von Salzsäure eingelegt. Versagt nach Behandlung mit wäßriger Salzsäure die Färbung mit Hämatoxylin, so liegt Kalk vor, versagt sie an den in wäßrige Salzsäure eingelegten Schnitten nach Behandlung mit Äther-Alkohol, so liegen Fettsäuren vor. Festtsaurer Kalk löst sich in mit Salzsäure versetztem Äther-Alkohol-Gemisch.

5. Die lipoiden Substanzen im engeren Sinne

sind in der Regel doppelbrechend. Sie sind nicht selten mit Cholesterinestern gemischt oder bilden Hüllen um sie. Sie färben sich mit Nilblau blaurötlich bis blau. Sie lösen sich leicht in Alkohol. Alle zum Nachweis der Lipoide angegebenen Färbemethoden lehnen sich eng an die von WEIGERT gefundene Markscheidenfärbung und ihre Modifikationen an. Sie gründen sich darauf, daß bei der Behandlung gewisser Fettstoffe mit verschiedenen Metallsalzen durch Färbung mit Hämatoxylin schwarze Lacke gebildet werden, die in der WEIGERTschen Differenzierungsflüssigkeit unlöslich sind.

a) Färbung nach CIACCIO:

1. 48stündige Fixierung möglichst kleiner Gewebsstückchen in folgendem Gemisch:

5proz. Kalium bichrom.	80 ccm
Formalin conc.	20 ccm
Essigsäure	5 ccm

oder 4—5 Tropfen Ameisensäure.

2. Nachfixierung 5—8 Tage (nach KASARINOFF genügt auch eine kürzere Zeit, längeres Fixieren schadet nichts) in einer 3proz. Lösung von Kalium bichrom.

3. Auswässern 24 Stunden.

4. Alkoholserie und zuletzt 2stündiges Entwässern in Alkohol abs.

5. 1stündiges Einlegen in ein Gemisch von Xylol oder Schwefelkohlenstoff und Alkohol abs. (zu gleichen Teilen).

6. 1stündiges Einlegen in reines Xylol oder reinen Schwefelkohlenstoff.

7. Einlegen in ein Gemisch von Xylol und Paraffin (gesättigt bei 60°) auf 1—1$^1/_2$ Stunden.

8. Einbringen in reines Paraffin auf 1—1$^1/_2$ Stunden.

9. Einschmelzen.

10. Die Schnitte werden mit Wasser aufgeklebt.

11. Entparaffinierung in Xylol.

12. Schnitte aus Alkohol auf $^1/_2$—1 Stunde in eine gesättigte Lösung von Sudan in 85proz. Alkohol 95 ccm + Aceton 5 ccm bei 30°. Diese Lösung ist auf 50° zu erhitzen und nach dem Erkalten zu filtrieren.

13. Kurzes (einige Sekunden langes) Entfärben in 50—60proz. Alkohol.

14. Auswaschen in Wasser.

15. Nachfärbung mit BÖHMERschem Hämatoxylin oder HEIDENHAINschem Eisenhämatoxylin.

16. Auswaschen in Wasser und Einschluß in APÁTHYschen Gummisirup (Gummi arabic. 50, Rohrzucker 50, Wasser 50 und Thymol 0,05).

Die lipoiden Substanzen (Lecithine), die in Form feiner Tröpfchen auftreten, sind orangerot oder orangegelb gefärbt, ebenso färbt sich das Kephalin, während Sphingomyelin sich negativ verhält.

Färbt man mit Nilblausulfat, so sind die Tröpfchen violett oder blauviolett gefärbt.

Neutralfette, Fettsäuren, Cholesterin und Cholesterinester bleiben ungefärbt. Nach KAWAMURA sollen Ölsäure und Ölsäureseifen ebenfalls die Färbung annehmen, doch wird dies von KUTSCHERA-AICHBERGEN nicht bestätigt.

Nach C. KAUFMANN und E. LEHMANN geben sämtliche Fettstoffe mit ungesättigten Fettsäureresten die CIACCIO-Reaktion, es ist demnach nicht möglich, mit dieser Reaktion eine bestimmte Gruppe von Fettstoffen abzugrenzen.

b) Nach LORRAIN SMITH-DIETRICH.

1. Fixierung in Formalin. Gefrierschnitte.

2. Einlegen der Schnitte auf 24—48 Stunden in eine gesättigte Lösung von Kalium bichromicum bei 37—40°.

3. Abspülen in Wasser.

4. Färben in essigsaurem Hämatoxylin nach KULTSCHITZKY (siehe Kap. XIV) 4—5 Stunden bei 60°.

5. Abspülen in Wasser.

6. Differenzen in WEIGERTs Borax-Ferricyankaliumlösung über Nacht.

7. Gründliches Abspülen in Wasser.

8. Einschließen in Lävulose.

Nachfärben mit Safranin ist angängig.

Lipoide Substanzen sind blauschwarz gefärbt.

Die Hauptsache ist die Innehaltung der Temperatur und der Zeit. Bei Lipoiden, die auskrystallisieren, wie es in der Nebenniere und bei chronischer Nephritis der Fall ist, empfiehlt sich eine Beizung bei 60°, da sonst die Krystalle die Beize nicht annehmen. Außer den Lipoiden färbt sich noch Eisen, Hämoglobin und Gallenpigment. Es sind infolgedessen Vergleichspräparate nötig. Eisen kann man leicht ausschalten, indem man die Schnitte vorher mit Oxalsäure behandelt. Hämoglobin, das sich übrigens bei 48stündiger Beizung kaum färbt, läßt sich durch Essigsäure entfernen.

Die Färbung ist nur dann als positiv anzusehen, wenn sie bei 60° vorgenommen, tiefschwarz ausfällt. Positiv fällt sie nur aus bei Phosphatiden und Cerebrosiden und Gemischen davon mit Fettsäuren und Triglyceriden sowie bei Cholesterinestergemischen. Cholesterinfettsäuregemische geben die Reaktion nicht (KAUFMANN und LEHMANN).

6. Die myelinigen Substanzen.

a) Nekrobiotische Myeline,

d. h. fettähnliche Substanzen, die in intra vitam abgestorbenen Zellen, also bei der Nekrobiose, auftreten.

Sie lassen sich nur in Schnitten, die aus frischem oder in Formalin fixiertem Material hergestellt sind, nachweisen, weil sie in Alkohol leicht löslich sind. Sie sind mitunter, wenn auch selten, doppelbrechend, ihre Doppelbrechung wird durch Erwärmen wenig oder gar nicht geändert, wodurch sie sich von den Cholesterinestern unterscheiden. Sie färben sich mit der Smith-Dietrichschen Färbemethode (s. vorigen Abschnitt); gegenüber der Färbung mit Nilblau, Sudan und Neutralrot zeigen sie ein wechselndes Verhalten. Mit letzterem färben sie sich meist beim Erwärmen.

b) Die autolytischen Myeline,

d. h. postmortal oder bei autolytischen Prozessen auftretende Myeline zeigen fast nie Doppelbrechung, geben meist mit konzentrierter wäßriger Neutralrotlösung positive Färbungen, die relativ schnell (allerdings bei den einzelnen Organen wechselnd) eintritt. Gegenüber Nilblau und Sudan verhalten sie sich ähnlich wie die unter a) genannten Substanzen. Die Smith-Dietrichsche Methode fällt positiv aus. Auch sie lösen sich leicht in Alkohol.

Literatur. Arndt, H.: Zur kombinierten mikroskopischen Darstellung von Glykogen und Fett. Zbl. Path. **35**, 545 (1925). — Aschoff: Zur Morphologie der lipoiden Substanzen. Beitr. path. Anat. **47** (1910). — Benda: Eine makro- und mikrochemische Reaktion der Fettgewebsnekrose. Virchows Arch. **161** (1900). — Boas: Über einen neuen Fettfarbstoff. Berl. klin. Wschr. **1911**. — Boas u. Benda: Über einen neuen Fettfarbstoff. Ibid. **1910** (Vber.). — Böhminghaus, H.: Über den Wert der Nilblaumethode für die Darstellung der Fettsubstanzen und der Einfluß einer längeren Formalinfixierung auf den Ausfall der Färbung. Beitr. path. Anat. **67**, 533 (1920). — Christeller: Über eine mikrochemische Reaktion zum histologisch-färberischen Nachweis der Fettsubstanzen. Zbl. Path. **27** (1916). — Ciaccio, C.: Anwesenheit von lipoiden Substanzen in den Mastzellen. Ibid. **24** (1913). — Daddi: Fettfärbung mit Sudan III. Arch. di Biol. **26** (1896). — Dietrich: Zur Differentialdiagnose der Fettsubstanzen. Verh. dtsch. path. Ges. **1910**. — Eisenberg: Über Fettfärbung. Virchows Arch. **199** (1910). — Escher: Grundlagen einer exakten Histochemie der Fettfarbstoffe. Korresp.bl. Schweiz. Ärzte **1919**, Nr 43. — Fischer, B.: Fettfärbung mit Sudan III und Scharlach R. Zbl. Path. **13** (1902). — Fischler, F.: Über den Fettgehalt von Niereninfarkten, zugleich ein Beitrag zur Frage der Fettdegeneration. Virchows Arch. **170** (1902) — Über die Unterscheidung von Neutralfetten, Fettsäuren und Seifen im Gewebe. Zbl. Path. **15** (1904). — Froboese, C., u. G. Spröhnle: Untersuchungen zur Theorie und Technik der Sudanfärbung. Z. mikrosk.-anat. Forsch. **14** (1928). — Goldmann, I.: Über Lipoidfärbung mit Sudan- (Scharlach R) α-Naphthol. Zbl. Path. **46**, 289 (1929) — Beiträge zur Färbung der Lipoidgranula der Leukocyten nebst Betrachtungen über die Widerstandsfähigkeit der Lipoid- und der Oxydasefärbungen. Zbl. Bakter. I Orig. **112**, 443 (1929). — Handwerck: Zur Kenntnis vom Verhalten der Fettkörper zu Osmiumsäure und zu Sudan. Z. Mikrosk. **15** (1893). — Herxheimer, G.: Über Fettfarbstoffe. Dtsch. med. Wschr. **1901** — Bemerkung zu dem Aufsatz des Herrn Dr. B. Fischer: „Über die Fettfärbung. mit Sudan III und Scharlach R." Zbl. Path. **14** (1903). — Kasarinoff: Vergleichende Untersuchungen zur Histologie der Lipoide. Beitr. path. Anat. **39** (1910). — Kaufmann, C., u. E. Lehmann: Sind die in der histologischen Technik gebräuchlichen Fettdifferenzierungsmethoden spezifisch? Virchows Arch. **261**, 623 (1926) — Über den histochemischen Fettnachweis im Gewebe. Untersuchungen unter besonderer Berücksichtigung des von Ciaccio angegebenen Färbeverfahrens. Virchows Arch. **270** (1928) — Zur Technik der Sudanfärbung. Z. mikrosk.-anat. Forsch. **17**, 586 (1929). — Kawamura: Die Cholesterinesterverfettung. Jena: Fischer 1911. — Kutschera-Aichbergen: Zur Morphologie der Lipoide. Virchows Arch. **256**, 569 (1925). — Masson, P.: Diagnostics histologiques. Paris: Maloine 1923. — Michaelis: Über Fettfarbstoffe. Virchows Arch. **104** — Zur Theorie der Fettfärbung. Dtsch. med. Wschr. **1901.** — Neubauer: Über das Wesen der Osmiumschwärzung. Neur. Zbl. **21.** — Rieder: Fettnachweis durch Sudan III. Arch. klin. Med. **59.** — Romeis, B.: Zur Methodik der Fettfärbungen mit Sudan III. Virchows Arch. **264**, 301 (1927). — Rosenthal: Färbung mit Sudan III. Verh. dtsch. path. Ges. **1899.** — Sata: Über das Vorkommen von Fett. Beitr. path. Anat. **27** (1900). — Schumacher, J.: Über die färberische Darstellung der Lipoide. Dermat. Wschr. **1924**, 1457 — Über das Verhalten einiger basischer Farbstoffe zu Lipoiden. Biochem. Z. **165**, 214 (1925). — Unna: Der Nachweis des Fettes usw. Mh. Dermat. **26** (1898). — Versé: Cholesterinverfettung. Beitr. path. Anat. **52** (1912).

G. Kalk.

Ohne Färbung ist der Kalk im Gewebe leicht zu erkennen, da er in Form von Körnern oder Schollen abgelagert ist, die im auffallenden Licht weißglänzend, im durchfallenden Licht intensiv dunkel erscheinen. Bei Zusatz von Salzsäure, die man vom Rand des Deckgläschens zufließen läßt, lösen sie sich auf, und zwar der kohlensaure Kalk unter Bildung von Gasblasen, der phosphorsaure ohne solche. Bei Zusatz von Schwefelsäure erfolgt ebenfalls Auflösung, es bilden sich schnell die charakteristischen Gipskrystalle. Die Gipsreaktion ist außerordentlich sicher. Da sich Gips in einem gewissen Prozentsatz im Wasser löst, so tut man gut, um geringe Mengen von Kalk durch diese Reaktion nachzuweisen, die Schnitte in 40proz. Alkohol auf den Objektträger zu bringen und dann 2,5—3proz. Schwefelsäure zuzusetzem. Bei dem geringen Lösungsvermögen des Alkohols für Gips werden auch die kleinsten Mengen davon sichtbar. Andere Methoden des Kalknachweises sind die Auflösung der betreffenden Substanz in HCl und Zusatz von oxalsaurem Ammonium, der die Ausscheidung feiner Oktaeder von oxalsaurem Kalk zur Folge hat. Auch der direkte Zusatz von konzentrierter Oxalsäure bedingt das Ausscheiden typischer Krystalle von oxalsaurem Kalk.

Bei Anwendung der eben besprochenen Methoden ist selbstverständlich, da der Kalk dabei in Lösung geht, eine genaue Lokalisierung des Kalkes in dem Gewebe und in den einzelnen Gewebsbestandteilen nicht möglich, hierzu sind Schnittpräparate notwendig und Färbungen, die eine elektive Darstellung des Kalkes ermöglichen.

Die Schnittpräparate kann man von frischem oder fixiertem Material herstellen. Zur Fixierung verwendet man am besten Alkohol, da sämtliche sonstige Fixierungsmittel den Kalk in mehr oder minder beträchtlichem Maße auflösen. Das gilt übrigens auch vom destillierten Wasser, weshalb man Schnitte, in denen es auf den exakten Nachweis nur geringer Kalkmengen ankommt, nicht längere Zeit in ihm liegen lassen darf. Neben dem Alkohol kann man zur Fixierung auch das Formalin heranziehen, doch muß es säurefrei sein und darf nur kurze Zeit einwirken.

Elektiv wird der Kalk nach GRANDIS und MAININI durch Purpurin und Anthrapurpurin gefärbt. Man verfährt dabei folgendermaßen:

Man bringt die Schnitte

1. in eine gesättigte alkoholische Lösung von Purpurin oder eine mit einer Spur Ammoniak und 1% Kochsalz versetzte Lösung von Anthrapurpurin auf 5—10 Min.,

2. in 0,75proz. Lösung von Kochsalz auf 3—5 Min.;

3. wäscht sie dann in 70proz. Alkohol aus, bis keine Farbstoffwolken mehr abgehen und schließt durch Alkohol und Origanumöl in Balsam ein.

Die kalkhaltigen Gewebsteile sind rot gefärbt.

Die von KÓSSA angegebene Pyrogallolmethode liefert unscheinbare Bilder.

Schon seit langer Zeit wird zum Nachweis des Kalkes das Hämatoxylin angewendet, das ihm eine schwarzblaue Färbung verleiht. Den Wert einer mikrochemischen Reaktion kann aber die Hämatoxylinfärbung nicht beanspruchen, weil sie auch andere Gewebsteile (Kerne, Schleim) mitfärbt und weil sich damit auch Eisenverbindungen färben. Eine sichere Unterscheidung derartiger Eisenverbindungen von Kalkablagerungen ist mittels der Hämatoxylinfärbung nicht möglich; die von ROEHL zu diesem Zwecke angegebenen Methoden, bei denen die Eisenverbindungen durch konzentrierte, zur Hälfte mit Wasser verdünnte Oxalsäure entfernt werden, ist für den Nachweis des Kalkes nicht sicher, da bei der Oxalsäurebehandlung auch Kalksalze in Lösung gehen.

Eine sehr sichere Methode zum Nachweis des Kalkes in Schnittpräparaten ist von KÓSSA angegeben, die sich des Argentum nitricum in 1—5proz. wäßrigen Lösungen als Reagens bedient. Die Präparate werden mit Alkohol, Formalin — das man wegen seiner kalklösenden Eigenschaften nicht allzulange einwirken lassen darf und gut auswaschen muß — fixiert und können uneingebettet oder eingebettet

(Celloidin oder Paraffin) verarbeitet werden. Die Schnitte werden mit der Silberlösung (Konzentration ist nach meinen Erfahrungen gleichgültig) in hellem Tageslicht 30—60 Min. (nach Klotz bis zu 3 Stunden, wobei sich auch die Calciumseifen färben) behandelt, in destilliertem Wasser gut ausgewaschen und entweder in Glycerin untersucht oder in Balsam eingeschlossen. Der Kalk ist tiefschwarz gefärbt. Die Kerne kann man mit Alauncarmin vor- oder mit Safranin nachfärben. Um ein Nachdunkeln der Schnitte zu vermeiden, kann man das überschüssige Silber nach Behandlung mit destilliertem Wasser durch Eintauchen der Schnitte in eine 5proz. Lösung von unterschwefligsaurem Natron entfernen. Gründliches Auswaschen des letzteren ist, wenn die Silber- und Gewebsfärbung haltbar sein soll, unbedingt nötig.

Die Kóssasche Methode ist, da der dabei auftretende Silberniederschlag krystallinisch ist, zur Untersuchung der feineren Morphologie der Kalkablagerung nicht gut zu gebrauchen. Zu diesem Zwecke dienen folgende von Roehl angegebenen Methoden, die allerdings keine spezifischen Calciumreaktionen ergeben.

1. Man bringt die Schnitte in eine ammoniakalische Kupfersulfatlösung, die Ammoniak in nur geringem Überschuß enthält, auf 5 Min.

2. Gründliches Auswaschen in destilliertem Wasser.

3. Einlegen in Weigertsche 1proz. alkoholische Hämatoxylinlösung (Hämatoxylin 1, Alkohol abs. 10 + 90 ccm 90proz. Alkohol) auf 15 Min.

4. Differenzieren in Weigerts Borax-Ferricyankaliumlösung (s. S. 181), die zur Hälfte mit destilliertem Wasser verdünnt ist.

5. Wasser. Alkohol. Xylol. Balsam.

Der phosphorsaure Kalk ist schwarz gefärbt.

Eine andere recht brauchbare, ebenfalls von Roehl angegebene Methode zum Nachweis des phosphorsauren Kalkes ist folgende:

1. Einlegen der Schnitte in konzentrierte Lösung von Bleiacetat auf 10 Min.

2. Gründliches Auswaschen mit destilliertem Wasser.

3. Einlegen in Schwefelammonium auf 5 Min.

4. Auswaschen mit Wasser, Nachfärben mit Safranin. Alkohol. Xylol. Balsam.

Fettsauren Kalk weist man mit der von Fischler angegebenen Methode (s. S. 181) nach. Die Unterscheidung von phosphorsaurem Kalk ist dadurch möglich, daß man die Schnitte mit wäßriger Salzsäurelösung behandelt, wobei sich der phosphorsaure Kalk löst, während der fettsaure erhalten bleibt und mittels der Fischlerschen Reaktion nachgewiesen werden kann.

Außerordentlich scharf treten Kalkablagerungen schon bei der makroskopischen Betrachtung hervor, wenn man die Gewebsstücke auf 12—24 Stunden bei 37° in die sog. WEIGERTsche Beize einlegt, der man 40% Formalin (1:4) zugesetzt hat. Die Kalkherde nehmen dabei eine intensiv grünblaue Farbe an, die recht scharf hervortritt, wenn man die Objekte einige Stunden in fließendem Wasser ausgewaschen hat (SCHMORL). Für mikroskopische Untersuchungen sind solche Präparate wenig geeignet.

Anm. Merkwürdigerweise färbt Hämatoyxlin bei frischen oder in Alkohol oder kurz in Formalin fixierten Knochen nur eine ganz schmale Randschicht in verkalkten Abschnitten und läßt die zentralen Teile gänzlich ungefärbt, während die Silberreaktion hier positiv ausfällt. Es scheint hier eine Kalkverbindung vorzuliegen, welche der Hämatoxylinfärbung nicht zugänglich ist, etwa ähnlich wie die im Hämoglobin vorhandene Eisenverbindung, die ja ebenfalls keine mikrochemische Eisenreaktion gibt. Bei Knochenstücken, die in MÜLLERscher Lösung gehärtet wurden, ist dieser Unterschied nicht zu bemerken.

Literatur. ANTONOW, A.: Eine einfache Methode für histologischen Kalknachweis. Z. Mikrosk. 43, 243 (1926). — FREUDENBERG, E.: Bemerkungen zur RABLschen Methode des histologischen Kalknachweises. Klin. Wschr. 1926 I. — GRANDIS u. MAININI: Sur une réaction colorée qui permet de révéler les sels de calcium déposés dans les tissus organiques. Arch. di Biol. 34 (1900). — JACOBI u. KEUSCHER: Über den mikrochemischen Kalium- und Calciumnachweis im histologischen Schnitt. Arch. f. Psychiatr. 79, 323 (1927). — v. KÓSSA: Nachweis von Kalk. Beitr. path. Anat. 29 (1901). — LEUTERT: Über Sublimatintoxikation. Fortschr. Med. 13. — LILLIE: Kalkfärbung mit nachfolgender Entkalkung. Z. Mikrosk. 45, 380 (1928). — RABL, C. H. R.: Histologischer Nachweis löslicher Calciumverbindungen. Erwiderung. Klin. Wschr. 1926. — ROEHL: Über Kalkablagerung und Ausscheidung in der Niere. Beitr. path. Anat. 7, Suppl. Festschrift für ARNOLD (1905). — SCHUSCIK: Über die Methoden zum mikroskopischen Nachweis von Kalk. Z. Mikrosk. 37 (1920). — STÖLTZNER: Über Metallfärbung verkalkter Gewebe. Virchows Arch. 180 (1905).

Nachweis des **Harnstoffes** in den Geweben.

Nach OESTREICHER werden dünne Gewebsstücke in 6proz. Xanthydrol-Eisessiglösung auf 6 Stunden eingelegt, dann 48 Stunden mit absolutem Alkohol fixiert und durch Xylol in Paraffin eingebettet. Kann man die Stücke nicht sofort verarbeiten, so bewahrt man sie in 70proz. Alkohol auf. Hier können sie 8 Tage und länger bleiben.

Aufkleben der dünnen Schnitte mit Eiweißglycerin, nach der Entparaffinierung kurz — 2 Min. — in Hämalaun färben. Die Krystalle, die in dichten Drusen auftreten, sind hellgelblichgrün gefärbt. Bei Nachfärbung mit Eosin erscheinen sie braunrot.

Einschließen in Balsam.

Unter normalen Verhältnissen wenig zahlreiche Drusen in vielen Organen, bei Urämie sehr dicht und zahlreich, besonders im Gehirn in der grauen Substanz, weniger in der weißen, sie liegen teils intracellulär (Ganglienzellen), teils im interstitiellen Gewebe.

Literatur. LAWES, W.: Histochemischer Harnstoffnachweis. Wien. klin. Wschr. **1928**, 1403. — OESTREICHER, A.: Über den Nachweis der Harnstoffe in den Geweben mittels Xanthydrols. Virchows Arch. **257**, 618 (1926).

H. Harnsäure.

Sehr gute, elektive Färbungen erhält man mit folgenden von A. SCHULTZ und W. SCHMIDT angegebenen Methoden.

Methode I.

Färbung des Harnsäureinfarktes und der krystallinischen Harnsäure.
(Modifizierte Färbung nach BEST-FRAENKEL.)

1. Fixierung in absolutem Alkohol. Übertragen dünner Scheiben auf 4—5 Stunden in 3 mal gewechseltes Aceton.
2. Paraffineinbettung.
Nach Entparaffinieren 2 maliges Abspülen in absolutem Alkohol.
3. Färbung in folgendem (gut ausgereiftem) Alaunhämatoxylin:

Hämatoxylin pur crist.	10 g
Alkohol 96 proz.	100 ccm
Ammoniakalaun	20 g
Aq. dest.	900 ccm

Hämatoxylin zunächst in Alkohol lösen. 20 g Ammoniakalaun in 200 ccm Aq. dest. unter leichtem Erwärmen lösen und der Hämatoxylinlösung hinzusetzen. Zuletzt auf 1000 ccm mit Aq. dest. auffüllen. Vor Gebrauch filtrieren.

Farblösung auf den Schnitt gießen. Unter ständigem Bewegen $^1/_2$—1 Min. färben.

4. Ganz kurzes Differenzieren (2 maliges Eintauchen) in absolutem Alkohol mit $^1/_2$ proz. Salzsäurezusatz.
5. Übertragen in absoluten Alkohol, dem auf 50 ccm 5 Tropfen Ammoniak zugesetzt sind, bis der Schnitt blau erscheint. Abspülen in 3 mal gewechseltem absolutem Alkohol.
6. Anschließend folgende Carminfärbung. Stammlösung (begrenzte Zeit haltbar):

Carmin (besonders geeignet Marke „Nakarate")	1	g
Ammoniumchlorid	2	g
Lithiumcarbonat	0,5	g
Aq. dest.	50	ccm

Das Gemisch aufkochen. Nach Erkalten 20 ccm Liqu. ammon. caust. zusetzen.

Zur Färbung folgendes (kurze Zeit haltbares) Gemisch verwenden:

Stammlösung (filtriert)   3 ccm
Ammoniak 0,960   1,5 ccm
Methylalkohol   2,5 ccm

Die Farblösung muß klar sein. Farblösung auf den Schnitt gießen, unter leichtem Bewegen 5 Min. färben.

7. Mehrfach mit absolutem Alkohol abspülen. Xylol. Balsam.

Kerne blau. Intensiv rot färben sich Harnsäurekrystalle sowie die kolloidalen Tropfen und Sphärolithe beim Harnsäureinfarkt, während Mononatriumurat ungefärbt bleibt. Protoplasma und Bindegewebe leicht rötlich. Sehr deutlich treten die Basalmembranen der Harnkanälchen hervor. Glykogen bleibt bei genauer Einhaltung der Färbedauer ungefärbt.

Methode II.

Färbung des Harnsäureinfarktes.
(Methylenblau-Pikrinsäure-Färbung).

1. Fixierung und Einbettung wie bei Methode I.

2. Färbung der Kerne mit Alaunhämatoxylin und anschließende Differenzierung wie unter I.

3. Nach gründlichem Abspülen in absoluten Alkohol einlegen auf 5 Min. in folgendes Gemisch:

Methylalkohol   8 Teile
Ammoniak   2 Teile

4. Kurzes Abspülen in absol. Alkohol.

5. Färben in konzentrierter alkoholischer (96 proz.) Methylenblaulösung, die zur Hälfte mit absolutem Alkohol verdünnt ist, etwa $^1/_2$ Min. (Farblösung auf den Schnitt gießen und bewegen.)

6. Abspülen mit absolutem Alkohol, bis keine Farbwolken mehr abgehen.

7. Färben mit gesättigter Pikrinsäurelösung in absolutem Alkohol, der auf 30 ccm 10 Tropfen einer konzentrierten Lösung von Säurefuchsin in 96 proz. Alkohol zugesetzt sind (aufgießen und bewegen!), $^1/_4$ Min.

8. Mehrfach mit absolutem Alkohol abspülen.

9. Xylol. Einschließen in rektifizierten Canadabalsam, da sonst Pikrinsäureniederschläge entstehen.

Kerne blauschwarz. Protoplasma teils gelblich, teils rötlich, mitunter intensiv rot. An den Epithelien der Tubuli contorti tritt der rot gefärbte Bürstensaum sehr schön hervor. Deutlich gesteigert ist der „VAN GIESON-Effekt", in dem namentlich das kollagene Gewebe bis zu den feinsten Fasern sehr distinkt rot angefärbt wird; selbst Gitterfasern und Basalmembranen kommen vorzüglich zur Darstellung. Kolloidale Harnsäure und Sphärolithe färben sich leuchtend grün.

Methode III.

Färbung des Mononatriumurats.
(Methylenblau-Pikrinsäure-Färbung.)

1. Fixierung und Einbettung wie oben angegeben. Kernfärbung mit Alaunhämatoxylin ist hier nicht angebracht, da letzteres in geringem Maße die Uratkrystalle löst. Am zweckmäßigsten ist eine Kombination der modifizierten Fraenkel-Carminfärbung mit einer etwas abgeänderten Methylenbau-Pikrinsäure-Färbung.

2. Nach Entparaffinieren und Abspülen mit absolutem Alkohol Carminfärbung wie unter I angegeben.

3. Abspülen in mehrfach gewechseltem absolutem Alkohol.

4. Färbung in alkoholischer Methylenblaulösung (wie unter II) etwa $^1/_2$ Min.

5. Abspülen in absolutem Alkohol.

6. Färben in folgendem Pikrinsäuregemisch:

Konzentrierte wäßrige Pikrinsäurelösung	9 ccm
Heiß gesättigte wäßrige Natriumsulfatlösung	1 ccm

Das filtrierte Gemisch auf den Objektträger gießen und unter Bewegen etwa 15 Sekunden färben.

7. Abspülen in mehrfach gewechseltem absolutem Alkohol.

8. Xylol. Einschließen in rektifizierten Canadabalsam. Kerne graublau, manchmal graurötlich. Protoplasma gelblich. Mononatriumurat leuchtend grün. Krystallinische Harnsäure tief blaugrün.

Für die Betrachtung aller nach vorstehenden Methoden gefärbten Präparate empfiehlt es sich, eine starke künstliche Lichtquelle und Blaufilter zu verwenden.

J. Pigmente.

Zur genauen Untersuchung eines Pigmentes darf nach Hueck nur ganz frisches Material verwendet werden. Für die allgemeine Praxis darf aber auch das gewöhnliche Leichenmaterial, wenn die Sektion nicht später als 24 Stunden nach dem Tode vorgenommen wird, als ausreichend betrachtet werden.

Das auf Pigmente zu untersuchende Material darf dem Lichte nicht allzulange ausgesetzt werden, da manche Pigmente (Lipochrome) durch die Einwirkung des Lichtes Zersetzungen erleiden und sich dadurch dem Nachweis entziehen können.

Neben fixiertem Material ist stets auch frisches, das mit keiner Fixierungsflüssigkeit in Berührung gekommen ist, zu untersuchen (Zupfpräparate, Rasiermesserschnitte, Gefrierschnitte von unfixiertem Material, die man im eigenen Gewebssaft oder arteigenem Serum untersucht).

Bei der Fixierung soll man nicht ein, sondern möglichst viele Fixierungsmittel in Anwendung ziehen, wobei aber im Auge zu behalten ist, daß fetthaltige Pigmente nicht mit Alkohol und Äther, eisenhaltige nicht mit sauren Fixierungsmitteln in Berührung kommen dürfen. Das Material soll nicht länger in letzteren bleiben, als zur Fixierung und Härtung unbedingt nötig ist.

Zur Einbettung kann Paraffin oder Celloidin (mit Ausnahme der auf fetthaltige Pigmente zu untersuchenden Präparate s. o.) verwendet werden. Am besten sieht man aber von der Einbettung überhaupt ab und untersucht an Gefrierschnitten (evtl. Gelatineeinbettung) von in Formalin fixiertem oder unfixiertem Material.

I. Die hämoglobinogenen Pigmente.

Sie entstehen beim Zerfall der roten Blutkörperchen. Dabei bilden sich 2 Arten von Pigmenten, solche, die bei der mikrochemischen Untersuchung Eisenreaktion geben, und solche, die sie nicht geben. Der negative Ausfall der Eisenreaktion beweist aber noch nicht, daß diese Pigmente tatsächlich eisenfrei sind, weil das etwa vorhandene Eisen mit Eiweißstoffen oder anderen Substanzen Verbindungen eingegangen sein kann, bei denen die gewöhnlichen Eisenreaktionen versagen.

a) Eisenhaltiges Pigment, Hämosiderin.

Es tritt in Form von goldgelben oder bräunlichen Körnern, Tropfen oder Schollen auf. Es ist löslich in Säuren, unlöslich in Alkalien und Fettlösungsmitteln, wird durch Bleichungsmittel nicht angegriffen und weder von Osmiumsäure noch Silbernitrat geschwärzt. Nach den Methoden von Fischler, Dietrich-Lorrain Smith und der Weigertschen Markscheidenfärbung wird es geschwärzt. Es gibt Eisenreaktion.

Zum mikrochemischen Nachweis des Eisens
stehen mehrere Methoden zur Verfügung. Zuverlässige Resultate erhält man dabei nur dann, wenn man die Objekte möglichst rasch nach dem Tode untersucht und möglichst bald in Fixierungsmittel einlegt.

Der Eisengehalt von Pigmenten kann sowohl an frischen als auch an gehärteten Objekten geprüft werden. Zur Härtung dient am besten Alkohol, bei dessen Anwendung man die sicherste, genaueste und klarste Reaktion erhält (Falkenberg). Kurzdauernde Fixierung in Formalin, Formalinalkohol und reinem Sublimat stehen dem Alkohol kaum nach, bei längerer Fixierung in Formalin oder chromsäurehaltigen Fixierungsmitteln wird der Ausfall der Reaktion beeinträchtigt, da hier Eisen in Lösung gehen kann. Kurze Nachbehandlung von in Alkohol fixierten Präparaten mit Formalin (behufs besserer Schneidbarkeit mit dem Gefriermikrotom) schadet nichts.

Dagegen sind chromsäurehaltige Fixierungsmittel (ORTHsches und HELLYsches Gemisch, MÜLLERsche Lösung) und saure Sublimatlösungen nicht zu empfehlen.

Um Irrtümer zu vermeiden, ist es unbedingt notwendig, zur Härtung und Fixierung Flüssigkeiten anzuwenden, die völlig eisen- und säurefrei sind. Insbesondere muß das zur Bereitung der Fixierungsflüssigkeiten, zur Auswässerung, zur Bereitung der Farblösungen und zur Aufnahme der Schnitte benutzte Wasser eisenfrei sein, da die minimalsten Spuren von Eisen, die im Wasser oder sonst in einer zur Verwendung kommenden Flüssigkeit enthalten sind, vom Kalk, der im Präparat vorhanden sein könnte, aufgenommen und bei Anstellung der Eisenreaktion dann sichtbar würde. Es ist daher bei Beurteilung von Präparaten, die Kalk enthalten und der Eisenreaktion unterzogen werden, große Vorsicht geboten.

Die gehärteten Objekte können uneingebettet oder nach vorheriger Einbettung geschnitten werden (am besten Celloidin). Bei Anstellung der Eisenreaktion dürfen selbstverständlich Präpariernadeln aus Stahl nicht zur Verwendung kommen, am zweckmäßigsten benutzt man Glasnadeln. Da auch manche Fließpapiersorten eisenhaltig sind, so sei auch auf diese Fehlerquelle hingewiesen, die beim Abtupfen der Präparate mit solchem Papier zu Irrtümern führen kann.

Die sicherste Methode zum Nachweis von Eisen ist nach HUECK die von TIRMANN und SCHMELZER, gute Resultate gibt auch die QUINCKEsche Methode. Die PERLSsche Berlinerblaureaktion und ihre Modifikation ist nach HUECK am wenigsten zuverlässig.

1. TURNBULLS Blaureaktion nach TIRMANN und
SCHMELZER, modifiziert nach HUECK,

ist sehr empfindlich und zeigt Eisenoxyd- und Eisenoxydulverbindungen an.

1. Härtung in Alkohol oder (weniger gut) Formalinalkohol.

2. Celloidineinbettung oder Gefrierschnitte.

3. Aus destilliertem Wasser bringt man die Schnitte in konzentriertes, etwas gelbes Schwefelammonium, das nicht älter als 3 Wochen sein soll, auf 24 Stunden, in manchen Fällen genügen 1—2 Stunden, bei braunen hämatinartigen Pigmenten bis 48 Stunden.

4. Sorgfältiges Abspülen in destilliertem Wasser.

5. Übertragen in eine frisch bereitete Mischung von 20proz. Ferricyankaliumlösung und 1proz. Salzsäurelösung zu gleichen Teilen (Salzsäure kann auch im Überschuß sein) auf 15 Min.

6. Gründliches Auswaschen mit destilliertem Wasser.

7. Nachfärben mit Alauncarmin 1—24 Stunden.

8. Auswaschen in Wasser.

9. Alkohol — Öl (Xylol) — Balsam.

Nishimura empfiehlt, die Schnitte nach Abspülen in destilliertem Wasser (4), in eine Lösung von 2 proz. wäßriger Lösung von Ferrocyankalium und 1 proz. Salzsäure zu gleichen Teilen auf 1—1$^{1}/_{2}$ Stunde zu übertragen und dann einige Minuten in $^{1}/_{2}$ proz. Salzsäurelösung abzuspülen.

Bei Einschluß in Balsam verschwindet allmählich die blaue Eisenreaktion und erhält sich nur in den Randabschnitten der Präparate. Man kann die Blaufärbung leicht wiederherstellen, wenn man die in Balsam eingebetteten Schnitte in Xylol auf einige Zeit einlegt, oder wenn man das Deckglas entfernt. Das Verschwinden der Blaureaktion tritt überhaupt nicht ein, wenn man die Präparate ohne Deckglas in Balsam aufhebt.

Diese Methode bezeichnet Lubarsch als die zuverlässigste zum Eisennachweis.

2. Die Schwefelammoniummethode von Quincke

zeigt Eisenoxyd- und Eisenoxydulverbindungen an, ist aber nicht besonders empfindlich.

Man bringt die Schnitte

1. in eine konzentrierte, gelb gefärbte Schwefelammoniumlösung auf 5—20 Min., bis sie eine dunkel- bis schwarzgrüne Färbung angenommen haben,

2. spült rasch in Wasser ab;

3a. untersucht in schwach schwefelammoniumhaltigem Glycerin oder

3b. entwässert in Alkohol und konserviert nach Aufhellung in Origanumöl in Balsam.

Das Eisen tritt in Gestalt schwarzer oder schwarzgrüner Körnchen hervor.

Wegen des üblen Geruches des Schwefelammoniums empfiehlt es sich, die Reaktion unter einem Abzug vorzunehmen.

Der Ausführung der Eisenreaktion kann man eine Kernfärbung mit Lithion- oder Alauncarmin oder Hämatoxylin vorangehen lassen.

Ein Nachteil der Schwefelammoniumreaktion liegt darin, daß sie auch mit anderen Metallen (Silber, Blei, Sublimat) ähnliche schwarze Niederschläge gibt, und daß eine Unterscheidung der schwarzen Eisenkörner von andersartigem schwarzem Pigment nicht möglich ist.

3. Berlinerblaureaktion (Perls)

zeigt das Vorhandensein von Eisenoxydverbindungen an, fällt aber bei Eisenoxydulverbindungen negativ aus.

Man bringt die zu untersuchenden Objekte nach Perls in eine verdünnte Lösung von Ferrocyankalium[1] (etwa 1—2 %) auf 2—3 Min. und hierauf in verdünnte Salzsäure ($^{1}/_{2}$—1 %). Untersuchen in Wasser oder Glycerin. Das eisenhaltige Pigment (Hämosiderin) färbt sich intensiv blau. Sumita empfiehlt die Schnitte eine Stunde in einer gesättigten Lösung von Ferrocyankalium bei Bruttemperatur liegenzulassen.

---

[1] Die stets frisch zu bereiten ist.

Den Eintritt der Reaktion kann man auch unter dem Mikroskop verfolgen, wenn man den betreffenden Schnitt mit einem Tropfen Ferrocyankaliumlösung auf den Objektträger bringt und unter dem Deckglas vom Rande her die Salzsäure einwirken läßt.

Will man Dauerpräparate herstellen, so entwässert man die Schnitte nach der Salzsäurebehandlung in Alkohol und schließt nach Aufhellung in Balsam ein. Für Dauerpräparate ist es zweckmäßig, der Eisenreaktion eine Kernfärbung vorausgehen zu lassen. Man verfährt zu diesem Zweck folgendermaßen (STIEDA):

1. Färbung der Schnitte in Lithioncarmin 1—2 Stunden.

2. Salzsäure-Alkohol 10—60 Min.

3. Auswaschen in destilliertem Wasser.

4. Ferrocyankalium in 2proz. Lösung $+$ 1proz. wäßrige Salzsäure $\overline{\overline{aa}}$ ca. $1\frac{1}{2}$—3 Stunden.

5. Abspülen in destilliertem Wasser.

6. Entwässern in Alkohol. — Aufhellen in Origanumöl. — Balsam.

Man kann das Verfahren auch abkürzen, indem man die Lithioncarminlösung mit gleichen Teilen einer 2proz. Ferrocyankaliumlösung versetzt, damit $^1/_4$—$^1/_2$ Stunde färbt und nun die Schnitte mit Salzsäure-Alkohol behandelt, in dem die Carminfärbung differenziert und zugleich die Eisenreaktion perfekt wird; dann Abspülen in destilliertem Wasser — Alkohol — Öl — Balsam.

Abspülen in destilliertem Wasser ist nötig, da im Brunnenwasser Berlinerblau etwas löslich ist.

Methode von R. SCHNEIDER (etwas modifiziert):

Man legt die Schnitte in 25 ccm 1proz. wäßrige (offizinelle) Salzsäurelösung, der man 8—10 Tropfen einer 2proz. Ferrocyankaliumlösung zugesetzt hat, auf $^1/_2$ Stunde.

2. Gründliches (bis zu 2 Stunden) Abspülen in öfter gewechseltem destilliertem Wasser.

3. Nachfärben mit Alauncarmin, Auswaschen in Wasser, Alkohol — Öl (Xylol) — Balsam.

Will man an Schnitten, bei denen bereits die Eisenreaktion angestellt ist, eine Kernfärbung nachfolgen lassen, so wende man die Alauncarminfärbung an, nachdem die Schnitte nach der Salzsäurebehandlung kurz in destilliertem Wasser abgespült sind.

Anm. Lithioncarmin ist zur Nachfärbung nicht zu gebrauchen, weil durch Lithion die Eisenreaktion zerstört wird. Die Alkalien zersetzen das bei der Reaktion gebildete Berlinerblau in Eisenoxyd und Ferrocyankalium.

4. HALLsche Methode.

Da nach Untersuchungen von HALL den auf Eisen zu untersuchenden Objekten während der Fixierung und Härtung lösliches Eisen entzogen werden kann, so verfährt man zur Vermeidung dieser Verluste folgendermaßen:

a) Man bringt die Präparate frisch (ohne vorherige Fixierung) in eine der nachfolgenden Lösungen:

α) für Leber, Milz, Knochenmark:

Schwefelammonium	30 ccm
Alkohol abs.	70 ccm

β) für den Darm:

Schwefelammonium	5 ccm
Aq. dest.	25 ccm
Alkohol abs.	70 ccm

auf 24 Stunden.

b) Nachhärten in Alkohol von steigender Konzentration. — Einbetten in Paraffin. Die Schnitte werden mit der japanischen Methode aufgeklebt (S. 74).

c) Die entparaffinierten Schnitte, die man mit Carmin vorfärben kann, werden nun entweder mit der Schwefelammoniumlösung zum zweitenmal behandelt oder in eine Mischung von Aq. dest. 100, Ferrocyankalium 1,5, Salzsäure 0,5 auf 20 Min. eingelegt.

d) Abspülen in Wasser. Entwässern — Xylol — Balsam.

Auf diese Weise gelingt es, die geringsten Spuren von Eisen nachzuweisen. Bei dem eben besprochenen Verfahren wird das in den Präparaten enthaltene Eisen zunächst in FeO (grünschwarze Farbe) übergeführt und dann beim Härten in Alkohol in Fe(OH)$_2$ umgewandelt. Um das schwer zu erkennende Fe(OH)$_2$ deutlicher hervortreten zu lassen, ist die Behandlung der Schnitte mit Schwefelammonium oder Ferrocyankalium-Salzsäure nötig.

Diese Methode ist nach HUECK nicht so zuverlässig wie die unter 1 angegebene.

Das Hämoglobin gibt keine Eisenreaktion, es färbt sich beim Zusatz von Kalilauge rot, ebenso seine Krystalle, die sich in Alkalien und Säuren, sowie in Fettlösungsmitteln nicht lösen und keine Farbänderung bei Zusatz von Schwefelsäure oder Salpetersäure erkennen lassen.

In Schnitten läßt sich nach LEPEHNE das Hämoglobin durch Benzidin nachweisen. Das dabei zur Verwendung kommende Gewebe darf nicht allzulange in Formalin gelegen haben, da sonst das Hämoglobin ausgelaugt wird.

Man bringt die Schnitte (Gefrier- oder Paraffinschnitte) auf 1—5 Min. in ein Gemisch von 2 ccm einer 0,6 proz. Lösung von Benzidin in 96 proz. Alkohol und von einer Lösung von 0,5 ccm Perhydrol in 4,5 ccm von 70 proz. Alkohol. Bei losen Schnitten ist wegen des Schäumens der Flüssigkeit Vorsicht geboten. Man spült dann in Wasser ab und kann mit Hämalaun oder Alauncarmin nachfärben. Das Hämoglobin in den roten Blutkörperchen und in Tropfenform färbt sich mehr oder minder dunkelbraun, ebenso die Granula der polynucleären Leukocyten. Will man die Färbung der letzteren beseitigen, so behandelt man die Schnitte vor der Benzidinreaktion auf 10 Min. mit Methylalkohol.

Das Methämoglobin (bei Methämoglobinämie in der Niere zu finden) gibt keine Eisenreaktion, färbt sich in unfixierten frischen Präparaten bei Zusatz von Kalilauge brennend rot, ebenso bei Zusatz von Blausäure (KOBERT). Bei fixierten Präparaten ist die Reaktion weniger deutlich. Es löst sich teilweise in Alkohol, wird durch Nilblau und Neutralrot gefärbt. Wasserstoffsuperoxyd läßt seine Farbe abblassen. Silbernitrat und Osmiumsäure verändern seine Farbe nicht.

Nach MILLER wird es in Präparaten, die in Formalin fixiert sind, in Paraffinschnitten mit der von BENDA angegebenen Methode der Markscheidenfärbung blaugrau bis stahlblau gefärbt, wenn man die DELAFIELDsche Hämatoxylinfärbung 48 Stunden einwirken läßt. Nach HUECK handelt es sich hierbei höchstwahrscheinlich um keine spezifische, sondern um eine Lipoidfärbung. Nach dieser Methode färben sich auch die RUSSELschen Körperchen.

b) Eisenfreie Pigmente.

1. **Hämatoidin** tritt in Form von rötlichen oder gelblichbraunen Krystallen oder als amorpher, krystallinischer oder als gelber, diffus das Gewebe färbender Farbstoff vor. Es gibt die GMELINsche Reaktion, d. h. es nimmt bei Zusatz von konzentrierter Schwefel- oder Salpetersäure zuerst eine braune bis purpurrote Färbung an, die allmählich über Violett und Blau in ein helles Grün, das lange bestehen bleibt, übergeht. Mitunter, besonders bei diffuser Imprägnation des Gewebes mit Hämatoidin empfiehlt es sich, vor Anstellung der Salpetersäurereaktion dünne Kalilauge einwirken zu lassen. Das Hämatoidin wird in Alkalien allmählich zerstört, löst sich schwer in Fettlösungsmitteln, nimmt aber bei Wasserstoffsuperoxydzusatz eine grüne Farbe an und widersteht den Bleichungsmitteln. Es verhält sich negativ gegen basische, Fett- und Lipoidfarbstoffe, sowie gegen Osmiumsäure und Silbernitrat.

2. **Gallenpigment**: Bilirubin wird mit der GMELINSCHEN Reaktion nachgewiesen. Man bedeckt das zu untersuchende Objekt mit einem Deckglas und läßt vom Rande des letzteren einen Tropfen Salpetersäure, die geringe Mengen von Untersalpetersäure enthält (1 ccm Untersalpetersäure auf 50 ccm Salpetersäure) zufließen, indem man durch einen an der entgegengesetzten Seite des Deckglases gelegten Fließpapierstreifen die Flüssigkeit unter dem Deckglas durchsaugt; man kann dann den Eintritt der Reaktion (das Auftreten grüner, roter und blauer Farbenringe) direkt unter dem Mikroskop beobachten. Mitunter ist es notwendig, das Objekt vor Anstellung der Reaktion mit einem Tropfen stark verdünnter Kalilauge zu behandeln. Dieselbe Reaktion gibt das Hämatoporphyrin, ein Abkömmling des Hämoglobins.

3. **Abnutzungspigmente** (Lipofuscine [BORST], lipoidophile oder lipoidaffine Pigmente [nach LUBARSCH]): Pigmente bei brauner Atrophie des Herzens und der Leber, sowie in den Nebennieren, Samenblasen, Hoden, Nebenhoden, Ganglienzellen usw. vorkommende Pigmente geben häufig, aber keineswegs stets Fett- bzw. Lipoidreaktion mit Osmium, Sudan, Fettponceau und Nilblau, sie färben sich auch mit 1 proz. Neutralrotlösung und nach LASNIER in stark verdünnter Lösung von Carbolfuchsin (1:20), nach Färbung mit Hämatoxylin. Sie sind unlöslich in Säuren und Alkalien.

Sie reduzieren bei längerer Einwirkung 1—2 proz. Silbernitratlösung, färben sich also schwarz. Man kann zum Nachweis der Reduktion die LEVADITIsche Methode oder ein von STAEMMLER angegebenes

Verfahren anwenden. Man benutzt dabei die bei der BIELSCHOWSKY-Färbung gebrauchte Lösung von Silberhydroxyd in Ammoniak (s. S. 170), verdünnt sie um das Doppelte mit dest. Wasser, kocht sie auf, filtriert sie durch ein doppeltes Filter und gießt das Filtrat auf den entparaffinierten, auf den Objektträger aufgeklebten Schnitt. Man läßt die Lösung 3 Min. einwirken, spült in dest. Wasser und dann etwa $1/_2$ Min. in 5 proz. Natriumthiosulfatlösung ab und bringt den Schnitt durch Alkohol und Xylol in Balsam.

Man kann die reduzierenden Eigenschaften der in Rede stehenden Pigmente auch dadurch nachweisen, daß man die Schnitte mit einer Lösung von 1 proz. Eisenchlorid und 1 proz. rotem Blutlaugensalz zu gleichen Teilen 5 Min. lang behandelt, wobei Blaufärbung eintritt. Sehr kontrastreiche Bilder erhält man nach STAEMMLER, wenn man die von ihm angegebene Silbermethode mit der an zweiter Stelle genannten Methode kombiniert.

Abnutzungspigmente werden durch Wasserstoffsuperoxyd gebleicht.

4. Das Melanin, das sich unter normalen Verhältnissen in der Haut, im Auge, Gehirn usw., unter pathologischen besonders in Geschwülsten findet, tritt in Form feinster krystallähnlicher Nadeln oder Körnchen von bräunlicher Farbe auf. Es ist unlöslich in Säuren und Alkalien sowie Fettlösungsmitteln. Es gibt keine Eisenreaktion und wird von Bleichungsmitteln — Wasserstoffsuperoxyd, Chlor — gebleicht. Es färbt sich nicht mit fett- oder lipoidfärbenden Stoffen, ebensowenig mit basischen Farben. Es schwärzt sich bei sekundärer Osmierung und mit Silbernitrat.

Seine farblosen Vorstufen lassen sich mit der sog. Dopareaktion (BLOCH) nachweisen.

In Melanin führenden Zellen können auch gefärbte Lipoide oder Lipofuscine enthalten sein. Um sie differentialdiagnostisch auseinander zu halten, bleicht man die Schnitte mit H_2O_2 und färbt mit Neutralrot oder Nilblau. Das H_2O_2 bleicht das Melanin, dagegen nicht die Lipoide und Lipofuscine; liegt Melanin vor, so erhält man keine Färbung.

5. Lutein gibt Rotfärbung mit Sudan und Fettponceau, und zwar nicht nur im Gefrierschnitt, sondern auch in mit Alkohol, Äther oder Xylol (Paraffin- und Celloidineinbettung) behandelten Schnitten. Die Luteinzellen geben während der Gravidität keine Fettreaktion, letztere tritt erst im Puerperium ein.

Außerdem färbt sich das Lutein, wenn man zum frischen Schnitt konzentrierte Schwefelsäure in der Weise zusetzt, daß man an den Rand des Deckgläschens einen Tropfen davon bringt und mit Fließpapier von der anderen Seite ansaugt, zuerst blaßgrünlich und dann leicht blau, ebenso bei Zusatz von Jodjodkaliumlösung, es ähnelt so den

6. Lipochromen, die sich bei reichlichem Zusatz von konzentrierter Schwefelsäure tiefblau färben, wobei kleine Lipocyankrystalle auftreten und bei Zusatz von Jodjodkaliumlösung einen grünen Farbenton annehmen. Sie sind lichtempfindlich. Das sie enthaltende Material ist im Dunkeln aufzubewahren.

7. Das Malariapigment tritt in Form feiner braunschwarzer Körnchen in den Parasiten und in den von ihnen befallenen Geweben (Milz, Leber, Knochenmark, Gehirn, Lymphknoten) auf. Es ist in alkoholischen Säurelösungen (5 proz. Schwefel-, Salz- und Salpetersäure) beim Erhitzen auf 40—50° innerhalb von 24 Stunden, sowie in wäßrigen und alkoholischen Lösungen von Alkalien (Sodalösung, Natronlauge, Ammoniak) und in Anilin, Pyridin und 4 proz. Chininchloroform löslich und wird durch Wasserstoffsuperoxyd gebleicht. Es ist unlöslich in Fettlösungsmitteln und färbt sich weder mit den fett- oder lipoidfärbenden Farbstoffen (Sudan, Scharlach, Ciaccio, Fischler, Dietrich-Lorrain Smith). Ebensowenig wird es mit Osmiumsäure oder Silbernitrat geschwärzt. Gegen basische Farbstoffe verhält es sich negativ.

Hinsichtlich seines Verhaltens gegenüber der mikrochemischen Eisenreaktion gehen die Ansichten noch auseinander. Gegenüber der gewöhnlichen mikrochemischen Eisenreaktion verhält es sich negativ. Die Reaktion fällt nach Seyfarth u. a. positiv aus, wenn man das Pigment in Lösung bringt und während sich die Lösung vollzieht, die Eisenreaktion vornimmt, was am besten in der Weise geschieht, daß man bei der Berlinerblaureaktion die wäßrige Salzsäurelösung durch alkoholische (2—5 proz.) ersetzt. Nach Grasunow ist diese Angabe unzutreffend. Nach Kóssa erhält man positive Eisenreaktion, wenn man die Schnitte zunächst 10—12 Stunden in 1 proz. wäßrige Salzsäurelösung oder 2 proz. Oxalsäurelösung einlegt (zur Entfernung des Hämatosiderins), nach sorgfältigem Auswaschen in dest. Wasser auf 5—10 Min. in 1 proz. Kalilaugelösung bringt, und nach Auswaschen in dest. Wasser (1—2 Min.) nach der Perlsschen Methode weiter behandelt.

Das bei Formalinfixierung in blutreichen Organen auftretende Pigment verhält sich ähnlich wie das Malariapigment.

Nach Unna färben sich mit Carbolfuchsin oder polychromem Methylenblau bei Differenzierung mit konzentrierter wäßriger Tanninlösung die Blutpigmente (nicht das Malariapigment) intensiv rot bzw. blauschwarz, während das Melanin sich bei Carbolfuchsinfärbung gar nicht, bei polychromem Methylenblau smaragdgrün färbt.

Handelt es sich um die Unterscheidung von schwarzgefärbten eisenhaltigen Pigmenten gegenüber Kohle, so behandelt man die Präparate mit konzentrierter Schwefelsäure, durch die alles zerstört wird mit Ausnahme der Kohle (Kieselstückchen bleiben ebenfalls erhalten); wenn es darauf ankommt, solche nachzuweisen (Lunge, Bronchialdrüsen, Milz, Knochenmark), so läßt man ebenfalls konzentrierte Schwefelsäure auf die Schnitte einwirken.

Anm. Mitunter kann es erwünscht sein, Pigmente ohne Zerstörung der Gewebsstruktur zu entfernen.

Eisenhaltige Pigmente lassen sich durch starke Mineralsäuren (Salz- und Salpetersäure) zerstören, werden durch Wasserstoffsuperoxyd nicht verändert.

Die Melanine (Chorioidealpigment, Irispigment, Hautpigment, Pigment in Melanomen) werden auch mit der von PAL angegebenen, bei der Darstellung der Markscheiden gebrauchten Kaliumpermanganat-Oxalsäurebehandlung gebleicht. Nach ALFIERI verfährt man in der Weise, daß man die Schnitte zuerst mit einer Lösung von Kaliumhypermanganat (1:2000) behandelt, bis sie gründlich braun geworden sind, und dann das gebildete Manganoxyd durch Oxalsäure (1:300) auflöst und bei ungenügender Bleichung das Verfahren wiederholt und nun gründlich in Wasser auswäscht. Auf dem Objektträger aufgeklebte Paraffinschnitte lösen sich meist ab, doch kann man das Bleichen auch am unentparaffinierten Schnitt vornehmen, was vorteilhafter ist, da dabei ein Zerfallen des Schnittes viel weniger zu befürchten ist als am entparaffinierten Schnitt.

Ferner kann man den unentparaffinierten Schnitt mit Chlorwasser bleichen, indem man ihn, auf dem Objektträger liegend, dem aus dem Chlorwasser sich entwickelnden Chlorgas einige Minuten aussetzt.

Ein anderes sehr brauchbares, von P. MAYER angegebenes Verfahren ist folgendes: Man gießt auf einige Krystalle von chlorsaurem Kali 2—3 Tropfen Salzsäure und setzt, sobald sich Chlor zu entwickeln beginnt, 70proz. Alkohol hinzu. In dieser Mischung, die man ebenfalls auf unentparaffinierte Schnitte einwirken läßt, wird das Pigment in 1—2 Tagen zerstört. Gründliches Auswaschen in Wasser.

Alle diese Methoden eignen sich auch dazu, um Präparate oder Schnitte, die durch Osmiumsäure stark geschwärzt sind, zu entfärben.

Sehr gute Dienste leistet für die schonende Bleichung von Pigment 3—10proz. Wasserstoffsuperoxydlösung, die aber Hämosiderin und Hämotoidin nicht zerstört. Man muß die Lösung 1—2 Tage einwirken lassen, um die Pigmente (z. B. in Melanomen, in Ganglienzellen) zu zerstören.

Literatur. ALFIERI: Un nuovo metodo per la depigmentazione dei tessuti. Monit. zool. ital. 8 (1897). — BLOCH: Das Problem der Pigmentbildung in der Haut. Arch. f. Dermat. 124 (1917). — BLOCH u. LÖFFLER: Untersuchung der Haut bei Addisonscher Krankheit. Arch. klin. Med. 121 (1917). — BLOCH u. RYHINER: Histochemische Studien in überlebendem Gewebe über fermentative Oxydation und Pigmentbildung. Z. exper. Med. 5 (1917). — GANS, A.: Das Abblassen des Turnbullblaus in mikroskopischen Schnitten. Z. Mikrosk. 40, 1 (1923). — GLASUNOW: Malariapigment. Virchows Arch. 255 (1925). — HUECK: Pigmentstudien. Beitr. path. Anat. 54 (1912). — v. KÓSSA: Die chemische Natur des Malariapigmentes. Virchows Arch. 258, 186 (1925). — LEMMEL, A.: Die Bedeutung der Dopa-Reaktion für die Beurteilung der Melanome. Zbl. Path. 32 (1921). — LEPEHNE: Zerfall der roten Blutkörperchen bei Ikterusinfektion. Beitr. path. Anat. 65 (1919. — LIGNAC, G. O. E.: Über den Chemismus und die Biologie des menschlichen Hautpigmentes. Virchows Arch. 240, 383 (1923) — Über das Hämatoidin und seine Beziehungen zum Blut- und Gallenfarbstoff. Ibid. 243, 273 (1923) — Über hämoglobinogene Pigmente im allgemeinen, das Malariapigment besonders. Zbl. Path. 35, 129 (1924/25). — LUBARSCH, O.: Über das sog. Lipofuscin. Virchows Arch. 239 (1922) — Hämoglobinogene Pigmentierungen. Klin. Wschr. 1925,

2157. — Mawas: Neues Verfahren zur Färbung des Eisens im Gewebe. C. r. Soc. Biol. Paris **82** (1919). — Mayer, E.: Eisenreaktion am Malariapigment. Virchows Arch. **240**, 115. — Mühlmann: Hämatoxylin als Reagens auf Eisen. Ibid. **169**, 682. — Nishimura: Vergleichende Untersuchungen über die mikrochemische Eisenreaktion in menschlichen Lebern. Zbl. Path. **21** (1910). — Perls: Nachweis von Eisenoxyd. Virchows Arch. **39** (1867). — Quincke: Über direkte Eisenreaktion. Arch. f. exper. Path. **37**. — Schmidtmann: Über die Oxydation melaninartiger Körper im Gewebsschnitt. Klin. Wschr. **1925**. — Schreiber, L., u. P. Schneider: Eine Methode zur Darstellung von Pigmenten und ihrer farblosen Vorstufen mit besonderer Berücksichtigung des Augen- und Hautpigments. Münch. med. Wschr. **1908**. — Schulze, P.: Eine neue Methode zur Bleichung und Erweichung tierischer Hartgebilde. Sitzgsber. Ges. naturforsch. Freunde Berl. **1922**, 135. — Seyfarth, C.: Chemische Untersuchungen des Malariapigments. Verh. dtsch. path. Ges. **1921**. — Staemmler, M.: Untersuchungen über autogene Pigmente. Virchows Arch. **253** (1924). — Stieda: Einige histologische Befunde bei tropischer Malaria. Zbl. Path. **4** (1893). — Stüler: Der histochemische Nachweis der reduzierenden Kohlehydrate. Ibid. **33** (1922). — Sumita: Zur Frage der Eisenreaktion usw. Virchows Arch. **200** (1910). — Tartakowsky: Resorptionsvorgänge des Eisens beim Kaninchen. Pflügers Arch. **100**. — Tirmann u. Schmelzer: Görbersdorfer Veröff. **2** (1898).

K. Amyloid

gibt mit Jod und verschiedenen basischen Anilinfarben charakteristische Reaktionen.

Die Reaktion gelingt an frischen und gehärteten Objekten. Zur Härtung und Fixierung empfiehlt sich Alkohol, Sublimat, Formalin, auch chromsaure Salze können gebraucht werden. Bei längerem Liegen in Formalin geht mitunter die Fähigkeit des Amyloids, sich metachromatisch zu färben, verloren. Die mit Anilinfarben eintretenden Reaktionen sind nicht absolut beweisend für Amyloid.

Die Jodreaktion

ist die älteste und sicherste.

Man bringt die Schnitte (am besten Alkoholfixierung) aus destilliertem Wasser in stark verdünnte wäßrige Jod- oder Lugolsche Lösung von gesättigt gelber Farbe, in der sie so lange liegenbleiben, bis sie citronen- oder strohgelb geworden sind; hierauf kann man sie entweder direkt auf den Objektträger übertragen und mit dem Deckglas eindecken, oder man spült sie in destilliertem Wasser ab und untersucht sie in Glycerin oder Glycerinleim.

Die amyloiden Partien sind braunrot, die anderen Gewebsteile strohgelb gefärbt.

Sowohl in Wasser als in Glycerin verschwindet die braunrote Farbe des Amyloids allmählich, etwas länger hält sie sich in Gummischleim, den man den von Wasser vorsichtig durch Fließpapier befreiten Präparaten zusetzt, doch ist auch hier die Haltbarkeit eine beschränkte.

Bessere Resultate erhält man mit der LANGHANSschen Methode für den Glykogennachweis (s. S. 207). Hier hält sich die Reaktion etwa ein halbes Jahr.

Jodschwefelsäurereaktion.

Die Schnitte (am besten von alkoholfixiertem Material) werden mit sehr stark verdünnter wäßriger Jod- oder Jodkaliumlösung (etwa von der gelben Farbe des Rheinweins) so lange behandelt, bis sie kaum bemerkbare gelbliche Färbung angenommen haben und von der braunroten Färbung der amyloiden Teile höchstens erst die Anfänge sichtbar sind. Man bringt sie nun auf den Objektträger, deckt sie mit einem Deckglas ein und läßt vom Rande des letzteren einen kleinen Tropfen konzentrierter Schwefelsäure zufließen. Die amyloiden Teile nehmen nach dem Säurezusatz allmählich eine schöne blaue oder violette Farbe an, die gewöhnlich auf längere Zeit nicht haltbar ist.

· Paraffinschnitte sind zur Jodreaktion nicht besonders geeignet.

Die Methylviolett- und Gentianaviolettreaktion

gibt elegantere und mehr in die Augen fallende Bilder als die Jodmethode, doch ist sie, wie neuere Untersuchungen gelehrt haben, weniger zuverlässig, da auch nichtamyloide Teile die dabei eintretende Metachromasie annehmen können.

Man verfährt dabei folgendermaßen:

Die Schnitte werden aus destilliertem Wasser gebracht

1. in eine 1 proz. wäßrige Methylviolett- oder Gentianaviolettlösung $^1/_2$—1 Min. (Paraffinschnitte bis 10 Min.),

2. in 2 proz. Essigsäure 2—3 Min.

3. Gründliches Auswaschen in Wasser

4. Untersuchen in Glycerin oder Lävulose oder Zuckersirup.

Die amyloid degenerierten Teile sind rot, die Kerne blau, das übrige Gewebe ist blaßblau gefärbt.

Sollte die Färbung der nichtamyloiden Teile zu intensiv blau sein, so kann man durch wiederholte Behandlung mit 2 proz. Essigsäure Abhilfe schaffen.

Die Färbung hält sich am besten und längsten in Lävulose (WEIGERT), demnächst in Zuckersirup, während sie in Glycerin allmählich abblaßt. Vorbedingung für längere Haltbarkeit ist gründliches Auswaschen der Essigsäure in Wasser.

Eine recht scharfe Amyloidfärbung, bei der das übrige Gewebe fast ungefärbt erscheint, erhält man bei Anwendung einer sehr verdünnten Methyl- oder Gentianaviolettlösung (1—3 Tropfen einer 2 proz. Lösung auf 20 ccm Wasser), in der man 12—24 Stunden färbt. Differenzieren in Essigsäure ist hier nicht nötig.

Wenn bei der Methyl- oder Gentianaviolettfärbung das Amyloid sich nur mangelhaft färbt, so setzt man zu 50 ccm der 1proz. Farblösung 10—15 Tropfen einer 5proz. Oxalsäurelösung zu; das Amyloid wird hierbei leuchtend rotviolett gefärbt (O. Meyer).

Sehr instruktive Bilder gibt die von Birch-Hirschfeld empfohlene Doppelfärbung mit Bismarckbraun.

Man verfährt dabei folgendermaßen:

1. Vorfärben in Bismarckbraun 5 Min.

2. Auswaschen in Alkohol.

3. Übertragen in reichlich destilliertes Wasser.

4. Nachfärben in 0,5proz. Lösung von Gentianaviolett 5 Min.

5. Auswaschen in 1proz. Essigsäure, bis der braune Farbenton des Bismarckbraun wieder erschienen ist.

6. Gründliches Auswaschen in Wasser.

7. Einschluß in Lävulose.

Die Kerne sind dunkelblau, das Protoplasma blaßbraun, die amyloiden Teile leuchtend rot gefärbt.

Mittels der S. 76 angegebenen Methode, Schnitte vor der Entparaffinierung zu färben, kann man sehr leicht Balsampräparate herstellen, in denen die rote Metachromasie der amyloiden Teile deutlich hervortritt und beschränkt haltbar bleibt. Man verfährt dabei folgendermaßen:

1. Färbung der paraffindurchtränkten Schnitte in $^1/_2$proz., auf 40° erwärmter Gentianaviolettlösung, 5—10 Min.

2. Abspülen in Wasser.

3. Differenzieren in 1proz. Essigsäure 10—15 Min.

4. Gutes Abspülen in Wasser.

5. Übertragen in eine zur Hälfte mit Wasser verdünnte konzentrierte Alaunlösung. Abspülen in Wasser.

6. Auffangen der gefärbten Schnitte mit dem Objektträger oder Deckgläschen und Antrocknenlassen im Brutofen bei 37° etwa 1—2 Stunden.

7. Entfernen das Paraffins durch Xylol. Einschluß in Balsam.

Ein an die vorstehende, vom Verfasser angegebene Methode sich anlehnendes Verfahren wird neuerdings von Edens empfohlen:

1. Er färbt nichtentparaffinierte Schnitte in einer Lösung von

Acid. hydrochlor. (spez. Gew. 1,24) oder Eisessig	1 ccm
Aq. dest.	300 ccm
Konzentr. alkohol. Lösung von Methylviolett 5 B	10 ccm

24 Stunden.

2. Kurzes Abspülen in Wasser.

3. Antrocknen der Schnitte auf dem Objektträger, bis sie gerade lufttrocken sind.

4. Entparaffinieren. Balsam.

Die Metachromasie soll monatelang erhalten bleiben. Nach den Erfahrungen des Verfassers bleicht sie früher oder später völlig aus.

Auch bei Anwendung gewisser grüner Anilinfarben zeigen die amyloiden Teile rote Metachromasie.

Methylgrün (Curschmann) wird in derselben Weise wie Methyl- und Gentianaviolett angewendet. Jodgrün (Stilling) kommt in einer Lösung von

1:300 Wasser zur Verwendung. Man färbt 24 Stunden und spült in destilliertem Wasser ab. Einlegen in Glycerin oder Lävulose.

Die amyloiden Teile sind violett, das übrige Gewebe ist grün gefärbt.

Polychromes Methylenblau.

Bei Anwendung dieses Farbstoffes gelingt es, wie Verfasser zuerst gefunden hat, leicht Balsampräparate herzustellen, in denen die rote Metachromasie der amyloiden Teile dauernd erhalten bleibt. Das Verfahren ist folgendes:

1. Färben in polychromem Methylenblau 10—15 Min.
2. Abspülen in Wasser.
3. Kurzes Eintauchen in $^1/_2$ proz. Essigsäure etwa 10—12 Sekunden
4. Übertragen in konzentrierte, zur Hälfte mit Wasser verdünnte Alaunlösung 2—5 Min.
5. Abspülen in Alkohol abs. $^1/_2$ Min.
6. Entwässern in Alkohol abs. $^1/_4$—$^1/_2$ Min.
7. Aufhellen in Xylol. — Balsam.

Die amyloiden Teile sind hellrot, die Zellkerne dunkelblau, das Protoplasma hellblau gefärbt. Die Färbung gelingt bei Präparaten, die in Formalin, Sublimat und Alkohol gehärtet wurden, besonders schön bei Anwendung des erstgenannten Fixierungsmittels.

Wenn die Präparate im Dunkeln aufbewahrt werden, hält sich die Färbung lange Zeit unverändert.

Färbung mit Kongorot nach Bennhold.

1. Fixieren in Alkohol, Formalin oder Sublimat.
2. Paraffin- oder Gefrierschnitte, gut (10—15 Min.) vor der Färbung waschen.
3. Färben in 1 proz. wäßriger Kongorotlösung, Gefrierschnitte 15—20 Sekunden, Paraffinschnitte 15—30 Min. (oder 15 Sekunden bei vorsichtigem Erwärmen über der Flamme des Bunsenbrenners).
4. Eintauchen in 1 proz. wäßrige Lösung von Lithium carbonic. 15 Min.
5. Entfärben in 80 proz. Alkohol, bis rote Schlieren am Präparat ablaufen.
6. Abspülen in Wasser.
7. Nachfärben in Hämatoxylin.

Amyloid rot; sollten vorhandene Gewebsteile rot gefärbt sein, so wiederhole man Nr. 4 und 5.

Die Färbung ist nicht spezifisch, da sich hyaline und kolloide Teile ebenfalls rot färben.

Corpora amylacea.

Die sog. Corpora amylacea (amyloidea) geben nur zum Teil die charakteristische Amyloidreaktion mit Jod und den obengenannten

Anilinfarben. Es sind dies die von SIEGERT als Corpora versicolorata bezeichneten Gebilde, die im Zentralnervensystem, in chronisch entzündeten und emphysematösen Lungen, in der Prostata und den ableitenden Harnwegen vorkommen. SIEGERT empfiehlt zu ihrer Darstellung neben der von LANGHANS für den Glykogennachweis angegebenen Methode (s. u.) besonders folgendes Verfahren:

Die in Wasser gut ausgewaschenen Schnitte (Härtung in Alkohol oder MÜLLERscher Lösung) werden mit starker Jodjodkaliumlösung rasch tiefbraun gefärbt und dann in konzentriertem Alkohol entfärbt, bis sie ungefärbt aussehen. Sie kommen dann in 20proz. Salzsäurelösung, bis die Corpora amylacea als dunkle Pünktchen hervortreten, werden rasch in Wasser entsäuert, in jodhaltigem Alkohol (4 Teile Alkohol und 1 Teil offizinelle Jodtinktur) entwässert und in Origanumöl konserviert.

Die Corpora amylacea (versicolorata) sind tiefbraun gefärbt, das übrige Gewebe farblos.

Ein anderer Teil der Corpora amylacea, die Corpora flava SIEGERTS, zu denen die Corpora arenacea des Zentralnervensystems, die Psammomkörner und ein Teil der Prostatakonkremente gehören, verhält sich ablehnend gegen die Amyloidreaktion und färbt sich wie hyaline Substanzen.

Anm. Amylumkörper färben sich mit sehr verdünnter Lösung von Jodjodkalium (1:5 bis 10) blau. Cellulose nimmt bei Behandlung mit Jodjodkaliumlösung einen gelben Farbenton an, setzt man, nachdem man das Jod mit Wasser etwas abgespült hat, konzentrierte Schwefelsäure zu, so tritt eine kornblumenblaue Färbung ein.

Literatur. BENNHOLD, H.: Eine spezifische Amyloidfärbung mit Kongorot. Münch. med. Wschr. **1922**, 1537. — BIRCH-HIRSCHFELD: Über das Verhalten der Leberzellen in der Amyloidleber. Festschr. f. WAGNER. Leipzig 1887. — EDENS: Über Amyloidfärbung und Amyloiddegeneration. Virchows Arch. **180** (1905). — HERSCHEL: Eine hübsche à-vista-Reaktion auf amyloid degenerierte Gewebe. Wien. med. Wschr. **1875**. — HERXHEIMER: Über multiple Amyloidtumoren des Kehlkopfs und der Lunge. Virchows Arch. **174** (1903). — HERZENBERG, H.: Vitale Färbung des Amyloids. Ibid. **260**, 466 (1926). — JÜRGENS: Eine neue Reaktion auf Amyloid. Ibid. **65** (1875). — MEYER, O.: Über lokales tumorartiges Amyloid in den Lungen. Frankf. Z. Path. **8**. — NEUMANN: Über die Jodreaktion des Amyloid. Münch. med. Wschr. **1904**. — SCHMIDT, W.: Farbreaktionen der Corpora amylacea des Rückenmarkes, der Lungen und der Prostata und ihre Beeinflussung am Schnittpräparat. Virchows Arch. **260**, 474 (1926). — STILLING: Über den Zusammenhang von hyaliner und amyloider Degeneration. Ibid. **103** (1886). — VIRCHOW: Über eine im Gehirn und Rückenmark aufgefundene Substanz von der Reaktion der Cellulose. Ibid. **6**.

L. Glykogen.

Da Glykogen im Wasser löslich ist und nach dem Tode ziemlich rasch diffundiert und Veränderungen erleidet, so müssen die zu untersuchenden Teile möglichst schnell nach dem Tode am besten in absolutem Alkohol gehärtet werden.

Zum Nachweis des Glykogens dient das Jod, das ihm eine braunrote Farbe verleiht.

Als zweckmäßig haben sich folgende Methoden bewährt:

Langhanssche Methode.

1. Die Schnitte kommen auf 5—10 Min. in Lugolsche Lösung.

2. Entwässern in einem Gemisch von Alkohol abs. 4 Teile und offizinelle Jodtinktur 1 Teil.

3. Aufhellen und Konservieren in Origanumöl.

Um das Verdunsten des Öles hintanzuhalten, empfiehlt es sich, die Deckgläser mit einem Rand von Paraffin und Siegellack zu umziehen. Die Reaktion ist höchstens 6 Monate haltbar.

Recht instruktive Bilder erhält man, wenn man der Jodbehandlung eine Vorfärbung mit alkoholischer Carminlösung nach P. Mayer (S. 102) vorangehen läßt.

Ehrlichs Jodgummimethode.

Man behandelt die Schnitte mit einem Gemisch von Lugolscher Lösung 1 Teil und 100 Teilen dickem Gummischleim und konserviert sie darin.

Die Schnitte sind wenig durchsichtig.

Barfurths Methode.

Die Schnitte werden in einem Gemisch von Glycerin 2 Teile und Lugolscher Lösung 1 Teil gefärbt und konserviert. Bei dieser Methode tritt eine bessere Aufhellung als bei der Ehrlichschen ein, aber die Reaktion schwindet bald, da Glycerin das Glykogen löst.

Methode von Best

gibt die instruktivsten und haltbarsten Präparate und ist am meisten zu empfehlen.

Härtung in Alkohol oder nach Bang und Sjövall in einer Mischung von Formalin (40 proz.) und Alkohol abs. zu gleichen Teilen, die durch Kochsalzzusatz isotonisch gemacht ist, weniger gut in Sublimat.

Zieglwallner schlägt zur Fixierung 10 proz. Trichloressigsäure vor, in der Glykogen unlöslich ist. Man fixiert darin 3—4 Stunden und überträgt dann in 50 proz. Alkohol usw.

Präparate, die einige Zeit in Kaiserlingscher Lösung gelegen haben, sind für den Nachweis des Glykogens unbrauchbar.

Einbettung in Celloidin. Paraffinschnitte muß man, nachdem man sie aufgeklebt hat, mit dünner Celloidinlösung übergießen, was auch am entparaffinierten Schnitt, nachdem er mit Alkohol abs. behandelt ist, geschehen kann. Man breitet die Schnitte am besten nicht auf warmem Wasser, sondern auf warmem Alkohol aus.

LUBARSCH empfiehlt zum Nachweis des Glykogens in Paraffinschnitten die Objekte zunächst 4—5 Tage in Celloidin einzubetten, das Celloidin langsam erhärten zu lassen und es dann durch Behandeln mit Äther-Alkohol wieder zu entfernen und nun erst in Paraffin einzubetten. Sehr gute Resultate erhält man an Objekten, die der kombinierten Celloidin-Paraffineinbettung unterworfen waren. Gefrierschnitte sind nur bei Einhaltung gewisser Vorsichtsmaßregeln zu gebrauchen (s. u.).

Man braucht zur Färbung folgende Lösung:

Man kocht

Carmin (opt. ruber Grübler)	2,0 g
Kalium carbon.	1,0 g
Chlorkalium	5,0 g
Aq. dest.	60,0 ccm[1]

einige Minuten (Vorsicht schäumt!) und versetzt die Lösung nach dem Erkalten mit 20 ccm Liq. ammon. caustic. Die Lösung ist sofort gebrauchsfertig und hält sich in gut verschlossener dunkler Flasche bei kühler Aufbewahrung im Dunkeln für die Glykogenfärbung im Sommer 3 Wochen, im Winter 2 Monate brauchbar. Vor dem Gebrauch ist zu filtrieren.

Das Färbeverfahren ist folgendes:

1. Vorfärbung mit Hämatoxylin (intensiv) (BÖHMER, DELAFIELD) oder Hämalaun.

1 a. Bei Überfärbung Differenzieren in Salzsäure-Alkohol.

2. Längeres Auswaschen in Leitungswasser.

3. Färben in folgender Lösung 5 Min.:

Von der oben angegebenen Carminlösung	2 Teile (filtrieren!)
Liq. ammon. caustic.	3 ,,
Methylalkohol	3 ,,

Die Lösung hält sich in gut verschlossener Flasche nur wenige Tage, im Sommer kürzer als im Winter.

4. Aus der Lösung sofort (nicht etwa Abspülen in Wasser!) in die Differenzierungsflüssigkeit:

Methylalkohol	40 ccm
Alkohol abs.	80 ccm
Aq. dest.	100 ccm

1—3—5 Min., bis die gewechselte Differenzierungsflüssigkeit klar bleibt.

---

[1] E. FRÄNKEL empfiehlt in Anlehnung an die ursprüngliche BESTsche Vorschrift die Lösung folgendermaßen herzustellen: Carmin (Marke Nacarate) 0,5, Ammon. chlor. 1, Lith. carbonic. 0,25 werden fein verrieben und in 25 kochendes destilliertes Wasser eingetragen. Nach dem Erkalten fügt man Liq. ammon caust. 10 hinzu und filtriert nach 24 Stunden. Man verdünnt diese Stammlösung mit einem Gemisch von Alkohol abs. 2 ccm und Liq. ammon. caust. 1 ccm im Verhältnis 1:4. Man färbt bis zu 20 Stunden.

Die Differenzierungsflüssigkeit darf keinen höheren Wassergehalt haben als angegeben.

5. Abspülen in 80proz. Alkohol.

6. Entwässern — Öl — (Xylol) — Balsam.

Glykogen rot. Kerne blau.

Anm. ZIEGLWALLNER empfiehlt Nachfärbung mit einer 10proz. Lösung von Bleu de Lyon in absolutem Alkohol, Abspülen in Alkohol usw., wodurch die Farbkontraste besser hervortreten.

Die Methode ist sicher und färbt auch schwer darstellbares Glykogen. Außerdem färben sich die Sekretionszellen des Magens, die Corpora amylacea des Nervensystems, Fibrin (E. FRÄNKEL), inkonstant das Mucin in Becherzellen und die Körnelung der Mastzellen, Harnsäurekrystalle sowie in mit Ameisensäure entkalkten Knochen die vor der Entkalkung kalkhaltigen Teile; die kalklosen bleiben ungefärbt.

Zur Glykogenfärbung untauglich gewordene Carminlösung kann zur Kernfärbung Verwendung finden. Färbung wie mit Lithioncarmin.

Bei der gewöhnlichen Fixierung in Alkohol oder Formalin-Alkohol findet infolge von Diffusionsströmen eine Verringerung an Glykogen statt, um diese zu vermeiden, hat NEUKIRCH folgende Methoden angegeben:

I. Methode.

1. Fixierung in mit Dextrose (gewöhnliche Handelsware) gesättigter konzentrierter, wäßriger Sublimatlösung, 6—12 Stunden.

2. Übertragen in mit Dextrose gesättigten 80proz. Alkohol, dem man Jodtinktur zusetzen kann, auf 6 Stunden und dann

3. 24 Stunden und länger in öfter zu wechselndem 96proz. Alkohol.

4. Celloidineibettung. Färbung nach BEST, 1—3 Stunden.

II. Methode.

1. Fixierung in einer mit Dextrose gesättigten Lösung von 35proz. Formalin, 6—12 Stunden.

2. Übertragen in 80proz. mit Dextrose gesättigten Alkohol.

3. Übertragen in 96proz. Alkohol.

4. Einbetten in Celloidin. Färbung in BESTschem Carmin, 1 bis 3 Stunden.

Methode II ist besonders für größere Stücke geeignet.

Bei beiden Methoden ist Vor- oder Nachfärbung mit Hämatoxylinlösung (BÖHMER oder DELAFIELD), die man mit Natron gesättigt hat, zulässig.

Will man an Gefrierschnitten die Färbung vornehmen, so bringt man die Stücke aus der Dextrose-Formalinlösung in gesättigte wäßrige Dextroselösung, schneidet, fängt die Schnitte in derselben Lösung auf und färbt nach BEST. Vorfärbung in mit Dextrose bis zur Sättigung versetzter DELAFIELDscher Hämatoxylinlösung möglich.

Um in Blutausstrichen Glykogen nachzuweisen, verfährt man in folgender Weise:

1. Einlegen der lufttrocknen Ausstrichpräparate in mit Dextrose gesättigtes konzentriertes Formol auf mindestens 1 Stunde.

2. Einlegen in Methylalkohol mindestens 3 Min.

3. Einlegen der feuchten Präparate in BESTsche Carminmischung mindestens 5 Min.

4. Kurzes Differenzieren in BESTscher Differenzierungsflüssigkeit. Vorsichtiges Abtrocknen mit Fließpapier. Balsam.

Zur Darstellung des Glykogens und des Fettes bzw. der Lipoide in demselben Schnitt dienen folgende Methoden:

a) Nach H. J. ARNDT.

Diese Methode ist eine Kombination der. BESTschen Glykogenfärbung nach NEUKIRCH mit einer Fettfärbung durch Chlorophyll und wird am Gefrierschnitt vorgenommen. Sie verläuft folgendermaßen:

1. Fixierung in 10proz. Formalin, das mit Dextrose gesättigt ist, 24 Stunden.

2. Gefrierschnitte.

3. Auffangen der Schnitte in mit Dextrose gesättigtem Wasser oder in 70proz. Alkohol.

4. Färbung mit BESTschem Carmin $^3/_4$—1 Stunde.

5. Differenzieren in BESTscher Differenzierungsflüssigkeit.

6. Färbung in einer mit Dextrose gesättigten Hämatoxylinlösung.

7. Gründliches Abspülen in mit Dextrose gesättigtem Wasser.

8. Übertragen in 70proz. Alkohol auf 1 Min.

9. Färbung in Chlorophyllösung (gesättigte Lösung in 70proz. Alkohol und Aceton zu gleichen Teilen) 15—20 Min.

10. Abspülen in 70proz. Alkohol 1 Min.

11. Abspülen in mit Dextrose gesättigtem Wasser höchstens 1 Min.

12. Einschluß in Lävulose.

b) Nach ZIEGLWALLNER.

Diese Methode kombiniert die Glykogenfärbung mit der Darstellung des Fettes durch Osmiumsäure.

Man fixiert in folgendem Gemisch 8—12 Stunden:

Konzentr. wäßrige Sublimatlösung	20 ccm
2proz. Osmiumsäurelösung	20 ccm
Eisessig	10 ccm
Alkohol abs.	50 ccm

und wäscht dann 24 Stunden in mehrmals zu wechselndem 50proz. Alkohol aus. Glykogenfärbung nach BEST.

Man kann auch folgende Modifikation des Flemmingschen Gemisches gebrauchen, in dem 24 Stunden fixiert wird:

10proz. Chromsäurelösung	1,5 ccm
2proz. Osmiumsäurelösung	4,0 ccm
Eisessig	1,0 ccm
Alkohol, 75proz.	13,5 ccm

Weitere Behandlung wie oben angegeben.

Die neuerdings von P. Mayer empfohlene Methode Vastarinis besitzt keine wesentlichen Vorzüge vor der Bestschen Methode. Einen Nachteil möchte ich darin erblicken, daß man dazu unaufgeklebte Paraffinschnitte benutzen muß. Auch versagt sie mitunter, wie auch P. Mayer angibt.

Die von P. Mayer empfohlene Methode mit Eisentinte ist zwar einfach, aber nicht absolut sicher für den Nachweis geringer Mengen von Glykogen.

Handelt es sich um den differentialdiagnostischen Nachweis von Glykogen gegenüber anderen Substanzen, die sich färberisch ähnlich verhalten wie Glykogen, so ist in erster Linie das Verhalten gegen Speichel zu prüfen, in dem Glykogen leicht löslich ist. Die Löslichkeit in Wasser ist nicht allein ausschlaggebend, da es Glykogenarten gibt, die schwer löslich in Wasser sind (z. B. in wucherndem Knorpel, in der Decidua, in geschichteten Epithelien [Lubarsch]).

Literatur. Arndt, H. J.: Kombinierte mikroskopische Darstellung von Glykogen und Lipoiden. Zbl. Path. **35**, 545 (1925). — Barfurth: Vergleichende histochemische Untersuchungen über Glykogen. Arch. mikrosk. Anat. **25**. — Best: Über Carminfärbung des Glykogens und der Kerne. Z. Mikrosk. **23** (1906). — Driessen: Zur Glykogenfärbung. Zbl. Path. **16** (1905). — Ehrlich: Über das Vorkommen von Glykogen. Z. klin. Med. **6**. — Gelei: Über die Ovogenese von Dendrocoelum lacteum. Arch. Zellforsch. **11**, 51 (1913). — Klestadt: Glykogenablagerung. In Lubarsch-Ostertag: Erg. **15**. — Langhans: Über das Vorkommen von Glykogen. Virchows Arch. **120** (1890). — Lubarsch: Beitrag zur Histogenese der von versprengten Nebennieren abstammenden Nierengeschwülste. Ibid. **135** (1894) — Technik. In Lubarsch-Ostertag: Erg. **2**. — Mayer, P.: Zur Färbung des Glykogens. Z. Mikrosk. **26** (1909). — Neukirch: Über morphologische Untersuchungen des Muskelglykogens und eine neue Methode seiner Fixation. Virchows Arch. **200** (1910) — Zbl. Path. **20** (1909). — Stahl, Rudolf: Glykogenreaktion (Jodfixation) der Zellen des Knochenmarkes und des strömenden Blutes. Ein Beitrag zur Frage der Blutplättchengenese. Klin. Wschr. **1925**. — Vastarini-Cresi, G.: Ancora sulla colorazione del glicogeno nei tessuti (colorazione in toto). Monit. zool. ital. **31**, 134 (1921). — Zieglwallner: Fixierung und Färbung des Glykogens und die mikroskopische Darstellung desselben gleichzeitig neben Fett. Z. Mikrosk. **28** (1911); **30** (1913).

M. Horn-(Keratin-)Substanzen

färben sich nach der Gramschen Färbemethode (s. u.) intensiv blau (Ernst). Zur Unterscheidung von anderen sich ebenfalls nach Gram färbenden Gewebselementen, die mit Hornsubstanzen verwechselt werden könnten, dient Behandlung der gefärbten Schnitte mit Salzsäurealkohol, der nur die Hornsubstanzen nicht entfärbt.

Auch die HEIDENHAINsche Eisenhämatoxylinfärbung (S. 108) färbt, falls man die Hämatoxylinlösung 2 Stunden einwirken läßt, Hornsubstanzen in einem tiefschwarzen bis schwarzblauen Farbenton (ZERONI), ebenso die BENDAsche Modifikation der WEIGERTschen Markscheidenfärbung (W. MILLER). Ferner bringen bei Hämatoxylinvorfärbung saure Anilinfarben, Orange G, Eosin, Säurefuchsin und Kongorot (konz. wäßrige Lösung) die Hornsubstanzen gut zur Darstellung.

Sehr scharf färben sich selbst die kleinsten Hornschüppchen mit der von MALLORY zur Darstellung der kollagenen Fasern angegebenen Methode (s. S. 165 unter β), wenn man in Formalin fixierte Präparate verwendet. Die kollagenen Bündel sind tiefblau, die Kerne hellblau. Die roten Blutkörperchen und sämtliche Hornsubstanzen, selbst die kleinsten Schüppchen, leuchtend fuchsinrot gefärbt.

Literatur. EBBINGHAUS: Eine neue Methode zur Färbung von Hornsubstanzen. Zbl. Path. 13 (1902). — ERNST: Reaktion auf Hornsubstanzen. Arch. mikrosk. Anat. 47. — ZERONI: Nachweis von Hornsubstanzen. Arch. Ohrenheilk. 42.

N. Hyalin.

Die von v. RECKLINGHAUSEN mit dem Namen Hyalin bezeichneten Substanzen, die in Gestalt von Kugeln und verästelten Balken auftreten, durchsichtig sind, einen starken Glanz besitzen, in Wasser, Alkohol und schwachen Säuren und Basen sich nicht lösen, dagegen in starker Kalilauge und Salzsäure löslich sind, färben sich stark mit allen sauren Anilinfarben, nehmen aber auch teilweise (besonders das von LUBARSCH als sekretorisches und degeneratives bezeichnete, intracellulär gebildete Hyalin) Kernfarbstoffe mehr oder minder gut an (z. B. das Schilddrüsenkolloid, die RUSSELschen Fuchsinkörper). Zur Färbung des Hyalins eignet sich besonders die WEIGERTsche Fibrinmethode, durch die das Hyalin blau bis violett gefärbt wird (es färben sich dabei auch kollagene Bündel mit), ferner die VAN GIESONsche Methode, bei der das Hyalin eine leuchtend rote oder orange Farbe annimmt und endlich folgende von RUSSEL angegebene Methode:

1. Färbung in Carbolfuchsin 10—30 Min.

2. Auswachsen mit Wasser 3—5 Min.

3. Abspülen in absolutem Alkohol $^1/_2$—1 Min.

4. Differenzieren und Nachfärben in Carbolsäure-Jodgrün (1 g Jodgrün in 100 ccm 5 proz. Carbolwasser gelöst) 5 Min.

5. Rasches Entwässern in absolutem Alkohol — Xylol — Balsam.

Kerne hellgrün, Hyalin leuchtend rot.

Bei der Färbung mit PAPPENHEIMS Methylgrün-Pyronin färben sich viele hyaline Kugeln ausgesprochen blau.

Zur Fixierung der auf Hyalin zu untersuchenden Objekte eignen sich alle gebräuchlichen Methoden mit Ausnahme der Osmiumgemische. Einbettung in Paraffin ist der in Celloidin vorzuziehen, da bei den Färbungen mit sauren Anilinfarben sich das Celloidin meist stark mitfärbt.

Nach PETROFF färben sich hyaline Massen, die in degenerierten Arterien vorkommen, blau, wenn man sie mit RINGERscher Lösung, der Trypanblau im Verhältnis von 1:500 bis 1:2000 zugesetzt ist, 2—6 Stunden durchspült. Am fixierten Präparat gelingt die Färbung nicht.

Literatur. MILLER, W.: RUSSELsche Körperchen. Virchows Arch. **199** (1910). — PETROFF, J. R.: Zur Färbung der Hyalinsubstanz mit einigen kolloidalen Vitalfarbstoffen. Ibid. **252**, 500 (1924). — STILLING: Über den Zusammenhang von hyaliner und amyloider Degeneration. Ibid. **103** (1886).

O. Mikrochemischer Nachweis von Wismut.

Nach CHRISTELLER-KOMAYA.

Zum Nachweis dient das LEGERsche Reagens. Es wird folgendermaßen bereitet.:

1. 1 g Chininsulfat wird in 50 ccm dest. Wasser gelöst, hierzu tropfenweise Acid. nitric. offic., bis das Chininsulfat sich völlig gelöst hat.

2. 2 g Jodkalium in 50 ccm dest. Wasser.

Man mischt zum Gebrauch gleiche Teile von 1 und 2 miteinander und gibt zu 10 ccm des Gemisches 2 Tropfen Acid. nitric. offic.

Man fixiert in neutralem Formalin. Gefrierschnitte, färbt in Lithioncarmin oder Carbolfuchsin oder Gentianaviolett, wäscht gründlich in dest. Wasser aus, bringt die Schnitte auf 1 Min. in das LEGERsche Reagens, spült in Wasser, dem man auf 10 ccm 2 Tropfen Acid. nitric. offic. zugesetzt hat, trocknet mit Fließpapier ab, erwärmt etwas und bringt den trocknen Schnitt durch Carbolxylol-Alkohol, Carbolxylol in Balsam.

Das nadelförmig ausgefallene Wismut ist organgegelb, die Kerne rot bzw. violett gefärbt.

Literatur. CHRISTELLER: Mikrochemischer Wismutnachweis. Med. Klin. **1926**. — KOMAYA: Über eine histochemische Nachweismethode der Resorption, Mehrteilung und Ausscheidung des Wismuts in den Organen. Arch. f. Dermat. **149**, H. 2.

P. Zum Nachweis von Gold

dient folgendes, ebenfalls von CHRISTELLER angegebene Verfahren:

Fixierung dünner Scheiben in einer Mischung von 5proz. wäßr. Zinnchlorür und 10proz. Formalin. Die Gefrierschnitte werden in eine 5proz. Zinnchlorürlösung 2—3 Tage gebracht oder bei Paraffintemperatur erwärmt oder 15 Min. aufgekocht. Das Gold fällt in Form feiner schwarzer Körner aus. Nachfärbung mit Carmin. Zur Identifizierung des Niederschlages und Ausschlusses von Pigmenten oder Verunreinigungen müssen die Schnitte mit starken Säuren und Alkalien behandelt, der Eisenreaktion und in jedem Falle der VEROCAYschen Methode zur Beseitigung der Formalinniederschläge unterworfen werden. Schwierigkeiten machen nur Kohlenstäubchen in der Lunge.

Q. Nachweis von Quecksilber.

α) Nach ALMKVIST.

Man fixiert in einem Gemisch von

gesättigt. wäßr. Pikrinsäure	100,0
25 proz. wäßr. Salpetersäure	3,0

Nachdem die Pikrinsäurekrystalle ausgefallen sind, schüttelt man häufig um, läßt die Mischung 24 Stunden stehen, schüttelt wieder, filtriert und leitet Schwefelwasserstoffgas ein.

Man fixiert 8—24 Stunden (nach CHRISTELLER ist die Ausbeute von Quecksilberkörnchen bei einer Fixierungsdauer von 2—3 Tagen größer) und bettet in Paraffin ein.

Das als Quecksilbersulfit erscheinende Quecksilber stellt sich in Form von feinen, gelb gefärbten Körnchen dar.

β) Nach CHRISTELLER.

Als Fixierungsmittel dient folgendes Gemisch:

Aq. dest.	15,0 g
Zinnchlorür	2,0 g
Acid. nitr. pur.	1,0 ccm

Man fixiert 2—3 Tage. Einbettung in Paraffin.

Das Quecksilber erscheint in Form tiefschwarz gefärbter Körnchen.

DREIZEHNTES KAPITEL.

Übersicht über die bei speziellen pathologischen Prozessen in Anwendung kommenden Untersuchungsmethoden.

A. Veränderungen infolge von Störungen des Blutumlaufes.

Bei Blutungen empfiehlt sich Zerzupfen des frischen Objekts bzw. Abstrichpräparate, um ein Urteil über das Alter der Blutung und über die an den roten Blutkörperchen und am Blutfarbstoff sich einstellenden Veränderungen zu gewinnen. (Hämatoidinkrystalle, amorphe gelbe Schollen von Hämosiderin.)

Um sich über die Ausdehnung der Blutung und die in ihrer Nachbarschaft eintretenden reaktiven Veränderungen zu informieren, ist die

Untersuchung von Schnittpräparaten nötig. Zur Härtung verwendet man Sublimat, Formalin und ihre Gemische mit MÜLLERscher Lösung.

Einbettung in Celloidin oder Paraffin (bei letzterem ist vorsichtige Einbettung geboten, besonders bei Sublimathärtung, da sonst die Präparate leicht spröde werden, siehe Paraffineinbettung S. 69).

Am zweckmäßigsten sind Doppelfärbungen mit Hämatoxylin und Eosin (s. S. 115), die VAN GIESONsche Methode (nach WEIGERT) und Fibrinfärbung. Bei Blutungen ist die Vornahme der Eisenreaktion angezeigt.

Nach ERNST ist es möglich, frische Hämorrhagien von älteren durch folgende Färbemethode zu unterscheiden:

1. Färben in konzentrierter wäßriger Lösung von Säurefuchsin $^1/_2$ Stunde.

2. Differenzieren in Anilinwasser. Dieses stellt man in der Weise her, daß man 10 ccm Anilinöl mit 100 ccm destilliertem Wasser gut schüttelt, das nicht gelöste Öl sich absetzen läßt und nun die über dem Öl stehende Flüssigkeit durch ein gut mit Wasser angefeuchtetes Filter filtriert. Das Filtrat darf keine Öltröpfchen enthalten.

3. Entwässern in Alkohol. Aufhellen in Carbolxylol. Balsam.

Es färben sich nur die intravasculären und frisch aus der Blutbahn ausgetretenen roten Blutkörperchen.

Hyperämische Organe härte man in Formalin oder Sublimat (oder in Gemischen derselben mit MÜLLERscher Lösung). Bei Formalinfixierung bewahre man die Stücke nicht zu lange in Formalin auf, da dadurch die Färbbarkeit der roten Blutkörperchen geschädigt und schließlich überhaupt unmöglich wird. Einbettung in Paraffin oder auch Celloidin; es empfiehlt sich im allgemeinen, nicht zu dünne Schnitte anzufertigen, um die Gefäße in verschiedenen Einstellungsebenen verfolgen zu können. Färbung wie oben angegeben (besonders mit Hämatoxylin und Eosin, längeres Auswässern; s. S. 115).

Thromben: Härtung in ZENKERscher Flüssigkeit oder Formalin-MÜLLER, Einbettung in Celloidin oder auch Paraffin; doch ist zu beachten, daß rote Thromben bei Paraffineinbettung nicht selten sehr spröde werden und beim Schneiden abbröckeln, daher ist das auf Seite 69 angegebene Einbettungsverfahren sehr angezeigt. Neben Kern- und Doppelfärbungen ist die Fibrin- und Elastinfärbung, sowie die VAN GIESONsche Färbung am Platze, besonders bei den sog. hyalinen Thromben, die bei der letztgenannten Färbemethode eine wechselnde gelbe oder rote oder Mischfarbe zeigen. Zur Darstellung der Blutplättchen dient die GIEMSA-Färbung.

Der Nachweis der Fettembolie gelingt leicht am frischen Präparat. Die am häufigsten befallene Lunge untersucht man in der Weise, daß man mit der COOPERschen Schere kleine flache Stückchen von einer frisch angelegten Schnittfläche abträgt und sie durch ein aufgelegtes

Deckglas auf dem Objektträger breitquetscht. Bei der Niere verfährt man in der Weise, daß man von einer frisch angelegten Schnittfläche, die man gut mit Wasser abgespült hat, um das Blut zu entfernen, mit einem Skalpell kleine Gewebsbröckel von der Rinde abschabt und in Kochsalzlösung untersucht. In den am häufigsten von der Fettembolie betroffenen Glomerulis treten die mit Fett injizierten Schlingen deutlich hervor; in derselben Weise verfährt man am Herzen; von den ebenfalls nicht selten·betroffenen Hirnhäuten breitet man kleine Stückchen sorgfältig auf dem Objektträger aus. Für feinere, eingehende Untersuchungen sind Schnittpräparate notwendig. Fixierung in Formalin (Gelatineeinbettung), Gefrierschnitte, Sudanfärbung oder das Marchische Verfahren oder Fixierung in Flemmingschem Gemisch.

Infarkte s. unter Nekrose. Erweichungsherde im Gehirn zerzupft man vorsichtig; zum Nachweis der Fettkörnchenzellen Färbung mit Sudan oder Fettponceau, ferner auch Härtung in Flemmingschem Gemisch, Einbettung in Paraffin oder Celloidin, oder Fixierung in Formalin (Gelatineeinbettung, Färbung mit Hämatoxylin und Sudan oder Scharlach R.).

Ödem: Ödematöse Gewebe fixiert man in wäßrigen Gemischen von Formalin oder Sublimat. Gelatineeinbettung und Gefrierschneiden ist hier dringend geboten; nur so bleiben die durch das Ödem gesetzten Gewebsveränderungen gut erhalten.

B. Nekrotische Prozesse.

Zu orientierenden Untersuchungen verwendet man Abstrich- oder Zupfpräparate sowie Gefrierschnitte, ohne oder mit Zusatz von Essigsäure und anderen Reagenzien.

Zu feineren Untersuchungen, besonders kleiner Nekrosen, sowie zum Studium der sich in der Nachbarschaft abspielenden Veränderungen ist die Untersuchung von Schnittpräparaten notwendig. Zur Härtung verwendet man Sublimat, Formalin (auch in Verbindung mit Müllerscher Lösung), Alkohol und gegebenenfalls auch das Flemmingsche Gemisch. Zur Einbettung, die wegen der Brüchigkeit der nekrotischen Herde immer empfehlenswert ist, dient Paraffin, Celloidin oder Gelatine.

Zur Färbung benutzt man die kernfärbenden Farben oder Doppelfärbungen. An den innerhalb der nekrotischen Herde liegenden Zellen ist eine Kernfärbung nicht mehr zu erzielen. Wenn die Nekrose noch ganz frisch ist, kann allerdings eine Kernfärbung noch eintreten, doch ist sie schwächer und weniger intensiv als in den benachbarten nicht-nekrotischen Teilen, die Kernstruktur ist verwaschen oder verschwunden; zu beachten ist, daß bei der durch Fäulnis bedingten Strukturveränderung ebenfalls die Kerne zunächst zugrunde gehen und sich nicht mehr färben lassen, und zwar die der spezifischen Drüsen- oder Organzellen früher als die der Bindegewebszellen und etwa vorhandener Leukocyten. Durch Eosin und neutrales Carmin werden nekrotische Herde diffus gefärbt.

Bei Infarkten ist mitunter Fettfärbung angezeigt. Fettgewebsnekrosen s. unter Pankreas und S. 181.

C. Atrophie.

Zerzupfungspräparate vom frischen Objekt sind dringend zu empfehlen. Muskeln und Nerven kann man, um das Zerzupfen zu erleichtern, mit Macerationsflüssigkeiten behandeln.

Sollen Schnittpräparate untersucht werden, so sind die gewöhnlichen Härtungs- und Einbettungsmethoden oder das Gefrierverfahren mit nachfolgenden Kern- oder Doppelfärbungen anzuwenden. Bei den sog. Pigmentatrophien (Leber, Herz usw.) sind rote Kernfärbungen zu bevorzugen, um die braungelben Pigmentkörnchen deutlich hervortreten zu lassen. Über den Nachweis der verschiedenartigen Pigmente s. S. 192 ff. Bei Nerven und nervösen Organen kommen die für das Nervensystem gebräuchlichen Methoden in Anwendung.

D. Trübe Schwellung. Parenchymatöse Degeneration.

Diese Veränderungen können nur am frischen Präparat gut und sicher erkannt werden. Man untersucht an Abstrich- oder Zupfpräparaten. Zur Unterscheidung von der fettigen Degeneration wendet man Essigsäure oder dünne Kali- oder Natronlauge an, in der sich die bei der trüben Schwellung auftretenden, intracellulär gelegenen Körnchen lösen, während Fetttröpfchen dadurch nicht verändert werden.

Um in Schnittpräparaten gehärteten Materials die durch die trübe Schwellung gesetzten Veränderungen des Protoplasmas nachzuweisen, muß man möglichst frisches (1—3 Stunden p. m. entnommenes) Material in Müller-Formol fixieren, in Paraffin einbetten und mit Eisenhämatoxylin (Heidenhain) oder nach Schridde-Altmann (S. 139) färben. Nachfärbung mit 1 proz. Säurefuchsinlösung gibt sehr instruktive Bilder (Landsteiner).

E. Fettige Degeneration.

Am zweckmäßigsten wird die Untersuchung am frischen Objekt vorgenommen, und zwar sowohl an Abstrich- und Zupfpräparaten als auch an Gefrierschnitten.

Zur Unterscheidung der Fettkörnchen von anderen körnigen Substanzen dient:

1. Die Essigsäure, in der Eiweißkörnchen sich leicht lösen, während Fett nicht angegriffen wird; das gleiche gilt von dünnen Lösungen von Natron- und Kalilauge.

2. Äther, Benzin, Xylol und Chloroform, in denen rasche Lösung der Fettkörnchen eintritt; um ein einwandfreies Resultat zu erhalten, ist Entwässerung in Alkohol vor der Einwirkung der genannten Reagenzien notwendig. (Näheres s. S. 48 unter Entfettung.)

3. Osmiumsäure in 1—2proz. Lösung, die das Fett schwärzt.

4. Sudan III oder Fettponceau in konzentrierter Lösung in 40proz. Alkohol, die das Fett rot färbt (S. 174ff.).

5. Die zum Nachweis von Fettsäuren und fettsauren Salzen (Seifen) angegebenen Methoden s. unter Nachweis von Fett. Will man neben Fettsäuren und Seifen nach der Fischlerschen Methode auch sämtliches Neutralfett durch Sudan nachweisen, so bedient man sich am besten einer gesättigten Lösung von Sudan III in 60proz. Alkohol (nach Klotz).

Außerdem ist aber zu beachten, daß sowohl unter normalen Verhältnissen (Nebenniere, Corpus luteum, Thymus) als auch unter pathologischen Verhältnissen sehr häufig innerhalb und außerhalb der Zellen, und zwar sowohl intravital als auch postmortal Körnchen, Schollen und Tropfen auftreten, die man früher vielfach für Neutralfett gehalten hat, die aber nach neueren Untersuchungen davon zu trennen sind und teils als Cholesterinester der Fettsäuren, teils als lipoide Substanzen (im engeren Sinne), teils als Myeline anzusprechen sind.

Die hier in Betracht kommenden Substanzen sind differentialdiagnostisch nach Kawamura, dem ich hier folge, durch folgende Merkmale gekennzeichnet:

1. Glycerinester (sog. Neutralfette). Rote Färbung durch Sudan und durch Nilblau (s. S. 174ff.), leichte Löslichkeit in fettlösenden Substanzen, besonders Xylol. Ablehnendes Verhalten gegenüber der Ciaccioschen und Smith-Dietrichschen Färbung (S. 183 und 184) sowie gegenüber Neutralrot. Keine Doppelbrechung, keine Myelinbildung.

2. Cholesterinester. Doppelbrechung, die beim Erwärmen verloren geht und beim Abkühlen wieder auftritt. Bei Unterkühlung und Formalinfixierung Neigung zur Bildung von Krystallen, die durch leichtes Erwärmen wieder in doppelbrechende Tropfen übergeführt werden können. Die Doppelbrechung bleibt bei Nilblaufärbung erhalten, geht aber bei Sudanfärbung verloren (gilt allgemein für doppelbrechende Substanzen). Keine Myelinbildung. Löslichkeit in Fettlösungsmitteln gegenüber anderen lipoiden Substanzen relativ gering. Rötliche Färbung mit Nilblau, gelblichrote Färbung mit Sudan. Ablehnendes Verhalten gegen die Ciacciosche, die Smith-Dietrichsche und die Fischlersche Methode.

3. Die lipoiden Substanzen im engeren Sinne. Meist keine Doppelbrechung. Leichte Löslichkeit in absolutem Alkohol. Blaurötliche bis blaue Färbung mit Nilblau, gelbliche Färbung mit Sudan. Positiver Ausfall der CIACCIOschen und SMITH-DIETRICHschen Methode. Bei Gemischen lipoider Substanzen mit Cholesterinestern ist die Behandlung mit Alkohol abs. (einige Minuten) wichtig, wobei sie in Lösung gehen und die etwa vorhandenen Glycerinester oder Cholesterinester durch die für sie charakteristischen Eigenschaften erkannt werden können.

4. Die myelinigen Substanzen.

a) Nekrotische Myeline. Matter Glanz, der sie von den Glycerin- und Cholesterinestern und den Cholesterinfettsäuregemischen unterscheidet. Selten Doppelbrechung. Myelinbildung, die sich bei geringem Erwärmen nicht ändert. Wechselndes Verhalten gegenüber den Färbungen mit Nilblau, Sudan und Neutralrot. Beim Erwärmen meist positiver Ausfall der Neutralrotfärbung. Färbung nach SMITH-DIETRICH positiv.

b) Die postmortalen und autolytischen Myeline. Fast nie Doppelbrechung. Neutralrotfärbung positiv, ebenso die SMITH-DIETRICHsche Methode. Wechselndes Verhalten gegenüber der Sudan- und Nilblaufärbung.

5. Fettsäuren. Keine Doppelbrechung, keine Myelinbildung, positiver Ausfall der CIACCIOschen, Neutralrot- und der FISCHLERschen Färbung. Gelbe Färbung mit Sudan, tiefblaue mit Nilblau (wenn Ölsäure vorhanden, andere Fettsäuren werden durch Nilblau nicht gefärbt). Gegenüber der SMITH-DIETRICHschen Färbung zögerndes Verhalten.

6. Seifen. FISCHLERsche Färbung auf Seifen positiv, sonst wie die Fettsäuren.

Näheres s. bei KAWAMURA. Die Cholesterinverfettung. Jena: Fischer. 1911; und ESCHER: Grundlagen einer exakten Histochemie der Fettstoffe. Korresp.bl. Schweiz. Ärzte **1919**.

Zur Fixierung und Nachhärtung fettig degenerierter Organe ist Alkohol zu vermeiden, da darin eine Auflösung der feinen Fetttröpfchen eintritt. Näheres über das zur Konservierung und zum Nachweis des Fettes, der Fettsäuren und der Seifen in Geweben einzuschlagende Verfahren s. oben S. 174—185.

Bei der Fettgewebsnekrose des Pankreas und des Peritoneums tritt bei Behandlung mit der sog. WEIGERTschen Neurogliabeize (siehe Kap. XIV), der man am besten 10% Formalin zusetzt, bei Bruttemperatur (37°) eine intensive Grünfärbung ein (BENDA: Reaktion auf fettsauren Kalk). Auch in atheromatösen Herden der Aorta, der Herzklappen und anderer Gefäße erhält man mit dieser Methode die gleiche

Grünfärbung. Schneidet man die so behandelten Objekte mit dem Gefriermikrotom und färbt die Schnitte mit Sudan und Hämatoxylin, so erhält man sehr instruktive Präparate (Kerne blau, Fett rot, nekrotisches Fett grün). Einbettung in Gelatine ist hier sehr angezeigt, da die Herde meist bröcklig sind und leicht ausfallen.

Bei Einbettung in Celloidin oder bei gewöhnlicher Paraffineinbettung verschwindet die BENDAsche Reaktion, da Äther, Alkohol und Xylol sie zerstört. Man kann die Zerstörung der Reaktion bei Paraffineinbettung vermeiden, wenn man anstatt Alkohol abs. Aceton (nur kurze Zeit) und statt Xylol Benzin verwendet. Zur Entparaffinierung braucht man dieselben Substanzen. Färbung in Hämatoxylin. Konservierung in Lävulose oder Glyceringelatine (BERNER: Virchows Arch. 187).

F. Schleimige Entartung.

Auch hier ist die Untersuchung am frischen Präparat dringend zu empfehlen, und zwar an Zupf- und Schnittpräparaten. Durch Zusatz von Essigsäure wird der Schleim gefällt, während die sog. Pseudomucine von ihr nicht angegriffen werden. Ebenso bewirkt Alkohol Fällung, die bei Wasserzusatz rückgängig wird; in MÜLLERscher Lösung quillt der Schleim auf. In verdünnten Alkalien löst sich das Mucin auf und kann aus diesen Lösungen mit Essigsäure gefällt werden.

Man fixiert am besten nach verschiedenen Methoden (Formalin, Sublimat, Alkohol), um sich die Möglichkeit, die verschiedenen Färbemethoden (s. S. 154) in Anwendung zu bringen, offenzuhalten.

G. Hyaline und kolloide Degeneration.

Sie werden zweckmäßig an frischen und gehärteten Objekten untersucht.

Hyaline und kolloide Substanzen, die durch ihr starkes Lichtbrechungsvermögen ausgezeichnet sind, werden von Wasser, Säure- und Ammoniaklösungen sowie von Alkohol nicht angegriffen. Zur Härtung ist Alkohol, Formalin, ZENKERsche Flüssigkeit oder Sublimatessigsäure sowie MÜLLERsche Lösung zu empfehlen.

Einbettung erfolgt am besten in Paraffin, da bei Einbettung in Celloidin sich letzteres bei Anwendung der unten angegebenen Färbemethoden meist mehr oder weniger stark mitfärbt.

Sie färben sich mit den sog. sauren Anilinfarben (Eosin, Pikrinsäure, Säurefuchsin usw.) sehr intensiv, ebenso bei der WEIGERTschen Fibrinfärbung, bei der RUSSELschen Methode (Rotfärbung) s. S. 212.

Zur Kernfärbung dient Hämatoxylin. Bismarckbraun verleiht den kolloiden Massen einen hellbraunen Farbenton. Die VAN GIESONsche Methode gibt sehr instruktive Bilder, indem sie das Hyalin und Kolloid gelborange bis leuchtend rot färbt.

H. Amyloide Degeneration

kann im frischen und gehärteten Zustand untersucht werden. Amyloid ist sehr widerstandsfähig gegen Säuren, Alkalien, künstliche Verdauung usw. Mikrochemischer Nachweis s. S. 202ff.

Wenngleich Doppelfärbungen mit Hämatoxylin und Eosin sowie die van Giesonsche Färbung keine spezifischen Amyloidfärbungen geben, so sind sie doch bei der Untersuchung amyloid degenerierter Organe gut zu gebrauchen. Bei der ersteren erscheint das Amyloid leuchtend rosa, bei letzterer rot oder braunrot gefärbt.

J. Entzündete Gewebe.

Die Untersuchung kann an frischen Zupf- oder Abstrichpräparaten geschehen. Man nimmt die Zerzupfung in physiologischer Kochsalzlösung oder in einer mit Methylgrün schwach gefärbten 0,6proz. Kochsalzlösung vor (etwa $1/4$ g Methylgrün auf 100 Teile Kochsalzlösung).

Auch Gefrierschnitte von frischen Objekten sind gut zu gebrauchen, besonders wenn es gilt, die Ausdehnung des entzündlichen Prozesses sowie die dabei auftretenden Degenerationen festzustellen (Zusatz von Reagenzien).

Bei Oberflächenentzündungen (seröse Häute, Gelenkhaut, Fascien usw.) kann man sich auch der von Möllendorf angegebenen Häutchenuntersuchung bedienen. Man umschneidet ein kleines Stück der oberflächlichen Haut und löst es durch vorsichtiges Ziehen, unter Umständen mit einem scharfen Messer in möglichst dünner Schicht ab, breitet es schnell auf einem gut gereinigten Objektträger aus, auf dem es — wenn kein Fett an der Unterfläche ist — meist gut haftet, und stellt den Objektträger rasch in eine Fixierungsflüssigkeit. Die Fixierung ist nach wenigen Stunden (1—3) beendet, man wäscht dann in öfter zu wechselndem Wasser aus und härtet in steigendem Alkohol nach. Nach Zurückbringen in Wasser kann man beliebig färben.

Zur Fixierung sind Flemmingsches Gemisch, Sublimat, Alkohol oder Formalin sehr zu empfehlen. Die Anwendung der reinen Müllerschen Lösung ohne Zusatz von Formalin oder Sublimat (Zenker, Helly) ist zu widerraten, da durch sie Veränderungen an den Kernen, auf die es gerade beim Studium entzündeter Gewebe ankommt, hervorgerufen werden.

Will man nur die Kern- und Protoplasmastrukturen in entzündeten Geweben untersuchen, so ist in erster Linie das Flemmingsche, Hermannsche oder Altmannsche Gemisch (S. 38) am Platze; kommen auch noch andere Punkte bei der Untersuchung in Betracht (Bakterien usw.), so sind Sublimat und Formalin oder ihre Gemische mit Müllerscher Lösung unbedingt vorzuziehen, bei deren Anwendung die die

Entzündung begleitende Hyperämie außerordentlich gut erhalten bleibt.

Zur Einbettung ist besonders Paraffin zu empfehlen. Zur Färbung sind die kernfärbenden Mittel (Safranin bei Härtung in FLEMMINGschem Gemisch, Hämatoxylin, und zwar besonders die HEIDENHAINsche Eisenhämatoxylinfärbung bei Sublimat- und Formalinfixierung) heranzuziehen; auch Doppelfärbungen mit Hämatoxylin und Eosin geben sehr instruktive Bilder, da dabei einmal die prall gefüllten Gefäße, andererseits etwa vorhandene eosinophile Zellen deutlich hervortreten. Auch die VAN GIESONsche Methode leistet gute Dienste.

Das die Entzündung begleitende Ödem bekommt man am besten bei Formalinfixierung mit nachfolgender Gelatineeinbettung an Gehirnschnitten zu Gesicht.

Ferner sind oft Bakterienfärbungen, Färbung von Fibrin (s. S. 151) sowie für den Nachweis degenerativer Prozesse gebräuchliche Färbungen (Schleim, Fett usw.) notwendig.

Zum Nachweis der in entzündeten und wuchernden Geweben vorhandenen verschiedenen Arten von Zellen (Mastzellen, Plasmazellen, verschiedene Bindegewebszellen, Leukocyten, myeloische Zellen) dienen die im Kap. XIV und die auf S. 131—149 angegebenen Methoden.

Anm. Zum Nachweis der bei der Entzündung seröser Häute sich findenden sog. fibrinoiden Degeneration des Bindegewebes, die übrigens nicht allgemein anerkannt wird, bedient man sich nach NEUMANN am zweckmäßigsten der von diesem Autor angegebenen Pikrocarminlösung oder der VAN GIESONschen Färbung.

K. Geschwülste.

Zu orientierenden Untersuchungen dienen Zupfpräparate von frischem Material oder Abstrichpräparate von Geschwulstsaft ohne oder mit Zusatz von Essigsäure, 0,5proz. Neutralrotlösung, saurer Fuchsinlösung usw. Häufig kann man schon an solchen Präparaten die Natur der Geschwülste erkennen.

Zur Schnelldiagnose, bei der es sich darum handelt, schon während einer chirurgischen Operation eine Diagnose zu stellen, hat TERRY eine eigenartige Methode der Geschwulstuntersuchung angegeben: ,,Man schneidet aus der frischen Excision ein möglichst geradflächiges, bis zu 1 ccm großes Stück aus und heftet es mit 2 Nadeln auf einer Korkplatte an. Nun schneidet man mit einem befeuchteten Rasiermesser aus dem Stück mittels zweier langer Messerzüge eine möglichst planparallele, ca. 1 mm dünne Scheibe aus, legt sie von der Messerklinge auf den Objektträger und benetzt sie mit einigen Tropfen Wasser aus einer Tropfpipette. Die Oberfläche der an dem senkrecht gehaltenen Objektträger haftenden Scheibe wird nun mit sanft angelegtem, feinem Pinsel mit der Farblösung bestrichen, die TERRY nach besonderer Vorschrift herstellt, die aber als neutrales polychromes Methylenblau nach TERRY fertig bei Leitz käuflich ist. Unmittelbar danach spült man mit der gleichen Tropfpipette einige Wassertropfen nach, legt ein Deckglas auf und betrachtet das Präparat sofort in einem Mikroskop, das mit einer kräftigen Halbwattlampe beleuchtet wird.

So hergestellte Präparate kann man 5—10 Min. lang untersuchen, bis sie durch allmähliche Diffusion des Farbstoffes in die Tiefe verblassen.

Man kann in der Tat in 30—40 Sekunden meist eine Diagnose stellen, also so schnell, daß der Chirurg überhaupt keine Zeit verliert, da er ungefähr ebensolange zur Blutstillung braucht. Es ist also möglich, bei ungeeignet sich erweisender Excisionsstelle schnell hintereinander mehrere Stellen zu untersuchen oder, wie ich es mehrfach tat, überhaupt die Operation mit dauernder Kontrolle des Operationsgebietes durch wiederholte Untersuchungen der Operationsgebietsgrenzen zu begleiten.

Schwierigkeiten entstehen nur selten bei sehr mürbem Gewebe, obgleich sich z. B. ganz weiches Fettgewebe, das man überhaupt nicht gefrierschneiden kann, sehr gut verarbeiten läßt, oder bei hämorrhagisch infarziertem Gewebe, das schwer durchscheinend wird.

Das Instrumentarium ist außerordentlich einfach. Man braucht nur ein Rasiermesser, eine Korkplatte mit Nadeln, ein Wasserglas mit Pipette, die Farblösung mit Pinsel, Objektträger, Deckgläser und ein Mikroskop, was man alles in einem Kasten bereithalten kann, um sofort im Operationssaal gerüstet erscheinen zu können" (CHRISTELLER).

Nur wenig mehr Zeit erfordert die Diagnosestellung, wenn man ein dünnes, ausgeschnittenes Stück in heißem Formalin — einmaliges Aufkochen genügt — fixiert, in Wasser abspült, mit dem Gefriermikrotom schneidet und den Schnitt entweder ungefärbt untersucht oder ihn auf den Objektträger bringt, gut ausbreitet, ein Tröpfchen konzentrierte Neutralrotlösung zufließen läßt und ihn evtl. nach Zusatz von einem Tropfen Glycerin unter dem Deckglas liegend untersucht. Man kann auch rasch mit einer gut färbenden Hämatoxylinlösung oder mit Bismarckbraun färben und in Glycerin untersuchen. Einbettung in Balsam ist unnötig.

Zu einem sicheren Urteil ist aber in den meisten Fällen die Untersuchung von Schnittpräparaten notwendig.

Sehr kleine Tumoren muß man fixieren und einbetten; bei etwas größeren Geschwülsten aber versäume man nicht, frische (Doppelmesser- oder Gefrier-) Schnitte zu untersuchen, da man nur so gewisse degenerative Zellveränderungen (fettige, hydropische und hyaline Entartung) gut nachweisen und sicher beurteilen kann. Zur Fixierung zieht man besonders Sublimat, Formalin und FLEMMINGsches Gemisch in Anwendung. Bei kleinen Tumoren ist es notwendig, vor der Fixierung genau festzustellen, was die Basis und was die Oberfläche ist, da diese Unterschiede bei der Fixierung leicht verlorengehen. Einbettung in Paraffin oder Celloidin ist dringend anzuraten. Die Schnittführung ist stets so einzurichten, daß der Schnitt senkrecht zur Basis der Geschwulst gelegt wird, da Flachschnitte kein sicheres Urteil gestatten, während man bei der eben angegebenen Schnittführung bei kleinen Geschwülsten alle Abschnitte zu Gesicht bekommt und, was von besonderer Wichtigkeit ist, auch die Grenzen gegen das umgebende Gewebe genau durchmustern kann. Bei größeren Geschwülsten, die nicht in toto fixiert und eingebettet werden können, untersuche man Teile aus verschiedenen Abschnitten (von der Oberfläche, von den seitlichen Abschnitten, von der Grenze gegen das gesunde Gewebe und von der Basis).

Zur Färbung sind kernfärbende Mittel, besonders aber Doppelfärbungen anzuwenden.

Um das Stroma der Geschwülste darzustellen, dienen die für die Färbung der kollagenen Fasern angegebenen Methoden (s. S. 164 u. ff.), besonders gute Bilder erhält man mit dem MALLORYschen Verfahren, das RIBBERT in dieser Hinsicht ganz besonders rühmt und das nach eigenen Erfahrungen Vortreffliches leistet. Unter Umständen ist auch die Anwendung der Elastinfärbung am Platze, besonders wenn es gilt, die Beziehungen des Geschwulstparenchyms zu den Gefäßen festzustellen.

Literatur. v. HANSEMANN: Die mikroskopische Diagnose der bösartigen Geschwülste. Berlin 1897. — NATHER u. SUSANI: Über den Nachweis der Fettembolie nach schweren Traumen, insbesondere bei Knochenbrüchen. Zbl. Chir. **1927**, 1176. — TERRY, T.: Provisorische mikroskopische Diagnostik in weniger als 60 Sekunden ohne Mikrotom. Med. Klin. **1924**, Nr 34.

L. Untersuchung von Probeexcisionen, Geschwulstbröckeln, ausgeschabten Schleimhaut- und Gewebsstückchen usw.

Sind die Untersuchungsobjekte größer, so fertige man Gefrierschnitte an, die am schnellsten die Stellung einer Diagnose gestatten und daher in erster Linie in Betracht zu ziehen sind. Zweckmäßig ist es in solchen Fällen, das Material in Formalin zu fixieren; wozu bei dünnen Scheiben $^1/_2$—1 Stunde bei 37° genügt, und dann erst mit dem Gefriermikrotom zu schneiden. Vor der Fixierung orientiere man sich darüber, welche Seite der Oberfläche und welche der Basis angehört; man lege die Schnitte so, daß Basis und Oberfläche davon getroffen werden, Flachschnitte lassen meist keine sichere Diagnose zu. Die Schnitte werden zunächst in Alkohol auf kurze Zeit und dann in Wasser übertragen und hierauf gefärbt. (Färbung mit Hämatoxylin oder Doppelfärbungen.)

Für kleinere Objekte und für alle Ausschabungen ist Fixierung und Einbettung unbedingt anzuraten. Der kleine Zeitverlust, der dadurch entsteht, wird durch die größere Sicherheit, mit der an Schnitten solcher Präparate die Diagnose gestellt werden kann, vollständig aufgewogen.

Zur Fixierung empfiehlt sich namentlich Formalin, das man je nach dem Volumen des zu untersuchenden Stückes 1—3 Stunden am besten bei 37° einwirken läßt. Drängt die Zeit sehr, so begnügt man sich mit Alkohol- oder Acetonfixierung bei 37°. Hierauf bringt man die Methode der Schnelleinbettung in Paraffin (s. S. 71), die nach eigenen Erfahrungen sehr gute Resultate gibt, in Anwendung. Man erhält dadurch innerhalb kurzer Zeit gut schneidbare Präparate, die ein sicheres Urteil, falls ein solches überhaupt möglich ist, gestatten. Bei Ausschabungen werden sämtliche Gewebsbröckel in einem Paraffinblock eingeschmolzen. Die Paraffinschnitte muß man entweder mit der japanischen Methode aufkleben oder, was in Fällen, wo man zahlreiche Schnitte untersuchen muß, vorzuziehen ist, mittels der Zuckerdextrin-Photoxylinmethode (s. S. 78) behandeln. Häufig wird man zur Erlangung eines sicheren Urteils die Anfertigung von Serienschnitten nicht umgehen können, besonders bei zweifelhafter Geschwulstdiagnose.

Färbung mit Hämatoxylin oder Doppelfärbung mit Hämatoxylin und Eosin oder die VAN GIESONsche Färbung ist in den meisten Fällen ausreichend.

In manchen Fällen, in denen die Beurteilung schwierig ist, oder in denen kernlose nekrotische Massen vorliegen, empfiehlt es sich, die Elastinfärbung vorzunehmen, durch die mitunter Strukturen, die eine sichere Beurteilung ermöglichen, aufgedeckt werden (FISCHER).

Hat man keinen Paraffinofen zur Verfügung, so muß man sich der Schnelleinbettungsmethode in Celloidin (s. S. 84) bedienen, die aber immerhin etwas langsamer verläuft als die Paraffineinbettung.

Sind die zur mikroskopischen Untersuchung bestimmten Gewebe auf dem Transporte eingetrocknet, so kann man häufig durch Aufweichung mittels Antiformin (s. S. 39) noch brauchbare Präparate erhalten.

Bei der Untersuchung sehr kleiner und zahlreicher in Flüssigkeiten suspendierter Gewebsbröckel oder Gewebsfetzen (Punktionsflüssigkeit, Harn usw.), bei denen die frische Untersuchung kein sicheres Resultat ergeben hat, wird das auf S. 70 angegebene Verfahren bewährt gefunden.

Handelt es sich darum, im Sputum Teile einer Geschwulst nachzuweisen, so untersucht man es frisch mit Zusatz von Neutralrotlösung oder LÖFFLERschem Methylenblau, wozu man sich die dickeren Partien des Sputums aussucht, die man möglichst wenig ausstreicht, um zusammenhängende Zellenkomplexe nicht zu zerstören. Mitunter bin ich, wenn mich die frische Untersuchung im Stich ließ, dadurch noch zum Ziele gelangt, daß ich das Sputum sedimentierte und lege artis in Paraffin einbettete, in Schnitte zerlegte und färbte. Elastinfärbung leistet dabei sehr gute Dienste.

Literatur s. bei Kap. XII.

VIERZEHNTES KAPITEL.

Übersicht über die bei den einzelnen Geweben und Organen in Anwendung kommenden Untersuchungsmethoden.

A. Blut und blutbildende Organe.

Blut.

Die Untersuchung des Blutes ist, wenn irgend angängig, am frischen und am fixierten gefärbten Präparat vorzunehmen.

a) Untersuchung am frischen Präparat.

Man bringt ein kleines Tröpfchen Blut auf die Mitte eines sorgfältig gereinigten, mit einer Pinzette gehaltenen Deckgläschens und legt letzteres möglichst rasch auf einen Objektträger so, daß sich der Blutstropfen gleichmäßig in dem zwischen Deckglas und Objektträger befindlichen Capillarraum ausbreitet und ihn, ohne an den Rändern hervorzutreten, vollständig ausfüllt. Stärkeres Andrücken des Deckgläschens an den Objektträger ist zu vermeiden; will man auch den vom Deckgläschen ausgeübten Druck hintanhalten, so bringt man an seinen Ecken kleine Wachsfüßchen an, oder man legt zwischen Objektträger und Deckglas kleine Splitter eines zerbrochenen Deckgläschens. Gilt es, das Präparat längere Zeit zu beobachten, so umrandet man zur Verhütung der Verdunstung das Deckglas mit Paraffin, oder man legt einen hängenden Tropfen an und untersucht mit dem heizbaren Objekttisch.

Um das frische Blut gegen Druck und Austrocknung geschützt längere Zeit beobachten zu können, empfiehlt ARNOLD folgende Methode:

Man stellt sich mittels des Mikrotoms möglichst feine Plättchen von getrocknetem Holundermark[1] her und sterilisiert sie durch Kochen in 0,7 proz. Kochsalzlösung. Diese Plättchen bringt man, nachdem sie getrocknet sind, auf ein sterilisiertes, mit Vaseline umrandetes größeres Deckgläschen, beschickt es mit einem steril entnommenen Tropfen Blut und legt Deckglas samt Plättchen auf

---

[1] Die Plättchen können auch fertig vom Mechaniker Jung in Heidelberg bezogen werden.

einen hohlgeschliffenen Objektträger. „Dieses Verfahren eignet sich auch, um den Einfluß von Salzlösungen und Reagenzien (Farbstoffen, Fixierungsflüssigkeiten) auf die roten Blutkörperchen festzustellen, indem man die Plättchen, ehe man das Blut aufträgt, mit solchen Flüssigkeiten befeuchtet. Man kann von solchen Plättchen, wenn sie nach vorheriger Fixierung in Celloidin oder Paraffin eingebettet sind, auch feine Schnitte anfertigen. Sehr dünne, oft nur aus einer Blutschicht bestehende Präparate lassen sich herstellen, indem die gefärbten Plättchen mit der die Blutschicht führenden Seite auf einen Objektträger aufgelegt und mit Papier auf diesen aufgedrückt werden. Bei Ablösung des Plättchens bleiben dann dünne Lagen des Blutes an dem Objektträger haften, welche nach Bespülung mit Xylol in Canadabalsam sich aufbewahren lassen."

An solchen Plättchenpräparaten läßt sich auch leicht eine vitale Färbung der Leukocytengranula erzielen, wenn man sie vor dem Aufbringen des Bluttropfens mit einigen Körnchen von Neutralrot oder chemisch reinem offizinellem Methylenblau bestäubt.

Die amöboiden Bewegungen der Leukocyten lassen sich sehr gut beobachten, wenn man den Blutstropfen auf einem mit der dünnen Schicht von 1 proz. Agar-Agarlösung beschickten Objektträger auffängt, mit einem Deckgläschen bedeckt und auf dem heizbaren Objekttisch beobachtet. Die Agarlösung bereitet man in der Weise, daß man 5 g Agar in 500 ccm destilliertem Wasser durchkochen läßt, die heiße Flüssigkeit filtriert und zu 100 ccm des Filtrates 0,6—0,9 Kochsalz zusetzt. Man kann die Präparate fixieren, indem man vom Rande des Deckgläschens 1 proz. Osmiumsäure zufließen läßt. Die Blutbestandteile haften dann fest am Deckglas und lassen sich nach Abspülen in Wasser und Nachbehandeln mit Alkohol (90 proz.) mit Hämatoxylin und Eosin färben (Deetjen).

Zum Nachweis des Glykogens in den Leukocyten bedient man sich am besten folgender Methode (Hirschberg): Man legt in die Höhlung eines hohlgeschliffenen Objektträgers einen kleinen Jodkrystall, streicht ein Tröpfchen Blut in dünner Schicht auf ein Deckgläschen aus und legt letzteres möglichst schnell mit der beschickten Seite nach abwärts auf die mit Vaseline umrandete Höhlung des hohlgeschliffenen Objektträgers. Das am Deckglas haftende Blut darf nicht eintrocknen. Man kann so den unter dem Einfluß von Joddämpfen erfolgenden Eintritt der Reaktion im Mikroskop direkt beobachten. S. auch Neukirch: Über die jodophile Substanz der Leukocyten und ihr Verhalten zur Bestschen Färbung. Z. klin. Med. 70, H. 3 und 4 und diese Untersuchungsmethoden S. 210.

Will man Blut, ohne seine zelligen Elemente zu schädigen, verdünnen, so muß man Flüssigkeiten anwenden, die das Hämoglobin nicht lösen. Als solche haben sich bewährt:

1. Blutserum von derselben Tierart, von der das Blut stammt.

2. Physiologische isotonische Kochsalzlösung, deren Gehalt an Kochsalz je nach der Tierart verschieden bemessen ist. (0,9 % für den Menschen.)

3. Stark verdünnte (weingelbe) Jodjodkaliumlösung (HAYEM, ARNOLD).

4. Die PACINIsche und HAYEMsche Flüssigkeit, die wegen ihres Sublimatgehaltes das Blut längere Zeit konserviert.

Die PACINIsche Flüssigkeit hat folgende Zusammensetzung:

Sublimat	2,0 g
Kochsalz	4,0 g
Glycerin	26,0 ccm
Wasser	226,0 ccm

Die HAYEMsche ist folgendermaßen zusammengesetzt:

Schwefelsaures Natron	5,0 g
Sublimat	0,5 g
Kochsalz	1,0 g
Wasser	200,0 ccm.

Mitunter ist es wünschenswert, das frische Blut zu färben. Man verfährt dabei nach ROSIN und BIBERGEIL auf folgende Weise:

Man streicht nach dem Verfahren von JANCSO und ROSENBERGER (s. u.) einen Tropfen Farblösung auf einem sauberen Deckglas in dünner Schicht aus und läßt trocknen. Hierauf bringt man nach demselben Verfahren auf die mit der Farblösung beschickte Seite des Deckgläschens ein Tröpfchen frisches Blut und legt möglichst rasch das Deckglas mit der beschickten Seite nach abwärts auf einen mit Vaseline umrandeten hohlgeschliffenen Objektträger. Das Blut bleibt längere Zeit flüssig und färbt sich. Durch Osmiumdämpfe kann man die Färbung auf dem vorsichtig abgehobenen Deckglas fixieren. Am meisten eignen sich alkoholische Lösungen von Methylenblau, Neutralrot, Toluidinblau, Thionin, Brillantkresylviolett. Toluidinblau ist besonders geeignet zur Darstellung der basophilen Granulation der Erythrocyten, ebenso Brillantkresylviolett.

Nach NÄGELI ist es am empfehlenswertesten, die Präparate in dünner Schicht lufttrocken werden zu lassen und sie dann auf einen Objektträger mit einem Tropfen von Methylenblau medic. pur. 1:500 destilliertem Wasser aufzulegen.

Die **Blutplättchen** sind wegen ihrer Vergänglichkeit nur gut am frischen Präparat zu studieren. Man verfährt, um sie möglichst unverändert zu Gesicht zu bekommen, in der Weise, daß man den zur Untersuchung bestimmten Blutstropfen direkt in der Konservierungsflüssigkeit auffängt, die man auf die zur Blutentnahme bestimmte Hautstelle gebracht hat. Als Konservierungsflüssigkeit eignen sich: 1. 1 proz. wäßrige Osmiumsäure; 2. ein Gemisch von 2 Teilen 0,6 proz. Kochsalzlösung und 1 Teil 1 proz. Osmiumsäure; 3. 14 proz. Magnesiumsulfatlösung; 4. eine Lösung von Methylviolett 1 Teil und physiologische

Kochsalzlösung 5000 Teile. Durch diese Lösung werden die Plättchen blaßblau gefärbt.

Um die Blutplättchen im überlebenden Zustande zu beobachten, wendet man das oben besprochene Verfahren von DEETJEN an, man muß aber dem Kochsalzagar auf 100 ccm noch 6—8 ccm einer 10proz. Lösung von metaphosphorsaurem Natron und 5 ccm einer 10proz. Lösung von Dikaliumphosphat zusetzen. Nach diesen Zusätzen darf der Agar nicht mehr gekocht werden. Fixierung der Präparate mit 1proz. Osmiumsäure (s. o.) möglich.

Die Blutplättchen färben sich bei Präparaten, die in Alkohol-Äther fixiert sind, sehr distinkt mit der ROMANOWSKYschen (GIEMSA-)Färbung. Zentrum rotviolett, Peripherie bläulich.

Anm. Bezüglich der Zählung der Blutkörperchen, der Hämoglobinbestimmung, der spektroskopischen Untersuchungen sei auf die Lehrbücher der klinischen Propädeutik bzw. klinischen Mikroskopie sowie auf NÄGELI: Blutkrankheiten und Blutdiagnostik, Leipzig, verwiesen.

b) Untersuchungen am fixierten und gehärteten Präparat. Deckglastrockenpräparate.

Die zur Verwendung kommenden Deckgläschen müssen dünn sein und sehr sorgfältig gereinigt werden, was am besten dadurch geschieht,

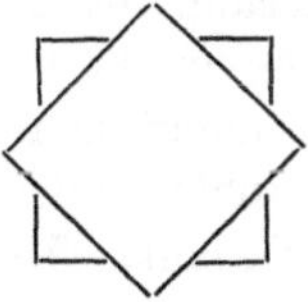

daß man sie mit Äther-Alkohol putzt und dreimal durch die Flamme zieht. Man bringt auf ein so gereinigtes Deckgläschen einen stecknadelkopfgroßen Blutstropfen, legt sofort ein anderes Deckgläschen in der Weise auf, daß eine achteckige Figur entsteht und zieht sie rasch mit den Fingern voneinander, wobei jeder Druck vermieden werden muß. Man kann auch in der Weise verfahren, daß man an den Rand des Deckgläschens einen stecknadelkopfgroßen Blutstropfen aufträgt und ihn mit der Kante eines zweiten oder mit einem Spatel aus Glimmer oder Kartonpapier in möglichst dünner Schicht ausstreicht (siehe auch die bei der Untersuchung der Malariaplasmodien angegebene Methode von JANCSO). Man kann nun die beschickten Deckgläschen auf zwei verschiedene Arten weiter behandeln, indem man entweder die noch feuchte Blutschicht durch eines der unten angegebenen Fixierungsgemische fixiert, oder indem man die feuchte Schicht an der Luft trocknen läßt und nun erst fixiert. Der zuletzt angegebene Weg, von EHRLICH stammend, ist der am meisten begangene.

A. Die Fixierung der lufttrocken gewordenen Deckgläschen kann nach folgenden Methoden vorgenommen werden:

1. Hitzefixation, besonders bei der Triacidfärbung anzuwenden: Man erwärmt die Deckgläschen auf einem Kupferstreifen von etwa 30 cm Länge und 6 cm Breite, der durch ein etwa 27 cm hohes Drahtgestell auf einem Holzbrett montiert ist und durch einen Bunsenbrenner erhitzt wird. Ist die Erhitzung eine Viertelstunde fortgesetzt worden, so ist die Temperatur an allen Stellen des Streifens konstant geworden, am niedrigstens ist sie natürlich an der der Wärmequelle am fernsten liegenden Stelle. Durch kleine Wassertröpfchen, die auf die Platte gebracht werden, wird sie nun geeicht und mit Leichtigkeit die Stelle der Temperatur 100° gefunden (hier beginnen die Wassertropfen eben zu sieden), und so wird dann etwa 1—2 cm nach der Flamme zu die zur Fixierung nötige Stelle gefunden, wo die Temperatur 120° beträgt. Hier werden die lufttrocknen Deckgläschen, mit der bestrichenen Seite nach unten, dem Einfluß der Erhitzung ausgesetzt. Ihre Dauer hängt wesentlich von der Färbung ab, die angewendet werden soll. Sie beträgt bei der EHRLICHschen Triacidfärbung etwa 5—10 Min., bei Anwendung der Methylenblau-Eosin-Färbung 2 Stunden (EHRLICH, nach Angabe von REINBACH). RUBINSTEIN empfiehlt für die Triacidfärbung zur Fixierung eine Temperatur über 120°, und zwar soll die Fixierung des Deckglastrockenpräparates an der Stelle des Kupferstreifens vorgenommen werden, wo ein aufgebrachter Wassertropfen nicht mehr siedet, sondern als runde Kugel auf dem Streifen tanzt (sog. sphäroidaler Zustand). An dieser Stelle fixiert man das lufttrockene Deckglas 5—10—20 Sekunden.

2. Fixierung in Methyl- oder (weniger zu empfehlen) Äthylalkohol (abs.) $^{1}/_{2}$—2 Stunden besonders für GIEMSA-Färbungen. Man fixiert mit Methylalkohol 1—5 Min., mit Äthylalkohol bis zu $^{1}/_{2}$ Stunde.

B. In manchen Fällen empfiehlt sich die Fixierung der noch feuchten, auf dem Deckgläschen befindlichen Schicht mittels einer Fixierungsflüssigkeit, am besten ist dazu Sublimat, Formalin, ZENKERsches, HELLYsches oder ORTHsches Gemisch oder FLEMMINGsches Chromosmiumgemisch geeignet. Die so fixierten Präparate werden nach der Fixierung ausgewässert, gegebenenfalls mit Alkohol nachbehandelt und gefärbt.

Sehr schöne Resultate gibt die WEIDENREICHsche Fixierungsmethode. In eine nicht zu große Glasdose gibt man 5 ccm einer 1proz. Lösung von Überosmiumsäure und fügt dazu 10 Tropfen Eisessig. Man legt einen gut gereinigten Objektträger auf die Ränder der Glasdose und setzt ihn, nachdem man das Ganze mit einer Glasglocke bedeckt hat, 2 Min. lang den Osmiumdämpfen aus. Nun streicht man sofort einen Blutstropfen in der angegebenen Weise auf der den Dämpfen zugekehrt gewesenen Seite des Objektträgers aus und läßt auf die beschickte, noch feuchte Seite noch eine weitere Minute die Osmiumdämpfe einwirken. Hierauf zieht man den Objektträger 5 mal durch die Flamme und übergießt ihn nach dem Erkalten mit einer sehr dünnen — ganz hellroten — Lösung von übermangansaurem Kali, die man etwa 1 Min. einwirken läßt. Nun spült man ihn mit gewöhnlichem Wasser ab und trocknet mit Fließpapier. Die Blutkörperchen sind ausgezeichnet fixiert, ebenso die Blutplättchen.

Von anderen Methoden, die zur Fixierung der Deckglastrockenpräparate angegeben sind, seien hier noch folgende erwähnt:

Fixierung in einem Gemisch von reinem Formalin (35% Formaldehyd) 1 Teil, absolutem Alkohol 10 Teile, 5—10 Min.

Nach PAPPENHEIM ist es mitunter empfehlenswert, die in der Hitze fixierten Deckglaspräparate durch kurzes Eintauchen in konzentrierte wäßrige Sublimatlösung nachzufixieren. Abspülen in Wasser, Färben.

Auch Formalindämpfe kann man zur Fixierung von Deckglastrockenpräparaten benutzen.

Zur Färbung empfehlen sich folgende Methoden:

A. Färbungen mit Hämatoxylin und Eosin, wie sie oben angegeben wurden. Man kann auch nach EHRLICH die Hämatoxylin- und Eosin-Färbung zu einer Simultanfärbung kombinieren und verfährt dabei folgendermaßen:

Der gut ausgereiften EHRLICHschen Hämatoxylinlösung (S. 106) wird 1% Eosin hinzugefügt. Die fixierten Deckgläschen werden in dieser Mischung mindestens 3—5 Stunden, besser 12—24 Stunden gefärbt und nach gründlichem Auswaschen in Wasser und vorsichtigem Abtrocknen in Balsam eingelegt.

Die roten Blutkörperchen sind eosinrot, etwa in ihnen enthaltene Kerne tief schwarzblau gefärbt. Die Kerne der kleinen Lymphocyten erscheinen in etwas hellerer Nuance als die der Erythrocyten, Protoplasma ist farblos. Die Kerne der polynucleären Leukocyten sind dunkellila, ihr Protoplasma hellbläulich gefärbt. Die eosinophilen Granulationen erscheinen leuchtend rot.

B. Methylenblaufärbungen, und zwar entweder mit $^1/_4$proz. bis 1 proz. wäßriger Lösung von Methylenblau med. purissimum Höchst oder Methylenblau rectificatum EHRLICH oder Methylenblau B. pat. (Grübler) 3—5 Min. oder mit LÖFFLERschem Methylenblau 5—10 Sekunden. Die besten Ergebnisse erhält man bei Fixierung der Präparate in Äthyl- oder Methylalkohol oder durch Hitzefixation. Nach der Färbung gründliches Abspülen in Wasser. Trocknen. Balsam.

Man erhält sehr scharfe Kernfärbungen. Die Polychromasie und die basophile Granulation der roten Blutkörperchen wird mit keiner anderen Methode so scharf wie mit der isolierten Methylenblaufärbung dargestellt. Die normalen Erythrocyten sind schwach grünlich, die polychromatischen hellblau bis dunkelblau (je nach dem Grade der Polychromasie) gefärbt. Ferner tritt, besonders bei etwas stärker erhitzten Präparaten, das basophile Protoplasmareticulum der Leukocyten außerordentlich deutlich hervor (NÄGELI). Die Plasmazellen sind tiefblau gefärbt.

C. Methylenblau-Eosinfärbungen. Aus der großen Anzahl von Färbemethoden, die in dieser Hinsicht angegeben worden sind, erwähne ich hier nur die Methode von v. MÜLLERNS, die nach NÄGELIS Erfahrungen, mit denen auch die meinen übereinstimmen, von allen das Beste leistet. Man braucht dazu folgende Lösungen:

a) Eosin, französisch rein   1,0 g
   Alkohol abs.   140,0 ccm
   Aq. dest.   60,0 ccm
b) Methylenblau B pat.   0,5 g
   Aq. dest.   200,0 ccm

Es ist am praktischsten, sich beide Lösungen in Tropfgläschen, die beide möglichst gleich große Tropfen geben, aufzubewahren. Man verfährt folgendermaßen:

1. Fixierung des Ausstrichpräparates in reinem Methylalkohol 3 Min.

2. Direkte Übertragung in die Eosinlösung (a) 3 bis höchstens 5 Min.

3. Abspülen in destilliertem Wasser (Brunnenwasser ist weniger gut).

4. Abtrocknen zwischen Fließpapier.

5. Einlegen in eine sorgfältig abgemessene und gut verrührte Mischung von Methylenblaulösung (b) 20 Tropfen und Eosinlösung (a) 10 Tropfen auf $^{1}/_{2}$ bis höchstens 1 Min.

6. Rasches und kurzes Abspülen in destilliertem Wasser und rasches Trocknen zwischen Fließpapier oder vorsichtig in der Nähe der Flamme. Balsam.

Die Eosinlösung soll nicht zu alt sein, dagegen färben ältere Lösungen von Methylenblau im allgemeinen besser. Am besten sind nach v. MÜLLERN Präparate zur Färbung geeignet, die 1—2 Tage alt sind, ältere Präparate zeigen leicht Plasmafärbung, auch ist in ihnen die Färbung der neutrophilen Granulation nicht mehr so schön. Zu achten ist darauf, daß nach der Färbung in Methylenblau-Eosin (5) nur kurz abgespült und rasch getrocknet wird, weil sonst durch die Einwirkung des Wassers leicht den Kernen zu viel Methylenblau entzogen wird. Wenn sich die Kerne schlecht färben, so liegt das an zu kurzer Fixierung.

Die Kerne sind blau, die roten Blutkörperchen rot, die eosinophilen und die neutrophilen Granulationen ebenfalls rot gefärbt.

D. Färbung mit eosinsaurem Methylenblau nach MAY-GRÜNWALD-JENNER.

Den dazu nötigen Farbstoff bezieht man am besten von Grübler (Dr. Hollborn), Leipzig. Will man ihn sich selbst bereiten, wozu ich nicht raten möchte, so verfährt man folgendermaßen:

1 Liter 1 promill. wäßrige Lösung von Eosin wird mit 1 Liter 1 promill. Lösung von Methylenblau medic. gemischt und nach einigen Tagen mit Hilfe der Saugpumpe filtriert. Das Filter wird mit kaltem destilliertem Wasser so lange gewaschen, bis das Filtrat ungefärbt bleibt. Der Filterrückstand bildet nach dem Trocknen eine dunkle abblätternde Masse, den eigentlichen Farbstoff.

Man stellt sich eine konzentrierte Lösung des Farbstoffs in Methylalkohol her und verwahrt sie in einem weiten, gut verschließbaren Standglas auf.

Die Färbung wird in folgender Weise vorgenommen:

1. Die Präparate werden unmittelbar nach dem Antrocknen der möglichst dünnen Blutschicht sofort (also ohne vorherige Fixierung) in die in einem gut verschließbaren Blockschälchen befindliche Farblösung auf 3—5 Min. (längere Berührung des Ausstrichs mit der konzentrierten Farbstofflösung schädigt die folgende Färbung) eingelegt.

2. Die in dem Blockschälchen befindliche Farblösung wird auf das doppelte Volumen mit destilliertem Wasser verdünnt, gut vermischt und die Färbung 5—15 Min. fortgesetzt.

3. Kurzes Eintauchen in Leitungswasser, hierauf Abspülen mit säurefreiem destilliertem Wasser.

4. Abtupfen mit Fließpapier und Trocknen bei gelinder Wärme. Einschließen in neutralen Canadabalsam.

„Die roten Blutkörperchen sind hellrot, die Kerne der Leukocyten blaßblau, Kernkörperchen differenziert, die α-Granula tiefrot, γ-Granula tiefblau und in einer Weise deutlich als scharfe ovale Körnchen in der Zelle erkennbar, wie bei keiner anderen Methode. Die Kerne der Mastzellen heben sich trotz blaßblauer Färbung sehr deutlich ab. Die ε-Granula sind als sehr feine hellrote Körnchen auf ungefärbtem Grunde schön dargestellt, ebenso, wenn auch undeutlicher, die blaue feine Granulierung der Übergangszellen. Die Kerne der Erythroblasten sind tiefblau gefärbt, die Blutplättchen blaßblau."

Assmann empfiehlt für die May-Grünwaldsche Färbung folgende Methode:

1. Auftropfen von 30 Tropfen May-Grünwald-Farblösung auf den in einer Petrischale liegenden unfixierten, aber gut lufttrockenen Blutausstrich. Zudecken der Schale. Einwirkung durch 3 Minuten.

2. Hinzugießen — nicht direktes Übergießen des Präparates! — von 15 ccm Aqua destillata, dem kurz zuvor 1 Tropfen Unnas polychromes Methylenblau beigemischt wurde, und Bewegen der Schale, bis

eine gleichmäßig klare Verdünnung erzielt ist, danach in offener Schale 3—4 Minuten färben. An Stelle des 1 Tropfens Unnas polychromes Methylenblau können im Notfall auch 5 Tropfen altes Löfflersches Methylenblau dem Verdünnungswasser beigemischt werden.

3. Kurzes Abspülen des Präparates mit fließendem destilliertem Wasser.

E. Die Färbung mit dem Leishmanschen Farbstoff (von Grübler [Dr. Hollborn], Leipzig, zu beziehen) wird in derselben Weise wie die May-Grünwald-Jenner-Färbung vorgenommen.

F. Färbung nach Giemsa mit methylenazurhaltigem Methylenblau-Eosin. Die Farblösung ist von Grübler (Dr. Hollborn), Leipzig, zu beziehen.

Die sehr dünn ausgestrichenen lufttrocknen Präparate werden, wenn sie frisch hergestellt sind, 3 Min. in Methylalkohol, wenn sie älter (nach 24 Stunden) 2 Min. in Methylalkohol oder in Alkohol abs. oder in einem Gemisch von Alkohol abs. und Äther ca. 20 Min. fixiert.

1. Färbung in der verdünnten (1 Tropfen Farblösung auf 1 ccm neutral. dest. Wasser) und stets frisch, unmittelbar vor der Färbung zu bereitenden Farblösung 10—30 Min. oder länger.

2. Gründliches Abspülen in dest. Wasser 5—10 Min.

3. Trocknen mit Fließpapier (ja nicht über der Flamme, da dabei die Azurfärbung verlorengehen würde).

4. Einschluß in neutralem Canadabalsam oder in Cedernöl oder Paraffin. liquid.

Die Kerne sind dabei blaurot, die basophilen Granula der Leukocyten und der roten Blutkörperchen bläulich, die eosinophilen rot, die neutrophilen rotviolett, die Blutplättchen purpurrot gefärbt. Das basophile Protoplasma der Lymphocyten tiefblau.

G. Panoptische Färbung nach Pappenheim. Sie stellt eine Kombination der May-Grünwaldschen Färbung mit der Giemsaschen dar und gibt außerordentlich instruktive Präparate. Man erhält dabei eine gute Darstellung der azurophilen Substanz auch des Protozoenchromatins, aber mit gleichzeitiger tadelloser Färbung des Hämoglobins, sowie der eosinophilen und neutrophilen Granulationen der Leukocyten. Das Färbeverfahren ist folgendes:

1. Färbung und Fixierung des lufttrocknen Deckgläschens (ohne Fixierung) mit May-Grünwald- oder Jenner-Lösung etwa 3 Min.

2. Durch Zufügung von Aq. dest. (gleiche Teile wie die Farblösung) Einleitung der May-Färbung, die zuerst den rein rosafarbenen Untergrund der eosingefärbten Erythrocyten liefert. Färbungsdauer 1 Min.

3. Abgießen der May-Lösung (nicht abspülen) und Zufügung der Giemsa-Lösung (etwa 15 Tropfen Stammlösung auf 10 ccm Aq. dest.). Färbungsdauer 12—14 Min. (nicht unter 12 und nicht über 15 Min.).

4. Kräftiges Abspülen in neutralem Aq. dest. Trocknen (nicht über der Flamme!). Einbetten in Balsam, Cedernöl oder Paraffin. liquid.

Diese Färbung, die absolut sicher ist und auch dem Anfänger gelingt, hat vor der bloßen GIEMSA-Färbung den Vorzug, daß man keines besonderen Fixierungsmittels bedarf. Gegenüber der reinen GIEMSA-Färbung wirkt das Eosin stärker in den Leibern der basophilen lymphoiden Zellen, deren Protoplasma dadurch einen leicht rötlichblauen Farbenton erhält, geringe Spuren von Oxyphilie in ihnen treten deutlich hervor. Die ε-Granula der polynucleären Leukocyten und Myelocyten sind scharf gefärbt, die α-Granula stärker rot, die Erythrocyten rein rosarot. Malariaplasmodien und Trypanosomen sind sehr distinkt gefärbt. Gelegentlich überfärbte Präparate werden nach dem Waschen vor völligem Trocknen in 55 proz. Alkohol getaucht.

Alte unfixierte Bluttrockenpräparate, die nicht mehr gut färbbar sind, lassen sich noch verwerten, wenn man sie unfixiert auf 24 Stunden in destilliertes Wasser legt und dann ohne Fixierung in verdünnter MAY-GRÜNWALD-Lösung und danach in GIEMSA-Lösung färbt.

H. Triacidfärbung nach EHRLICH. Die Farblösung ist von Grübler (Dr. Hollborn), Leipzig, zu beziehen und darf vor dem Gebrauch weder umgeschüttelt noch filtriert werden, den zur Färbung nötigen Farbstoff entnimmt man vorsichtig mit einer reinen Pipette. Die Färbung hat ihren Namen daher, weil die drei basischen Gruppen des in der Lösung enthaltenen Methylgrüns mit den beiden sauren Farbstoffen Orange G und Säurefuchsin gesättigt sind.

Die Präparate werden am besten in der Hitze in der Weise fixiert, daß man sie auf 30 bis höchstens 45 Sekunden auf jene Stelle der erhitzten Kupferplatte mit der beschickten Seite nach unten gerichtet legt, wo ein aufgebrachter Wassertropfen in den sphäroidalen Zustand gelangt (s. o. S. 230). Man bringt mit der Pipette eine genügende Menge Farbstoff auf das Deckglas oder man bringt auf einen Objektträger einen Tropfen Farblösung und legt das Deckglas mit der beschickten Seite vorsichtig darauf. Man färbt 5—7 Min., spült gründlich in destilliertem Wasser ab, trocknet mit Fließpapier und schließt die völlig trocknen Präparate in Canadabalsam ein.

Die Methode verläuft also kurz zusammengefaßt folgendermaßen:

1. Fixieren der lufttrocknen Präparate in der Hitze (s. o.).

2. Färben mit dem mittels der Pipette aufgebrachten Farbstoff 5 Min.

3. Gründliches Abspülen in dest. Wasser, bis keine Farbe mehr abgegeben wird.

4. Trocknen zwischen Fließpapier. Balsam.

Durch die Triacidfärbung wird besonders die neutrophile Granulation zur Darstellung gebracht: die feinen neutrophilen Granula sind violettrot, die gröberen eosinophilen leuchtend rot gefärbt. Die Kerne sind grünlich-bläulich, aber schwach gefärbt, die roten Blutkörperchen orange. Die basophilen Körner der Leukocyten und Erythrocyten sind nicht gefärbt, können aber als ungefärbte, glänzende, runde Löcher erkannt werden. Das Protoplasma der Lymphocyten und der großen mononucleären ist ungefärbt.

Um eine bessere Kernfärbung zu erzielen, kann man noch eine nachträgliche Methylenblaufärbung anschließen.

I. Pyronin-Methylgrünfärbung nach PAPPENHEIM (s. S. 148). Man färbt 3—4 Min. und spült in Wasser ab. Das Protoplasma der Lymphocyten ist leuchtend rot gefärbt, ihre Kerne blaugrün. (Zusammensetzung der Farblösung s. S. 148.)

K. Färbung des basophilen Protoplasmas der Lymphocyten. Am besten ist einfache Methylenblaufärbung (s. o. S. 231; B). Man erhält dabei auch besonders bei stärkerer Hitzefixation eine vorzügliche Darstellung des basophilen Protoplasmareticulums der Leukocyten.

Ferner ist zur Färbung des basophilen Lymphocytenprotoplasmas die PAPPENHEIMsche Pyronin-Methylgrünfärbung zu empfehlen. Hierbei ist aber zu bemerken, daß die dabei resultierende intensive Rotfärbung des Protoplasmas keineswegs die Lymphocytennatur der betreffenden Zellen sicher beweist, da auch das Protoplasma der Sarkomzellen, der Plasmazellen, der kleinen Myeloblasten und der stark polychromatischen Erythroblasten sich intensiv rot färbt (NÄGELI). Auch sämtliche Nucleolen werden dabei rot gefärbt.

Um die Lymphocyten sicher an den in ihnen enthaltenen Granulationen zu identifizieren, dient die SCHRIDDEsche Modifikation der ALTMANNschen Methode (s. u.). Hinsichtlich der Modifikation dieser Methode durch FREIFELD und durch BUTTERFIELD, HEINICKE, E. MEYER und MERRIAN s. NÄGELI-SCHRIDDE, Häm. Technik. Jena: Fischer 1912.

Um die Zellen der myeloischen Reihe (Myelocyten, Myeloblasten) von der der lymphocytären Reihe (große Lymphocyten, Lymphoblasten) zu unterscheiden, empfiehlt W. SCHULTZE die Alpha-Naphthol-Oxydasereaktion s. S. 142.

Um die SCHRIDDEschen Granula in den Lymphocyten nachzuweisen, verfährt man folgendermaßen:

1. Einstellen der lufttrocknen Ausstriche in eine 1proz. Lösung von Osmiumsäure bei Lichtabschluß auf 1 Stunde.

2. Schnelles Abspülen in Wasser.

3. Färbung in der ALTMANNschen Anilinwasser-Säurefuchsinlösung (s. S. 139), die man vor dem Gebrauch in einem gut verschlossenen Gefäß auf eine Stunde in den Paraffinschrank gestellt hat, 5 Min. bei Paraffinschranktemperatur (55—60°).

4. Abspülen in Wasser, bis kein roter Farbstoff mehr abläuft.

5. Differenzieren in Pikrinalkohol (s. S. 139) 15 Min.

6. Kurzes Abspülen in Wasser.

7. Leichtes Abtrocknen mit Fließpapier.

8. Schnelles Hindurchführen durch absoluten Alkohol.

9. Xylol. Balsam.

Zur Färbung der Blutplättchen dient die GIEMSAsche Färbung, bei der sie eine rotviolette Färbung annehmen.

Um in **Schnittpräparaten** aus den blutbildenden oder anderen Organen die Blutzellen und die in ihnen enthaltenen Granula darzustellen, sind zwar zahlreiche Methoden angegeben worden, keine aber gewährleistet absolut sichere und schöne Resultate. Es liegt dies nach meinen Erfahrungen häufig weniger an den Methoden als solchen, als vielmehr am Material, das sich je nach der Zeit, die seit dem Tode und dem Einlegen in entsprechende Fixierungsflüssigkeiten vergangen ist, gegenüber den Färbungen verschieden verhält. Je lebensfrischer ein Objekt fixiert wird, desto mehr kann man auf das Gelingen der Färbung rechnen.

Zur Fixierung ist MÜLLER-Formalin, ZENKERsche oder HELLYsche Flüssigkeit sowie Pikrinsäure-Sublimat (gleiche Teile konzentrierter wäßriger Sublimat- und konzentrierter wäßriger Lösung von Pikrinsäure) oder Formalin zu empfehlen. Für feinere Untersuchungen empfiehlt sich Einbettung in Paraffin. Gefrierschnitte von Formalinmaterial geben gute Bilder, wenn man nicht gerade feinere Zellstrukturen studieren will. Gelatineeinbettung ist, wenn Färbungen mit Anilinfarben vorgenommen werden sollen, nicht zu empfehlen. Zur Färbung haben sich folgende Methoden am meisten bewährt:

A. Nach SCHRIDDE: Fixierung beliebig, am besten in MÜLLER-Formalin. Einbettung in Paraffin, sehr dünne Schnitte, nicht über 5 μ. Aufkleben der Schnitte durch Capillarattraktion oder nach der japanischen Methode.

1. Man färbt die Schnitte 20 Minuten bis 24 Stunden in einer Farblösung, die man sich in der Weise herstellt, daß man zwei Tropfen GIEMSA-Lösung auf 1 ccm neutrales destilliertes Wasser gibt. Die Lösung ist jedesmal frisch herzustellen.

2. Sorgfältiges Differenzieren in Leitungswasser.

3. Abtrocknen mit Fließpapier.

4. Übertragen in Aceton purissim. (Kahlbaum), in dem keine Farbstoffwolken abgehen dürfen. Ist letzteres der Fall, so ist das Aceton nicht frei von Säure, die bei dieser Methode auf das peinlichste vermieden werden muß, da sich sonst die neutrophilen Granula entfärben.

5. Übertragen in reines, säurefreies Xylol und Einschluß in neutralen Balsam oder optisches Cedernholzöl oder Paraffin. liquid. Bei Anwendung des letzteren ist Umrahmung des Deckgläschens mit Lack notwendig.

Die neutrophilen Granula sind in einem violettroten Ton gefärbt, die eosinophilen rot, manchmal leicht schmutzigrot, die Mastzellenkörner tief dunkelblau. Die Kerne weisen eine blaue, das Bindegewebe eine blaßrote, die roten Blutkörperchen eine grasgrüne, die Blutplättchen eine purpurrote Färbung auf. Fibrin rosa.

Die Methode muß, um gute Resultate zu geben, sorgfältig eingeübt werden. Ich habe, besonders wenn ich 12—24 Stunden färbte und nach der Färbung längere Zeit in Leitungswasser differenzierte, meist gute Resultate damit erzielt. Man achte darauf, daß die Schälchen, die man dabei benutzt, absolut säurefrei sind. Wenn die Färbung mißlang, habe ich mitunter noch gute Resultate dadurch erhalten, daß ich dem Aceton ein bis zwei Tropfen konzentrierte Lithioncarbonatlösung zusetzte oder Aceton, das mit konzentrierter wäßriger Lösung von Kalium aceticum tüchtig durchgeschüttelt war, verwendete. Man darf das Aceton in letzterem Falle erst dann verwenden, wenn sich das Kalium aceticum abgesetzt hat.

B. Nach ZIELER verfährt man folgendermaßen:

1. Fixierung in ZENKERschem Gemisch oder MÜLLER-Formalin. Einbettung in Paraffin. Schnitte können bis 15 μ dick sein.

2. Färbung 2—3 Min. in einer konzentrierten Lösung des MAY-GRÜNWALDschen Farbstoffs (von Grübler [Dr. Hollborn], Leipzig, zu beziehen) in reinem Methylalkohol. Die Lösung darf weder filtriert noch umgeschüttelt werden. Am besten entnimmt man die zur Färbung nötige Menge Farblösung aus den obersten Schichten mittels Pipette.

3. Gründliches Abspülen in destilliertem Wasser, bis die Schnitte rötlichen Farbenton zeigen.

4. Übertragen in reines, säurefreies Aceton, in dem feine blaue Farbstoffwolken abgehen.

5. Aufhellen in reinem Xylol und Einlegen in säurefreien Balsam.

Die Granulafärbung ist wie bei dem SCHRIDDEschen Verfahren. Die roten Blutkörperchen sind je nach der Intensität der Färbung blaßgrünlich bis tieforange, das Bindegewebe rosa bis blaßrot, das Protoplasma der Gewebszellen meist lebhaft rosarot, die Muskulatur rot bis violett, die Schleimzellen blaßblau, der Schleim intensiv blau, das Fibrin leuchtend rosarot gefärbt. Daneben färben sich, übrigens auch bei der SCHRIDDEschen Methode, sämtliche Bakterien und, wie ich hinzufügen möchte, auch pathogene Protozoen.

C. Nach ASSMANN: Fixierung in MÜLLER-Formalin oder ZENKER. Dünne Paraffinschnitte.

1. Man bringt auf die Schnitte 40 Tropfen MAY-GRÜNWALDsches Gemisch und färbt mehrere Stunden in gut zugedeckter Schale.

2. Übergießen mit 20 ccm destilliertem Wasser, dem 5 Tropfen 1 promillige Essigsäurelösung zugesetzt sind. 15 Min.

3. Herausnehmen und sofortiges Einlegen in weitere 20 ccm destilliertes Wasser mit wieder dem gleichen Essigsäurezusatz. Sobald

der rote Eosinton im Präparat schon makroskopisch deutlich zu erkennen ist, sind die Präparate herauszunehmen, sorgfältig mit destilliertem Wasser abzuspülen und mit Fließpapier abzutupfen.

4. Kurzes Entwässern in absolutem Alkohol, Xylol, Einbetten in neutralen Canadabalsam.

D. Nach PAPPENHEIM. 1. Fixierung in ORTHSchem oder HELLYschem Gemisch. Sehr gründliches Wässern. Härten in Alkohol (bei HELLY Jodieren).

2. Einbetten in Paraffin. Entparaffinieren. Die Schnitte aus HELLYschem Gemisch mit 0,25proz. Thiosulfatlösung behandeln und gründlich auswässern.

3. Übertragen der Schnitte in eine verdünnte Panchromlösung (10 Tropfen auf 10 ccm destilliertes Wasser) auf 20—25 Min. Es ist vorteilhaft, kurze Zeit mit MAY-GRÜNWALD- oder JENNER-Lösung vorzufärben (s. S. 232), weil dann die Panchromfärbung besser anspricht.

4. Auswaschen in dest. Wasser.

5. Behandeln mit 0,1proz. wäßriger Pikrinsäurelösung, bis der Schnitt rot aussieht.

6. Gründliches und mindestens 5 Min. langes Waschen in destilliertem Wasser.

7. Abtrocknen mit Fließpapier.

8. Kurzes Eintauchen in ein Gemisch von

Aceton pur.   ⎫
Alkohol abs.   ⎬ je 1 Teil
Xylol   6—7 Teile.

9. Abtupfen mit Fließpapier.

10. Längeres Einlegen in die unter 8 angegebene, aber frisch bereitete Lösung.

11. Xylol. Balsam.

Diese Methode ist ebenfalls etwas launenhaft. Sie gelingt nur, wenn Formalin, Sublimat, Jod und Natriumthiosulfat völlig entfernt sind. Die Panchromlösung darf bei der Verdünnung nicht feinkörnig ausfallen.

Anm. Panchrom hat folgende Zusammensetzung:

Methylenviolett	0,5	Eosin	0,75
Toluidinblau	0,5	Methylalkohol	250,0
Azur I	1,0	Glycerin	200,0
Methylenblau	1,0	Aceton	50,0

E. Nach ELLERMANN. 1. Man fixiert die Gewebsstücke in HELLYschem Gemisch, in dem man den Formalingehalt auf 10% erhöht hat, 24 Stunden bei Zimmertemperatur. Die besten Resultate erhält man, wenn man möglichst rasch nach dem Tode fixiert, aber auch bei später fixiertem Material (bis 24 Stunden nach dem Tode bei kühler Temperatur) ist die Methode brauchbar.

2. Die Präparate werden 24 Stunden in fließendem Wasser ausgewaschen, hierauf

3. durch steigenden Alkohol in Paraffin eingebettet und in möglichst dünne Schnitte (5 μ) zerlegt.

4. Die entparaffinierten Schnitte bringt man aus Wasser, nachdem man sie mit Fließpapier möglichst von Wasser befreit hat, in ein Gemisch von

1 proz. wäßriger Lösung von Eosin   5 ccm
Neutrales Formalin   0,25 g

auf 15 Min.

5. Spült dann 2—4 Min. in 45° warmem dest. Wasser ab.

6. Färbt in einer mit gleichen Teilen Wasser verdünnten MAY-GRÜNWALD-Lösung 30 Min.

7. Wäscht 5—10 Min. in dest. Wasser aus, trocknet gut mit Fließpapier ab.

8. Differenziert in 100 proz. Alkohol 2—4 Min., indem man den Alkohol auftropft und mehrmals erneuert, bis der zunächst bläulich gefärbte Alkohol farblos abfließt und der Schnitt einen rötlichen Farbton angenommen hat.

9. Aufhellen in Xylol. Aufbewahren in Damarharz, das in Xylol gelöst ist.

Die Körnelung in den Zellen der blutbildenden Organe, insbesondere die neutrophile, tritt scharf gefärbt hervor.

Auch die EHRLICHsche Triacidlösung gibt mitunter bei in Sublimat fixierten Objekten gute Resultate (Färbung 5 Min., rasches Abspülen in destilliertem Wasser, schnelles Entwässern in Alkohol. Xylol. Balsam. Sollte die Differenzierung der einzelnen Elemente nicht scharf genug sein, so muß man mit stark verdünnter Essigsäure [1:3000] differenzieren). Zur Darstellung der eosinophilen Granula genügt bei Sublimat- oder Formalinpräparaten meist schon die Doppelfärbung mit Hämatoxylin und Eosin nach der S. 115 angegebenen Vorschrift.

Die Granula in Lymphocyten weist man in Schnittpräparaten mittels der SCHRIDDE-ALTMANNschen Methode nach (s. S. 139).

Zum Nachweis der Blutplättchen in Gewebsschnitten möchte ich die SCHRIDDE-GIEMSAsche Färbung auf das angelegentlichste empfehlen. Am besten habe ich sie in sehr dünnen Gefrierschnitten von Material, das in Formol oder MÜLLER-Formol fixiert und nach kurzem Auswässern in fließendem Wasser geschnitten wurde, bei 24 stündigem Färben und längerem Auswaschen in Wasser, darstellen können. Es ist mir ihre Färbung aber auch in Paraffinschnitten gelungen. Hauptfundort ist die Milz.

S. auch SCHRIDDE und NÄGELI, Hämatologische Technik, Jena 1921.

Anm. Untersuchung von Blutspuren zu gerichtlichen Zwecken.

In Flecken, in denen man Blut vermutet, muß man versuchen, die charakteristischen roten Blutkörperchen oder den Blutfarbstoff oder seine Derivate nachzuweisen.

Zum Nachweis der Blutkörperchen in eingetrockneten Flecken kratzt man entweder mit einer Präpariernadel oder einem spitzen Skalpell kleine Partikelchen ab und untersucht sie nach Zusatz eines Tröpfchens physiologischer Kochsalzlösung, oder man erweicht die Spur, wenn sie sich auf Kleiderstoffen oder Wäschestücken befindet, mit Kochsalzlösung (0,6 proz.) und untersucht die ausgepreßte Flüssigkeit.

Ist die Spur älter, so gelingt es meist nicht, durch physiologische Kochsalzlösung die fest untereinander oder mit den Stoffasern verklebten roten Blutkörperchen zu isolieren. Man läßt dann auf abgeschabte Teile des verdächtigen Fleckes oder, nachdem man das Gewebe, auf dem die Spur haftet, zerzupft hat, auf dem Objektträger Macerationsflüssigkeiten einwirken, und zwar entweder:

konzentrierte Kalilauge (32,5 proz.), in der ohne jeden Zusatz untersucht wird,

oder besser nach Meixner in einer Lösung von einem Gewichtsteil Ätzkali in 6 Gewichtsteilen Glycerin oder in einer 25—33 proz. Lösung von Ätzkali in gleichen Teilen Glycerin und Wasser,

oder konzentrierte Cyankalium- oder Weinsteinsäurelösung oder die Pacinische Flüssigkeit:

Sublimat	1 g
Kochsalz	2 g
Glycerin	100 ccm
Wasser	300 ccm

oder die Raissinsche Mischung:

Glycerin	3 ccm
konz. Schwefelsäure (von 1,028 spez. Gew.)	1 ccm

Gelingt es nicht, rote Blutkörperchen zu finden, so versucht man, den Blutfarbstoff entweder durch das Spektroskop oder Mikrospektroskop oder durch Darstellung der Häminkrystalle nachzuweisen.

Auf Grund eigener Erfahrungen möchte ich, falls die Isolierung roter Blutkörperchen aus Flecken, welche sich in Geweben finden, nicht gelingt, empfehlen, ein Stückchen des Fleckes herauszuschneiden, in Wasser aufzuweichen und mit Hämatoxylin zu färben. Nach der Färbung differenziert man in Salzsäurealkohol, wäscht gut in Wasser aus, färbt mit 1 prom. Eosinlösung, wäscht gründlich in Wasser (3—6 Stunden) aus, bringt das Präparat auf $^1/_2$ Stunde in Alkohol und dann wieder in Wasser. Nun zerzupft man das Gespinst sehr fein, setzt etwas Glycerin zu und untersucht die isolierten Fäserchen. Es gelingt dann häufig noch, die roten Blutkörperchen nachzuweisen; sehr schön treten auch die Kerne der Leukocyten durch ihre schwarzblaue Färbung hervor. Es lassen sich auch Dauerpräparate anfertigen, indem man das Wasser durch Alkohol, letzteren durch Xylol verdrängt und in Balsam einschließt. Besonders empfehlen möchte ich dieses Verfahren in den Fällen, bei denen es sich um die Entscheidung handelt, ob Säugetier- oder Vogelblutkörperchen vorliegen, es treten dabei die Kerne der letzteren sehr scharf hervor.

In manchen Fällen kann es angebracht sein, Teile des verdächtigen Fleckes in Celloidin einzubetten, in Schnitte zu zerlegen und zu färben.

Auf den spektroskopischen Nachweis des Blutfarbstoffs kann hier nicht eingegangen werden, ebensowenig auf das von Uhlenhuth angegebene biologische Verfahren zur Unterscheidung von Menschen- und Tierblut.

Die Darstellung der Häminkrystalle (TEICHMANNsche Blutkrystalle) gelingt auf folgende Weise:

Man bringt einen Teil der von der Unterlage abgeschabten Substanz auf den Objektträger, gibt einen Tropfen Eisessig und eine Spur (kleinen Krystall) von Kochsalz oder besser Jodnatrium dazu, bedeckt das Ganze mit einem Deckglas und kocht die braungefärbte Flüssigkeit vorsichtig über einer sehr kleinen Spiritus- oder Mikrobrennerflamme etwa 10 Sekunden lang ein- bis zweimal auf, wobei man die verdunstete Flüssigkeit durch Zusatz neuer ersetzen muß.

In dem Rückstand findet man dann die charakteristischen Häminkrystalle (salzsaures Hämatin) in Form rhombischer Stäbchen, oder bei unvollkommener Krystallisation als hanfsamenkörnige Gebilde, die sich in Wasser, Äther und Alkohol nicht lösen.

Haftet die Spur sehr fest an der Unterlage (Kleiderstoffen, Wäschestücken usw.), so bringt man einen kleinen Teil davon auf einen Objektträger, deckt ein großes Deckglas darauf und läßt vom Rande des letzteren folgendes Gemisch zufließen:

> Eisessig
> Wasser
> Alkohol $\overline{aa}$ 1 ccm, versetzt mit
> Jodwasserstoffsäure (spez. Gew. 1,5) 3—5 Tropfen.

Nun kocht man vorsichtig mit einer kleinen Spiritus- oder Mikrobrennerflamme ein- bis zweimal 10 Sekunden lang auf.

Bei dieser Methode, die nach STRZYZOWSKI die sichersten Resultate gibt, erhält man große, schön ausgebildete, schwarz gefärbte Häminkrystalle.

Das oben angegebene Gemisch ist stets frisch zu bereiten. Die Jodwasserstoffsäure muß, um sie unzersetzt zu erhalten, in einer gut mit Glasstöpsel verschlossenen Flasche unter Lichtabschluß aufbewahrt werden.

Da fettige Substanzen die Entstehung der Häminkrystalle hindern, so muß man unter Umständen die Spur mit Äther entfetten.

In verschimmelten Blutspuren oder solchen, die an eisernen Instrumenten, Sand, Kohle, Ton haften, ist die Darstellung der Krystalle meist nicht möglich.

Die Darstellung der charakteristischen Hämochromogenkrystalle gelingt am einfachsten und sichersten nach dem von TAKYAMA angegebenen Verfahren, auf das neuerdings G. STRASSMANN aufmerksam gemacht hat:

Man bringt zu der auf dem Objektträger befindlichen Spur des verdächtigen Materials einige Tropfen von einer Mischung von 10proz. Natronlauge, Pyridin, Traubenzucker zu gleichen Teilen und 7 ccm destilliertes Wasser, unter deren Einwirkung sich bei frischen Blutspuren die Hämochromogenkrystalle schnell, bei älteren langsam (innerhalb von 20 Min. und noch länger) bilden und mehrere Tage, bei Umrandung mit Canadabalsam bedeutend länger erhalten bleiben. Das Reagens hält sich etwa 8 Tage.

Länger haltbar ist folgende Mischung:

10proz. Traubenzuckerlösung	5 ccm
10proz. Natronlauge	10 ccm
destilliertes Wasser	65 ccm
Pyridin	20 ccm

Hiervon gibt man einige Tropfen zu dem verdächtigen Material auf den Objektträger, erwärmt vorsichtig über einer kleinen Flamme, bis sich die grünlichen Blutschüppchen rosarot färben. Nach einigen Minuten bilden sich die Krystalle, die sich mehrere Tage ohne jedes Konservierungsmittel halten. Bei Umranden mit Canadabalsam bleiben sie länger erhalten.

Knochenmark.

Zur frischen Untersuchung verwendet man kleine Partikelchen des aus einem Röhrenknochen durch Aufsägen oder Aufmeißelung gewonnenen Marks, die man vorsichtig zerzupft oder zwischen Deckglas und Objektträger zerquetscht. Bei spongiösen Knochen verfährt man besser in der Weise, daß man aus ihnen (am besten Rippe oder Sternum) durch festes Einschrauben in einen Schraubstock oder durch Zerbrechen den Knochenmarksaft herausquetscht.

Es empfiehlt sich in den meisten Fällen, neben den frischen Präparaten auch Deckglastrockenpräparate nach derselben Methode, wie sie oben für das Blut angegeben wurde, anzufertigen, nur ist es zweckmäßig, zu derartigen Präparaten vorwiegend fettfreies Mark zu verwenden, da das Fett des fetthaltigen Marks das schnelle Trocknen, das zur Erreichung guter Resultate nötig ist, verhindert. Zur Erzielung guter Ausstrichpräparate leistet eine von HELLY angegebene, aber von EHRLICH stammende Methode gute Dienste: Man schneidet sich aus steifem Papier (Visitenkarte oder dgl.) kleine vierseitige, $^1/_2$ cm breite Stückchen, faßt sie an der einen Kante mit einer Pinzette, taucht mit der gegenüberliegenden Kante in das Mark ein und streicht dann mit dieser Kante über ein Deckglas oder einen Objektträger.

Um die bei dieser Methode kaum vermeidbare Zertrümmerung (Ausstreichen) von Zellen zu vermeiden, verfahre ich in der Weise, daß ich mit einer spitzen Pinzette kleinste Teilchen mit dem Mark herausnehme und sie vorsichtig auf einem gut gereinigten Objektträger oder Deckglas an verschiedenen Stellen auftupfe. Beim ersten Auftupfen erhält man meist ziemlich dicke Präparate, bei öfterem Auftupfen wird die am Glas haftende Zellschicht immer dünner. Man läßt die Tupfpräparate entweder lufttrocken werden und fixiert sie in Alkohol abs. ($^1/_2$—2 Stunden) oder in Methylalkohol (3 Min.), oder aber man fixiert die feuchten Präparate in Sublimat oder Formalin oder in Gemischen von ihnen mit MÜLLERscher Lösung.

Ist man genötigt, fetthaltiges Mark zu untersuchen, so fixiert man am besten nicht durch Erhitzen, sondern in einem Gemisch von Ätheralkohol (NIKIFOROFF), das entfettend wirkt. Sehr gute Resultate gibt auch die S. 230 angegebene WEIDENREICHsche Blutfixierungsmethode.

Zur Färbung kommen sämtliche oben für die Bluttrockenpräparate besprochenen Methoden in Betracht.

Zur Untersuchung des Knochenmarks in Schnittpräparaten ist Fixierung in Formalin (ARNOLD) und besonders Formalin-MÜLLER dringend anzuraten, ebenso gibt Sublimatlösung, ZENKERsches oder HELLYsches Gemisch, die Pikrinsäure-Sublimatlösung (gleiche Teile konzentrierter wäßriger Sublimat- und Pikrinsäurelösung) und das

Carnoysche Gemisch häufig sehr gute Resultate; in manchen Fällen ist auch das Flemmingsche oder Hermannsche Gemisch sowie die Altmannsche Methode heranzuziehen. Überhaupt empfiehlt es sich nach Arnold, nicht eine Methode allein anzuwenden. Müllersche Lösung ist möglichst zu vermeiden, da sie die Kern- und Protoplasmastrukturen schwer schädigt.

Man unterwirft der Härtung kleine Würfel aus dem Mark der Röhrenknochen, deren Markhöhle man durch vorsichtiges Aufmeißeln oder Aufsägen eröffnet hat.

Zur Einbettung empfiehlt sich in erster Linie Paraffin; Celloidin ist, da man bei der Färbung vielfach mit Anilinfarben zu operieren hat, weniger anzuraten.

Die Färbung muß ebenfalls variiert werden.

Neben Hämatoxylin und Eosin ist besonders die Schriddesche oder die Zielersche oder die Assmannsche oder Pappenheimsche oder Ellermannsche Methode (s. S. 237—239) zu empfehlen. Ferner ist Safranin, Methylenblau-Eosin und die Ehrlichsche Triacidlösung (besonders bei Fixierung in Pikrinsäure-Sublimatlösung) anzuwenden. Auch das Biondi-Heidenhainsche Dreifarbengemisch, die Heidenhainsche Eisenhämatoxylinfärbung, sowie die Altmannsche Methode und die Pappenheimsche Pyronin-Methylgrünfärbung (Plasmazellen) bei Alkoholhärtung, leisten mitunter gute Dienste. (Näheres s. in der Arbeit Arnold in Virch. Arch. **140** und **144**; Pappenheim, Virch. Arch. **157**). Bei Fixierung in Carnoyschem Gemisch ist Nachfärbung nach Biondi-Heidenhain und nach May-Grünwald zu empfehlen.

Bei Leukämie zieht man die Oxydasereaktion in Anwendung.

Nach Askanazy färben sich die Osteoblasten und Ostoclasten mit basischen Anilinfarben außerordentlich intensiv. Besonders gute Resultate erhält man mit folgender Methode:

1. Härten in Alkohol oder Formalin.
2. Entkalken beliebig. — Einbetten in Celloidin.
3. Färben der Schnitte in Löfflerschem Methylenblau 5—10 Min.
4. Abspülen in Wasser.
5. Differenzieren in Alkohol und Nachfärben in einem Gemisch von Anilinöl und Alkohol abs. a̅a̅, dem auf etwa 10 ccm 2 Tropfen alkoholische Eosinlösung oder 2 Tropfen wäßrige Orangelösung zugesetzt sind, 3—5 Min.
6. Abspülen in Alkohol oder Anilinalkohol $^1/_2$—1 Min. (Effekt der Entfärbung ist unter dem Mikroskop zu kontrollieren.)
7. Entwässern in Alkohol.
8. Xylol. Balsam.

Osteoblasten und Ostoclasten tiefblau, Zellkerne hellblau, rote Blutkörperchen und Knochensubstanz rot.

Milz und Lymphknoten.

Zur Untersuchung der frischen Organe empfiehlt sich die Herstellung von Abstrich- und Tupfpräparaten (s. u. Knochenmark) des Saftes, der nach Art der Deckglastrockenpräparate mittels der beim Blut angegebenen Methoden untersucht werden kann.

Zur Härtung kommen Sublimat und Formalin oder Gemische derselben mit anderen Flüssigkeiten und Alkohol in Betracht. Für Untersuchungen, bei denen es auf möglichste Erhaltung der in den Lymphknoten und Milzzellen enthaltenen Granula ankommt, sind die von Schridde, Assmann, Ellermann, Pappenheim und Zieler angegebenen Methoden heranzuziehen, ferner empfiehlt es sich, entweder in Pikrinsäure-Sublimatlösung (gesättigte wäßrige Pikrinsäure und gesättigte wäßrige Sublimatlösung zu gleichen Teilen) oder in Hellyschem Gemisch (s. S. 30) zu fixieren. Die Fixierung wird am besten in der Wärme bei 37° vorgenommen. Bei beiden Fixierungsmethoden gründliches Auswässern und zur sicheren Entfernung von Niederschlägen Behandlung mit Jodalkohol, Färbung mit Ehrlichs Triacidlösung (s. S. 235). Eine gute Färbung der neutrophilen Granulationen erhält man hier nur dann, wenn alles Jod durch Natriumthiosulfat aus den Schnitten entfernt ist.

Ausschütteln oder Auspinseln der Schnitte ist besonders bei hyperplastischen Lymphknoten zu empfehlen. Einbettung in Paraffin oder Celloidin.

Zur Färbung dienen die beim Blut und beim Knochenmark besprochenen Methoden.

Zur Färbung der granulierten Pulpazellen der Milz ist die von Loele angegebene Methode (Zbl. Path. **1911**, 433) gegebenenfalls heranzuziehen.

Zur Darstellung des Reticulums eignen sich die von Mallory angegebenen Methoden zur Darstellung der kollagenen Fasern (s. S. 165), sowie die Methode der Silberimprägnation von Bielschowsky-Maresch (S. 170).

Die Zellgrenzen der Lymphgefäßendothelien stellt man mittels der S. 124 angegebenen Silberimprägnation dar.

Literatur. Arnold: Zur Technik der Blutuntersuchung. Zbl. Path. **7** (1896) — Über die Herkunft der Blutplättchen. Ibid. **8** (1897) — Zur Morphologie und Biologie der Zellen des Knochenmarks. Virchows Arch. **140** (1895); **144** (1896) — Über Granulafärbung lebender und überlebender Leukocyten. Ibid. **157** (1899). — Askanazy: Basophiles Protoplasma der Osteoblasten, Ostoclasten und anderer Gewebszellen. Zbl. Path. **13** (1902). — Assmann: Über eine neue Methode der Blut- und Gewebsfärbung mit dem eosinsauren Methylenblau. Münch. med. Wschr. **1906** u. **1926** — Das eosinsaure Methylenblau und Methylenazur in seiner Bedeutung für die Blutfärbung. Leipzig: Inaug.-Diss. 1908. — Bergonzini: Über das Vorkommen von granulierten basophilen und acidophilen Zellen. Anat. Anz. **6**. — Bettmann: Neutralrotfärbung der kernhaltigen roten Blutkörperchen. Münch. med. Wschr. **1901**. — Biondi: Neue Methode der mikroskopischen Untersuchung des Blutes. Arch. mikrosk. Anat. **29**. — Bizzozero: Neue Untersuchungen über die Struktur des Knochenmarkes. Ibid. **35**. — Blumenthal, W.: Giemsa-Schnellpräparate für Blutpräparate. Münch. med. Wschr. **1928**, 1922. — Bürker: Über den Nachweis des Hämoglobins und seiner Derivate durch Hämochromogenkrystalle. Münch. med. Wschr. **1909**, 3. — Deetjen: Über Blutplättchen. Virchows Arch. **164** (1901) — Zerfall und Leben der Blutplättchen. Verh. dtsch. path. Ges. **1909**, 227. — Eckstein: Über ein eigentümliches färberisches Verhalten der roten Blutkörperchen. (Methylenblau-Eosinfärbung nach Alzheimer.) Virchows Arch. **249** (1924). — Ehrlich: Beitrag zur Kenntnis der Anilinfärbungen. Arch. mikrosk. Anat. **13** (1876) — Morphologischer Beitrag zur Physiologie und Pathologie der verschiedenen Formen der Leukocyten. Z. klin. Med. **1** — Über die Bedeutung der neutrophilen Körnung. Charité-Ann. **10** — Farbenanalytische Untersuchungen des Blutes. Berlin 1891. — Ehrlich u. Lazarus: In: Nothnagel, Spez. Path. u. Ther. **8**. — Ellermann: Über Granulafärbung in Schnitten der blutbildenden Organe beim Menschen. Z. Mikrosk. **36**, 56 (1919). — Foa: Neue Untersuchungen über die Bildung der Elemente des Blutes. Festschr. f. Virchow **1** — Beitrag zum Studium des Knochenmarks. Beitr. path. Anat. **25** (1899). — Giemsa: Eine Vereinfachung und Vervollkommnung meiner Methylenazur-Methylenblau-Eosin-Färbemethode zur Erzielung der Romanowsky-Nochtschen Chromatinfärbung. Zbl. Bakter. **37** — Paraffinöl als Einschlußmittel für Romanowsky-Präparate und als Konservierungsflüssigkeit für ungefärbte Trockenausstriche. Ibid. **70** — Zur Schnellfärbung (Romanowsky-Färbung) von Trockenausstrichen. Ibid. **73** (1914). — Griesbach: Zur Fixierung, Färbung und Konservierung der zelligen Elemente des Blutes. Z. Mikrosk. **7** (1890). — Gutstein u. Wallbach: Über den Bau der Erythrocyten. Virchows Arch. **263**, 741 (1927). — Hartwig: Über Farbreaktion des Blutes bei Diabetes. Arch. klin Med. **62**. — Hayem: Du sang et de ses altérations anatomiques. Paris 1889. — Heidepriem, C.: Zur Methodik der Blutfärbung. Arb. Reichsgesdh.amt **60**, 575 (1929). — Hirschberg: Untersuchungen über die Jodreaktion des Blutes. — Hollborn: Eine neue Methode zur Lösung und Verwendung von Eosin-Methylenblau. Dtsch. med. Wschr. **1919**, 1219. — Jenner, A.: A new preparation for rapidly fixing and staining blood. Lancet **1899**. — Kleeberg u. N. Leitner: Gepufferte Lösungen zur Blutbildfärbung bei Anämie und Bleivergiftung. Münch. med. Wschr. **1927**, 805. — Klein, St.: Eine einfache Methode der panoptischen Blut- und Gewebsfärbung mit Polychrom. Dtsch. med. Wschr. **1913**. — Kobert: Das Wirbeltierblut in krystallographischer Hinsicht. Stuttgart 1901. — v. Limbeck: Klinische Pathologie des Blutes (2). Jena. — Löwit: Über Neubildung und Beschaffenheit der weißen Blutkörperchen. Beitr. path. Anat. **10** (1891). — Loele: Über vitale Granulafärbung mit sauren Farbstoffen. Fol. haem. (Lpz.) **14**. — May u. Grünwald: Beiträge zur Blutfärbung. Arch. klin. Med. **79**. — Meixner: Glycerin-Kalilauge zur mikroskopischen Untersuchung von Blutspuren. Z. gerichtl. Med. **10**, H. 2/3. — Methling: Zur Kenntnis des forensischen Blutnachweises auf Grund der Hämochromogenkrystalle. Münch. med. Wschr. **1911**, 2285. — Mosse: Bemerkung zur Herstellung von Knochenmarkschnitten. Zbl. Path. **16** (1905). — Müller, H. F.: Die Methoden der Blutuntersuchung. (Zusammenfassendes Referat.) Ibid. **3** (1892) — Zur Frage der Blutbildung. Sitzgsber. Akad. Wiss. Wien, Math.-naturwiss. Kl. **98**. — Naegeli: Blutkrankheiten und Blutdiagnostik (III). Berlin u. Leipzig 1919. — Neukirch: Über die jodophile Substanz der Leukocyten und ihr Verhalten zur Bestschen Färbung. Z. klin. Med. **70**, 3 u. 4. — Neumann: Über die Entwicklung der roten Blutkörperchen. Virchows Arch. **119** (1890). — Nikiforoff: Mikroskopisch-technische Notizen. Z. Mikrosk. **5** (1888) — Nochmals über die Anwendung der acidophilen Mischung nach Ehrlich. Ibid. **11** (1894). — Nippe: Eine Vereinfachung der Häminkrystallprobe. Dtsch. med. Wschr. **1912**, 47. — Palleske: Eine neue Methode des Blutnachweises. Vjschr. gerichtl. Med. **29**. — Pappenheim: Abstammung und Entstehung der roten Blutzellen. Virchows Arch. **145** (1896);

151 (1898) — Panoptische Universalfärbung für Blutpräparate und über die Anwendung des kombinierten MAY-GIEMSA-Verfahrens zur Schnittfärbung. Fol. haem. (Lpz.) **9** u. **13**. — PAPPENHEIM u. NAKANO: Beiträge zur Kenntnis der histologischen Oxydasereaktion, der Supravital- und Vitalfärbung. Ibid. **15**. — v. PHILIPPSBORN: Prüfung der Vitalität der Leukocyten mit kolloidalen Farbstoffen. Arch. klin. Med. **1927**. — PREISICH u. HEIM: Über die Abstammung der Blutplättchen. Virchows Arch. **178** (1904). — PRÖSCHER: Zur Blutfärbetechnik. Zbl. Path. **16** (1905). — PUCHBERGER: Bemerkung zur vitalen Färbung der Blutplättchen mit Brillantkresylblau. Virchows Arch. **171** (1902). — REINBACH: Über das Verhalten der Leukocyten usw. Arch. klin. Chir. **44**. — RÖMER: Die chemische Reizbarkeit der tierischen Zellen. Virchows Arch. **128** (1892). — ROSIN u. BIBERGEIL: Über vitale Blutfärbung. Z. klin. Med. **54** — Über die chromophoren Zellen bei der vitalen Blutfärbung. Berl. klin. Wschr. **1904** u. **1905** — Das Verhalten der Leukocyten bei der vitalen Blutfärbung. Virchows Arch. **178** (1904). — RUBINSTEIN: Zur Technik der Blutfärbung. Z. Mikrosk. **14** (1897). — RUSSEL: Beitrag zum Nachweis von Blut bei Anwesenheit anderer anorganischer und organischer Substanzen in klinischen und gerichtlichen Fällen. Arch. klin. Med. **76**. — SCHRIDDE: Die Darstellung der Leukocytenkörnelungen im Gewebe. Zbl. Path. **16** (1905) — Myeloblasten, Lymphoblasten und lymphoblastische Plasmazellen. Beitr. path. Anat. **41** (1907) — Darstellung der Lymphocytengranula. Zbl. Path. **23**, 982 (1912). — SCHRIDDE u. NAEGELI: Hämatologische Technik. Jena: Fischer 1921. — SCHWARZKASTEN: Über Blutfärbung mit gepufferten Farbstoffen. Dtsch. med. Wschr. **1927**, Nr 43. — SEEMANN: Über die Anwendung hämatologischer Färbungsmethoden an Gefrierschnitten. Zbl. Path. **38**, 257 (1926). — STRZYZOWSKI: Über die Ermittlung von Blut in Fäkalmassen usw. Ther. Mh. **1901**. — SZÉCSI, ST.: Lucidol, ein neues Fixiermittel. Dtsch. med. Wschr. **1913**. — TETTENHAMMER: Über die Entstehung der acidophilen Leukocytengranulation. Anat. Anz. **8**. — UHLENHUTH: Über den Stand der forensischen Blutuntersuchung. Med. Klin. **1**. — v. WALSEM: Zur Kerndifferenzierung mit besonderer Berücksichtigung von Blutpräparaten. Z. klin. Med. **34**, 145. — WEIDENREICH: Eine einfache Methode zur Darstellung von Bluttrockenpräparaten. Fol. haem. (Lpz.) **1903**. — v. WILLEBRAND: Dtsch. med. Wschr. **1901**. — ZIELER: Zur Darstellung der Leukocytenkörnelungen sowie der Zellstrukturen und der Bakterien im Gewebe. Zbl. Path. **17** (1906).

B. Seröse Häute.

Härtung wird in Formalin, Sublimat oder Gemischen der letzteren mit MÜLLERscher Lösung oder Alkohol vorgenommen. Zur Einbettung dient Paraffin oder Celloidin oder Gelatine.

Färbung mit kernfärbenden Mitteln und Doppelfärbungen, unter Umständen Fibrinmethode oder Färbung mit NEUMANNscher Pikrocarminlösung.

Seröse Trans- und Exsudate untersucht man nach den oben über die Untersuchung von Flüssigkeiten angegebenen Methoden.

Zur Darstellung der Endothelien dient die S. 124 angegebene Silbermethode.

C. Knochen.

Im unentkalkten frischen oder gehärteten Zustand setzt der Knochen der mikroskopischen Untersuchung beträchtliche Schwierigkeiten entgegen, doch darf man in Fällen, wo man Aufschluß über den Kalkgehalt erkrankter Teile zu gewinnen wünscht, die Untersuchung unentkalkten Knochens niemals unterlassen, da die Methoden, die zur Erkennung der Verkalkungsverhältnisse an völlig entkalkten Knochen angegeben sind, auf absolute Zuverlässigkeit keinen Anspruch machen können. Weiteres siehe später unter: Untersuchung des Knochens mit fraglichem Kalkgehalt.

Zur feineren histologischen Untersuchung und zur Gewinnung von größeren Übersichtspräparaten ist es notwendig, die Knochen zu fixieren und zu entkalken. Die Fixierung und Härtung geschieht vorwiegend in Formalin und MÜLLERscher Lösung; recht gute Resultate erhält man bei Kombination dieser beiden Flüssigkeiten, die man nacheinander einwirken läßt, besonders bleiben dabei die Zellstrukturen, die bei alleiniger Anwendung der MÜLLERschen Lösung leicht geschädigt werden, gut erhalten. Auch tritt dabei nach Auswässern in Knochen, bei denen ein Umbau stattgefunden hat, schon makroskopisch ein deutlicher Unterschied zwischen altem und neu gebildetem (verkalktem) Knochengewebe insofern hervor, als ersteres gelb, letzteres grün gefärbt ist, bei heilender Rachitis ist die Zone der Knorpelverkalkung intensiv grün gefärbt. Knochen mit geringem oder fraglichem Kalkgehalt dürfen nur kurze Zeit in Formalin aufbewahrt werden, da durch die in der Formalinlösung sich bildende Ameisensäure die Kalksalze gelöst werden und sich dem Nachweis entziehen. Für experimentelle Arbeiten und für Knochen von Neugeborenen und jungen Kindern ist auch die FLEMMINGsche Lösung heranzuziehen, die zugleich dünne Scheiben spongiösen Knochens entkalkt. Härtung in Alkohol und Sublimat geben bei Knochen von Erwachsenen ebenfalls gute Resultate, bei kindlichen Knochen mit noch knorpeligen Epiphysen sind sie weniger zu empfehlen, da sie auf den Knorpel außerordentlich schrumpfend wirken.

Entkalkungsmethoden s. S. 41—48.

Völlig entkalkten kompakten Knochen kann man (bei Nachhärtung in Alkohol) ohne weiteres schneiden. Kompakte und spongiöse Knochen lassen sich mit dem Gefriermikrotom in Schnitte zerlegen, um das Ausfallen der zwischen den Spongiosabalken gelegenen Markteile zu verhüten, ist Gelatineeinbettung angezeigt.

Zur Einbettung verwendet man am vorteilhaftesten Celloidin oder Gelatine, da die Paraffineinbettung die Knochen sehr spröde macht; höchstens bei MÜLLER-Präparaten gibt die Paraffineinbettung mitunter brauchbare Resultate. Knochenpräparate, bei denen es auf die Erhaltung feiner Strukturverhältnisse ankommt (Gehörorgan, CORTIsches Organ) bettet man am besten vor der Entkalkung in Celloidin ein und entkalkt erst die in Celloidin eingeschlossenen Präparate.

Zur Färbung empfiehlt sich besonders Hämatoxylin in Verbindung mit neutralem Carmin oder Eosin oder Orange G. Man erhält so häufig sehr instruktive Bilder, an denen neben den Kernen auch die Kittlinien sowohl in normalen als auch ganz besonders in pathologisch veränderten Knochenteilen sehr scharf als mehr oder minder tiefblau gefärbte Linien hervortreten. An ihnen läßt sich auch insbesondere bei Müller-Präparaten annähernd ein Überblick über die vor der Entkalkung kalkhaltigen und kalklosen Teile gewinnen, welch letztere sich mit Carmin, Eosin oder Orange leuchtend rot oder gelb färben, während die vorher kalkhaltigen Abschnitte sich ablehnend gegen den sauren Farbstoff verhalten oder ihn weniger intensiv aufnehmen als die kalklosen. Ein sicheres Urteil über die Kalkverhältnisse erhält man dabei aber nicht. Der Knorpel zeigt kein konstantes Verhalten bei dieser Färbung. An jugendlichen Knochen nimmt die Grundsubstanz des ruhenden Knorpels meist keine oder nur eine blaßrote Farbe an. Die Wucherungszone, die überhaupt mit vielen kernfärbenden Farbstoffen eine mehr oder minder intensive Farbe annimmt, erscheint meist intensiv dunkelblau gefärbt. Über die Verkalkungsverhältnisse des Knorpels geben die in Rede stehenden Färbungen an völlig entkalkten Knochen keinen Aufschluß. Die in den Spongiosabälkchen enthaltenen Knorpelreste, die sich färberisch wie die Wucherungszone verhalten, sind dunkelblau gefärbt.

Zur Erzielung einer distinkten Doppelfärbung mit Carmin ist es unbedingt notwendig, daß die mit Hämatoxylin gefärbten Schnitte gründlich (6 Stunden) ausgewässert und mit stark verdünnter Ammoniakcarminlösung (etwa 6 Tropfen einer gut ausgereiften, alten Carminlösung auf 100 ccm Wasser) 6—12 Stunden nachgefärbt werden. Bei der Eosinnachfärbung läßt man die Schnitte nach der Behandlung mit Eosin 6—12 Stunden in Wasser und bringt sie erst dann in Alkohol. Man erhält dann (bei Formalin-, Müller- und Sublimatpräparaten) eine sehr gute Differenzierung der roten Blutkörperchen und der im Mark enthaltenen Zellen.

Auch mittels der van Giesonschen Methode lassen sich sehr hübsche Bilder erzielen, in denen die einzelnen Gewebsbestandteile durch ihre verschiedene Färbung stark hervortreten. Ferner kann man auch Färbungen mit Anilinfarben (Methylenblau, Safranin) anwenden, besonders geben sie bei jugendlichen Knochen brauchbare Bilder, insofern der Knorpel in seinen verschiedenen Wachstumsverhältnissen und seinen Beziehungen zum Knochen deutlich differenziert wird.

Die Kittlinien treten bei Hämatoxylinfärbung meist deutlich hervor; auch nach der von Petersen angegebenen Färbung mit Gallein-Aluminiumchlorid sind sie deutlich zu erkennen; ferner in Präparaten, die nach den von mir angegebenen Methoden zur Darstellung der Knochenhöhlen und ihrer Ausläufer gefärbt sind.

In ungefärbtem Zustand bekommt man sie sehr schön zu Gesicht, wenn man Knochenstücke in 5—10proz. Salz- oder Salpetersäure bei 50° entkalkt, nach der Entkalkung gründlich auswässert, in 10proz. Formalin nachhärtet und mit dem Gefriermikrotom schneidet. Die Kittlinien erscheinen als feine Spalten, besonders lassen sich in so hergestellten Präparaten die Mosaikstrukturen bei Ostitis deformans Paget sehr deutlich erkennen. Das Knochengewebe wird freilich bei dieser Methode schwer geschädigt.

Untersuchung von Knochen mit fraglichem Kalkgehalt.

Rachitis, Osteomalacie, Ostitis deformans usw.

Handelt es sich um Untersuchung von Knochen mit fraglichem Kalkgehalt, so sind besondere Vorsichtsmaßregeln geboten, um das kalklose Gewebe von dem kalkhaltigen sicher zu unterscheiden. Die früher viel geübte Carminfärbung an entkalkten Knochen genügt zur Unterscheidung durchaus nicht. Sie bietet zur Erkennung des kalklosen Gewebes zu wenig Sicherheit und liefert keine so präzisen Resultate, um ein verläßliches Urteil über die Verschiedenheit der Kalkverteilung zu ermöglichen (POMMER).

Ein solches erhält man nur bei Untersuchung nicht- oder nur unvollkommen entkalkten Knochens. Ist der Kalkgehalt bedeutend herabgesetzt, so gelingt es meist ohne Schwierigkeiten mittels eines scharfen Skalpells oder mit dem Rasiermesser oder Gefriermikrotom Schnitte in einer für die mikroskopische Untersuchung genügenden Feinheit zu gewinnen. Bei kompakten festen Knochen muß man sich meist mit kleinen, verhältnismäßig dicken Schnitten begnügen, die aber meist nur zur orientierenden Untersuchung über den Kalkgehalt hinreichen[1]. Aus spongiösem Knochen bricht man mit einer Pinzette kleine Knochenplättchen heraus. Erleichtert wird die Untersuchung, wenn man sowohl die Schnitte als auch die ausgebrochenen Knochenplättchen auf 5—10 Min. in Ammoniakcarmin bringt und in angesäuertem Wasser abspült. Es erscheint dann das kalklose Gewebe meist rot gefärbt, während das kalkhaltige die Farbe nicht angenommen hat.

Für alle feineren Untersuchungen über Verkalkungs- und Entkalkungsprozesse ist dringend zu empfehlen, Präparate zu benützen, die in MÜLLERscher Lösung unvollständig entkalkt sind. Die Schnittpräparate von den auf diese Weise behandelten Objekten lassen die gleiche Differenz zwischen dem

---

[1] Über die Verwendung von Mikrotommessern, die aus besonders hartem Stahl hergestellt sind, zur Anfertigung von Schnitten aus unentkalkten Knochenpräparaten, fehlt mir die Erfahrung, da solche noch nicht im Handel zu haben sind.

Aussehen der kalkhaltigen und kalklosen Knochenpartien ebenso erkennen, wie Präparate, die ohne jedwede Kalkentziehung hergestellt sind (POMMER), auch tritt die für rachitische Knochen so wichtige Knorpelverkalkung meist schon makroskopisch durch ihre intensive Grünfärbung in voller Deutlichkeit hervor.

Sehr gute Ergebnisse, die fast an die mit dem POMMERschen Verfahren erzielten heranreichen, gibt die Entkalkung durch längeres Aufbewahren dünner Knochenschnitte in Formollösung. Sie erfordert allerdings noch längere Zeit als die partielle Entkalkung in MÜLLERscher Lösung.

Man bringt nach POMMER nicht allzu dicke (2 mm) Knochenscheiben (die zur besseren Konservierung der Kerne in Formalin fixiert sein können) so lange in MÜLLERsche Lösung, die nicht allzuoft gewechselt werden darf, bis sie mit einem scharfen Rasiermesser eben gut, etwa wie hartes Holz, schneidbar geworden sind, wozu je nach der Dicke, Kompaktheit und Größe der Präparate einige Wochen bis 4 Monate und darüber erforderlich sind. Dicke Knochenscheiben können durch MÜLLERsche Lösung nicht schnittfähig gemacht werden. Bei allzu langer Behandlung mit MÜLLERscher Lösung werden sie so hart, daß sie überhaupt nicht mehr geschnitten werden können. Sind die Stücke genügend erweicht, so kann man sie nach Auswässern in Alkohol nachhärten und evtl. in Celloidin einbetten. In Schnittpräparaten hebt sich die verkalkte Knochensubstanz durch ihr starr glänzendes Aussehen scharf von den kalklosen Knochenpartien ab, die bei Untersuchung in Wasser oder anderen schwach brechenden Medien die fibrilläre Struktur deutlich wahrnehmen lassen; auch ungleichmäßig körnigkrümlig verkalkte Stellen sind nicht zu verkennen; gerade an solchen Stellen treten die v. RECKLINGHAUSENschen Gitterfiguren, die auch bei unvollständig entkalkten Knochen dargestellt werden können, deutlich hervor.

Färbungen mit Carmin sind zwar entbehrlich, aber doch mitunter wünschenswert, weil dadurch zarte, kleine kalklose Teile leichter auffindbar sind und die Schnitte sehr an Übersichtlichkeit gewinnen (POMMER). Man färbt in ganz dünnen Lösungen von Ammoniakcarmin (6 Tropfen auf 100 ccm Wasser) 6—12 Stunden und länger und untersucht in einem schwach brechenden Medium (Wasser, Glycerin, Kalium aceticum). Sehr instruktive Bilder erhält man bei Doppelfärbungen mit Hämatoxylin und Ammoniakcarmin, Eosin oder Orange G. Die Kerne sind tiefblau, die verkalkten Knochenpartien je nach dem Grade der durch die MÜLLERsche Lösung herbeigeführten Kalkentziehung graubläulich bis blau, das osteoide Gewebe rot oder gelb gefärbt. Bei Knochen, die nach längerer Entkalkung in MÜLLERscher Lösung lange Zeit in Alkohol gelegen haben und infolgedessen grün geworden sind, färben sich die kalkhaltigen Teile mit Hämatoxylin nicht mehr blau.

Man kann die Färbbarkeit wiederherstellen, wenn man die Schnitte 8—10 Tage in Müllersche Lösung bei 37° einlegt. Ganze Stücke verbleiben 14 Tage bis 3 Wochen in der Müllerschen Lösung. Der Knorpel zeigt verschiedenes Verhalten gegen die Färbung. Die Grundsubstanz des ruhenden Knorpels ist blaßrot gefärbt oder farblos. Die Wucherungszone intensiv dunkelblau. Die Zone der präparatorischen Verkalkung und ihre Reste homogen schwarzblau. Der metaplastisch in Knochen sich umwandelnde Knorpel rot gefärbt. Bezüglich der Metaplasie ist in der Beurteilung des rotgefärbten Knorpels aber Vorsicht geboten, da auch degenerierter Knorpel häufig eine rote Farbe annimmt, ohne daß eine Metaplasie vorzuliegen braucht.

Auch die van Giesonsche Färbung läßt sich anwenden. Die damit gefärbten Präparate müssen aber vorsichtig beurteilt werden, da je nach der Differenzierung in Wasser oder Alkohol verschiedene Bilder resultieren können. An gelungenen Präparaten ist das osteoide Gewebe leuchtend rot, das verkalkte Gewebe gelb oder schmutzig blaugelb gefärbt. Bei der Weigert-van Gieson-Methode habe ich recht instruktive Präparate erhalten, wenn ich nach der van Gieson-Färbung die Schnitte, die mit Hämatoxylin stark vorgefärbt sein müssen, 1 Min. in Wasser einlegte und nun 1 Min. mit Salzsäurealkohol behandelte. Gründliches Abspülen in Wasser. Alkohol. Carbolxylol. Balsam. Alles verkalkte Gewebe ist meist blauschwarz, das osteoide und das kollagene Gewebe leuchtend rot gefärbt. Der Knorpel zeigt verschiedenes Verhalten, die Wucherungszone ist meist dunkelschwarzblau gefärbt.

Bei Präparaten, die durch längere Aufbewahrung in Formalin schnittfähig geworden sind, färben sich bei der angegebenen modifizierten van Gieson-Methode die kalkhaltigen Teile gelb, die kalklosen rot, der Knorpel rotgelb, degenerierte Knorpelteile (Arthritis deformans) schmutziggelb.

Außerordentlich scharf treten die verkalkten Partien in dem nach Pommer unvollständig entkalkten Knochen hervor, wenn man die Schnitte $^1/_4$—$^1/_2$ Stunde in einer 2—5proz. Argentum nitricum-Lösung grellem Sonnenlicht (bei diffusem Tageslicht ist mehr Zeit nötg) aussetzt, dann in destilliertem Wasser gut auswäscht und zur Entfernung des überschüssigen Silbers in eine 10proz. Natrium subsulfurosum-Lösung auf 1—2 Min. überträgt. Hierauf wässert man gut aus und färbt mit Hämatoxylin und Eosin (s. o.). Alle verkalkten Partien (verkalkter Knorpel, Knochen, krümlige Verkalkung) sind tiefschwarz, das osteoide Gewebe rot, die Kerne tiefblau, ebenso der wuchernde Knorpel gefärbt. Siehe auch die zum Nachweis von Kalk empfohlenen Methoden S. 186—189.

Um in völlig entkalktem Knochen die vor der Entkalkung kalkhaltig gewesenen Partien nachzuweisen und

von den kalklosen zu differenzieren, ist an erster Stelle das von Niko-
laus Bock ausgearbeitete Verfahren zu empfehlen, das nur an Präparaten, die in Müller oder besser Müller-Formalinlösung fixiert sind,
gute Ergebnisse liefert, wenn man vorsichtig unter Kontrolle durch
das Mikroskop differenziert.

1. Vorbehandlung der Präparate mit Müller-Formollösung 8 bis
30 Tage je nach ihrer Größe bzw. Dicke. Bock empfiehlt eine Lösung
von 1000 ccm 5proz. Formalinlösung + 250 ccm Müllersche Lösung,
es ist aber auch die gewöhnlich gebrauchte Mischung gut zu verwenden.

2. Entkalkung in 5proz. Salpetersäure (s. S. 43) oder Ebnerschem
alkoholischem Gemisch, Entsäuern in Kalialaunlösung, Auswässern in
fließendem Wasser (s. S. 42), Einbetten in Celloidin.

3. Die Schnitte werden in frisch bereitetem Hansenschen Hämatoxylin 12—18 Stunden gefärbt und nach oberflächlichem Abspülen in
Wasser in

4. einem Gemisch von Glycerin und Eisessig zu gleichen Teilen
5—20 Min. oder länger differenziert.

5. Auswaschen in fließendem Wasser 1 Stunde.

6. Nachfärben in alkoholischer Eosinlösung.

7. Alkohol, Carbolxylol, Balsam, oder nach der Behandlung mit
96proz. Alkohol Zurückbringen in Wasser und Einlegen in Glycerin.

Die vor der Entkalkung kalkhaltigen Teile sind je nach ihrem
Kalkgehalt schwarz bis schwarzblau gefärbt, die kalklosen rosa.

Die Differenzierung ist sehr vorsichtig vorzunehmen, da sonst
leicht Trugbilder entstehen können.

Auch folgendes, von Pommer angegebene Verfahren, das aber die
Untersuchung nichtentkalkter oder unvollständig in Müllerscher
Lösung entkalkter Knochen nicht völlig zu ersetzen vermag, gibt be-
friedigende Resultate.

1. Härtung in Müllerscher Lösung.

2. Entkalkung in alkoholischem Ebnerschen Gemisch (S. 45).

3. Auswässern in fließendem Wasser mehrere Stunden.

4. Einlegen in halbgesättigte Kochsalzlösung auf 3—6 Tage.

5. Nachhärten in Alkohol. Schneiden. (Keine Einbettung.)

6. Die Schnitte werden aus Wasser in eine der im folgenden angegebenen Farblösungen:

Methylviolett BBB in	0,02	promilliger	wäßriger	Lösung
oder Dahlia	„ 0,04	„	„	„
„ Safranin	„ 0,16	„	„	„
„ „	„ 0,1	„	alkalischer	„
„ Methylgrün	„ 0,3	„	wäßriger	„

eingelegt.

Man färbt 12—18 Stunden. Verdünnt man die Lösungen noch stärker, so muß man 24—48 Stunden färben.

7. Abspülen in Wasser.

8. Einschluß in Glycerin, dem der Farbstoff, mit dem gefärbt wurde, zugesetzt ist, oder bei in Methylviolett oder Dahlia gefärbten Präparaten auch in 0,5 proz. Osmiumsäure (zur Konservierung der Färbung). Umrahmung mit Paraffin.

Die vor der Entkalkung bereits kalklosen Stellen verhalten sich ablehnend gegen die Färbung, während die kalkhaltigen Partien mehr oder minder intensiv gefärbt sind; Kerne sind stark gefärbt.

Die Präparate halten sich nicht allzu lange.

Sehr geeignet zur Darstellung der verkalkten Partien in künstlich vollständig entkalkten Knochen ist, wie ich gefunden habe, die von BEST angegebene Methode zur Färbung des Glykogens (S. 207), wenn man sie an Gefrierschnitten von Objekten anwendet, die in wäßriger Salpetersäurelösung oder in Formalin-Ameisensäure entkalkt, nach der Entkalkung mit Natriumsulfat behandelt und dann gründlich ausgewässert wurden. Die verkalkten Partien sind rot gefärbt, während das kalklose osteoide Gewebe farblos oder (bei Überfärbung) blaßrosa gefärbt erscheint. Bei Celloidinschnitten ist der Farbenunterschied viel weniger deutlich hervortretend.

Die von STÖLTZNER und SALGE empfohlene Versilberung von Knochenschnitten, die durch alkoholische Salpetersäure entkalkt sind, ist nicht sicher, da je nach dem Maße, in dem die Entziehung der Kalksalze durch die als Entkalkungsmittel ja nicht besonders geeignete alkoholische Salpetersäurelösung stattgefunden hat, die Resultate verschieden sind. An Präparaten, denen die Kalksalze durch eine wäßrige Salpetersäurelösung sicher vollständig entzogen sind, versagt die Methode nach eigenen Versuchen fast vollständig, zum mindesten lassen sich aber aus dem Auftreten der Silberniederschläge irgendwelche bindende Schlüsse über den Kalkgehalt, der vor der Entkalkung bestand, nicht ziehen.

Für die Untersuchung von Knochen mit fraglichem Kalkgehalt ist ferner das v. RECKLINGHAUSENsche Verfahren zur Darstellung der sog. Gitterfiguren heranzuziehen, die von ihrem Entdecker in dem Sinne gedeutet werden, daß ihr Auftreten als ein sicheres Zeichen einer Kalkentziehung (Halisterese) anzusehen ist. Dieser Ansicht haben HANAU und AXHAUSEN mit beachtlichen Gründen widersprochen und darauf hingewiesen, daß die Gitterfiguren überhaupt nur eine mangelhafte Verkalkung anzeigen, nichts aber darüber aussagen, auf welche Weise letztere entstanden ist, ob durch Halisterese oder durch mangelhafte Ablagerung von Kalksalzen. Auf Grund eigener Erfahrungen muß ich mich der HANAU-AXHAUSENschen Ansicht anschließen.

Man verfährt zu ihrer Darstellung in der Weise, daß man Schnitte von unentkalktem Knochen oder Knochenplättchen abwechselnd in starke Alaunlösung und Natrium bicarbonicum-Lösung etwa 10 Min. bringt. Man tupft die Präparate mit Fließpapier ab und bringt sie in Glycerin, in dem freilich die Gasinjektion bald verschwindet. Wenig haltbare Dauerpräparate erhält man, wenn man die glycerindurchtränkten Präparate im Zustand der vollsten Gasentwicklung abtupft und in Wasserglas einbettet. Will man zugleich eine Färbung der zelligen Elemente erzielen, so verwendet man anstatt der Alaunlösung eine stark alaunhaltige Alauncarminlösung.

AXHAUSEN hat auf eine andere, früher v. RECKLINGHAUSEN angegebene Methode zur Darstellung der Gitterfiguren zurückgegriffen und empfiehlt sie sehr warm. Die Schnitte (Gefrierschnitte von unentkalktem Material oder Celloidinschnitte von demselben Material, bei denen aber das Celloidin entfernt sein muß) werden der Austrocknung unterworfen und dann in Glycerin oder in steinhartem Canadabalsam eingebettet. Näheres über die Methode s. Virchows Arch. **194**, 371.

Darstellung der einzelnen Strukturelemente des Knochens.

Zur Darstellung der elastischen Fasern kommen die S. 157 ff. beschriebenen Verfahren in Betracht.

Die Knochenfibrillen treten am besten bei 12—24 stündiger Behandlung der entkalkten Schnitte mit 5 proz. Phosphorwolframsäure hervor (PETERSEN). Man schließt die Schnitte in 5 proz. wäßrige Chloralhydratlösung oder Balsam ein.

WEIDENREICH benutzt zur Darstellung der Knochenfibrillen, die bereits von BENEKE (s. S. 153) für diesen Zweck angegebene WEIGERTsche Fibrinfärbung, bei der man in dem zur Differenzierung dienenden Anilinöl-Xylolgemisch den Anilinölgehalt auf die Hälfte bis ein Drittel herabsetzt und die Differenzierung unter Kontrolle mit dem Mikroskop vornimmt. Auch bei den von mir zur Darstellung der Knochenhöhlen und ihrer Ausläufer angegebenen Methoden ist der feinfibrilläre Aufbau der Knochensubstanz an dünnen Schnitten sehr deutlich zu erkennen.

Um die SHARPEYSCHEN perforierenden Fasern sichtbar zu machen, stehen folgende Methoden zur Verfügung:

1. Nach v. EBNER behandelt man Schnitte von Knochen, die in Salzsäure entkalkt sind, mit konzentrierter Kochsalzlösung. Die SHARPEYSCHEN Fasern treten dann als dunkle Gebilde bei Beobachtung mit kleiner Blende hervor.

2. Nach v. KÖLLIKER bringt man Schnitte von entkalktem Knochen in konzentrierte Essigsäure, bis sie durchsichtig sind und taucht sie dann auf $^1/_4$—1 Min. in konzentrierte wäßrige Lösung von Indigcarmin, spült in Wasser ab und untersucht in Glycerin oder Canadabalsam. Die Fasern erscheinen dann als blaßrosa bis dunkelrot gefärbte Bündel im blauen Knochengewebe.

3. Nach v. RECKLINGHAUSEN erwärmt man entkalkte Schnitte flüchtig auf dem Objektträger, bis sich noch Luftblasen bilden, dabei

darf aber der Schnitt nicht schrumpfen oder gelb werden; damit die durch das Erwärmen herbeigeführte Quellung der Schnitte nicht zu stark wird und nicht auch die Sharpeyschen Fasern ergreift, empfiehlt es sich, die Schnitte in eine schwach angesäuerte Chlormagnesiumlösung einzulegen.

Sie lassen sich im vollkommen entkalkten Knochen auch durch die Silbermethoden von Bielschowsky oder Achúcarro-Ranke darstellen.

Die von Beneke modifizierte Weigertsche Fibrinfärbung gibt ebenfalls mitunter eine Färbung der Sharpeyschen Fasern, ist aber in dieser Hinsicht sehr unsicher.

Der geflechtartige Aufbau des jugendlichen Knochengewebes tritt besonders an Schnitten von Knochen deutlich hervor, die nach v. Ebner entkalkt und mit konzentrierter Kochsalzlösung nachbehandelt wurden, sowie an Schnitten unentkalkten Knochens bei Untersuchung in Wasser, ferner bei der unten in der zur Darstellung der Knochenhöhlen und ihrer Ausläufer angegebenen Methode, bei der auch der fibrilläre Bau der Grundsubstanz sehr deutlich sichtbar wird, insbesondere bei der Schmorlschen Methode a.

In manchen Fällen muß auch das Polarisationsverfahren zur Untersuchung feiner Knochenstrukturen herangezogen werden. Man kann dazu auch Schnitte von entkalktem Material, das am besten in Formalin und nach v. Ebner entkalkt wurde, benutzen. Die Schnitte werden in Wasser oder Glycerin liegend polarisiert. Carbolxylol darf zur Aufhellung nicht verwendet werden.

Über die Anfertigung von Knochenschliffen s. M. Weber, Ziegl. Beitr. 38, 441.

Für die **Darstellung der Knochenhöhlen und ihrer Ausläufer** sind folgende Methoden anzuwenden:

A. Das v. Recklinghausensche Verfahren, das bereits oben bei Besprechung der Gitterfiguren erwähnt wurde. Durch die sich bei diesem Verfahren entwickelnde Kohlensäure werden auch die Knochenhöhlen und ihre Ausläufer gefüllt und treten bei Untersuchung mit enger Blende scharf hervor.

B. Die Schmorlschen Methoden gestatten die in Rede stehenden Gebilde an Schnitten entkalkten Knochens färberisch zur Darstellung zu bringen:

a) Färbung mit Thionin, Differenzieren mit Phosphorwolfram- oder Phosphormolybdänsäure.

1. Fixieren dünner Knochenscheiben in Formalin. Längeres Nachhärten in Müllerscher Lösung 6—8 Wochen bei Zimmertemperatur, 3—4 Wochen im Brutschrank ist besonders bei Kinderknochen sehr zu

empfehlen. Andere Fixierungsmethoden sind ebenfalls angängig. Sublimatfixierung gibt unsichere Resultate.

2. Auswaschen in Wasser 24 Stunden.

3. Entkalkungsmethode gleichgültig, sehr brauchbar namentlich für kindliche Knochen ist die Entkalkung in alkoholischem Salzsäuregemisch, in das die Stücke unmittelbar ohne Auswässern aus MÜLLERscher Lösung übertragen werden. Man kann auch bei Osteomalacie und Rachitis Schnitte von frischem oder fixiertem unentkalkten oder in MÜLLERscher Lösung unvollkommen entkalktem Material der Färbung unterwerfen.

4. Einbetten in Celloidin oder Paraffin oder Gefrierschnitte. Gelatineeinbettung ist nicht ratsam wegen der starken Färbung der Einbettungsmasse.

5. Übertragen der möglichst dünnen Schnitte in Wasser auf 10 Min.

6. Färben in konzentrierter wäßriger Thioninlösung zur Hälfte mit Wasser verdünnt, 5 Min., oder in der S. 259 angegebenen ammoniakalischen Thioninlösung, 3 Min.

7. Abspülen in Wasser.

8. Übertragen in Alkohol 1—2 Min.

9. Abspülen in Wasser.

10. Übertragen der Schnitte mit Glasnadeln in eine konzentrierte wäßrige Lösung von Phosphorwolfram- oder (weniger empfehlenswert) Phosphormolybdänsäure auf beliebige Zeit. Die Differenzierung ist in wenigen Sekunden beendet. Längeres Liegen in der Säurelösung schadet nichts.

11. Auswaschen der Schnitte in Wasser, bis die Schnitte einen himmelblauen Farbenton angenommen haben (etwa 5—10 Min., längeres Auswaschen schadet nichts).

12. Fixierung der Färbung in einer zur Hälfte mit Wasser verdünnten konzentrierten Formalinlösung 1—2 Stunden oder in einer verdünnten Lösung von Liq. ammon. caustici 1:10, 5 Min.

13. Direktes Übertragen in 90proz. Alkohol, den man einmal wechselt.

14. Entwässern. Xylol (bei Anwendung von Carbolxylol ist Vorsicht geboten, da mitunter besonders bei längerer Behandlung mit ihm Entfärbung eintritt). Balsam.

Die Methode ist absolut sicher und gibt sowohl bei Knochen Erwachsener als auch bei solchen von Kindern ausgezeichnet klare Bilder.

Die Wände der Knochenhöhlen und ihrer Ausläufer sind intensiv blauschwarz, die zelligen Elemente diffus blau gefärbt, die Kerne häufig etwas dunkler als das Protoplasma. Will man erstere stärker hervortreten lassen, so kann man mit Hämatoxylin nachfärben.

Ausgezeichnet färben sich auch Zahnpräparate.

Die Grundsubstanz zeigt je nach der Art der Fixierung und Nachbehandlung eine verschiedene Tönung: bei Fixierung der Färbung durch Formalin (12) ist sie hellblau (bei Müller-Präparaten die verkalkte Substanz dunkelblau), bei Fixierung der Färbung mit Ammoniak (12) ist sie bei allen mit Müllerscher Lösung behandelten Objekten rötlich bis purpurrot (bei starker Färbung), sonst farblos bis leicht grünlichblau gefärbt. Sollte die Grundsubstanz zu intensiv gefärbt sein, was bei lange Zeit in Müllerscher Lösung aufbewahrten Objekten oder bei zu langer Färbung mit Thionin vorkommen kann, so bringt man die Schnitte nach der Behandlung mit Formalin oder Ammoniak und Alkohol (12 und 13) in Salzsäurealkohol auf 3—5 Min. und wäscht dann gründlich mit Wasser aus. In diesem Falle ist häufig, da die Färbung der zelligen Elemente zu sehr abgeblaßt zu sein pflegt, Nachfärbung mit Hämatoxylin angezeigt.

In der Grundsubstanz sind die Lamellengrenzen sowie die Kittlinien sehr gut zu erkennen, auch tritt meist schon bei der eben angegebenen Färbung (ohne Salzsäurebehandlung und ohne Nachfärbung mit Hämatoxylin) die fibrilläre Struktur des Knochengewebes deutlich hervor. Noch schöner erhält man die letztere durch folgende Modifikation.

1. Fixierung in Formalin, Nachhärtung in Müllerscher Lösung und gegebenenfalls Entkalkung in wäßriger Salpetersäurelösung. Celloidineinbettung oder Gefrierschnitte.

2. Man färbt 10—30 Min. in konzentrierter wäßriger Thioninlösung, die mit gleichen Teilen Wasser verdünnt ist.

3. Abspülen in Wasser.

4. Übertragen in 96 proz. Alkohol 1—3 Min.

5. Abspülen in Wasser.

6. Differenzieren in Phosphorwolfram- oder Phosphormolybdänsäure oder in Glycerin, in dem reichlich Phosphormolybdänsäure gelöst ist, 10—25 Min.

7. Auswaschen in fließendem Wasser 2 Stunden und länger.

8. Übertragen in 5 proz. Kalialaunlösung (mit destilliertem Wasser hergestellt) 1—2 Stunden.

9. Auswässern in fließendem Wasser 3—12 Stunden.

10. Alkohol. Carbolxylol. Balsam.

Die Knochenfibrillen sind zwar farblos, doch treten sie dadurch deutlich hervor, daß die zwischen ihnen befindliche Kittsubstanz stark blau gefärbt ist. Leider bilden sich sehr häufig rotblau gefärbte krystallinische Niederschläge, welche die Schönheit der Präparate sehr beeinträchtigen.

Wendet man die eben beschriebene Methode auf Schnitte von unentkalktem, in Formalin fixiertem Knochen bei Rachitis oder Osteomalacie an, so färben sich die kalklosen Teile rotviolett, die kalkhaltigen bleiben farblos. Bringt man sie aber bei von denselben Krankheiten stammenden Knochen, die in MÜLLERscher Lösung unvollkommen entkalkt waren, zur Anwendung, so erscheinen die kalkhaltigen Partien in Glycerinpräparaten leuchtend rotviolett, die kalklosen hellblau; in beiden sind die Fibrillen und Knochenkörperchen deutlich sichtbar. Bei Einschluß in Balsam verschwindet die Metachromasie meist.

Die von v. RECKLINGHAUSEN angegebenen Modifikationen der vorstehenden Methode geben keine zuverlässigen Resultate und sind nicht zu empfehlen.

b) Färbung mit Thionin-Pikrinsäure.

1. Die Knochen können auf beliebige Art fixiert sein, nur bei Sublimatfixierung versagt die Methode. Am besten ist Fixierung in Formalin oder Formalin-MÜLLER.

2. Entkalkung beliebig, am besten in MÜLLERscher Lösung mit Zusatz von Salpetersäure, Formalin-Salpetersäure oder in alkoholischer Kochsalz-Salzsäurelösung.

3. Gefrierschnitte oder Einbetten nur in Celloidin.

4. Übertragen der Schnitte in Wasser auf mindestens 10 Min.

5. Färben der gut ausgebreiteten Schnitte in Carbolthionin nach NICOLLE (s. u.) oder in einer wäßrigen Thioninlösung von folgender Zusammensetzung:

Konz. Lösung von Thionin in 50 proz Alkohol   1 ccm
Aq. dest.   10 ccm

5—10 Min. und länger.

6. Abspülen der tiefblau gefärbten Schnitte in Wasser.

7. Übertragen in eine heiß gesättigte, nach dem Erkalten filtrierte wäßrige Lösung von Pikrinsäure auf $^1/_2$—1 Min. Längeres Verweilen in der Pikrinlösung schadet nichts, führt aber mitunter zu einer intensiven Färbung der Knochengrundsubstanz, die sich allerdings durch längeres Auswaschen in Wasser beseitigen läßt (s. u.).

8. Abspülen in Wasser.

9. Übertragen in 70 proz. Alkohol, in dem die Schnitte solange bleiben, bis sich beim Hin- und Herbewegen keine gröberen blaugrünen Farbstoffwolken mehr ablösen. (Etwa 5—10 Min. und länger.)

10. Entwässern in 96 proz. Alkohol. Aufhellen in Carbolxylol oder Origanumöl. — Balsam.

Die Knochensubstanz ist gelb bis gelbbraun gefärbt. Die Knochenhöhlen erscheinen dunkelbraun bis schwarz. Die Zellen rot.

Sollte die Färbung nicht gelingen, was vorkommen kann, so bediene man sich einer alkalischen Farblösung, indem man zu der obenerwähnten Thioninlösung 1—2 Tropfen Liq. ammon. caustici hinzufügt.

Es handelt sich nicht um eine eigentliche Färbung der Knochenhöhlen und ihrer Ausläufer, sondern um eine Ablagerung eines feinen Farbstoffniederschlags. Um die auch außerhalb der Knochenhöhlen im Knochenmark mitunter sehr zahlreich auftretenden Farbstoffniederschläge zu beseitigen, bringt man die Schnitte nach der Differenzierung in Alkohol (s. o. Nr. 9) in Wasser zurück, läßt sie in ihm 30—60 Min. liegen und entwässert in Alkohol. Die Knochensubstanz erscheint in solchen Präparaten bei Müller-Präparaten blau, bei Formalinhärtung und Salpetersäureentkalkung farblos. Um die in solchen Präparaten meist wenig scharf hervortretenden Zellen deutlich sichtbar zu machen, empfiehlt es sich, mit der Thionin-Pikrinfärbung eine Kernfärbung durch Hämatoxylin zu verbinden, die man der Thionin-Pikrinfärbung vorausgehen oder folgen lassen kann. Da die Pikrinsäure entfärbend auf das mit Hämatoxylin gefärbte Präparat einwirkt, muß man im ersten Falle etwas mit Hämatoxylin überfärben.

Ferner macht sich in derartigen Präparaten eine differente Färbung der kalkhaltigen und kalklosen Knochensubstanz bemerkbar, insofern erstere intensiver gelb gefärbt ist als letztere. Die Knochenhöhlen treten in den kalkhaltigen Partien deutlicher hervor. Will man sie auch in den kalklosen Teilen nachweisen, so muß man die Färbung in der erwähnten alkalischen Thioninlösung vornehmen, doch gelingt dies mitunter nicht vollständig.

Diese Methode gibt auch bei Zahnpräparaten ausgezeichnete Bilder. Sie versagt leider mitunter, wenn auch selten.

Morpurgo hat die beiden eben angegebenen Methoden miteinander in folgender Weise kombiniert:

1. Fixierung in Müller-Formol bei 37°.

2. Entkalkung in 5 proz. Salpetersäure.

3. Direktes Übertragen in Müllersche Flüssigkeit und mehrmaliges Wechseln während mehrerer Tage. Auswässern.

4. Alkohol. Einbettung in Celloidin.

5. Die Schnitte kommen auf einige Stunden in Wasser.

6. Einlegen derselben in eine konzentrierte Lösung von Lithion carbonic. auf einige Minuten.

7. Direktes Übertragen in Schmorlsche Carbolthioninlösung evtl. mit Zusatz der alkalischen Lösung bis zum rotvioletten Farbenton. 3—5 Min.

8. Auswaschen in Wasser.

9. Differenzieren in konz. Phosphorwolframsäure. 5 Min.

10. Auswaschen in Wasser.

11. Übertragen in konz. wäßrige Lösung von Pikrinsäure. 2—3 Min.

12. Kurzes Waschen in einmal zu wechselndem Wasser.

13. Übertragen in 96 proz. Alkohol, in dem man die Schnitte mit einer Glasnadel hin und her bewegt.

14. Entwässern, Origanumöl, Balsam.

Man erhält sehr elegante Präparate, in denen die vor der Entkalkung kalkhaltig gewesene Knochensubstanz sich durch ihre braungelbe Farbe von dem kalklosen, intensiv blau gefärbten Osteoid scharf abhebt.

Die Golgische Silberimprägnation zur Darstellung der Knochenhöhlen gibt sehr unsichere Resultate.

Das von Enescu angegebene Verfahren, bei dem die Schnitte von entkalktem Knochen 2 Stunden bei 37° mit verdünnter Giemsa-Lösung (2 Tropfen konz. Lösung auf 1 ccm dest. Wasser) gefärbt, in Wasser abgespült, mit Fließpapier getrocknet und in Acetonum purissimum entwässert werden, hat mir keine befriedigenden Resultate ergeben.

Zur Untersuchung macerierter, aus Gräbern stammender und fossiler Knochen auf pathologische Veränderungen kommen ausschließlich Knochenschliffe in Betracht. Ihre Herstellung ist in den Arbeiten von Weber und Michaelis ausführlich beschrieben, auf die hier nachdrücklich hingewiesen wird.

Anm. 1. Kommt es darauf an, von unentkalktem Knochen, der sich in gleichmäßig dünne Schnitte nicht zerlegen läßt, zur mikroskopischen Untersuchung geeignete dünne Scheiben zu erhalten, so bedient man sich der von Arndt angegebenen Doppelsäge, die aber nur bei kompakten Knochen brauchbar ist, bei spongiösen versagt sie völlig. (Näheres s. Z. Mikrosk. 18 u. 22.)

Anm. 2. In hervorragend schöner Weise kann man die Knorpelmarkkanäle und die in ihnen verlaufenden Gefäße in der rachitischen Knorpelzone durch folgendes vom Verfasser angegebene Verfahren zur Anschauung bringen:

Man schneidet aus einem endochondral ossifizierenden Knochen, der gut in Formalin durchfixiert sein muß, 1—2 mm dicke Scheiben, welche die rachitische Zone samt den angrenzenden Teilen des ruhenden Knorpels und der Metaphyse umfassen, und die sich auf die ganze Breite der Ossifikationszone erstrecken können, heraus, entwässert sie vollständig in absolutem Alkohol und überträgt sie in Xylol, in dem sie so lange liegenbleiben, bis der ruhende Knorpel durchsichtig geworden ist. Nun bringt man sie in einer mit Xylol gefüllten Schale liegend — das Xylol muß die Scheibe vollständig bedecken — unter die Linsen des binokularen stereoskopischen Mikroskops. Die Gefäßverzweigungen treten in dem Knorpel, besonders in der rachitischen Zone, mit einer Klarheit und Übersichtlichkeit hervor, wie bei keinem anderen Verfahren. Am schönsten sind selbstverständlich die Bilder in denjenigen Knochen, in denen die Gefäße stark und prall mit roten Blutkörperchen gefüllt sind. Aber auch, wenn dies nicht der Fall ist, ergeben sich Bilder, die den etagenförmigen Aufbau der rachitischen Zone und seine Beziehungen zu den Knorpelmarkkanälen auf das deutlichste erkennen lassen. Man kann übrigens bei geringeren Gefäßfüllungen die feineren Gefäßverzweigungen dadurch deutlicher hervortreten lassen, daß man die herausgeschnittenen Scheiben aus Formalin zunächst auf mehrere Tage in eine dünne, schwach hellrot gefärbte Lösung von Ammoniakcarmin einlegt, dann 12 Stunden auswässert und nun erst der Alkohol-Xylolbehandlung unterwirft. Bei diesem Verfahren wird das zarte, die Knorpelmarkkanäle ausfüllende und die hier verlaufenden Gefäße umscheidende Bindegewebe gefärbt, wodurch die feinen Knorpelmarkkanäle, selbst wenn die in ihnen verlaufenden Gefäße nicht gefüllt sind, sich scharf von der ungefärbten durchsichtigen Knorpelgrundsubstanz abheben. Man hat hier außerdem noch den Vorteil, daß man an den so behandelten Präparaten die kalklosen Säume gefärbt erhält, die sich durch ihre rote Färbung von den ungefärbten kalkhaltigen, undurchsichtigen Knochenteilen unterscheiden.

Dieses Verfahren eignet sich auch für andere Organe zur Darstellung der feineren Gefäßverzweigungen, insbesondere für die Meningen, die Plexus chorioidei, papillomatöse Geschwülste usw.

Literatur. Axhausen: Über die sogenannten Gitterfiguren. Virchows Arch. 194 (1908). — Bock, N.: Eine Methode zum Studium der Ablagerungsverhältnisse der Knochensalze. Z. Mikrosk. 40 (1923). — Brogsitter, A. M.: Färberischer Nachweis von Harnsäuredepots im Gelenkknorpel. Zbl. Path. 33, 429 (1922/23). — Fernando de Castro: Technik zur Färbung des Nervensystems im Knochen. Ref. Zbl. Path. 39, 274 (1927). — v. Ebner: Über den feineren Bau des Knochengewebes. Sitzgsber. Akad. Wiss. Wien, Math.-naturwiss. Kl. 72 (1875). — Enescu: Ein neues Verfahren zur Darstellung der Knochenhöhlen und der Knochenkanälchen. Z. Mikrosk. 32, 297 (1915). — Fasoli: Über die feinere Struktur des Knochengewebes. Arch. mikrosk. Anat. 66. — Flesch, M.: Zur Anwendung der Merkelschen Doppelfärbung. Z. Mikrosk. 2 (1885). — Flemming, W.: Surrogate für Knochenschliffe. Ibid. 3 (1886). — Gäckl, E.: Herstellung von Anschliffen von

Gesteinen, Erzen, Glas, Knochen usw. Bl. Unters.- u. Forsch.instrum. **1930**, 1. — KLAATSCH, H.: Zur Färbung von Ossifikationspräparaten. Z. Mikrosk. **4** (1887). — KOCH, G. v.: Herstellung von dünnen Schliffen. Zool. Anz. **1** (1878). — KÖLLIKER: Der feinere Bau des Knochengewebes. Z. Zool. **44** (1886) — Handbuch der Gewebslehre (6). Leipzig 1893. — MATSCHINSKY: Über das normale Wachstum der Röhrenknochen. Arch. mikrosk. Anat. **39**. — MICHAELIS, L.: Vergleichende mikroskopische Untersuchungen an rezenten, historischen und fossilen menschlichen Knochen. Jena: Gustav Fischer 1930 — Technik des Knochengroßanschliffes. Zbl. Path. **48**, 151 (1930). — MORPURGO: Verh. dtsch. path. Ges. **1908**. — PETERSEN: Über Methoden zum Studium des Knochens. Z. Mikrosk. **43**, 357 (1926). — POMMER, G.: Über Methoden, welche zum Studium der Ablagerungsverhältnisse der Knochensalze und zum Nachweis kalkloser Knochenpartien brauchbar sind. Ibid. **2** (1885) — Untersuchungen über Rachitis und Osteomalacie. Leipzig 1885 — Befunde bei Arthritis deformans. Denkschrift Math.-naturwiss. Kl. ksl. Akad. Wiss. Wien **1913**. — v. RECKLINGHAUSEN: Fibröse und deformierende Ostitis usw. Festschrift der Assistenten für Virchow **1891** — Rachitis und Osteomalacie. Jena: Fischer 1910. — RUPRECHT: Imprägnation der Knochenhöhlen und Knochenkanälchen. Z. Mikrosk. **13** (1896). — SALGE u. STÖLTZNER: Eine neue Anwendung des Silbers. Berl. klin. Wschr. **1900**. — SCHAFFER, J.: Färberei zum Studium der Knochenentwicklung. Z. Mikrosk. **5** (1888) — Die Methodik der histologischen Untersuchung des Knochengewebes. Ibid. **10** (1893). — SCHMORL: Darstellung feiner Knochenstrukturen. Zbl. Path. **10** (1899) — Demonstration mit dem stereoskopischen Mikroskop. Verh. dtsch. path. Ges. **1910**. — STÖLTZNER: Jb. Kinderheilk. **1901** — Über Metallfärbung verkalkter Gewebe. Virchows Arch. **180** (1905). — STOYE, W.: Über histochemischen Nachweis von Phosphaten und anderen Zonen im wachsenden Knochen. Klin. Wschr. **1926**. — STRELZOFF: Über die Histogenese der Knochen. Unters. path. Inst. Zürich. Leipzig 1873. — TÜRKHEIN, H.: Über die Bedeutung der Schmelzfärbung. Z. Stomat. **20**. — S. auch Literatur bei Kap. IV.

D. Muskeln, Sehnen und Gelenke.

Härtung geschieht am zweckmäßigsten in Formalin oder MÜLLERscher Lösung oder in einem Gemisch von beiden. Auch Sublimathärtung ist mitunter besonders bei progressiven Ernährungsstörungen von Vorteil, ebenso auch FLEMMINGsches Gemisch. Zur Einbettung eignet sich am besten Celloidin oder Gelatine; in Paraffin werden die Muskelfasern mitunter spöde.

Doppelfärbungen mit Hämatoxylin und Eosin oder mit Lithioncarmin und Pikrinsäure oder Pikrocarmin oder nach VAN GIESON liefern sehr instruktive Bilder. Zur vorläufigen Orientierung, besonders bei wachsiger, hydropischer usw. Degeneration sind Zupfpräparate, die man aus vorsichtig maceriertem Material herstellt, zu empfehlen. Die Querstreifung tritt bei der BIELSCHOWSKYschen Silberimprägnation in prachtvoller Weise hervor.

Zur Darstellung der feineren Muskelstruktur ist eine $^1/_2$—1 stündige Färbung in konzentrierter wäßriger Neutralrotlösung, Abspülen in Wasser und Nachfärben in konzentrierter Pikrinsäurelösung (1 Min.) mit nachfolgender Entwässerung in steigendem Alkohol zu empfehlen

(Schmidtmann). Die anisotrope Substanz ist dunkelbraunrot, die isotrope gelb gefärbt. Die Myosomen erscheinen als braunrote Körner.

Nach Heidenhain fixiert man die quergestreiften Muskeln am besten nicht lebenswarm, sondern läßt sie in einem mit physiologischer Kochsalzlösung angefeuchteten Gazestreifen eingehüllt in einem geschlossenen Gefäß so lange liegen, bis sie abgekühlt und nicht mehr kontraktionsfähig sind, spannt sie dann in möglichst natürlicher Lage mit Igelstacheln auf Kork und fixiert sie 24 Stunden in 5 proz. Trichloressigsäure. Man härtet dann sofort ohne Auswässern in 96 proz. Alkohol nach, den man zur völligen Entfernung der Säure oft wechseln muß. Einbettung in Paraffin. Eisenhämatoxylinfärbung nach Heidenhain.

Wachsig degenerierte Muskelfasern färben sich in Gefrierschnitten, die man aus in Formalin fixiertem Material hergestellt hat, sehr stark mit verdünnter wäßriger Methylenblaulösung (Stemmler).

Sehnenscheiden und Schleimbeutel härtet man in Formalin oder Müllerscher Lösung. Einbettung in Celloidin oder Gelatine. Kern- oder Doppelfärbungen.

Bei gichtischen Ablagerungen darf nur Fixierung in absolutem Alkohol in Anwendung kommen, da wäßrige Fixierungsmittel, ganz besonders aber Formalin, die Urate lösen.

Die Bandscheiben der Wirbelsäule werden am zweckmäßigsten in Celloidin oder Gelatine eingebettet. Letztere Einbettung möchte ich auf Grund eigener Erfahrungen besonders empfehlen. Degenerative Vorgänge am Anulus lamellosus und besonders am Nucleus pulposus treten bei Hämatoxylin-Eosinfärbung außerordentlich schön hervor. Auch Färbung nach van Gieson und Mallory ist anzuwenden evtl. Fettfärbung.

Literatur. Belvis, A.: Eosin, S-Fuchsin und Lichtgrün als elektive Muskelfärbung. Z. Mikrosk. **44**, 481 (1927). — Heidenhain, M.: 25 Jahre Eisenhämatoxylinfärbung. Ibid. **33**, 228 (1916) — Beitr. path. Anat. **64**, 198 (1918). — Schmidtmann: Über feinere Strukturveränderungen des Muskels bei Inaktivitätsatrophie. Zbl. Path. **27**, 337 (1916). — Stemmler, W.: Wachsartige Degeneration. Virchows Arch. **216**.

E. Zirkulationsorgane.

Um sich über den Zustand der Muskelfasern (Verfettung, trübe Schwellung, braune Atrophie usw.) des Herzens zu orientieren, fertigt man vom frischen Organ Zupfpräparate oder auch Gefrierschnitte an. Zusatz von Essigsäure, Kalilauge usw. erleichtern die Untersuchung.

Zur Härtung dient Formalin und Orthsches oder Zenkersches Gemisch; in einzelnen Fällen ist das Flemmingsche Gemisch oder Marchische Verfahren am Platze.

Einbettung geschieht in Celloidin oder Gelatine oder Paraffin, bei letzterem ist Vorsicht geboten, insbesondere dürfen die Stücke nicht zu lange in Xylol bleiben.

Zur Färbung kommen die kernfärbenden Mittel, besonders auch Doppelfärbungen: Hämatoxylin-Eosin und Carmin-Pikrinsäure (Pikrocarmin), VAN GIESON in Betracht. Auch das MARESCH-BIELSCHOWSKYsche Silberimprägnationsverfahren, sowie die DÜRCKsche Faserfärbung ist mitunter in Anwendung zu bringen. Bei ersterer tritt die Querstreifung der Muskulatur prachtvoll hervor. Glykogenfärbung ist bei Untersuchung des HISschen Bündels am Platze.

Bei rheumatischer Myokarditis färbt man nach PAPPENHEIM mit Pyronin-Methylgrün, wodurch die Zellen in den Knötchen scharf rot gefärbt werden. (E. FRAENKEL, Beitr. path. Anat. 52.)

Herzklappen und endokarditische Efflorescenzen härtet man in Formalin, Sublimat oder Alkohol und bettet in Paraffin oder Celloidin ein.

Zur Färbung sind außer den gewöhnlichen Kernfärbungen die WEIGERTsche Fibrinfärbung und die Bakterienfärbungen (LÖFFLERsches Methylenblau, GRAMsche Methode) heranzuziehen. Zu orientierenden Untersuchungen der in den Auflagerungen vorhandenen Mikroorganismen dienen Ausstrichpräparate.

Um an den Herzmuskelfasern die Schaltstücke oder Querleisten darzustellen, empfiehlt DIETRICH folgende von HEIDENHAIN stammende Methode:

1. Fixierung in Sublimat. Dünne Schnitte 3—4 μ.

2. Färben in einer 1proz. wäßrigen Lösung von Brillantschwarz 3 B, die man schwach durch 1proz. Essigsäure ansäuert (15 Tropfen auf 30 ccm Farblösung). 1—5 Min.

3. Kurzes Abspülen in Wasser.

4. Färben in 1proz. wäßriger Lösung von Toluidinblau oder Safranin, 5—10 Min. Abtrocknen.

5. Differenzieren in Alkohol abs. oder, wenn sich die Differenzierung zu langsam vollzieht, in Methylalkohol oder in Äthyl- und Methylalkohol zu gleichen Teilen.

6. Xylol. Balsam.

Die Schaltstücke oder Querleisten sind dunkelblau, die Querstreifung hellblau bzw. rot.

Die Gefäße (Arterien, Venen) härtet man in Alkohol, Formalin-MÜLLER oder Sublimat. Zur Einbettung ist Celloidin vorzuziehen, da in Paraffin die Gefäßwand und thrombotische Auflagerungen leicht sehr hart und schwer schneidbar werden. Färbung, abgesehen von den Kern- oder Doppelfärbungen, nach der WEIGERTschen Fibrinmethode (Thromben) und nach einer der für die Darstellung der elastischen Fasern angegebenen Methoden (S. 157 ff.) oder nach dem DÜRCKschen Verfahren (S. 163), ferner mit Kresylechtviolett oder UNNAs polychromem Methylenblau zur Darstellung der mucoiden (SCHULZ) oder chromotropen Substanz (SSOLOWJEW). Bei degenerativen Prozessen (Athero- und Phlebosklerose) sind Gefrierschnitte am Platze, wenn es gilt, die dabei auftretenden Degenerationsprodukte (Fett, Fettsäure-krystalle usw.) nachzuweisen.

Für manche, insbesondere vergleichende Untersuchungen über die Wanddicke der Arterien ist es wünschenswert, letztere in entspanntem Zustand zu untersuchen. Man verfährt dabei nach Mac Cordick folgendermaßen:

Nach Herausnahme eines Arterienstückes von ungefähr 4 cm Länge aus dem Körper wird an jedes Ende des Stückes eine kleine Glasröhre mit Gummischläuchen befestigt. Dann läßt man eine 20proz. Kalium-sulfocyanidlösung aus einem erhöhten Trichter durchfließen. Das Präparat wird zu gleicher Zeit in dieselbe Flüssigkeit 10 Min. lang eingetaucht, wobei die Gefäßmuskeln vollständig er-schlafft werden, ohne daß die Färbbarkeit leidet. Hierauf wird die Arterie einige Minuten mit physiologischer Kochsalzlösung gewaschen, um das Sulfocyanid zu entfernen. Während sich das Präparat in der Salzlösung befindet, wird vorsichtig, nachdem man das dem Trichter abgewendete Ende des Gummischlauches abge-trennt hat, Luft eingeblasen, um das etwaige Vorhandensein von irgendwelchen Verzweigungen festzustellen. Letztere werden gegebenenfalls abgebunden. Nach dem Waschen in Wasser spült man zunächst mit einer 5proz. Formalinlösung durch, nachdem man das dem Trichter abgewendete Ende geöffnet hat. Nach kurzer Zeit wird dieses Ende wieder geschlossen und der Druck, unter dem die Fixie-rungsflüssigkeit steht, durch Heben und Senken des Trichters so reguliert, daß er etwa 80 mm Quecksilber bei jugendlichen Arterien und 100 mm Quecksilber bei Erwachsenen entspricht. Das Präparat findet sich dabei in einem Gefäß, das mit 5proz. Formalinlösung gefüllt ist. Die Fixierung unter Druck hat 24 Stunden zu dauern.

Literatur. Dürck: Über eine neue Art von Fasern im Bindegewebe und in der Blutgefäßwand. Virchows Arch. 189 (1907). — MacCordick, A. H.: Ver-besserte Methode für das histologische Studium der Arterien. Zbl. Path. 24 (1913). — Petroff, J. R.: Über die Vitalfärbung der Gefäßwandungen. Beitr. path. Anat. 71, 115—131 (1923).

F. Nervensystem.

1. Zentralnervensystem.

Die mikroskopische Untersuchung des Zentralnervensystems im frischen Zustand ist mit großen Schwierigkeiten verbunden, da sich Zupf- und Schnittpräparate (auch Gefrierschnitte) von einer zur Unter-suchung genügenden Feinheit schwer herstellen lassen. Zur Isolierung der Ganglienzellen ist das von Arnold angegebene Verfahren mittels der Maceration in Jodjodkaliumlösung (s. S. 19) sehr vorteilhaft.

Am leichtesten gelingen noch Zupf- und Abstrichpräparate von Erweichungsherden, die man in Kochsalzlösung untersucht.

Gefrierschnitte, die ein dem frischen Zustand einigermaßen ent-sprechendes Bild liefern und zur schnellen Orientierung empfehlenswert sind, gewinnt man in der Weise, daß man dünne Scheibchen in 4proz. Formalinlösung 1—2 Stunden fixiert und mit dem Gefriermikrotom schneidet. Man untersucht in Formalinlösung oder Glycerin; behandelt man die Schnitte mit 1proz. Osmiumsäure, so kann man sich schnell über etwa vorhandene Degenerationsherde orientieren. Selbstverständlich lassen diese Schnitte auch Kern- und Bakterienfärbungen zu. Besonders empfehlenswert ist Färbung mit Sudan oder Scharlach R zum Nachweis von Fettkörnchenzellen und Abbauprodukten des Nervensystems, die in Zellen liegen, hier kann man mit Vorteil auch die übrigen zum Nachweis von lipoiden Substanzen, Fettsäure, Seifen usw. angegebenen Methoden anwenden. Ferner sind Gefrierschnitte angezeigt, wenn man das Alter von Blutungen bestimmen will. PLENGE empfiehlt besonders Färbung mit stark verdünnter Thioninlösung, durch welche die Struktur der Ganglienzellen (NISSLsche Granula) deutlich hervortritt.

Bezüglich der Härtung und Konservierung ist zu beachten, daß man nur dann auf zuverlässige Resultate rechnen kann, wenn die Objekte möglichst rasch nach dem Tode der Leiche entnommen und, ohne mit Wasser in Berührung zu kommen, fixiert werden (im Sommer spätestens 2—3 Stunden, im Winter 18—24 Stunden p. m.). Falls es nicht möglich ist, die Sektion so kurze Zeit nach dem Tode, wie hier angegeben, vorzunehmen, so ist es, um eine gute Fixierung des Zentralnervensystems zu erhalten, angezeigt, eine 10 proz. Formalinlösung in die Schädel-Rückenmarkshöhle einzuspritzen, und zwar entweder in der Weise, daß man, wie bei der Lumbalpunktion, einen dünnen Troikart zwischen zwei Lendenwirbeln in den Wirbelkanal und Durasack einführt, oder daß man von der Nasenhöhle aus einen solchen durch das leicht zu durchdringende Siebbein in die Schädelhöhle einschiebt, oder endlich, daß man von der Carotis aus die Formalinlösung einspritzt (hier erleidet der Blutgehalt der Nervensubstanz starke Veränderungen). Durch Injektion mit Formalin im ganzen fixierte Gehirne hängt man, um jeden Druck zu vermeiden, an einem um die Arteria vertebralis geschlungenen Faden freischwebend in einem genügend großen, mit Formalin gefüllten Gefäße auf. Ferner ist darauf zu achten, daß bei der Sektion und bei der Entnahme der zu untersuchenden Stücke jede Zerrung und jeder stärkere Druck vermieden wird. Um ein rasches Eindringen der Härtungsflüssigkeiten zu ermöglichen, sind entweder nur kleine Stücke zu verwenden oder größere Stücke tief und ausgiebig einzuschneiden. Handelt es sich um die systematische Untersuchung eines pathologischen Gehirnes, so legt man eine Anzahl großer frontaler Schnitte durch das Großhirn an, nachdem man Brücke, verlängertes Mark und Kleinhirn durch senkrecht auf die Achse der Großhirnschenkel gerichtete Schnitte abgetrennt hat. Für Spezialuntersuchungen entnimmt man kleine Stücke, die man besonderen Fixierungen unterwirft.

Zur Fixierung kommen, je nach dem Zweck, den man dabei verfolgt, und je nach der Methode, die man anwenden will, verschiedene Flüssigkeiten in Betracht (s. einzelne Methoden).

Kann man von vornherein den Gang der Untersuchung nicht übersehen, so legt man Stücke von verschiedenen Gehirnabschnitten

1. in Alkohol (96 proz.) ein, der nach 24 Stunden und 8 Tagen zu erneuern ist. Die Alkoholfixierung ist unbedingt erforderlich für die Nisslsche Methode. Alkoholmaterial kann aber auch bei anderen Methoden Verwendung finden: Hämatoxylin-Eosinfärbung, van Gieson, Gliamethode von Holzer, Tannin-Silbermethode;

2. in Formalin (10 proz.); Formalinmaterial kommt besonders bei der Weigertschen Markscheidenfärbung zur Verwendung, ferner bei der Weigertschen Gliafärbung und für Gefrierschnitte.

3. in 5 proz. Kaliumbichromat- oder Müllersche Lösung — mit Vorfixierung in Formalin oder mit Zusatz von letzterem — bei faseranatomischen Untersuchungen.

Für histologische Zwecke empfiehlt es sich im allgemeinen, aus folgenden Gehirngegenden Stücke einzulegen:

Frontalhirn, Zentralwindungen, Ammonshorn mit angrenzenden Stücken von Schläfenlappen, Sehrinde, große Ganglien, Kleinhirn mit Nucleus dentatus, Substantia nigra.

Man kann die Gegend, aus der ein Stück stammt, sicher wiedererkennen, wenn man sich folgenden Kunstgriffs bedient: Man gibt dem Stück aus einer bestimmten Gehirngegend immer die gleiche Form: z. B. Viereckform für Zentralwindung usw.

Besonders wichtig für die Untersuchung des Zentralnervensystems, besonders für die des Gehirns, sind **Gefrierschnitte,** für deren Verarbeitung sich folgendes Vorgehen empfiehlt: Herstellung von Gefrierschnitten verschiedener Dicke: 10 μ für Fibrillenfärbung, 15 μ für Fettfärbung und Holzersche Gliamethode, 30—40 μ für Spielmeyersche Markscheidenfärbung.

Einen Teil der Gefrierschnitte (15%) kann man zur Färbung mit Kresylviolett 0,5 proz., van Gieson, Hämatoxylin-Eosin und Elasticafärbung verwenden; man lege die so behandelten Schnitte für mehrere Stunden in 70 proz. Alkohol; etwa übrigbleibende Schnitte können in 10 proz. Formalin aufgehoben werden.

Für Anfänger empfiehlt sich für die Verarbeitung von Gefrierschnitten folgende Einteilung:

1. Tag: Herstellung der Gefrierschnitte (nicht mehr als 1—2 Blöcke schneiden!); Fettfärbung, Gliafärbung nach Holzer, Einlegen von Schnitten in Silberlösung für Fibrillenfärbung; Einlegen von Schnitten in 70 proz. Alkohol — am Abend Einlegen von Schnitten für Spielmeyers Markscheidenfärbung — Einlegen der Restschnitte in 10 proz. Formalin.

2. Tag: Spielmeyers Markscheidenfärbung — Färbung von alkoholbehandelten Gefrierschnitten mit Kresylviolett, van Gieson usw.

3. Tag: BIELSCHOWSKYsche Fibrillenfärbung, die unter Umständen noch mit Fettfärbung zu verbinden ist.

Ist es notwendig, mikroskopische Schnitte durch das ganze Gehirn anzufertigen, so fixiert man das Gehirn zunächst in Formalin. Um eine gute Durchfixierung zu erzielen, ist es nötig, 3—4 Frontalschnitte anzulegen, durch die die Hirnhöhlen eröffnet werden. Ist genügende Formalinfixierung erfolgt, so zerlegt man das Gehirn unter Benutzung des von BONVICINI (Z. Mikrosk. **26**, 410) oder des von BERLINER oder EDINGER (Frankf. Z. Path. **1**, H. 2) angegebenen Apparates (ibid. 382) in dünne Scheiben und unterwirft diese der Beizung mittels chromsaurer Salze. BONVICINI empfiehlt dazu ein Gemisch von Kali bichrom. 4, Chrom. sulfuric. (Merck) 2,5, Aq. dest. 100, das man filtrieren muß und 6 Tage einwirken läßt; man härtet dann in Alkohol nach, bettet in Celloidin ein und schneidet mit dem Tauchmikrotom. Die sehr großen Schnitte werden auf säurefreiem Klosettpapier anfgefangen und auf dieser Unterlage in eine entsprechend große Glasschale gebracht. Um ein Abschwimmen der Schnitte in der Farblösung zu vermeiden, werden sie, bevor man die Farblösung aufgießt, nochmals mit einem Stück Klosettpapier bedeckt.

Zur Einbettung verdient Celloidin den Vorzug besonders bei den Methoden, bei denen zur Färbung der Markscheiden Vorbehandlung in chromsauren Salzen nötig war. Für Stücke, die in Alkohol, Formalin usw. fixiert wurden, und für solche in chromsauren Salzen gehärtete Objekte, bei denen es sich um den Nachweis von Entzündungs- oder Neubildungsprozessen handelt, ist die Paraffineinbettung gut anwendbar.

Über die Einbettung von Scheiben, die das ganze Gehirn umfassen, s. JACOBSOHN, Neur. Zbl. **32**.

Zur Färbung hat die moderne histologische Technik eine große Anzahl von Methoden ausgebildet, durch welche die einzelnen Strukturelemente, aus denen sich das Nervensystem aufbaut, zur Darstellung gebracht werden. Meist wird man sich nicht mit einer Methode begnügen können, sondern es ist dringend zu raten, besonders bei komplizierten Fällen, mittels verschiedener Methoden eine systematische Untersuchung vorzunehmen. Infolgedessen ist es sehr empfehlenswert, das Material so vorzubereiten, daß möglichst alle wichtigen Methoden in Anwendung gezogen werden können; als solche sind zu nennen:

1. Einfache Kern- und Doppelfärbungen, wie sie oben S. 100—122 besprochen wurden oder Fettfärbungen. (Härtung in Alkohol, Formalin, Sublimat, MÜLLERscher Lösung.)

2. Die Methode von MARCHI. (Härtung in MÜLLERscher Lösung.)

3. Die Markscheidenfärbung von WEIGERT. (Härtung in Formalin oder MÜLLER-Formalin oder Formalin-doppelchromsaures Kali.)

4. Die zur Darstellung der Achsenzylinder und Neurofibrillen angegebenen Methoden. (Härtung in Formalin.)

5. Die NISSLsche Methode zur Darstellung der Ganglienzellen. (Härtung in Alkohol.)

6. Die Methode der Neurogliafärbung. (Härtung in Formalin.)

7. Die Methoden von Rio Hortega und Ramon y Cajal zur Silberimprägnation der Neuroglia mittelst Härtung in Brom-Ammonium-Formalin (s. u.).

Welche Methoden im einzelnen Falle zu wählen sind, hängt von seiner Eigenart ab. In Fällen, bei denen es sich nach der klinischen Beobachtung um akutere Prozesse handelt, wird man, abgesehen von Kernfärbungen, vorwiegend Fettfärbungen, die Marchische und Nisslsche Methode anwenden, bei chronischen Erkrankungen kommen vorwiegend die Weigertschen Methoden der Markscheiden- und Neurogliafärbung in Betracht, womit jedoch nicht gesagt sein soll, daß nicht auch bei letzteren mitunter, und zwar besonders bei chronischen, noch im Fortschreiten begriffenen Prozessen, die an erster Stelle genannten Methoden heranzuziehen sind.

Kernfärbungen.

Für sie kommen die oben S. 104—122 besprochenen Methoden in Betracht, und zwar besonders Hämatoxylin- und Carminfärbungen. Von den Doppelfärbungen ist besonders die van Giesonsche Methode empfehlenswert, durch die gleichzeitig die Kerne, die Glia und die Achsenzylinder gefärbt werden. In manchen Fällen sind auch Spezialfärbungen zu empfehlen (Plasmazellen, Bakterienfärbungen, Fibrin, Glykogen, Fett usw.).

Die Marchische Methode

dient zum Nachweis von frischen (Wochen bis mehrere Monate alten) degenerativen Prozessen und läßt selbst sehr geringfügige Degenerationsherde erkennen. Das zu bearbeitende Material muß der Leiche entnommen werden, noch bevor sich Fäulniserscheinungen zeigen, wobei jede Zerrung und jeder Druck sorgfältig vermieden werden muß, da durch Fäulnisprozesse und zerquetschte Markteile ein positiver Ausfall der Reaktion bedingt und dadurch Irrtümer veranlaßt werden können. Das Material kommt in dünnen (nur bis höchstens 2 mm dicken) Scheiben zunächst in Müllersche Lösung, in der es unter öfterem Wechseln der Flüssigkeit mindestens 8 Tage, aber nicht länger als 6 Wochen liegenbleibt. Vorfixierung in Formalin ist nicht zu empfehlen, da dabei Niederschläge entstehen können, die Marchi-Zerfallsprodukte vortäuschen können.

Sodann wird es in ein stets frisch zu bereitendes Gemisch von

$$\left.\begin{array}{l} \text{1proz. Osmiumsäure 1 Teil} \\ \text{Müllersche Lösung 2 Teile} \end{array}\right\} \text{Marchisches Gemisch}$$

übertragen, in dem es je nach seiner Provenienz verschieden lange verbleibt, für das Rückenmark und für periphere Nerven genügen

8—12 Tage, für das Gehirn und den Hirnstamm sind 3 —6 Wochen nötig. Um ein schnelles und gleichmäßiges Eindringen des Gemisches zu bewirken, stellt man die Präparate in den Brutschrank und schüttelt öfter vorsichtig um. Das MARCHISche Gemisch ist zu erneuern, sobald kein Geruch nach Osmiumsäure mehr nachweisbar ist. Die Stücke sind am besten auf Glaswolle zu legen.

Nach der Osmierung werden die Präparate gründlich 24 Stunden lang in fließendem Wasser ausgewaschen, in Alkohol von steigender Konzentration innerhalb von 8—10 Stunden oder besser in Aceton innerhalb von 2—3 Stunden im Brutschrank nachgehärtet und schnell (10 Stunden) in Celloidin eingebettet. Sofortiges Schneiden, da bei längerem Liegen der Celloidinblöcke in Alkohol sich die osmierten Zerfallsprodukte auflösen.

Die Degenerationsherde sind kenntlich durch Anhäufung schwarzgefärbter Schollen und Klumpen, während die nicht veränderten Partien (intakte Markscheiden) hellgrünlich gefärbt sind. Zu beachten ist, daß sich auch anderweit fettig degenerierte Gewebsbestandteile schwarz färben.

Die Schnitte können mit Carmin (lange färben!), Hämatoxylin oder nach VAN GIESON nachgefärbt werden. Auch die WEIGERTsche Markscheidenfärbung ist ohne weiteres möglich.

Kurz zusammengefaßt verläuft das MARCHISche Verfahren folgendermaßen:

1. Härtung dünner (in Formalin vorfixierter) Stücke in öfter zu wechselnder MÜLLERscher Flüssigkeit 8 bis 10 Tage und länger.

2. Übertragen in das frisch bereitete MARCHISche Gemisch:

MÜLLERsche Lösung 2 Teile,
1proz. Osmiumsäure 1 Teil,

nach etwa 4 Tagen Zusatz von einigen Kubikzentimetern Osmiumlösung:

    a) Rückenmark und periphere Nerven 8—12 Tage,
    b) Gehirn und Hirnstamm 3—6 Wochen.

3. Gründliches, 24 Stunden langes Auswaschen in fließendem Wasser.

4. Schnelles Nachhärten in Alkohol oder Aceton. Schnelle Celloidineinbettung. Sofortiges Schneiden usw.

Man kann das nach MARCHI behandelte Material auch in Paraffin einbetten, muß aber dabei die S. 36 u. 37 angegebenen Vorsichtsmaßregeln streng beachten.

Anm. Eben beginnender Markzerfall (also ganz frische Degenerationsprozesse) wird durch die MARCHISche Methode nicht angezeigt. Um ihn kenntlich zu machen, rät SCHAFFER, das zu untersuchende Material lange Zeit in MÜLLERscher Lösung zu härten (mindestens 4—6 Monate). Man schneidet dann dünne Scheiben heraus und legt sie in MARCHISches Gemisch auf 8 Tage; das Gemisch erneuert man einmal.

Dann wäscht man das Osmiumbichromat aus den Präparaten durch sehr langes Wässern (8—14 Tage in täglich erneuertem Wasser) aus und bettet in Celloidin ein. Die Stellen, an denen Markzerfall besteht, heben sich bei makroskopischer und mikroskopischer Untersuchung durch ihre gelbe Farbe von den gesunden dunkelbraun gefärbten Partien scharf ab.

Die im Gehirn und Rückenmark unter krankhaften (Neugeborene) Verhältnissen auftretenden Fettkörnchenzellen erkennt man leicht im frischen Zerzupfungspräparat,

Zum Nachweis im Schnittpräparat stehen folgende Methoden zur Verfügung:

1. Das Marchische Verfahren oder Härtung in Flemmingschem Gemisch.

2. Die Scharlachrotfärbung an Gefrierschnitten von Material, das in Formalin gut durchfixiert ist.

Hinsichtlich der von Alzheimer, Reich u. a. angegebenen Methoden zum Nachweis der sog. Abbauprodukte, sei auf Spielmeyer (Technik der mikroskopischen Untersuchung des Nervensystems, 4. Aufl., Berlin 1930, Springer) verwiesen.

Darstellung der Markscheiden.

A. Die von Weigert angegebenen Methoden.

a) Die Weigertsche Markscheidenfärbung mit Differenzierung.

Die Objekte, die in Formalin fixiert sein können, müssen gründlich und sorgfältig in 5proz. Kaliumbichromat- oder Müllerscher Lösung gehärtet sein. Sie werden ohne Auswässerung in Alkohol von steigender Konzentration nachgehärtet, in dem sie nicht allzu lange liegenbleiben dürfen; sie sollen stets noch einen braunen Farbenton zeigen; sind sie durch zu langes Liegen in Alkohol oder Formalin bereits grün geworden, so gelingt die Färbung nur unvollkommen, man muß dann die Objekte für einige Zeit in $\frac{1}{2}$proz. Chromsäurelösung oder in Müllersche Flüssigkeit oder Kaliumbichromatlösung vor der Färbung zurückbringen.

Nach genügender Erhärtung in Alkohol folgt Einbettung in Celloidin und Erhärtung des Celloidins in Alkohol von 70%. Das celloidindurchtränkte Stück wird nunmehr in einer gesättigten Lösung von Cuprum aceticum neutrale, die man zur Hälfte mit Wasser verdünnt hat, 24 Stunden lang bei Bruttemperatur gekupfert, wobei es eine blaugrüne Farbe annimmt. Hierauf wird es auf mehrere Stunden in Alkohol von 70% zurückgebracht und ist nun schnittfähig. Da die Kupferung andere Färbungen, die man mitunter vornehmen muß, beeinträchtigt, kann man auch in der Weise verfahren, daß man vor der Kupferung schneidet und die fertiggestellten Schnitte mit der oben erwähnten Kupferlösung behandelt, in der sie (auch ohne Brutofentemperatur) 12—18 Stunden verweilen.

Die gekupferten Schnitte werden hierauf in eine Hämatoxylinlösung von folgender Zusammensetzung gebracht:

Hämatoxylin	1 g	a^1
Alkohol abs.	10 ccm	
Aq. dest	90 ccm	b
konz. wäßr. Lösung von Lithium carbonic.	1	

Lösung a und b werden gemischt. Das Gemisch ist nach 24 Stunden gebrauchsfähig und hält sich einige Zeit. (WEIGERTsche Hämatoxylinlösung zur Markscheidenfärbung.)

Die Dauer der Färbung mit dieser Lösung ist verschieden; Rückenmarkschnitte und periphere Nerven sind oft bereits nach $^1/_2$ Stunde genügend gefärbt, besonders wenn man auf 37° C erwärmt; Schnitte aus dem Großhirn und aus der Hirnrinde verlangen eine Färbung von 24 Stunden, ebenso solche aus dem fetalen Nervensystem.

Die Differenzierung der Schnitte erfolgt in folgender Lösung:

Rotes Blutlaugensalz	2,5 g
Borax	2,0 g
Aq. dest.	100,0 ccm

Sobald die graue Substanz deutlich in gelber Farbe hervortritt, unterbricht man die Differenzierung durch gründliches Abspülen in destill. Wasser. Die Differenzierungszeit ist nach der Art der Präparate verschieden. Um nicht allzu intensiv zu entfärben, ist es in vielen Fällen vorteilhaft, die Differenzierungsflüssigkeit mit destilliertem Wasser um die Hälfte oder ein Drittel zu verdünnen; die Entfärbung verläuft dann langsamer, ist aber leichter zu überwachen. Empfehlenswert ist die Verdünnung besonders bei Untersuchung peripherer Nerven und des embryonalen Nervensystems.

Nach gründlichem, mehrstündigem (6—24 Stunden) Auswaschen in Wasser werden die Schnitte in Alkohol entwässert, in Origanumöl oder besser Carbolxylol aufgehellt und in Balsam eingeschlossen. Kommt Origanumöl zur Verwendung, so ist ein längerer Kontakt der Schnitte mit ihm zu vermeiden, da dadurch leicht Entfärbung feinster Fasern eintritt.

Die Methode gestaltet sich demnach, kurz zusammengefaßt, folgendermaßen:

1. Härtung in 5proz. Kaliumbichromat- oder MÜLLERscher Lösung 3 Monate und länger.

2. Nachhärten in Alkohol von steigender Konzentration (ohne vorheriges Auswässern) im Dunkeln.

---

[1] Die Hämatoxylinlösung soll mindestens $^1/_4$ Jahr alt sein.

3. Kupfern in Cuprum aceticum (konzentrierte Lösung zur Hälfte mit Wasser verdünnt) 24—48 Stunden bei Bruttemperatur.

4. Einlegen in Alkohol von 70% 6—12 Stunden oder länger. Schneiden.

5. Färben der Schnitte in WEIGERTscher Hämatoxylinlösung $^1/_2$—24 Stunden (bei 37° geht die Färbung rascher vor sich).

6. Abspülen in destilliertem Wasser.

7. Differenzieren in der Borax-Ferricyankaliumlösung, die man auch verdünnen kann, bis die graue Substanz deutlich gelb ist. ($^1/_2$—12—24 Stunden.)

8. Gründliches Auswaschen in Wasser.

9. Alkohol. Carbolxylol. Balsam.

Bei gelungener Färbung erscheinen die Markscheiden intensiv blauschwarz gefärbt und treten sehr scharf gegenüber dem übrigen gelb gefärbten Gewebe hervor. Überall, wo markhaltige Nervenfasern zugrunde gegangen sind, erscheint die hellgelbe Farbe, mitunter trifft man im Bereich vollständig degenerierter Stellen noch auf schwarz gefärbte Klumpen (Reste degenerierender Markscheiden).

Außer den Markscheiden färben sich gelegentlich noch rote Blutkörperchen, verkalkte Ganglienzellen und Gefäße, und was besonders wichtig erscheint — weil Verwechslung mit Nervenfasern möglich — Fibrinfasern.

Über die Celloidinserienschnitte für die WEIGERTsche Markscheidenfärbung s. S. 87.

b) WEIGERTS Markscheidenfärbung mittels der
Kupfer-Hämatoxylineisenfärbung.

Das Material wird am besten in ORTHSCHEM Gemisch fixiert und in einer 5 proz. Lösung von doppelchromsaurem Kali bei häufigem Wechseln der Flüssigkeit, wie oben angegeben, nachgehärtet.

Diese Methode gleicht der eben geschilderten Methode a vollständig bis auf die zur Verwendung kommende Hämatoxylinlösung. Man benutzt dabei eine Eisenhämatoxylinlösung, die oben (S. 107), um Verwechslungen mit der von WEIGERT zur Kernfärbung angegebenen Eisenhämatoxylinlösung zu vermeiden, als WEIGERTsches Eisenhämatoxylin zur Markscheidenfärbung bezeichnet wurde. Sie wird unmittelbar vor dem Gebrauch aus folgenden zwei Lösungen bereitet:

a) $\left\{\begin{array}{ll}\text{Hämatoxylin pur.} & \text{1 g} \\ \text{Alkohol abs.} & \text{100 ccm}\end{array}\right\}$ muß alt sein.

b) $\left\{\begin{array}{ll}\text{Liq. ferri sesquichlorati (deutsches Arzneibuch)} & \text{4 ccm} \\ \text{destilliertes Wasser} & \text{96 ccm}\end{array}\right.$

Die Lösung b ist stets frisch zu bereiten.

Man mischt gleiche Teile von a und b und färbt damit die vorher in essigsaurem Kupfer gebeizten Schnitte (s. oben Methode a) 24 Stunden, spült kurz in Wasser ab und differenziert in der Borax-Ferricyankaliumlösung (s. o.)

Dürck empfiehlt diese Methode auf das angelegentlichste und rühmt ihr folgende Vorteile nach. Sie färbt:

1. Die Markscheiden;

2. alle Kerne und die feinsten Details des Chromatingerüstes;

3. das Neurokeratingerüst der markhaltigen Fasern in unerreicht präziser Weise;

4. die Tigroidstrukturen der Ganglienzellen;

5. die elastischen Fasern sowie eigenartige Fasern, die im Bindegewebe vorkommen und als Dürcksche Fasern bezeichnet werden.

Eine tadellose Darstellung des Neurokeratingerüstes mittels dieser Methode habe ich nur an ganz frischem, womöglich lebenswarm fixiertem Material erhalten. Es sind dazu sehr dünne Schnitte nötig.

c) Weigertsche Markscheidenfärbung ohne Differenzierung.

Sie bietet einige Vorteile vor Methode a; zunächst werden die oft recht lästigen und dem Messer gefährlichen Niederschläge vermieden, die sich bei der Kupferung oft an der Oberfläche der Schnittfläche bilden, ferner sind die Präparate eleganter, da der Grund ungefärbt ist, drittens kann man eine der Manipulationen ersparen, die mit den Schnitten vorzunehmen sind, und endlich wird bei dieser Prozedur selbst das Minimum von subjektivem Ermessen, das bei der Differenzierung der Schnitte nötig war, überflüssig gemacht.

Man verfährt folgendermaßen:

„Die für das Mikrotom zurechtgeschnittenen Stücke gut in doppelchromsaurem Kali (5 proz.) gehärteten Materials werden wie gewöhnlich mit Alkohol behandelt, mit Celloidin durchtränkt und auf Korke aufgeklebt. Nun läßt man die Stücke 24 Stunden im Brutschrank auf einer Lösung schwimmen, die aus gleichen Raumteilen einer kalt gesättigten und filtrierten Lösung von Cuprum aceticum neutrale und einer 10 proz. Lösung von Seignettesalz (Tartarus natronatus) besteht. Größere Stücke läßt man länger (höchstens 48 Stunden) in der Lösung, die man dann nach Ablauf der ersten 24 Stunden erneuert.

Hierauf läßt man die Stücke noch einmal für 24 Stunden auf einer einfach wäßrigen Lösung von neutralem Kupferacetat im Brutofen schwimmen. Hierauf wird in Wasser oberflächlich abgespült und in 80 proz. Alkohol nachgehärtet. Schon nach $^1/_2$—1 Stunde sind die Stücke schneidbar.

Zur Färbung der Schnitte halte man sich 2 Lösungen vorrätig:

Lösung A: konzentrierte wäßrige Lösung von Lithium carb.   7 ccm
       Aq. dest.   93 ccm
Lösung B: Hämatoxylin   1 g   ⎫ muß mindestens $^1/_4$ Jahr
      Alkohol abs.   10 ccm ⎭   alt sein.
Lösung A ist nicht lange haltbar.

Unmittelbar vor dem Gebrauch mischt man 9 Teile von A mit 1 Teil von B und bringt die Schnitte in die reichlich bemessene Farbflüssigkeit. Schon nach 4—5 Stunden sind die Schnitte (bei Zimmertemperatur) gefärbt, doch können sie ohne jede Gefahr der Überfärbung 24 Stunden in der Lösung bleiben. Hierauf spült man sie in Wasser, das man mehrere Male erneuert, ab, bringt sie in Alkohol von 90%, hellt in Anilinxylol (2:1) auf, spült gründlich in Xylol ab und schließt in Xylolbalsam ein."

Man kann auch die bei Verfahren b angegebene Eisenhämatoxylinlösung anwenden.

Die nach diesem Verfahren hergestellten Schnitte zeigen die markhaltigen Fasern dunkelblau bis schwarz auf hellem Grund. Letzterer färbt sich bald hellrosa. Das Randcelloidin nimmt manchmal eine hellblaue Farbe an, die nicht weiter stört. Will man diese Färbung entfernen und den Untergrund ganz besonders hell haben, so nimmt man statt des zweiten Auswaschwassers eine dünne Essigsäurelösung ($^1/_5$ bis $^1/_2$ Raumteil gewöhnliche Essigsäure auf 100 Teile Wasser), in der das Celloidin rasch farblos wird. Hierauf folgt Auswaschen in Wasser usw.

Bei sehr heiklen Präparaten (Großhirnrinde) ist die Essigsäure zu vermeiden.

Die eben besprochene Methode ohne Differenzierung eignet sich nur für Schnitte, die nicht dicker als $^1/_{40}$ mm (25 μ) sind und für lose Schnitte, also nicht für Celloidin- oder Kollodiumserien, die sich überfärben. Für letztere sowie für dickere Schnitte ist auch bei der eben besprochenen Methode Differenzierung nötig, die man in $^1/_2$ proz. Essigsäure oder besser in der verdünnten Borax-Ferricyankaliumlösung (s. Methode a) vornimmt.

Später hat WEIGERT das Verfahren noch insofern vereinfacht, als er die doppelte Beizung in Cuprum aceticum durch folgende Beize ersetzt hat, der wir noch bei der Neurogliafärbung begegnen werden:

2,5 g Chromalaun oder besser Fluorchrom werden im emaillierten Deckeltopf mit 100 ccm Aq. dest. zum Kochen erhitzt; nach dem Auslöschen der Flamme werden 5 ccm gewöhnliche Essigsäure zugesetzt und unter beständigem Umrühren mit einem Glasstab 5 g feingepulvertes, neutrales, essigsaures Kupferoxyd hinzugegeben. Die Lösung, die sog. WEIGERTsche Beize, ist nach dem Erkalten gebrauchsfähig und muß 24 Stunden auf die in Celloidin eingebetteten Stücke bei 37° einwirken.

Kurz zusammengefaßt ist also die Methode folgende:

1. Härtung in doppelchromsaurem Kali (5 proz.).

2. Nachhärten in Alkohol, Einbetten in Celloidin.

3. Beizen in dem Chromalaun-Essigsäure-Kupfergemisch 24 Stunden bei 37° oder doppelte Beizung in Cuprum aceticum-Seignettesalzlösung 24 Stunden bei Bruttemperatur und ebensolange in konzentrierter Cuprum aceticum-Lösung.

4. Färben in Hämatoxylin, und zwar 9 Teile B + 1 Teil A (A. Hämatoxylin, 1, Alkohol abs. 10; B. Lithium carbonic., konzentr. Lösung 7, Aq. dest. 93) oder in Eisenhämatoxylin (siehe Methode b).

5. Abspülen in Wasser.

6. Entwässern in 90proz. Alkohol, Aufhellen in Anilin-xylol (2:1). Xylol. Balsam.

d) Schnelle Methode WEIGERTS zur Färbung der Markscheiden.

Endlich hat WEIGERT noch eine Methode bekanntgegeben, durch welche die Zeit, die zur gehörigen Härtung und Beizung der Präparate nötig ist, ganz wesentlich abgekürzt wird, und zwar auf 4—5 Tage.

Man fixiert Stücke des Zentralnervensystems in 10proz. Formalin, schneidet nach vollendeter Fixierung kleinere Stücke heraus und beizt sie in folgendem Gemisch (primäre Beizung):

Kalium- (od. Ammonium- od. Natrium-)bichrom.	5,0 g
Chromalaun 2,0 oder besser Fluorchrom	2,5 g
Aq. dest.	100,0 ccm.

Man löst durch Kochen und filtriert.

Da das Gemisch nur wenig in die Tiefe dringt, müssen die Stücke sehr dünn (2—4 mm) sein.

In diesem Gemisch bleiben die Stücke 4—5, höchstens 8 Tage und werden nach gründlichem Abspülen mit Wasser in Celloidin eingebettet. Die celloidindurchtränkten Stücke werden dann einer zweiten Beizung (sekundäre Beizung) in dem oben unter c erwähnten Fluorchrom-Kupfer-acetat-Essigsäuregemisch 24 Stunden lang unterzogen. Selbstver-ständlich kann man auch die Schnitte beizen, falls man das ganze Stück aus den oben angegebenen Gründen nicht kupfern will.

Nach Abspülen in Wasser bringt man die Stücke in Alkohol von 80% zurück, schneidet und färbt die Schnitte in der unter b angegebenen Eisenhämatoxylinlösung 12 Stunden und länger. Hierauf differenziert man in der oben angegebenen Borax-Ferricyankaliumlösung, wäscht gründlich 4—6 Stunden in Wasser aus, entwässert, hellt auf und schließt in Balsam ein.

Anm. Man kann dünne Scheiben direkt in das Bichromat-Chromalaun-(Fluorchrom-) Gemisch einlegen, doch tut man gut, ihm 10% Formalin zuzusetzen. Die übrigen Prozeduren verlaufen wie unter a) oder b) angegeben.

Chromalaun macht die Stücke brüchig und ist infolgedessen weniger zu emp-fehlen.

Es ist mehrfach empfohlen worden, die Markscheidenpräparate mit VAN GIE-SONscher Säurefuchsin-Pikrinsäurelösung nachzufärben, wobei die Glia gelb, das Bindegewebe rot gefärbt wird. Man darf dazu nur wenig differenzierte Mark-scheidenpräparate verwenden, weil die Pikrinsäure die Markscheidenfärbung auszieht. Bei Verwendung dieser Methode ist große Vorsicht am Platze.

Zur Nachfärbung von WEIGERT-PAL-Präparaten empfiehlt RÖTHIG eine bei Zimmertemperatur gesättigte Lösung von Vital-Scharlach VIII, von der man 10—20 ccm auf 90 ccm destilliertes Wasser gibt. Man färbt die in Leitungswasser ausgewaschenen Schnitte 24 Stunden, wäscht sie dann in Leitungswasser 15 Min. aus und bringt sie in mehrfach zu wechselnden 70proz. Alkohol, bis das Celloidin entfärbt ist, dann in 96proz. Alkohol, Carbolxylol, Balsam. Die Ganglienzellen und Achsenzylinder sind rot gefärbt.

An Präparaten, die mit Osmiumsäure behandelt wurden, gelingt die Methode nicht.

B. Modifikationen der WEIGERTschen Methode.

a) PALsche Methode

gibt sehr elegante Bilder, welche den nach der unter b beschriebenen WEIGERTschen Methode hergestellten sehr ähnlich sind. Nach WEIGERT ist die PALsche Modifikation weniger sicher. Man härtet in MÜLLERscher Flüssigkeit oder Kaliumbichromat (2—5proz.), behandelt mit Alkohol nach und bettet in Celloidin ein. Ausgewässerte oder in Alkohol grün gewordene Stücke bringt man vor dem Schneiden in 0,5proz. Chromsäure auf einige Stunden oder auf 2—3 Tage in Kaliumbichromatlösung (2—3proz.).

Die Schnitte kommen ungekupfert in die bei Methode a angegebene WEIGERTsche Hämatoxylinlösung, in der sie bei 37° 24—48 Stunden verweilen.

Nachdem sie gründlich in Leitungswasser, dem man 1—2% konzentr. Lithioncarbonatlösung zusetzen kann, abgespült sind und tiefblau erscheinen, werden sie mit einer 0,25proz. wäßrigen Lösung von übermangansaurem Kali $^1/_2$—5 Min. behandelt. Der richtige Zeitpunkt ist dann erreicht, wenn die graue Substanz sich durch ihre braune Färbung von dem übrigen schwarz erscheinenden Gewebe abhebt. Hierauf werden die Schnitte in destilliertem Wasser ausgewaschen und in einem Gemisch von:

Acidum oxalic. pur.	1 g
Kalium oder Natrium sulfurosum	1 g
Aq. dest.	200 ccm

unter häufigem Bewegen der Schnitte entfärbt, bis der bräunliche Farbenton geschwunden und die weiße (markhaltige) Substanz blauschwarz, die graue fast farblos erscheint (etwa $^1/_2$—3 Min.). Sollte die Differenzierung nicht genügend sein, so bringt man den Schnitt nach Abspülen in Wasser in die Kaliummanganatlösung zurück und differenziert von neuem. Wenn die Differenzierung vollständig ist, wäscht man gründlich in destilliertem Wasser aus und bettet nach Entwässerung in Alkohl und Aufhellung in Carbolxylol in Balsam ein. Man kann mit der PALschen Färbung auch eine Kernfärbung verbinden, indem man nach vollendeter Differenzierung und gründlichem Auswaschen mit Carmin nachfärbt.

Anm. Die Oxalsäure-Kaliumsulfurosum-Lösung muß einen stechenden Geruch nach schwefliger Säure besitzen; es ist zweckmäßig, die 1proz. Lösung von Oxalsäure und die 1proz. Lösung von Kalium sulfurosum in getrennten Flaschen aufzubewahren und erst kurz vor dem Gebrauche zu gleichen Teilen zu mischen.

Die PALsche Methode gestaltet sich demnach, kurz zusammengefaßt, folgendermaßen:

1. Härtung in MÜLLERscher Lösung oder doppelchromsaurem Kali (2—5proz.). Nachhärten in Alkohol, Einbettung in Celloidin.

2. Färben in WEIGERTscher Hämatoxylinlösung (s. unter Methode a Lithion-Hämatoxylin) 24—48 Stunden.

3. Abspülen in Leitungswasser, dem man 1—2 Proz. konz. Lithium carbonicum-Lösung zusetzen kann, bis die Schnitte tiefblau gefärbt erscheinen.

4. Eintauchen in 0,25proz. Kaliumhypermanganatlösung $^1/_2$—3 Min.

5. Abspülen in Wasser.

6. Differenzieren in dem Gemisch von 1proz. Oxalsäurelösung und 1proz. Kalium sulfurosum-Lösung $\overline{aa}$ nur auf $^1/_2$ bis 3 Min.

7. Auswaschen in Wasser. Nachfärbung mit Carmin (Borax- oder Lithioncarmin) möglich.

8. Alkohol. Carbolxylol. Balsam.

Die markhaltigen Fasern schwarzblau, das übrige Gewebe farblos.

Für Kollodiumserien ist die PALsche Methode nicht zu gebrauchen.

b) Modifikation nach KULTSCHITZKY und KULTSCHITZKY-WOLTERS

ist von allen Modifikationen der WEIGERTschen Markscheidenfärbung die beste und mitunter sogar der Originalmethode überlegen, insofern sie die Markfasern in größter Vollständigkeit bis in die feinsten Fasern zur Anschauung bringt und mitunter auch in den Fällen noch brauchbare Resultate gibt, bei denen die anderen Methoden versagen oder Unvollkommenes leisten.

1. Vorfixierung in Formalin, Nachhärtung in MÜLLERscher Flüssigkeit oder besser mit der von WEIGERT angegebenen Schnellbeizung (s. o.). Alkohol. Einbettung in Celloidin. Schneiden.

2. Man bringt die 30 μ dicken Schnitte aus 70proz. Alkohol in Wasser und dann in MÜLLERsche Lösung für 8 Tage oder länger.

3. Abspülen in zwei Schalen dest. Wassers und kurz in 70 proz. Alkohol.

4. Färben der Schnitte 12—16 Stunden im Brutschrank in folgender Lösung:

> 10 proz. gut ausgereifte[1] Lösung von Hämatoxylin
> in Alkohol abs.   10,0
> Konz. Essigsäure   1—2,0
> Aq. dest.   100,0

5. Auswaschen in destilliertem Wasser und Einlegen in Müllersche Lösung auf 2 Min.

6. Abspülen in öfter zu wechselndem Brunnenwasser 5—10 Min.

7. Einlegen 10—20 Sekunden in 0,3 proz. Kaliumpermanganatlösung.

8. Kurzes Abspülen in Wasser.

9. Einlegen in eine Mischung von 1 proz. Oxalsäure und 1 proz. Kalium-sulfurosum-Lösung auf 5 Min., man verwendet dabei drei Schalen, in die die Schnitte nacheinander eingelegt werden.

10. Nach Abwaschen in dest. Wasser muß Nr. 9 wiederholt werden, bis der Untergrund, d. h. die markscheidenfreien Teile farblos sind.

11. Gründliches Auswaschen in öfter gewechseltem dest. Wasser, mindestens 12 Stunden.

12. Nach kurzer Behandlung mit Leitungswasser, Alkohol, Carbolxylol, Balsam.

Bei der ursprünglichen Kultschitzkyschen Methode differenziert man die in der oben angegebenen Hämatoxylinlösung gefärbten Schnitte durch direktes Übertragen in folgende Lösung:

> Konzentr. Lösung von Lithium carb.   100
> 1 proz. Lösung von rotem Blutlaugensalz   10.

Hierauf folgt gründliches Auswaschen in Leitungswasser.

Alkohol. Carbolxylol. Balsam.

Die Differenzierung vollzieht sich sehr langsam und muß mittels des Mikroskops kontrolliert werden. Die Differenzierungsflüssigkeit wird rasch dunkel, man erneuert sie etwa nach einer Stunde ein- bis zweimal.

Die Markscheiden sind scharf schwarzblau gefärbt, der Grund bräunlich gelb.

Die Markscheidenfärbung mit polychromem Methylenblau nach E. Fraenkel wird kaum noch angewendet.

C. Markscheidenfärbung am Gefrierschnitt.

Wenn man sich rasch einen orientierenden Überblick über das Verhalten der markhaltigen Fasern in einem Nervenpräparat verschaffen will, so kann man die Weigertsche Methode auch an Gefrierschnitten

---

[1] Mindestens $^1/_2$ Jahr alt.

in Anwendung bringen, die zuerst von BENDA empfohlen wurde. Vorbedingung dazu ist Fixierung in Formalin. Die besten Resultate erhält man mit der von SPIELMEYER angegebenen Methode.

1. Fixierung in Formalin 3—5 Tage. Mehrstündiges Auswässern. Schneiden. 25—35 μ dicke Schnitte.

2. Einlegen der Schnitte in eine $2^{1}/_{2}$proz. Lösung von schwefelsaurem Eisenammoniumoxyd (violetter Eisenalaun) auf 8—10 Stunden.

3. Abspülen in Wasser und Übertragen in 70proz. Alkohol auf 10 Min. (stark bewegen).

4. Färben in alter, am besten schon mehrmals gebrauchter alkoholischer Hämatoxylinlösung (5 Teile einer 10proz. alkoholischen Lösung auf 100 Teile Wasser) 12—24 Stunden, bei oft gebrauchter Hämatoxylinlösung genügen 1—2 Stunden.

5. Abspülen in Wasser.

6. Differenzieren in der $2^{1}/_{2}$proz. Lösung von schwefelsaurem Eisenammoniumoxyd unter Kontrolle durch das Mikroskop. Man unterbricht die Differenzierung am besten zweimal durch Einlegen in Leitungswasser, weil man so sehr distinkte Färbungen erhält. Die Differenzierung vollzieht sich langsam.

7. Auswaschen in Wasser. Entwässern. Carbolxylol. Balsam.

Ist die Färbekraft der Hämatoxylinlösung nicht besonders stark, so ist es angezeigt, die Färbung und Differenzierung ein- bis zweimal zu wiederholen.

Die Schnitte sind meist recht brüchig und nicht so elegant wie Schnitte von in Celloidin eingebettetem Material. Um diesen Schönheitsfehler zu beseitigen, kann man in Gelatine einbetten; allerdings treten in Gelatineschnitten die feineren Markscheiden nicht so scharf und klar hervor wie am nicht eingebetteten Schnitt.

Zur Übertragung der Schnitte aus einer Lösung in die andere verwendet man am besten Glasnadeln.

Die Methode gibt besonders für das Gehirn und die Hirnrinde ausgezeichnete Resultate, die sogar besser sind als bei Celloidinpräparaten.

Nach W. SCHULTZE.

Gefrierschnitte von in Formalin fixiertem Material werden

1. auf $^{1}/_{2}$—2 Stunden oder länger in 2prom. Osmiumsäure eingelegt;

2. in mehrfach gewechseltem destilliertem Wasser abgespült;

3. in filtrierte 1proz. Paraphenylendiaminlösung (wäßrig), die am besten einige Tage alt ist, so lange eingelegt, bis die Schnitte schwarz geworden sind, ungefähr 15 Min. und länger,

hierauf nach PAL (s. S. 277) auf folgende Weise differenziert:

4. Einlegen in 0,33proz. Lösung von Kaliumpermanganat auf 15—30 Min.;

5. Abspülen in Wasser;

6. Differenzieren in dem Gemisch von 1proz. Oxalsäure und 1proz. Kalium sulfurosum-Lösung 30 Sek. bis 10 Min.;

7. Auswaschen in Wasser;

8. Alkohol. Xylol. Balsam.

Die Markscheiden sind bis in ihre feinsten Fasern intensiv schwarz gefärbt. Die Färbung ist haltbar. Die angegebenen Zeiten und Verdünnungen sind Durchschnittswerte und lassen sich variieren.

Nach KUTSCHERA-AICHBERGEN ist die SMITH-DIETRICHsche Methode zur Darstellung der Lipoide S. 184 für die Färbung der Markscheiden in Gefrierschnitten sehr geeignet, wenn man die Schnitte vorher mit Aceton 24 Stunden bei Zimmertemperatur oder 4 Stunden im Brutschrank unter öfterem Umschütteln behandelt. Hierauf bringt man sie 2 Tage in die Kaliumbichromatlösung, nach Abspülen in Wasser auf 4 Stunden in KULT-SCHITZKYSCHES Hämatoxylin und differenziert sie in WEIGERTS Borax-Ferricyankaliumgemisch. Einschluß in Balsam.

Die Schnitte werden durch die Acetonbehandlung fester und bei der Chromierung nicht brüchig.

Die v. HEUMENsche Methode hat sich mir nicht bewährt, ebensowenig die von OLIVECRONA. Bei letzterer erhält man nur die Färbung der gröberen Fasern; außerdem ist die Färbung auf die Dauer nicht haltbar.

Um sich an Gefrierschnitten über gröbere Degenerationsherde rasch zu unterrichten, kann man sich der Färbung mit dem MALLORYschen Vierfarbengemisch bedienen. Dabei nehmen in Schnitten, die aus Material, das in Formalin fixiert und in MÜLLERscher Lösung nachgehärtet wurde, hergestellt sind, die degenerierten Teile eine intensiv dunkelblaue Färbung an.

Sehr empfehlenswer ist auch die Färbung von Gefrierschnitten mit Nilblausulfat (S. 176). Die degenerierten Teile färben sich dabei nur sehr wenig, es treten aber in ihnen die Abbauprodukte — Fettkörnchenzellen, Fettsäuren — sehr scharf durch rotviolette oder blaue Färbung hervor, während die normalen Teile intensiv dunkelblau gefärbt erscheinen. Auch Sudanfärbungen sind angezeigt.

Darstellung der Achsenzylinder.

Methoden, welche die Achsenzylinder mit gleicher Sicherheit elektiv färben, wie dies bei den eben besprochenen Färbemethoden für die Markscheiden der Fall ist, sind bis jetzt noch nicht gefunden. Wir verfügen aber über eine Reihe von Färbeverfahren, welche die Achsenzylinder gut, wenn auch nicht elektiv, zur Darstellung bringen. Bei diesen Methoden müssen wir zwischen den eigentlichen Färbungen und Metallimprägnationen unterscheiden. Die Färbemethoden färben nach KAPLAN nur das Myelo-Axostroma, d. h. die den Achsenzylinder umgebende Schicht der Markscheide — daher versagen sie bei marklosen Fasern — bei den Metallimprägnationen wird der Achsenzylinder selbst gefärbt.

An erster Stelle sind hier zu nennen:

a) Die Carminfärbungen.

Diese früher viel benutzten Färbungen sind durch die Silbermethoden stark in den Hintergrund gedrängt worden. Sie werden hier nicht bloß aus historischem Interesse angeführt, sondern auch deshalb, weil man durch sie auf einfache Weise die Achsenzylinder darstellen kann.

Am gebräuchlichsten ist die Färbung mit gut ausgereiftem Ammoniakcarmin, die man leicht mit einer Hämatoxylinkernfärbung kombinieren kann. Die besten Resultate gibt die Färbung mit Ammoniakcarmin, wenn die Objekte nicht eingebettet wurden und ohne Alkoholbehandlung direkt in die Farbe kommen. Es ist dringend zu empfehlen, möglichst dünne Carminlösungen zur Färbung zu verwenden und sie lange einwirken zu lassen. Die Lösung soll ganz schwach rot gefärbt sein. Nach 24 bis 36 Stunden ist meist eine genügend intensive Färbung erzielt; man hat bei der Färbung zu beachten, daß je länger die betreffenden Objekte in chromsauren Salzen gehärtet wurden, desto langsamer die Färbung einzutreten pflegt. Das Ammoniakcarmin färbt die Achsenzylinder, Ganglienzellen, das Zwischengewebe und die Kerne. Will man eine differente Kernfärbung erzielen, so läßt man der Carmintinktion eine Hämatoxylinfärbung vorausgehen.

Um die bei der Carminfärbung diffus rot gefärbte Neuroglia zu entfärben, bringt man die Schnitte aus der Carminlösung auf 5 bis 10 Stunden in ein Gemisch von einem Teil Ameisensäure und zwei Teilen Alkohol (RANVIER).

Beschleunigen kann man die Färbung durch Erwärmen oder indem man die Schnitte vor der Färbung auf 5—10 Min. in eine $^1/_2$ proz. Lösung von Chlorpalladium einlegt. Die Färbung vollzieht sich dann in wenigen Minuten, die Markscheiden sind gelb gefärbt. Im allgemeinen sind aber die langsamen Färbungen zu bevorzugen.

Um auch bei Celloidinschnitten gute Carminfärbungen zu erzielen, empfiehlt SCHWALBE, sie für etwa zwei Wochen in MÜLLERsche Lösung oder für 24—48 Stunden in 1 proz. Chromsäure bei 37° (im Brutschrank) einzulegen, dann kurz (1 Minute) in Wasser abzuspülen und 24 Stunden in stark verdünnter (hellroter) Lösung von gut ausgereiftem Ammoniakcarmin zu färben. Zu lange oder zu kurze Einwirkung der Chromsäurelösung läßt sich durch die Dauer des Auswaschens der chromierten Schnitte in Wasser regulieren.

Ähnlich wie Ammoniakcarmin wirken Borax- und Lithioncarmin bei 1—2 stündiger Einwirkung ohne nachfolgende Differenzierung in Salzsäure-Alkohol.

Von den übrigen für den in Rede stehenden Zweck angegebenen Carminfärbungen sei nur noch erwähnt

die Urancarminfärbung nach Schmaus-Chilesotti,

die bei fast allen für das Zentralnervensystem gebräuchlichen Fixierungsmethoden (Formalin, Müllersche Lösung, Marchisches Verfahren, Neurogliabeize) und sowohl an Gefrier- als auch an Celloidin- und Paraffinschnitten gute Resultate gibt.

Die Farblösung wird folgendermaßen hergestellt: Man verreibt 1 g carminsaures Natron (Sodacarmin nach P. Mayer) mit 0,5 g Urannitrat und wenig Wasser, setzt dann 100 ccm destilliertes Wasser zu, kocht das Gemisch $^1/_2$ Stunde und filtriert nach dem Erkalten.

Unmittelbar vor dem Gebrauch setzt man der Lösung Salzsäurealkohol (1 ccm Acid. hydrochloric. pur. auf 100 Teile 70proz. Alkohol) zu, und zwar 2 Tropfen auf 1 ccm Farblösung.

Man färbt mit dieser Lösung:

Schnitte aus Müllerscher Lösung und aus Weigertscher Markscheidenbeize: 5—10 Min.

Gefrierschnitte aus Formalin, die man erst gründlich wässern muß, oder Paraffin- und Celloidinschnitte: 15—20 Min.

Schnitte von Stücken, die mit der Weigertschen Neurogliabeize behandelt waren: $^1/_2$—1 Stunde.

Schnitte aus Marchischem Gemisch: 2—4 Stunden.

Nach der Färbung werden die Schnitte gründlich in Wasser ausgewaschen, mit Alkohol entwässert und in Carbolxylol und Xylol aufgehellt.

Achsenzylinder, Ganglienzellen und Glia sind rot gefärbt, die Markscheiden sind bei in Müllerscher Lösung fixiertem Material grünlichgelb, sonst farblos.

b) van Giesonsche Methode

gibt besonders in der Weigertschen Modifikation (s. S. 119) bei Härtung der Objekte in chromsauren Salzen gute Resultate. Sie färbt die Kerne blaubraun, die Glia gelblich, Ganglienzellen blaßrot, Achsenzylinder braunrot, Bindegewebe leuchtend rot.

Die gewöhnliche van Gieson-Methode färbt die Glia rot.

c) Die Silberimprägnation nach Bielschowsky.

1. Fixierung in einer 10—20proz. neutralen Formollösung. Die Blöcke dürfen nicht dicker als 1 cm sein. Vor dem Gefrieren Auswaschen der Blöcke 24 Stunden und länger — bei schwer permeablen Geweben bis zu 10 Tagen (Agduhr) — in fließendem Wasser, um die Gewebe vor ihrer Behandlung mit Silber von allen fremden reduzierenden Stoffen zu befreien. Die Gefrierschnitte, die mit dem Kohlensäuregefriermikrotom von den meisten Objekten leicht in einer Dicke von 10 μ herzustellen sind, werden in destilliertem Wasser aufgefangen und entweder direkt mit Glasnadeln auf 24 Stunden und auch länger in eine 2proz. Lösung von Argentum nitricum gebracht oder zunächst auf 24—48 Stunden in Pyridin eingelegt, dann sehr gründlich mit destilliertem Wasser gewaschen, bis kein Pyridingeruch mehr vorhanden ist und nun erst in die Silberlösung übertragen. Durch die Pyridinvorbehandlung wird die

Imprägnation noch elektiver, insofern die Färbung des fasrigen Bindegewebes der Gefäße sehr schwach ausfällt. Sie ist besonders auch bei Schnitten aus Material, das lange in Formalin gelegen hat, zu empfehlen.

2. Nach raschem Durchziehen durch destilliertes Wasser mittels Glasnadeln bringt man die Schnitte in ammoniakalische Silbersalzlösung. Diese wird immer frisch in der Weise hergestellt, daß in einem kleinen Maßzylinder zu 5 ccm vorrätig gehaltener 10proz. Silberlösung unter Schütteln 5 Tropfen einer möglichst reinen 40proz. Natronlauge zugefügt werden. Der dabei entstehende Niederschlag von schwarzbraunem Silberoxyd wird durch tropfenweisen Zusatz von Ammoniak unter stetem Schütteln vorsichtig zur Lösung gebracht. Man hüte sich, mehr Ammoniak zuzusetzen, als zur Lösung des Niederschlags unbedingt nötig ist, da sonst leicht eine Mitfärbung der Glia und bindegewebiger Elemente eintritt (s. S. 170 die Angaben von Schlemmer). In der hellen Lösung befinden sich die leicht reduzierbaren Körper Silberammoniumnitrat und Silberoxydammon. Die Lösung wird bis auf 20 ccm mit destilliertem Wasser verdünnt und in ein Schälchen gegossen. In ihr bleiben die Schnitte etwa 15 Min. und länger, bis sie eine dunkelbraune Farbe angenommen haben.

3. Kurzes Abspülen in destilliertem Wasser. Bei Schnitten vom peripheren Nervensystem überträgt man die Schnitte in eine schwache wäßrige Lösung von Essigsäure. Es genügen 5 Tropfen Eisessig auf 20 ccm Wasser. Der braune Ton der Präparate wird zu einem gelblichen, sobald dieser deutlich hervorgetreten ist, erfolgt

4. die Übertragung in die reduzierende 20proz. neutrale wäßrige, mit Leitungswasser hergestellte Formollösung. In dieser bleiben die Schnitte 12—24 Stunden.

5. Es folgt jetzt die Vergoldung, die bei dieser Methode sehr wichtig ist, da die feinsten nervösen Elemente erst durch sie sichtbar gemacht werden. Ferner tritt in der Goldlösung erst die Polychromasie zutage, die für die Unterscheidung nervöser und bindegewebiger Elemente notwendig ist. Die Schnitte kommen aus der reduzierenden Formollösung nach kurzem Abspülen in Wasser in ein neutrales Goldbad. Es genügen 5 Tropfen einer 1proz. Goldchloridlösung auf 10 ccm Wasser. Hierin verbleiben die Schnitte, bis der Grundton des Gewebes ein rötlich violetter ist (gewöhnlich etwa 1 Stunde).

6. Um das ungenügend reduzierte Silber zu entfernen, bringt man die Schnitte schließlich für $^1/_2$ Min. in eine 5proz. Lösung von Natriumthiosulfat. Dann sorgfältiges Auswaschen in destilliertem Wasser, steigender Alkohol, Carbolxylol, Canadabalsam.

Die Glasnadeln, die man bei der Methode zum Übertragen der Schnitte benutzt, müssen nach jeder Prozedur gut in dest. Wasser abgespült und getrocknet werden, da sonst Niederschläge entstehen.

Kurz zusammengefaßt gestaltet sich die Methode folgendermaßen:

1. Fixierung in 10—20proz. Formalinlösung. Auswaschen in fließendem Wasser. Gefrierschnitte. Diese kommen entweder unmittelbar aus destilliertem Wasser oder nach Vorbehandlung mit Pyridin und gründlichem Auswachsen in destilliertem Wasser in

2. 2proz. Argent. nitricum-Lösung auf 24 Stunden oder länger.

3. Rasches Durchziehen durch destilliertes Wasser.

4. Übertragen in ammoniakalische Silbersalzlösung 15 Min. oder länger (s. o. Nr. 2).

5. Rasches Durchziehen durch dest. Wasser. Beim peripheren Nervensystem Durchziehen durch mit Essigsäure angesäuertes Wasser.

6. Übertragen in 20proz. wäßrige Formalinlösung (s. o. Nr. 4).

7. Vergoldung in 10 ccm dest. Wasser + 5 Tropfen 1proz. Goldchloridlösung 1 Stunde.

8. Übertragen in 5proz. Fixiernatronlösung $^{1}/_{2}$ Min.

9. Sorgfältiges Auswaschen in dest. Wasser.

10. Alkohol. Carbolxylol. Balsam.

Achsenzylinder (Neurofibrillen) gleichmäßig schwarz, Fasern der Bindesubstanzen violett oder blauviolett; die Markscheiden sind häufig mitgefärbt und umgeben dann den zentralen Achsenstrang als ein rötlich gefärbter Mantel. In diesem Falle läßt sich mit großer Genauigkeit feststellen, an welcher Stelle ihres Verlaufes die Nervenfasern marklos werden. Quergestreifte Muskelfasern heben sich mit bräunlichem Grundtone sehr kontrastreich ab und zeigen meist ein sehr brillantes Querstreifungsbild.

Ist die Silberimprägnation zu stark ausgefallen, so daß der Untergrund dunkel gefärbt erscheint, so behandelt man den Schnitt mit einer Lösung von 10proz. Fixiernatronlösung, der man 1—2 Tropfen 10proz. Ferricyankaliumlösung zugesetzt hat. Man muß dabei sehr vorsichtig vorgehen und auch berücksichtigen, daß die Abschwächung noch während des sehr gründlichen Auswaschens im Wasser nachwirkt, es ist daher die Abschwächung immer mit dem Mikroskop zu kontrollieren und abzubrechen, wenn der Untergrund ganz entfärbt ist.

BIELSCHOWSKY wendet nach OSTERTAG folgende Abschwächungslösung an:

1proz. Ferricyankaliumlösung	10,0 ccm
1proz. wäßrige Urannitratlösung	10,0 ccm
dest. Wasser	100,0 ccm

Hier ist die Gefahr der Überdifferenzierung durch die Anwesenheit des Urannitrats in der Lösung vermindert, weil letzteres als Verstärker wirkt.

Um die Markscheide, die mitunter störend wirkt, zu entfernen, verfährt LANDAU in der Weise, daß er nach der Formolfixierung und nach ausgiebigem Wässern, in steigendem Alkohol entwässert, dann durch

Alkoholäther āā in neuen Äther überträgt und im Soxhletapparat 6 Stunden extrahiert, hierauf mehrere Tage wässert, um den Äther, der Silber reduziert, zu entfernen, und nun nach BIELSCHOWSKY weiterbehandelt.

Will man in Paraffin einbetten, so verfährt man nach der S. 171 angegebenen Methode.

VEROCAY empfiehlt zur Darstellung des Achsenzylinders an peripheren Nerven die Schnitte in (mit Essigsäure) angesäuerten Alkohol vor der Behandlung mit Silbernitratlösung einzulegen.

Bei manchen Geweben, die arm an nervösen Elementen sind, hat sich mit sehr günstigen Resultaten eine Wiederholung der Prozeduren 2—4 in der Weise bewährt, daß die Schnitte aus der reduzierenden Formollösung nach gründlichem Auswaschen in destilliertem Wasser in die ammoniakalische Silberlösung zurückgelangten, dann noch einmal mit Essigsäure durchtränkt und endlich wieder in Formol gebracht wurden.

Um die störende Imprägnation von Bindegewebsfasern zu vermeiden, verfährt V. GROS folgendermaßen:

1. Auffangen der Gefrierschnitte (von Formolmaterial) in dest. Wasser.

2. Übertragen in 20proz. Argent. nitric.-Lösung auf mindestens 1 Stunde.

3. Abspülen in 20proz. Formollösung, die 3—4mal zu wechseln ist, bis keine weißen wolkigen Trübungen mehr abgehen (ungefähr 10 Min.).

4. Übertragen in ammoniakalische Silberlösung (Liq. ammon. caust. wird tropfenweise einer 20proz. Lösung von Argent. nitric. zugesetzt, bis der braune Niederschlag sich völlig gelöst hat). Von dieser Lösung bringt man 2 ccm in ein Uhrgläschen und setzt 2 Tropfen Ammoniak zu und beobachtet unter dem Mikroskop den Imprägnationseffekt. Tritt neben der Imprägnation der Neurofibrillen noch eine solche der Kerne und Bindegewebsfasern ein, so überträgt man einen zweiten Schnitt in eine Silberlösung, der man mehr Ammoniak zugesetzt hat (auf 2 ccm 3 Tropfen usw.), bis man feststellen kann, daß nur die Achsenzylinder bis in ihre feinsten Verzweigungen gefärbt sind.

5. Dann wird der Schnitt sofort in ein Gemisch von 8 ccm dest. Wasser und 2 ccm Ammoniak für 1 Min. übertragen (Vergoldung usw.).

Die Methode gibt auch für periphere Nerven, sowie für Spinal- und Sympathicusganglienzellen ausgezeichnete Resultate.

Dieser Methode steht

d) die Natronlauge-Silbermethode von O. SCHULTZE
nahe, die für die Darstellung der Achsenzylinder und Neurofibrillen sowie der Ganglienzellen im zentralen und peripheren Nervensystem sehr zu empfehlen ist.

Schultze arbeitet mit Gefrierschnitten, die bis zu 30—40 μ dick sein können und durch vorbereitende Maßnahmen von postmortalen Zerfallsprodukten und ihren Verbindungen mit Formalin (von Schultze „Schlacken" genannt) befreit und der Imprägnation unter Vermeidung der sonst bei Silberimprägnation leicht eintretenden störenden Niederschläge besser zugängig gemacht werden. Zu diesem wesentlichen Vorteil kommt noch der, daß die Methode einfach ist, schnell arbeitet und daß sich der Verlauf der Imprägnation (Reduktion) unter dem Mikroskop überwachen und durch Änderung der Konzentration der verwendeten Lösungen gut abstimmen läßt.

Die Entfernung der Schlacken, die Entschlackung, wird entweder in der Weise vorgenommen, daß die Schnitte im Thermostaten bei 60° 24 Stunden lang in dreimal zu wechselndem, destilliertem Wasser ausgewaschen werden (neutrale Entschlackung) oder daß man sie 24 Stunden lang mit $^1/_4$ n-Natronlauge behandelt, die, je nachdem, was dargestellt werden soll, und je nach dem Abschnitt des Nervensystems, aus dem die Schnitte stammen, 5—20 fach mit Wasser verdünnt wird (basische Entschlackung). Nach Schultze erhält man die besten Resultate, wenn man zuerst die neutrale und dann die basische Entschlackung vornimmt. Nach der basischen Entschlackung müssen die Schnitte mit reichlich zu bemessendem dest. Wasser, das innerhalb 2 Stunden mindestens viermal zu erneuern ist, sehr sorgfältig ausgewaschen werden. Nur bei sehr sorgfältigem Auswaschen vermeidet man nach Stöhr das Auftreten von Niederschlägen.

Zur Silberimprägnation dient eine 0,5—10 proz. Argentum nitricum-Lösung, die man 12—24 Stunden einwirken läßt. Die Konzentration der Lösung richtet sich nach dem zu untersuchenden Objekt.

Zur Reduktion verwendet man eine Hydrochinon-Formollösung, deren richtige Konzentration für den Ausfall der Methode von größter Wichtigkeit ist. Man bereitet zunächst eine Stammlösung von folgender Zusammensetzung:

Hydrochinon	2,5 g
Aq. dest.	100 ccm
Formalin	5 ccm

Hiervon stellt man sich eine 5 fach und eine 20 fach mit dest. Wasser verdünnte Lösung her. Die Lösungen sind gut umzuschütteln. Sie sind, wenn sie gut verschlossen aufbewahrt werden, bis zu 3 Monaten haltbar. Mitunter muß man auch stärkere Verdünnungen (bis 80 fach) in Anwendung ziehen. Die Reduktion wird unter dem Mikroskop an dem in einem Uhrschälchen liegenden Schnitt beobachtet und sofort durch Übertragen in dest. Wasser unterbrochen, wenn sie beendet ist.

Das zur Verwendung kommende Material soll möglichst frisch sein und wird mindestens 48 Stunden in 10 proz. Formalin fixiert. Es soll nach Stöhr nicht länger als 6 Monate in Formalin konserviert werden. Gelatineeinbettung ist angängig, dabei kann aber nur die neutrale Entschlackung in Anwendung kommen, die auf mehrere Tage ausgedehnt werden muß.

Stöhr, der sehr eingehende Untersuchungen über die Methode angestellt hat, macht über die optimalen Bedingungen hinsichtlich der Zeit und Verdünnungen, die für die einzelnen Regionen des Nervensystems in Anwendung zu kommen haben, folgende Angaben:

Großhirn.

α) Darstellung der Nervenfasern.

1. Entschlackung in n-Natronlauge   6 ccm,
                        Aq. dest.   50 ccm
24 Stunden.

2. Auswaschen in viermal zu wechselndem dest. Wasser 1 Stunde.

3. Imprägnierung in 2 proz. Argent. nitric.-Lösung 16 Sekunden.

4. Direktes Übertragen in Hydrochinon-Formollösung, 20 fach verdünnt.

5. Nach beendeter Reduktion (s. o.) sofortiges Übertragen in dest. Wasser, gründliches Abspülen, 96 proz. Alkohol, Carbolxylol, Balsam.

β) Zellen.

1. Entschlackung in n-Natronlauge 0,5:50 Aq. dest. 24 Stunden.

2. Aq. dest. 1 Stunde bei viermaligem Wechseln.

3. Imprägnation in 0,5 proz. Silbernitratlösung 16—24 Stunden.

4. Reduktion unter dem Mikroskop in Hydrochinon-Formollösung, 20 fach verdünnt.

5. Abspülen in dest. Wasser, Alkohol 96 proz. usw.

γ) Kleinhirn.

1. Entschlackung in n-Natronlauge 2:50 Aq. dest. 24 Stunden.

2. Auswaschen in Aq. dest. 1 Stunde (viermal wechseln).

3. Imprägnation mit 0,25 proz. Silbernitratlösung 16—24 Stunden.

4. Reduktion in 20 fach verdünnter Hydrochinon-Formollösung unter dem Mikroskop.

5. Abspülen in dest. Wasser, Alkohol 96 proz. usw.

δ) Stammganglien des Großhirns, Medulla oblongata, Rückenmark, Spinal- und sympathische Ganglien.

1. Entschlackung in n-Natronlauge 10:50 Aq. dest. 24 Stunden.

2. Auswaschen in dest. Wasser 1 Stunde, viermal wechseln.

3. Imprägnation mit 10 proz. Silbernitratlösung 16—24 Stunden.

4. Reduktion in 20fach verdünnter Hydrochinon-Formollösung unter dem Mikroskop.

5. Abspülen in dest. Wasser, Alkohol 96proz. usw.

ε) Periphere Nerven

wie bei 3, zur Reduktion verwendet man eine 80—120fach verdünnte Hydrochinon-Formollösung.

Über die Imprägnation ganzer Blöcke s. S. 171.

e) Darstellung der Neurofibrillen nach RAMÓN Y CAJAL.

1. Frische 3—4 mm dicke Stücke werden 4—6 Tage bei 30—35° in eine 1,5—3proz. Lösung von Argentum nitric. unter Lichtabschluß eingelegt.

2. Abspülen mit dest. Wasser.

3. Reduktion in

Acid. pyrogallic.	1 g
Aqua dest.	100 ccm
reines Formalin	5—15 ccm

24 Stunden bei Zimmertemperatur.

4. Abspülen in dest. Wasser.

5. Nachhärtung in Alkohol. Schnelle Einbettung in Celloidin oder Paraffin.

Die obersten Schichten der Präparate sind wegen der vorhandenen Silberniederschläge nicht zu gebrauchen, ebensowenig die tieferen, weil hier keine Versilberung stattgefunden hat. Brauchbar ist nur eine zwischen beiden gelegene, hell kaffeebraune oder rotbraune Zone, in der sich eine ausgezeichnete Fibrillenfärbung findet.

LENHOSSÉK empfiehlt die Schnitte noch zu vergolden. Er bringt sie aus dest. Wasser in ein schwaches Goldbad (4 ccm einer 1proz. Lösung von Goldchlorid auf 150 ccm dest. Wasser) auf 10—60 Min. Dabei muß sich die ursprüngliche gelbe Farbe in eine stahlgraue umwandeln. Nun bringt man die Schnitte auf 5 Min. in eine 3—5proz. Lösung von Fixiernatron, wäscht sie dann gründlich in fließendem Wasser aus und schließt sie in Balsam ein. Die Fibrillen sind intensiv schwarz gefärbt.

Gute Resultate erhält man, wenn man die Stücke vor dem Einlegen in die Silberlösung 24 Stunden in einem Gemisch von 96proz. Alkohol 100 und Ammoniak 0,25—1 ccm härtet, gründlich im oft gewechselten destillierten Wasser auswäscht und nun dem CAJALschen Verfahren unterwirft. Diese Modifikation bringt die myelinfreien Achsenzylinder zur Darstellung und ist besonders bei multipler Sklerose zu empfehlen.

Hinsichtlich der Methoden von BETHE und DONAGGIO sei auf die von SPIELMEYER verfaßte Technik der mikroskopischen Untersuchung des Nervensystems (Berlin, Springer 1930, 4. Aufl.) verwiesen.

Anm. 1. Die Goldmethoden, von denen eine große Anzahl angegeben ist, erweisen sich, da sie unzuverlässige Resultate ergeben, für pathologisch-histologische Untersuchungen, bei denen nur zuverlässige Methoden gebraucht werden können, als ungeeignet. Die relativ besten Resultate gibt noch die FREUDsche Methode:

Man färbt die in MÜLLERscher Lösung gehärteten Schnitte 3—4 Stunden in einer 1proz. wäßrigen Goldchloridlösung, die man mit dem gleichen Volumen 95proz. Alkohols versetzt hat. Hierauf legt man die Schnitte mit Glasnadeln in destilliertes Wasser und überträgt sie nach gründlichem Auswaschen in Wasser in ein Gemisch von Natronlauge 1, Aq. dest. 6, in dem sie 5—6 Min. verbleiben. Nach vorsichtigem Absaugen der Flüssigkeit werden sie auf 5—10 Min. in 10proz. Jodkaliumlösung gebracht, in der sie allmählich einen rosaroten bis dunkelroten Farbenton annehmen. Hierauf folgt Abspülen in destilliertem Wasser, Alkohol, Öl usw. Die Nervenfasern und gelegentlich auch die Ganglienzellenausläufer sind dunkelrotblau bis dunkelrot gefärbt.

Anm. 2. Die von GOLGI in die Technik eingeführten Methoden der Metallimprägnation sowie die von EHRLICH gefundene Methode der vitalen Methylenblauinjektion, die auf dem Gebiet der normalen Histologie außerordentlich wichtige Aufschlüsse gegeben haben, sind für die Zwecke der pathologischen Histologie nicht zu gebrauchen, da sie einerseits nicht immer gelingen und andererseits niemals, selbst bei gelungener Imprägnation, alle in Betracht kommenden Gewebsbestandteile (Achsenzylinder, Nerven- und Gliazellen) gleichmäßig färben.

Da sich bei pathologisch-histologischen Untersuchungen aber die Notwendigkeit herausstellen kann, mit diesen Methoden zu arbeiten, sollen hier die wichtigsten angegeben werden:

1. Die GOLGIschen Methoden.

Das sogenannte schnelle GOLGIsche Verfahren. (RAMÓN Y CAJAL.)

Das Material muß möglichst frisch sein und darf nur in kleinen, dünnen Stücken zur Verwendung kommen. Man bringt sie direkt in folgendes Gemisch:

3proz. Lösung von Kalium bichrom.	4 Teile
1proz. Lösung von Osmiumsäure	1 Teil

In ihm bleiben sie im Dunkeln 2—7 Tage. Die Dauer richtet sich nach den Bestandteilen, die man darstellen will, nach LENHOSSÉK sind

für die Neuroglia	2—3	Tage
für die Ganglienzellen	3—5	,,
für die Nervenfasern	5—7	,,

erforderlich.

Das Gemisch ist stets frisch zu bereiten und muß in großen Quantitäten zur Verwendung kommen. Es muß das Volumen der Stücke um das 10—50fache übertreffen.

Nun spült man die Stücke schnell in destilliertem Wasser oder bereits gebrauchter Silberlösung ab und überträgt sie in eine 0,6—1proz. Lösung von Argentum nitricum; um ihr ein allseitiges Eindringen zu ermöglichen, hängt man die Stückchen an einem Faden, den man am Flaschenkork befestigt, auf. In der

Silberlösung bleiben die Stücke 2—7 Tage. Sollte sich beim Einschneiden zeigen, daß die Stücke im Innern nicht genügend durchtränkt sind, so wiederholt man das ganze Verfahren (Übertragen in Kaliumbichromat-Osmiumsäure, Silbern).

Die Stücke werden entweder direkt geschnitten oder in Alkohol von 96 bis 100% nachgehärtet; will man einbetten, so kann nur Celloidin in Betracht kommen; die Einbettung muß in 30 Min. beendet sein.

Die Schnitte werden in absolutem Alkohol kurze Zeit entwässert, in Bergamottöl aufgehellt und in Balsam ohne Deckglas eingeschlossen.

Nach Ramón y Cajal erneuert man das Chromosmiumgemisch nach 6 bis 10 Stunden und läßt die Stücke, die nach der Härtung mit 0,25proz. Silberlösung abgespült werden, nur 36—48 Stunden in 0,75proz. Silberlösung.

Das Verfahren gestaltet sich, kurz zusammengefaßt, folgendermaßen:

1. Härtung kleiner frischer Stücke in einem Gemisch von

3proz. Kaliumbichromatlösung 4 Teile
1proz. Osmiumsäure   1 Teil

2—7 Tage lang im Dunkeln.

2. Abspülen in destilliertem Wasser oder in 0,25proz. Argentum nitricum-Lösung.

3. Übertragen in 0,6—1proz. oder (Ramón y Cajal) 0,75proz. Argentum nitricum-Lösung auf 36 Stunden bis 7 Tage.

4. Nachhärten in Alkohol, Schneiden oder sehr schnelles Einbetten in Celloidin.

5. Aufhellen in Bergamottöl, Balsam ohne Deckglas.

Neuerdings wird das Sandsche Verfahren an Paraffinschnitten empfohlen; ich habe damit keine sicheren Ergebnisse erzielt. Näheres darüber s. in dem Taschenbuch d. mikr. Technik von Romeis 1928. 12. Aufl.

Ganglienzellen.

Die Ganglienzellen und ihre Ausläufer färben sich, wie bereits erwähnt, mit Carmin, Säurefuchsin, Nigrosin usw.

Zum Studium der Struktur der Ganglienzellen ist die Nisslsche Methode anzuwenden.

Nisslsche Originalmethode.

Kleine Stücke des Zentralnervensystems, die nicht mit Wasser in Berührung kommen dürfen, werden möglichst rasch nach dem Tode entnommen und in reichlich zu bemessendem Alkohol von 96—98% gehärtet. Die Stücke dürfen nicht auf dem Boden des Glasgefäßes liegen, sondern sind auf Fließpapier zu legen. Man wechselt den Alkohol mehrmals. Vollkommene Härtung ist etwa in 4—5 Tagen erreicht.

Sobald sie schnittfähig geworden sind, werden sie mit Gummi arabicum auf Holzblöcke geklebt, kurze Zeit in Alkohol zurückgebracht und unter Alkohol geschnitten. Die möglichst dünnen Schnitte, die möglichst sofort nach der Herstellung zu verarbeiten sind, werden gut ausgebreitet aus starkem Alkohol in folgende Flüssigkeit gebracht, die ein Vierteljahr reifen muß, bevor sie gebrauchsfertig ist:

Methylenblau B. Patent	3,75 g	
Venetianische Seife, geschabt	1,75 g	Die Schnitte sollen auf der Flüssigkeit schwimmen.
Aq. dest.	1000,0 ccm	

Vor dem Gebrauch schüttelt man die Lösung und filtriert sie.

In ihr werden die Schnitte bis zum Auftreten feiner Bläschen erwärmt, hierauf schnell in Anilin-Alkohol (1 Teil wasserhelles Anilinöl[1] auf 9 Teile 96 proz. Alkohol) differenziert, bis keine gröberen Farbstoffwolken mehr abgehen. Nun bringt man den Schnitt möglichst schnell auf den Objektträger, trocknet ihn mit Fließpapier und tropft sofort Oleum cajeputi oder origani darauf. Sobald er durchsichtig ist, trocknet man mit Fließpapier, spült ihn mit reichlichem Benzin ab, läßt letzteres abtropfen und gibt sodann einen Tropfen Xylolkolophonium (pulverisiertes Kolophonium in Xylol gelöst und bis zur Konsistenz von dickflüssigem Canadabalsam eingedampft) hinzu. Man legt nun das Deckglas auf und erwärmt vorsichtig, bis sich das Kolophonium gleichmäßig zwischen Deckglas und Objektträger ausgebreitet hat.

Die Granula der Ganglienzellen (Tigroid) sind scharf und dunkel mit Methylenblau gefärbt, während die Kerne blaßblau erscheinen.

Die Präparate sind nicht haltbar.

Kurz zusammengefaßt ist die Methode folgende:

1. Härtung in 96—98 proz. Alkohol. Aufkleben auf den Holzblock. Schneiden.

2. Färben in der Seifenlösung des Methylenblaues unter Erwärmen, bis sich Blasen bilden.

3. Differenzieren in Anilinalkohol (1:10), bis keine gröberen Farbstoffwolken mehr abgehen.

4. Übertragen auf den Objektträger, Trocknen mit Fließpapier.

5. Aufhellen in Oleum cajeputi oder origani. Trocknen.

6. Abspülen mit Benzin.

7. Auftropfen von Xylolkolophonium.

8. Auflegen des Deckglases, leichtes Erwärmen.

Um die Entstehung von Kunstprodukten zu vermeiden, muß man nach Bauer streng darauf achten, daß der Schnitt bei Ausführung der verschiedenen Manipulationen nie ganz trocken wird.

Es sind zahlreiche Modifikationen der Nisslschen Methode angegeben worden, aber nur letztere gibt das echte Äquivalentbild des Baues der Ganglienzellen.

---

[1] Um Anilinöl wasserhell, ungebräunt zu erhalten, muß man es unter Lichtabschluß aufbewahren und vor Verunreinigungen durch Staub schützen.

Brauchbare Bilder kann man auch am eingebetteten Alkoholmaterial erhalten, wenn man mit Toluidinblau (Thionin, Kresylviolett) färbt und mit Alkohol differenziert. Die Methode gestaltet sich dann so:

1. Einbetten der alkoholfixierten Blöcke in Celloidin, Schneiden 15 bis 20 μ.

2. Färben unter Erwärmen (bis Dämpfe aufsteigen) für mehrere Minuten in $1^0/_{00}$ wäßriger Toluidinblau-(Thionin-, Kresylviolett-)Lösung.

3. Kurzes Waschen in Aq. dest.

4. Differenzieren in aufsteigendem Alkohol.

5. Xylol, Canadabalsam.

Steht nur formolfixiertes Material zur Verfügung, so erhält man unter Umständen mit Kresylviolettlösung, der man 1 bis 2 Tropfen Eisessig zusetzen kann, noch leidlich brauchbare Resultate.

Methode von HELD

bringt neben den NISSLschen Körnern auch die zwischen ihnen gelegenen Protoplasmateile zur Anschauung.

1. Härtung möglichst kleiner Stücke 24 Stunden lang in Pikrinschwefelsäure (s. S. 39), die durch Nachhärtung in allmählich steigendem Alkohol ausgewaschen wird, bis sich der Alkohol nicht mehr gelb färbt, oder in Alkohol von 96% 3 Tage lang.

2. Vorsichtiges Einbetten in Paraffin. Aufkleben der Schnitte mittels Capillarattraktion auf den Objektträger. Färben auf dem letzteren.

3. Färben in einer Erythrosinlösung unter leichtem Erwärmen 1—2 Min.

Erythrosin pur.	1 g
Aq. dest.	15 ccm
Eisessig	2 Tropfen

4. Auswaschen in Wasser.

5. Nachfärben in einer Aceton-Methylenblaulösung, die aus gleichen Teilen einer wäßrigen Acetonlösung 1:20 und der NISSLschen Methylenblau-Seifenlösung (s. o.) besteht. Man färbt unter starkem Erwärmen so lange, bis jeder Acetongeruch verschwunden ist, und läßt die acetonfreie Methylenblaulösung allmählich erkalten.

6. Differenzieren in einer $^1/_{10}$proz. Alaunlösung, bis der Schnitt wieder rötlich erscheint, je nach der Dicke des Schnittes dauert die Differenzierung einige Sekunden bis wenige Minuten.

7. Kurzes Abspülen in Wasser, möglichst schnelles Entwässern in absolutem Alkohol, Aufhellen in Xylol, Einschluß nach der NISSLschen Benzin-Kolophoniummethode (s. o.).

Die NISSLschen Körper sind tiefblau gefärbt, der Nucleolus ebenfalls blau, Nebennucleolen violett. Die Grundmasse des Ganglienzellenprotoplasmas leuchtend rot, ebenso die Kernmembran und die Kernmasse.

Kommt es nur auf die Darstellung der NISSLschen Körner an, so braucht man nach HELD nur mit Aceton-Methylenblau zu färben und mit der $^1/_{10}$proz. Alaunlösung zu differenzieren.

Auch an Formol-MÜLLER-Präparaten gelingt die Darstellung der NISSLschen Körner sowohl an Gefrier- als an Celloidinschnitten, wenn man mit 1proz. wäßriger Thioninlösung unter Erwärmen 1—4 Min. färbt, in 95proz. Alkohol unter Kontrolle mit dem Mikroskop differenziert und nach Aufhellung in Bergamottöl und Carbolxylol in Balsam einschließt (JULIUSBURGER u. MEYER).

Neuroglia.

Von den zahlreichen Färbemethoden, die zur Darstellung der fasrigen Neuroglia angegeben sind, ist die WEIGERTsche an erster Stelle zu nennen, weil sie die einzige ist, die eine elektive[1] Färbung gestattet. Leider versagt sie mitunter, ohne daß Gründe dafür anzugeben sind.

Die Darstellung der Neuroglia zerfällt in 3 bzw. 4 Teile.

1 a. Fixierung.

1 b. Beizung mit höher oxydierten Metallverbindungen.

2. Reduktion.

3. Färbung.

Fixierung und Beizung können getrennt oder vereint vorgenommen werden. Man trennt sie, wenn man sich die Möglichkeit offenhalten will, die Präparate noch nach anderen Methoden zu behandeln, sonst empfiehlt es sich, Fixierung und Beizung zu verbinden.

1 a. Man fixiert die möglichst frischen Objekte, die nicht dicker als höchstens $^1/_2$ cm sein dürfen, in 10 proz. Formalinlösung (die käufliche Lösung mit 4 Teilen Wasser verdünnt) in großen flachen Schalen, deren Boden mit einer Lage von Fließpapier bedeckt ist.

Die Stücke müssen nach 24 Stunden vollständig durchfixiert sein, was man daran erkennt, daß sie im Innern weiß (nicht mehr rot) aussehen. Die Fixierung ist in 4—5 Tagen vollendet, nach 24 Stunden ist die Formalinlösung zu wechseln; die Stücke können beliebig lange in Formalin liegen.

1 b. Zur Beizung dient folgendes Gemisch:

Lösung a:
Chromalaun oder besser Fluorchrom	2,5	
Wasser	100,0	Neuroglia-
gewöhnliche Essigsäure	5,0	beize.
neutrales essigsaures Kupfer	5,0	

Man stellt das Gemisch, um Niederschläge zu vermeiden, in der Weise her, daß man in einem emaillierten Kochtopf das Chromsalz in Wasser löst und die Lösung richtig zum Kochen bringt. Wenn die Lösung in vollem Kochen ist, dreht man die Flamme aus, fügt hierauf zuerst die Essigsäure dazu und dann das feingepulverte neutrale essigsaure Kupferoxyd unter stetem Umrühren mit einem Glastab, bis alles gelöst ist. Die Flüssigkeit bleibt klar und ist haltbar, wenn man sie im Dunkeln aufbewahrt.

In diese Beize kommen die Stücke, wenn sie mindestens 4 Tage in Formalin fixiert sind, auf 4—5 Tage bei Bruttemperatur oder auf 8 Tage bei Zimmertemperatur.

---

[1] Die WEIGERTsche Methode ist nur für die Neuroglia des Menschen anwendbar.

Interessiert aber nur die Neurogliafärbung, so ist es besser, die frischen, nicht über $^1/_2$ cm dicken Scheiben mit Umgehung des Formalins direkt in die Kupferchromalaunbeize zu bringen, der man aber dann 10 proz. Formalin zusetzen muß. Den zweiten Tag wechselt man, später ist ein Wechseln hin und wieder erwünscht, aber nicht nötig.

Die direkt in die Kupferfluorchrom-Formalinlösung eingelegten Stücke verweilen mindestens 8 Tage in der Flüssigkeit. Längerer Aufenthalt schadet nichts.

2. Nach vollendeter Beizung werden die Stücke mit Wasser abgespült, in Alkohol nachgehärtet und in Celloidin (nicht allzu lange in dickflüssigem Celloidin!)[1] oder, was nach neueren Erfahrungen (BENDA) zweckmäßiger ist, in Paraffin eingebettet. Paraffinschnitte klebt man mittels der japanischen Methode (S. 75) auf.

3. Zur Reduktion der Metallverbindung bringt man die Schnitte aus Alkohol zunächst in eine $^1/_3$ proz. Lösung von Kalium hypermanganicum auf 10 Min., wäscht sie in zweimal zu erneuerndem Wasser sorgfältig aus und bringt sie in die Reduktionsflüssigkeit, die folgende Zusammensetzung besitzt:

$$\text{Lösung b:}\begin{cases} \text{Acid. formic. (1,2 spez. Gew.)}^2 & 5\ \text{ccm} \\ \text{Chromogen} & 5\ \text{g} \\ \text{Aq. dest} & 100\ \text{ccm} \\ \text{filtrieren und darauf Zusatz von:} \\ \text{10 proz. Natriumsulfitlösung} & \end{cases} \Big\} 90\ \text{ccm}$$

$$10\ \text{ccm}$$

In der Lösung tritt schon nach wenigen Minuten eine Entfärbung der vorher gebräunten Schnitte ein; man läßt sie aber zweckmäßig 2—4 Stunden in der Lösung.

Färbt man jetzt die Schnitte in der gleich zu besprechenden Weise, so wird nur die Neuroglia blau gefärbt, während das Bindegewebe farblos bleibt. Da es für gewöhnlich auf eine Farblosigkeit des Bindegewebes nicht ankommt und die Färbung der Neuroglia nach der bloßen Einwirkung der Reduktionsflüssigkeit nur blaß ist, tut man gut, jetzt noch eine Prozedur einzuschieben, bei der zwar das kollagene Gewebe blauviolett gefärbt wird, die aber den großen Vorteil hat, daß die Neurogliafasern dunkler gefärbt erscheinen und scharf sich von den gelblich gefärbten Achsenzylindern, Ependymzellen und Ganglienzellen abheben.

Man bringt zu dem Zwecke die Schnitte nach sorgfältigem Auswaschen in zweimal zu wechselndem Wasser in eine konzentrierte (5 proz.), sorgfältig filtrierte Chromogenlösung auf 10—12 Stunden. Hierauf werden die Schnitte in Wasser ausgewaschen und sind färbbar.

---

[1] Nach HOMBURGER ist es für die Haltbarkeit der Färbung vorteilhaft, das Celloidin aus den Schnitten vor der Färbung zu entfernen.

[2] Verwendet man offizinelle Ameisensäure, so muß man die vierfache Menge nehmen.

Kann man die Färbung nicht sofort vornehmen, so bewahrt man die Schnitte, da bei längerem Liegen in Wasser ihre Färbbarkeit schwächer wird, in folgendem Alkohol-Oxalsäuregemisch auf:

80 proz. Alkohol   90 ccm

5 proz. Oxalsäurelösung   10 ccm

In ihm können sie längere Zeit liegenbleiben, sie scheinen sogar durch diese Alkoholbehandlung haltbarer zu werden.

4. Die **Färbung**, Differenzierung usw. wird bei Celloidinschnitten auf dem Objektträger vorgenommen. Man achte darauf, daß der Celloidinschnitt dem Objektträger faltenlos aufliegt (s. o. Fibrinfärbung S. 152).

Zur Färbung dient folgende Lösung:

konzentrierte alkoholische (70—80 proz. Alkohol)

Methylviolettlösung, heiß gesättigt   10 ccm

5 proz. Oxalsäurelösung   5 ccm

Die Flüssigkeit wird aufgekocht und färbt fast momentan; längeres Färben schadet nichts, ist aber auch nutzlos.

Man läßt den Farbstoff ablaufen, trocknet mit Fließpapier und tropft folgende Jodlösung auf:

5 proz. wäßrige Jodkaliumlösung,

Jodum purum, so viel, als sich löst.

Man hüte sich vor schwächeren Jodlösungen!

Die Jodlösung wird sofort wieder abgegossen, der Schnitt mit Fließpapier getrocknet und mit einem Gemisch von

Xylol $\Big\}$ $\overline{\overline{aa}}$
Anilin

differenziert.

Man wäscht gründlich in Anilinxylol aus, die Schnitte können bis zu einer Viertelstunde in der Lösung bleiben.

Hierauf wird gründlich in mehrfach zu wechselndem Xylol abgespült, bis der letzte Rest des Anilins, gegen das die Neuroglia sehr empfindlich ist, entfernt ist.

Einschluß in Canadabalsam oder Kolophonium-Terpentinlack.

Die Neurogliafasern sind blau gefärbt, ebenso die Kerne; das Bindegewebe blauviolett, die gröberen Markscheiden, Ganglien- und Ependymzellen gelblich.

Die Methode gestaltet sich demnach, kurz zusammengefaßt, folgendermaßen:

1. Fixierung und Beizung in Kupferfluorchromlösung (Lösung a) mit Zusatz von 10 proz. Formalin. 8 Tage.

2. Nachhärten in Alkohol, Celloidineinbettung (3 Tage) oder besser Paraffineinbettung. Schneiden.

3. Reduktion a) in Kaliumpermanganat-Lösung.

             b) Abspülen in Wasser.

             c) Chromogen-Ameisensäure-Natriumsulfitlösung
                2—4 Stunden (Lösung b).

             d) Abspülen in Wasser.

4. Verstärkung durch konzentrierte wäßrige Chromogenlösung 10—12 Stunden.

5. Färben in Methylviolett-Oxalsäure. 1 Min.

6. Abtrocknen des Schnittes.

7. Momentanes Auftropfen von starker Jodjodkaliumlösung.

8. Abtrocknen.

9. Differenzieren in Anilinxylol a̅a̅. 10 Min.

10. Gründliches Auswaschen in Xylol.

11. Balsam.

Die Methode ist, wie erwähnt, nicht ganz sicher. Zuverlässigere Resultate soll man an längere Zeit nach dem Tode (16—36 Stunden) entnommenem Material nach BARTEL erhalten, wenn man die in 10proz. Formalin fixierten und mit der Neurogliabeize (s. oben) behandelten Scheiben in Paraffin einbettet, wobei sie nur wenige Stunden in 95proz. und absolutem Alkohol verweilen und nicht mit Anilinöl behandelt werden sollen. Man nimmt nun die übrige Färbeprozedur (in der oben angegebenen Zusammenfassung von Nr. 3 ab) an dem nicht entparaffinierten Schnitt vor (s. oben S. 76), nur muß man dabei die Zeiten, während welcher die Reagenzien einwirken, bedeutend verlängern, und zwar verweilt der Schnitt:

1. in der $^1/_3$ proz. Kaliumpermanganatlösung $^1/_2$—1 Stunde,

2. in der Chromogen-Ameisensäure-Natriumsulfitlösung 6 bis 12 Stunden,

3. in der alkoholischen Methylviolett-Oxalsäurelösung, konzentriert oder mit gleichen Teilen Wasser verdünnt, 12—24 Stunden,

4. Jodjodkaliumlösung $^1/_4$—$^1/_2$ Stunde.

Zwischen der Einwirkung der einzelnen Reagenzien bringt man den Schnitt in reichlich zu bemessendes Wasser, um ihn möglichst von allen anhaftenden Spuren des vorangegangenen Reagens zu befreien.

Nach der Jodjodkaliumbehandlung wird der Schnitt gut in Wasser gespült, auf 37° warmes Wasser gebracht, mit dem Deckglas oder Objektträger aufgefangen, auf letzteren bei 37° im Brutschrank 6 bis 12 Stunden angetrocknet und dann mit Anilinxylol 1:10 bis 1:100 differenziert und zugleich entparaffiniert. Nach gründlichem Abspülen in Xylol folgt Einbettung in Balsam.

Nach HOPPE kann man die Beizung auch an den Schnitten vornehmen. Man fixiert bei dieser Modifikation in Formalin, bettet ein und bringt nun erst die

Schnitte in Kupferfluorchromlösung 2—3 Tage bei 37°. Weiterbehandlung nach der WEIGERTschen Originalvorschrift.

PÖTTER beizt ebenfalls die Schnitte in der Chromalaunkupferlösung 4 Tage, spült sie dann 10 Min. in mehrfach gewechseltem Wasser ab und behandelt sie 2—3 Tage bei Zimmertemperatur im Dunkeln mit einer verdünnten Lösung von Metol-Hydrochinon-Agfa (in photographischen Handlungen zu haben) (20 ccm auf 80 ccm destilliertes Wasser) nach. Er färbt mit einer konzentrierten wäßrigen Lösung von Viktoriablau (Farbstoff unter langsamem Erwärmen lösen, dann mindestens 1 Stunde bei kleiner Flamme kochen lassen). Färbedauer: 24—72 Stunden (je nach der Schnittdicke). Der Schnitt wird vorsichtig mit Fließpapier abgetupft, so daß er noch einen feuchten Glanz zeigt, dann wird die Jodjodkaliumlösung aufgetropft, die man nur einen Augenblick einwirken läßt, mit Fließpapier getrocknet und in Anilinxylol 1:3 differenziert. Die Differenzierung wird unter dem Mikroskop kontrolliert; sobald der Untergrund farblos und die Glia dunkelblau gefärbt hervortritt, spült man ausgiebig in Xylol ab. Einschluß in säurefreien Balsam.

Anm. Das zum Abtrocknen benutzte Filtrierpapier darf eine gekörnte Oberfläche nicht besitzen.

Außerordentlich schöne Resultate gibt

die HOLZERsche Methode.

Man fixiert entweder in 10proz. Formalin oder in einem Gemisch von 20proz. Formalin und 96proz. Alkohol zu gleichen Teilen, in dem die kleinen Stückchen mindestens 8 Tage verbleiben und bringt sie dann auf 2 Tage in 10proz. Formalin.

1. Herstellung von Gefrierschnitten nach Auswässern
2. Auffangen auf Objektträger.
3. Übertragen für 1—2 Minuten in folgende Lösung:

$^1/_2$proz. wäßrige Phosphormolybdänsäurelösung   10,0
Alkohol, 96—100proz.   30,0

4. Abtupfen mit Fließpapier, das getränkt ist mit einer Mischung von 2 Teilen Alkohol abs. und 8 Teilen Chloroform, und mäßig andrücken.
5. Sehr rasches[1] (!) Aufgießen der Farblösung:

Alkohol abs.   2,0 ccm }
Chloroform   8,0 ccm } Die Farblösung darf nicht eindicken.
Krystallviolett   1,0 g   }

6. Sehr rasches Übergießen mit folgender Flüssigkeit:

10proz. Bromkaliumlösung   60,0
1proz. Natronlaugelösung   10 Tropfen

so lange, bis der Schnitt sammetartig blauschwarz aussieht.

7. Einmaliges (nicht öfteres) Abtupfen mit Fließpapier, das getränkt ist mit einer Mischung von

Anilin   4 ccm
Chloroform   6 ccm
1proz. wäßrige Salzsäurelösung   1 Tropfen

stark schütteln, sorgfältig filtrieren; nur 1 Tag haltbar.

8. Differenzieren in dem unter 7 angegebenen Gemisch.
9. Gründliches Abspülen in Xylol. Canadabalsam.

---

[1] Die Schnitte dürfen nicht trocken werden.

Schnitt niemals eintrocknen lassen. Rasches Arbeiten! Lösungen daher sämtlich vorher bereitstellen.

Die Methode kann auch am eingebetteten Celloidinschnitt nach Alkohol- oder Formalinfixierung angewandt werden. Celloidinschnitte fest auf den Objektträger drücken, Entfernung des Celloidins durch Methylalkohol; Verdunstenlassen des Methylalkohols, bis der Schnitt weiß wird; Weiterbehandlung wie oben. (Über die Neurogliafärbungen mit Viktoriablau [Heidelberger Färbung] und nach MERZBACH s. SPIELMEYER, 4. Aufl. Berlin: Julius Springer 1930.)

BENDAS Neurogliamethode.

A. Härtung.

1. Fixieren möglichst frischen Materials 2 Tage oder länger in mindestens 90—93 proz. Alkohol[1].

2. Die Stücke kommen in höchstens 0,5 cm dicken Scheiben in verdünnte offizinelle Salpetersäure (1 Vol. Acid. nitr. zu 10 Vol. Wasser) auf 24 Stunden.

3. Übertragen in 2 proz. Lösung von Kaliumbichromat auf 24 Stunden.

4. Nachbeizung 2 Tage mit 1 proz. wäßriger Chromsäurelösung. Dann 24 stündige Wässerung.

5. Entwässern in steigendem Alkohol.

6. Paraffindurchtränkung[2].

7. Schneiden und Aufkleben der Schnitte (nach der japanischen Methode).

8. Entparaffinieren, Alkohol abs. Alkohol 90 proz. Wässern.

B. Färbung.

Von den drei von BENDA angegebenen Färbemethoden sei hier nur die mit sulfalizarinsaurem Natron-Toluidinblau erwähnt, die nach eigenen Untersuchungen die besten Resultate gibt.

9. Beizung der Schnitte 24 Stunden in 4 proz. Eisenalaunlösung oder in verdünntem Liq. ferri sulfur. oxyd. 1:2 Vol. Aq. dest.

10. Abspülen in fließendem Wasser 15—30 Sekunden.

11. Färben in dünner Lösung von sulfalizarinsaurem Natron (Kahlbaum), das man sich in der Weise herstellt, daß man von einer konzentrierten Lösung in 70 proz. Alkohol soviel in destilliertes Wasser einträufelt, bis eine bernsteingelbe Lösung entsteht. 24 Stunden.

12. Die braunroten Schnitte werden in destilliertem Wasser flüchtig abgespült, mit Fließpapier abgetrocknet oder in eine dünne Lösung von einfach chromsaurem Kalium eingetaucht, gründlich in Wasser gespült und abgetrocknet.

13. Färbung in einer 0,1 proz. wäßrigen Lösung von Toluidinblau, die bis zur Dampfbildung erwärmt ist; in der erkaltenden Flüssigkeit bleiben die Schnitte 15 Min. oder 1—24 Stunden in kalter Lösung.

---

[1] Fixieren wie bei der WEIGERTschen Neurogliamethode ist ebenfalls angängig (s. S. 294). Nach Einwirkung der WEIGERTschen Beize gründliches Auswässern.

[2] BENDA verfährt dabei folgendermaßen: a) nach Alkohol abs. 24 Stunden in Buchenholzkreosot; b) 24 Stunden in Benzin; c) mehrere Tage in Benzin, das mit 42° schmelzbarem Paraffin gesättigt ist; d) 24 Stunden in diesem Benzin bei 38°; e) unter Hinzufügen von bei 42° schmelzbarem Paraffin 2 Stunden in den Ofen von 45°; f) die aus dem Paraffin genommenen und oberflächlich mit Fließpapier abgetrockneten Schnitte werden mit Paraffin von 58° Schmelzpunkt umgossen.

14. Abspülen in 1 proz. Essigsäure oder stark verdünnter Pikrinsäure.

15. Abtrocknen mit Fließpapier. Eintauchen in Alkohol abs.

16. Differenzieren in Buchenholzkreosot etwa 10 Min. unter schließlicher Kontrolle mit dem Mikroskop (dichte Gliamassen müssen als scharf blau gefärbte Fasern zu erkennen sein, das Bindegewebe muß braunrot erscheinen, ebenso die Achsenzylinder).

17. Abtrocknen mit Fließpapier, Auswaschen in Xylol. Balsam.

Die Gliafasern blau, ebenso das Chromatin der Kerne und die NISSLschen Granula; das Bindegewebe und die Achsenzylinder braunrot.

Methode von MALLORY.

1. Man härtet dünne Scheiben 4 Tage im Brutofen in 4 proz. Formalin.

2. Nachhärten in gesättigter wäßriger Pikrinsäurelösung im Brutofen 4 bis 8 Tage.

3. Übertragen in eine 5 proz. wäßrige Lösung von Ammoniumbichromat 4—7 Tage im Brutschrank.

4. Nachhärten in Alkohol ohne Auswässern.

5. Celloidineinbettung.

Zur Färbung der auf diese Weise vorbereiteten Stücke gibt MALLORY drei Methoden an, von denen hier nur folgende, die sichere Resultate gibt, erwähnt werden soll:

1. Oxydation der Schnitte in $^1/_2$ proz. wäßriger Lösung von Kaliumperманganat 15—30 Min.

2. Abspülen in destilliertem Wasser.

3. Reduktion in 1 proz. wäßriger Oxalsäurelösung. 15—30 Min.

4. Waschen in 2—3 mal gewechseltem destilliertem Wasser.

5. Färben in folgender Lösung 12—24 Stunden:

Hämatoxylin	0,1	Das Hämatoxylin wird in heißem Wasser gelöst, dann das übrige Wasser und dann die Säure unter Schütteln zugesetzt und schließlich das Wasserstoffsuperoxyd zugefügt.
Wasser	80,0	
10 proz. Phosphorwolframsäurelösung (Merck)	20,0	Die Lösung muß vor dem Gebrauch einige Tage reifen, ist haltbar und kann wiederholt gebraucht werden.
Wasserstoffsuperoxyd	0,2	

6. Differenzieren in 30 proz. frisch bereiteter alkoholischer Eisenchloridlösung $^1/_2$—$2^1/_2$ Stunden. Die Differenzierung muß mit dem Mikroskop überwacht werden.

7. Rasches Abspülen in Wasser.

8. Rasches Entwässern in Alkohol.

9. Aufhellen in Origanumöl.

10. Xylol. Balsam.

Achsenzylinder und Nervenzellen hellrosa, Bindegewebe dunkelrosa, Neuroglia und Kerne blau. Die blaue Farbe ist sehr empfindlich gegen starkes Licht.

Will man die Neuroglia isoliert gefärbt erhalten, so differenziert man die Schnitte nach der Färbung (5) in einer 30 proz. alkoholischen Lösung von Ferrum sesquichloratum siccum 5—10 Min., dann Abspülen in Wasser usw.

Die Neurogliafasern und Kerne sind dunkelblau, alles andere blaß gelblich gefärbt. Die Färbung ist lichtecht.

Die Methode eignet sich nach SPIEGEL auch für Gefrierschnitte von Formalinmaterial. Der Aufenthalt in Pikrinsäure (2) und Ammoniumbichromat (3) verkürzt sich dabei um 1—2 Tage.

Nach v. Szüts kann man die Mallorysche Hämatoxylinlösung durch folgende Lösung ersetzen:

1 proz. wäßrige Hämatoxylinlösung   100,0

10 proz. Ammoniummolybdatlösung   25,0

Die Lösung färbt sofort nach der Herstellung. Man färbt die Schnitte von in Formalin fixiertem Material 1—2 Minuten, spült in destilliertem Wasser ab und läßt sie in Leitungswasser nachbläuen. Färbeerfolg wie bei der Malloryschen Färbung.

Sehr gut, wenn auch nicht elektiv gefärbt, erhält man die Neuroglia bei Anwendung der Weigertschen Eisenhämatoxylin-van Gieson-Färbung (s. S. 119). Sie erscheint hier gelblich gefärbt und ist ganz scharf gegen das Bindegewebe differenziert.

Methoden zur Darstellung der protoplasmatischen und retikulären Gliaformationen.

Nach v. Fieandt.

1. Kleine Stückchen werden noch lebenswarm in folgendem Gemisch, das reichlich zu bemessen ist, 24 Stunden auf Glaswolle fixiert:

Sublimat	70,0
Natr. chlor.	6,0
Aq. dest.	1000,0
Acid. trichloracet. cryst.	20,0
Acid. acet. glac.	10,0

2. Abtupfen der Stücke mit Fließpapier und direktes Übertragen in 96 proz. Alkohol, der während der ersten 24 Stunden 3 mal gewechselt wird; man läßt die Stücke auf Glaswolle 5—7 Tage im Alkohol, den man täglich wechselt.

3. Entwässerung in absolutem Alkohol 2—3 Tage.

4. Einbettung in Paraffin nach Pranter (s. S. 69).

5. Herstellung dünner 3—5 μ dicker Schnitte und Aufkleben nach der japanischen Methode. Die entparaffinierten Schnitte behandelt man zur Entfernung des Sublimates mit Jodalkohol und entfernt das Jod gründlich mit Alkohol und unterschwefligsaurem Natron (s. S. 28).

6. Übertragen in destilliertes Wasser.

7. 12—24 stündiges Färben in Malloryschem Hämatoxylin (s. vorige Methode).

8. Abtrocknen mit Fließpapier. Differenzieren in einer frisch bereiteten Lösung von

Alkohol	50
Ferr. sesquichlor. sicc. pur.	5

Beim Differenzieren sollen die aufgeklebten Schnitte nach unten zugekehrt sein. Die Differenzierung, welche mehrere Stunden dauert, muß man mit dem Mikroskop überwachen.

9. Vorsichtiges Abtupfen mit Fließpapier und Abspülen in Wasser, das man zweimal wechselt, hierbei nehmen die Schnitte eine hellblaue Farbe an.

10. Einlegen in absoluten Alkohol auf 24 Stunden bei einmaligem Wechsel des Alkohols.

11. Öl. Xylol. Balsam.

Man untersucht am besten bei elektrischem Licht.

Die Neurogliafasern und Kerne sind tiefblau gefärbt, das gliöse Protoplasma hellblau bis graublau, die körnigen Massen im Gliareticulum der grauen Substanz ebenfalls blau. Die übrigen Gewebe sind graugelb bis gelblichbraun gefärbt.

Färbung der Neurogliazellen nach DEL RIO HORTEGA.

Da die Originalmethode mitunter versagt, sollen hier die von GLOBUS und KANZLER angegebenen Modifikationen besprochen werden, die sichere Ergebnisse liefern.

Modifikation nach GLOBUS.

1. Fixierung in Formalin. 15—30 μ dicke Gefrierschnitte, die man in destilliertem Wasser nochmals auswäscht.

2. Einlegen in 10proz. Ammoniakwasser auf 24 Stunden bei Zimmertemperatur oder 4 Stunden im Brutschrank.

3. Zweimaliges Abspülen in destilliertem Wasser.

4. Einlegen in 10proz. Bromwasserstoffsäure 2—4 Stunden.

5. Zweimaliges rasches Abspülen in destilliertem Wasser, dem einige Tropfen Liq. ammon. caust. zugesetzt sind.

6. Übertragen in die von HORTEGA angegebene Lösung:

Bromammonium	2,0 g
40proz. Formalin	15,0 ccm
destilliertes Wasser	100,0 ,,

auf 5—7 Min.

7. Rasches Abspülen in destilliertem Wasser.

8. Einlegen in 1proz. Sodalösung auf 5 Min.

9. Einlegen in die HORTEGAsche Silberlösung auf 10 Min. Die Lösung wird in der Weise hergestellt, daß man zu 5 ccm 10proz. Argent. nitricum-Lösung 20 ccm 5proz. Lösung von Natrium carbonicum zusetzt. Der entstehende, leicht gelbliche Niederschlag wird durch tropfenweisen Zusatz von Liq. ammon. caust. derart gelöst, daß noch ein kleiner Rest des Niederschlages ungelöst bleibt. Man setzt 15 ccm destilliertes Wasser zu und bewahrt die haltbare Flüssigkeit in dunkler Flasche vor Luft geschützt auf; sie ist längere Zeit haltbar.

10. Man bringt die Schnitte einzeln in eine Mischung von

Formalin	1 ccm
Wasser	9 ccm

in der sie schnell bewegt werden müssen.

11. Die Schnitte werden hierauf in destilliertem Wasser 1 Stunde gewaschen und dann

12. in eine Goldchloridlösung (5—7 Tropfen 1proz. Goldchloridlösung auf 3 ccm destilliertes Wasser) übertragen. Sie nehmen dann nach etwa 15 Min. eine dunkelgraue Farbe an.

13. Übertragen in 5 proz. Lösung von Fixiernatron.

14. Auswaschen in mehrmals zu wechselndem Wasser 1 Stunde.

15. Nach Entwässerung in 70—96 proz. Alkohol, Einbetten in Balsam.

Die HORTEGAschen Zellen sind dunkel imprägniert, die Zellen der protoplasmatischen Glia und der faserbildenden Glia, sowie die Oligodendroglia sind schwach gefärbt.

Das Bindegewebe kann man nach dem Auswaschen Nr. 14 mit 1 proz. Säurefuchsin nachfärben.

Modifikation nach KANZLER.

1. Die Gefrierschnitte werden zur Nachfixierung in eine Glasschale mit folgender Lösung übertragen und erhitzt bis Dämpfe aufsteigen:

Bromammonium	100 g
Formalin, unverdünnt	15 ccm
destilliertes Wasser	400 ccm

2. Ohne Abspülen werden die Schnitte in das Antiformin-Alkohol-Bad

Antiformin	3 ccm
Alkohol (96 proz.)	8 ccm
Aq. dest.	2 ccm

übertragen und darin 5—8 Sekunden bewegt.

3. Nach zweimaligem Abspülen in destilliertem Wasser werden die Schnitte in die Silber-Soda-Ammoniak-Lösung übertragen:

0,5 Argent. nitricum, gelöst in 5 ccm destilliertem Wasser

1,5 Soda, gelöst in 15 ccm destilliertem Wasser,

beide Lösungen werden zusammengegossen. Der entstandene Niederschlag wird durch tropfenweises Zusetzen von Liq. ammon. caust. eben gelöst. Weiterer Zusatz von destilliertem Wasser unterbleibt. In dieser Lösung werden die Schnitte 8—10 Sekunden geschwenkt und sofort ohne Abspülen in 2 proz. Formalinlösung übertragen, in der die Schnitte sich einige Sekunden entwickeln.

4. Wässern der Schnitte in reichlich destilliertem Wasser.

5. Übertragen in das Goldbad:

10 ccm destilliertes Wasser,

1—2 ccm 1 proz. Goldchloridlösung

auf etwa 10—20 Min.

6. Hierauf werden die Schnitte in 10 ccm einer 5 proz. Fixiernatronlösung, worin noch 1 g Natrium sulfurosum gelöst ist, auf etwa 1 Min. übertragen.

7. Auswaschen der Schnitte.

8. Aufziehen auf Objektträger, Trocknen mit Fließpapier, Übertragen in 96 proz. Alkohol, Aufhellung in einem Gemisch von

10 ccm Buchenkreosot,

90 „ 10 proz. Carbolxylol

Abtrocknen, Canadabalsam.

Von den von ALZHEIMER zur Darstellung der amöboiden Gliazellen und ihrer Granula angegebenen Methoden erwähne ich nur die folgende, die mir gute Resultate ergeben hat, hinsichtlich der anderen Methoden verweise ich auf die Originalarbeiten ALZHEIMERS und auf SPIELMEYERS Technik der mikroskopischen Untersuchung des Nervensystems.

ALZHEIMERS Färbemethode der amöboiden Gliazellen.

1. Fixierung in WEIGERTS Gliabeize, der 10 proz. Formalin zugesetzt ist.

2. Sehr gründliches, mehrstündiges Auswaschen in Wasser, um das Messer nicht zu schädigen.

3. Herstellung möglichst dünner Gefrierschnitte.

4. Kurzes Abspülen in dest. Wasser.

5. Übertragen der Schnitte in schwach angesäuertes Wasser (1 Tropfen Eisessig auf 10 ccm Wasser) auf 2 Min.

6. Direktes Übertragen in verdünntes, gut ausgereiftes MALLORYsches Phosphormolybdän-Hämatoxylin (10 Tropfen auf 15 ccm dest. Wasser) (s. S. 165) für 2 Min.

7. Auswaschen in dest. Wasser 5 Min.

8. Alkohol. Carbolxylol. Balsam.

Das Protoplasma der amöboiden Gliazellen und seine zarten Ausläufer kommen ausgezeichnet zur Darstellung. Die Gliafasern sind ebenfalls, aber schwach gefärbt, desgleichen die Ganglienzellen, Achsenzylinder und Gefäße.

Die im Zentralnervensystem vorkommenden fettigen und lipoiden Abbauprodukte, Pigmente usw. werden nach den oben in Kap. 12 angegebenen Methoden dargestellt.

Die im Liquor cerebrospinalis enthaltenen Zellen, die man bei Zentrifugierung gewinnt, untersucht man im Ausstrichpräparat nach den bei der Untersuchung des Blutes angegebenen Methoden, wobei man besonders auf die einzelnen Zellformen zu achten hat. In gleicher Weise verfährt man zum Nachweis etwaiger Mikroorganismen, wobei man die im Kap. XV—XVIII angegebenen Methoden heranziehen muß. (Näheres s. PLAUT, REHN und SCHOTTMÜLLER, Leitfaden zur Untersuchung der Cerebrospinalflüssigkeit. Jena.)

Gehirnhäute und Gehirnanhänge.
(Hypophyse und Glandula pituitaria.)

Fixierung in Formalin, Sublimat oder Formalin-MÜLLER-Lösung. Einbettung in Paraffin oder Celloidin. Färbung mit Hämatoxylin und Eosin oder nach VAN GIESON oder mit Pyronin-Methylgrün nach PAPPENHEIM (besonders bei der Hypophyse zu empfehlen).

Zur Darstellung der Granula der Hypophysenzellen empfiehlt ERDHEIM Fixierung in MÜLLER-Formalin, Einbettung in Paraffin und

Färbung nach Heidenhain (Eisenhämatoxylin), Mallory, Gram-Weigert, van Gieson und mit Kresofuchsin (Erdheim-Stumme).

Zur Darstellung des Neuroglianetzwerkes in dem nervösen Anteil der Hypophyse empfiehlt sich nach Stumpf Fixierung in Sublimat-Trichloressigsäure und Färbung mit Eisenhämatoxylin nach Heidenhain oder Mallory-Färbung nach v. Fieandt (s. S. 301).

Zur Darstellung des Kolloids dienen die S. 220 angegebenen Methoden.

Das verschieden reichliche, scharf begrenzte, dicht granulierte Protoplasma der eosinophilen Zellen nimmt bei Hämalauneosinfärbung einen satten zinnober-roten Farbenton an, mit Heidenhainschem Eisenhämatoxylin färben sich die Granula intensiv schwarz, nach Mallory intensiv fuchsinrot, nach van Gieson gelb, sie entfärben sich nach Gram-Weigert und verhalten sich ablehnend gegen-über dem Kresofuchsin.

Das meist sehr reichlich vorhandene, scharf begrenzte, grob granulierte Proto-plasma der basophilen Zellen beherbergt Granula, die sich bei längerer Färbung mit Hämalaun violett bis blau, mit Mallory intensiv blau, mit Gram-Weigert ebenfalls blau und nach van Gieson braun färben. Bei der Heidenhainschen Färbung erscheinen sie bei genügender Differenzierung farblos, bei schwacher Differenzierung ganz leicht schwarz gefärbt. Am meisten empfehlenswert ist für ihre Darstellung die Färbung mit Lithioncarmin-Kresofuchsin. Man färbt mit Lithioncarmin stark vor, differenziert nur schwach in Salzsäure-Alkohol und färbt die möglichst dünnen Schnitte für mehrere Stunden oder einen Tag in einer frischen Lösung von Kresofuchsin. Abspülen in Alkohol, Carbolxylol, Balsam. Die Kerne sind rot gefärbt, die Granula elektiv dunkelblau bis schwarz.

Das Protoplasma der sog. Hauptzellen, das meist nur spärlich vorhanden ist, nimmt bei der Färbung mit Hämalaun-Eosin nur eine ganz blasse rötlichblaue Färbung an. In der Schwangerschaft vergrößern sich die Hauptzellen, sie zeigen eine feine Granulierung, die sich mit Eosin sattrot färbt; bei Färbung nach Heidenhain nimmt das Protoplasma einen grauen, bei Mallory-Färbung einen graublauen Farbenton an, indem in vielen Zellen eine feine rote Granulierung hervortritt; bei Gram-Weigert-Färbung erscheint das Protoplasma leicht blau bestäubt (Erdheim-Stumme).

Um die in den verschiedenen Zellen enthaltenen Granula mit Sicherheit nach-weisen zu können, ist es notwendig, die Fixierung möglichst rasch nach dem Tode vorzunehmen. Kann die Sektion aus äußeren Gründen erst längere Zeit nach dem Tode vorgenommen werden, so kann man, um die Hypophyse zu fixieren, durch einen in den Nasenrachenraum eingeführten Troikart, mit dem man die Siebbein-platte vorsichtig durchsticht, Formalin (10proz.) in die Schädelbasis injizieren.

Über die Untersuchung der Zirbeldrüse s. Krabbe (Lit.), der zur Färbung Methylgrün-Pyronin, die Alzheimersche Säurefuchsin-Lichtgrünmethode, die Glia-färbung nach v. Fieandt und nach Hortega empfiehlt.

Die im Gehirn und in den Hirnhäuten vorkommenden Corpora amylacea färben sich intensiv rot mit der Bestschen Glykogenmethode.

2. Periphere Nerven und periphere Ganglien.

Es kommen hier im allgemeinen dieselben Methoden in Betracht wie für das zentrale Nervensystem (Marchi, Weigert, Pal, Nissl usw.). Nach Benda gelingt die Weigertsche Markscheidenfärbung an Ge-frierschnitten von in 10proz. Formalin fixierten Stücken peripherer

Nerven, die nicht mit Alkohol behandelt sein dürfen, sicher und leicht, wenn man die Schnitte 24 Stunden mit Böhmerschem Hämatoxylin färbt und in Weigertscher Borax-Ferricyankaliumlösung differenziert. Abspülen in Wasser. Alkohol. Carbolxylol. Balsam. Man kann aber nach der Differenzierung noch eine Kernfärbung mit Safranin, Fuchsin, Toluidin- oder Methylenblau anfügen oder eine Fettfärbung mit Sudan oder Fettponceau vornehmen, wodurch die zerfallenden Markscheiden gefärbt werden.

Bei Anwendung der Weigertschen Methode mit Differenzierung ist es empfehlenswert, nach der Kupferung die Hämatoxylinlösung nur 10—15 Min. einwirken zu lassen, die Ferricyankaliumlösung stark (10—20fach) mit Wasser zu verdünnen und in der verdünnten Lösung 1—12 Stunden zu entfärben; man muß, um allzu starke Entfärbung zu vermeiden, häufig den Gang der Differenzierung mit dem Mikroskop kontrollieren.

Bei Anwendung der Bielschowskyschen Methode, die für die Untersuchung der peripheren Nerven große Beachtung verdient, ist vor der Übertragung der Schnitte in die reduzierende Formollösung (s. S. 284, Nr. 4) eine kurze Behandlung mit dünner Essigsäure (1 bis 3 Tropfen Eisessig mit 20 ccm Wasser), bis sie eine gelbliche Farbe angenommen haben, nötig, um das Mitfärben des Bindegewebes zu verhindern.

Zur Darstellung des Neurokeratingerüstes der Nervenfasern eignet sich besonders die Methode Weigerts zur Darstellung der Markscheiden mittels Eisenhämatoxylinfärbung. Ich habe dieses Gerüst auch bei der gewöhnlichen Weigertschen Eisenhämatoxylinfärbung für Kerne vorzüglich dargestellt gefunden. Vorbedingung für das Gelingen der Färbung des Neurokeratingerüstes ist möglichst frisches, lebenswarm fixiertes Material.

Um den von Ernst beschriebenen Radspeichenbau der peripheren Nerven darzustellen, wendet man die Heidenhainsche Eisenhämatoxylinfärbung (S. 108) an. Frisch degenerierte Achsenzylinder färben sich hierbei ebenfalls mit.

Eine sichere Methode zur Darstellung der marklosen Fasern für vom Menschen stammendes Material fehlt zur Zeit noch.

Die Goldmethoden, wenngleich sie sichere Resultate nicht ergeben, sind hier noch am ehesten mit Vorteil anzuwenden. Besonders sei hier die Methode von Drasch genannt, die mir auch am Leichenmaterial noch die relativ besten Resultate gegeben hat.

Man läßt das zu untersuchende Material 12—24 Stunden bei kühler Temperatur liegen (bei 4—6°), zerschneidet es in dünne Scheiben und bringt die letzteren in 0,5 proz. Goldchloridlösung, die man im Dunkeln hält und öfter umschüttelt. Am zweckmäßigsten erscheint es, die

Stückchen in der Goldlösung an einem Seidenfaden aufzuhängen. Das Präparat bleibt $1/_2$—$^3/_4$ Stunde in der Lösung und muß sich, wenn die Goldimprägnation gelungen ist, hart anfühlen; anderenfalls ist die Vergoldung mißlungen. Zur Reduktion dient stark verdünnte Ameisensäure (10 Ameisensäure mit 50 Wasser), die man so lange einwirken läßt, bis man bei Kontrolluntersuchungen unter dem Mikroskop die Nerven gefärbt sieht. Die Stücke werden dann sofort in Glycerin gebracht und das letztere so lange gewechselt, bis keine saure Reaktion mehr nachweisbar ist. Die Nerven sind dunkelblau bis dunkelrotviolett gefärbt.

Bezüglich der übrigen Goldmethoden s. S. 290.

G. Auge.

Zur Härtung dient Formalin, MÜLLERsche Lösung oder Kalium bichrom. (2—5proz. Lösung). Zusatz von Formalin zu den an zweiter Stelle erwähnten Härtungsflüssigkeiten ist zu empfehlen, ferner erzielt man besonders bei der Netzhaut gute Erfolge bei Fixierung in ZENKERschem Gemisch. Auch FLEMMINGsche Lösung oder das MARCHISche Verfahren (S. 269) kommen in geeigneten Fällen in Betracht.

Um beim Untersuchen ganzer Bulbi ein schnelles Eindringen der Härtungsflüssigkeiten in die innersten Teile zu ermöglichen, ist es ratsam, kleine Einschnitte oder kleine, etwa 1—2 qmm große Fenster in die Sklera zu schneiden.

Nach vollständiger Erhärtung wird der Bulbus mit einem scharfen, dünnen Messer zerschnitten.

Einbettung in Celloidin oder Paraffin.

Zur Färbung dienen neben den gewöhnlichen Kern- und Doppelfärbungen die für das Zentralnervensystem angegebenen Methoden.

Über Fixierung und Einbettung des Glaskörpers s. SZENT GYÖRGYI (Z. Mikrosk. **31**, 23).

Für Spezialuntersuchungen sei auf die Anleitung zur mikroskopischen Untersuchung des Auges von GREEFF (Berlin: Hirschwald 1901) und auf die mikroskopischen Untersuchungsmethoden des Auges von SELIGMANN (Berlin: Karger 1899) sowie auf die „Enzyklopädie der mikroskop. Technik", Berlin 1926, 3. Aufl., hingewiesen.

H. Ohr.

Für das äußere Ohr sind die gewöhnlichen Härtungsmethoden (Formalin, Sublimat, Alkohol usw.) und die gebräuchlichen Kern- oder Doppelfärbungen anzuwenden.

PANSE empfiehlt zur mikroskopischen Untersuchung das Schläfenbein auf folgende Weise, die eine Verletzung wichtiger Teile ausschließt und das Eindringen der Härtungs-, Entkalkungs- und Einbettungs-flüssigkeiten vorzüglich gestattet, zu zerlegen:

„Das Schläfenbein wird zwischen Sulcus sigmoideus und Warzen-fortsatz festgeschraubt und zuerst die Schuppe in einer dem Tegmen tympani gleichlaufenden Ebene abgesägt.

Ein zweiter Sägeschnitt geht, nachdem die Dura und Nerven des inneren Gehörorgans nach hinten gedrückt sind, durch dessen Mitte senkrecht zur oberen Felsenbeinkante.

Ein dritter Sägeschnitt läuft diesem parallel hinter dem Sacculus endolymphaticus.

Nun wird das Präparat mit diesen beiden festen Sägeflächen an die Arme des Schraubstockes gelegt und festgeschraubt. Nachdem die vordere untere Wand des äußeren Gehörgangs bis nahe zum Trommelfell mit der Knochenschere abgezwickt ist, trennt ein vierter Sägeschnitt das Dach des äußeren Gehörgangs und die Schuppenwurzel ab parallel dem Trommelfell.

Ein fünfter Sägeschnitt kann zur Verkleinerung des Präparates parallel dem Tegmen tympani unter dem Trommelfell, Paukenboden und Bulbus venae jugularis geführt werden. Zum Schluß wird der obere Bogengang mit einigen Meißelschlägen eröffnet und an der vorde-ren oberen Kante des Präparates am inneren Gehörgang ein Dreieck zur Eröffnung der Schnecke eingekerbt.

Das so erhaltene, ungefähr würfelförmige Knochenstück enthält die Teile, deren Untersuchung für die meisten Fälle, z. B. Taubstumm-heit, genügt, auch die Gehörknöchelchen in ihrer natürlichen Lage mit allen Verbindungen. Für die senkrecht zum Trommelfell gelegten Schnitte genügen die üblichen englischen Objektträger.

Natürlich können auch die übrigen Teile des Schläfenbeins, Tuba, Warzenfortsatz, Sinus, wo es nötig ist, noch untersucht werden, da sie nicht zertrümmert, sondern durch einen glatten Schnitt vom Haupt-teil getrennt sind.“

Man fixiert in Formalin, Müller-Formalin oder Sublimat und entkalkt in 5—10proz. wäßriger Salpetersäure nach Schaffer. Ein-bettung in Celloidin, die man auch der Entkalkung vorangehen lassen kann. Färbung s. u. Augen.

Zur Untersuchung der im Knochen eingeschlossenen nervösen End-organe empfiehlt Bielschowsky Fixierung in 20proz. Formalin und Entkalkung in 5proz. Salpetersäure. Nach der Entkalkung legt man die Stücke einige Tage in 20proz. Formalinlösung ein. Nach gründ-lichem Auswässern schneidet man und färbt nach Bielschowsky, vor der Reduktion mittels Formalin behandelt man die Schnitte mit dünner Essigsäurelösung (1—3 Tropfen Eisessig auf 20 ccm Wasser).

Über die von Wittmaack angegebenen Methoden s. Lit.

Literatur. ACHÚCARRO: Methode zur Darstellung von neugebildeten Fasern des Gefäßbindegewebes der Hirnrinde durch eine neue Silbertanninmethode. Z. Neur. 7. — AGDUHR, E.: Einige Beiträge zur AGDUHR-Technik der Stückimprägnation von Nerven. Anat. Anz. 69, 363 (1930). — ALTSCHUL, R.: Untersuchungen über Goldimprägnation des Nervensystems. Arch. f. exper. Path. 88, 265 (1929). — ALZHEIMER: Beitrag zur Kenntnis der pathologischen Neuroglia und ihre Beziehungen zu den Abbauprodukten im Nervengewebe. Histologische und histopathologische Arbeiten. 3. Hrsg. von FR. NISSL u. ALZHEIMER — ARNSTEIN: Die Methylenblaufärbung als histologische Methode. Anat. Anz. 2. — BARTEL: Zur Technik der Neurogliafärbung. Z. Mikrosk. 21 (1904). — BAYON: Die Anwendung neuer Imprägnationsverfahren in der pathologisch-histologischen Analyse des Zentralnervensystems. Zbl. Path. 16 (1905). — BECHTEREW: Die Leitungsbahnen des Gehirns. Leipzig 1894. — BENDA: Erfahrungen über Neurogliafärbungen und eine neue Färbemethode. Neur. Zbl. 19 (1900) — Markscheidenfärbung im Gefrierschnitt. Berl. klin. Wschr. 1903 — Markscheidenfärbung im Gefrierschnitt. Verh. dtsch. path. Ges. 1912, 467. — BETHE: Eine neue Methode der Methylenblaufixierung. Anat. Anz. 12 (1896). — BIEDERMANN: Über das färberische Verhalten der Epithelien der menschlichen Hypophyse. Virchows Arch. 264, 217 (1927). — BIELSCHOWSKY: Färbung der Achsenzylinder. Neur. Zbl. 1902 — Die Darstellung der Achsenzylinder peripherischer Nervenfasern und der Achsenzylinder zentraler markhaltiger Nervenfasern. Jber. Neur. 4 (1905) — Eine Modifikation meines Silberimprägnationsverfahrens zur Darstellung der Neurofibrillen. Ibid. 12 (1909) — Neue Versuche mit ammoniakalischer Silberlösung für neurohistologische Zwecke. Ibid. 31, H. 5. — BIELSCHOWSKY u. PLIEN: Zur Technik der Nervenzellenfärbung. Neur. Zbl. 19 (1900). — BRAUER: Der Einfluß des Quecksilbers auf das Nervensystem. Heidelberg. Hab.-Schr. 1897. — BRAUNMÜHL, A. v.: Eine einfache Schnellmethode zur Darstellung der senilen Drüsen. Z. Neur. 122, 317 (1929). — BUSCH u. ROSOLIMO: Darstellung der Körnchenzellen in Formalinpräparaten. Neur. Zbl. 15. — CHILESOTTI: Eine Carminfärbung der Achsenzylinder, welche bei jeder Behandlungsmethode gelingt. Zbl. Path. 13 (1902). — CIAGLINSKI: Ein Beitrag zur mikroskopischen Technik bei der Untersuchung des Rückenmarkes. Z. Mikrosk. 8 (1891). — CREUTZFELD u. METZ: Morphologische und funktionelle Differenzierung der Neuroglia (HORTEGA-Methode). Zbl. Neur. 1919; 1924, 183. — DEIKUN, B. J.: Über die Herstellung der ammoniakalischen Silberlösung bei Imprägnationsmethoden. Z. Mikrosk. 43, 382 (1926). — DOGIEL: Methylenblautinktion. Arch. mikrosk. Anat. 35 (1890). — DRASCH: Goldmethode. Abh. kgl. Sächs. Ges. Wiss., Math.-physik. Kl. 14. — EHRLICH: Das Sauerstoffbedürfnis des Organismus. Berlin 1885. — ERDHEIM u. STUMME: Schwangerschaftsveränderungen der Hypophyse. Beitr. path. Anat. 46 (1907). — FAJERSZTAIN: Färbung der Achsenzylinder. Neur. Zbl. 20. — FEIST: Zur Technik der Mikroskopie des Zentralnervensystems. Z. Mikrosk. 8 (1891). — v. FIEANDT: Eine neue Methode zur Darstellung des Gliagewebes. Arch. mikrosk. Anat. 76 (1910). — FISCHER: Über die Färbung pathologischer Gliaformationen. Verh. dtsch. path. Ges. 5. — FLESCH: Notizen zur Technik mikroskopischer Untersuchungen am zentralen Nervensystem. Z. Mikrosk. 3 (1886). — FRÄNKEL, E.: Über eine neue Markscheidenfärbung. Neur. Zbl. 22 (1903). — GELPKE: Zur Anwendung der WEIGERTschen Färbung. Z. Mikrosk. 2 (1885). — v. GERLACH: Von dem Rückenmark. Strickers Handb. Leipzig 1871. — GOLGI: Untersuchungen über den feineren Bau des zentralen und peripheren Nervensystems. Deutsch von TEUSCHER. Jena 1894. — HELD: Festschrift für FLECHSIG. — LUDEN VON HEUMEN: Neue Schnellfärbung für Markscheiden und Achsenzylinder. Zbl. Path. 21, 97, 385 (1910). — HOLZER: Über eine neue Gliafärbung. Allgem. Z. Psychiatr. 77 (1921) — Über eine neue Methode der Gliafaserfärbung. Z. Neur. 69, 354 (1921). —

Homburger: Über die Gründe der mangelhaften Haltbarkeit der Neuroglia-präparate. Zbl. Path. **16** (1905). — Hoppe: Zur Technik der Weigertschen Glia-färbung. Neur. Zbl. **1906**. — Kaes: Die Anwendung der Wolterschen Methode auf die feinen Fasern der Hirnrinde. Ibid. **1891**. — Kafka, V.: Taschenbuch der praktischen Untersuchungsmethoden der Körperflüssigkeiten bei Nerven- und Geisteskrankheiten (II). — Kaiser: Schnellverfahren der Weigertschen Häma-toxylinfärbung. Z. Mikrosk. **9** (1892). — Kallius: Sehorgan. Erg. Anat. **12**. — Kanzler, R.: Modifikation der Darstellung der Hortegaschen Gliazellen für Formalinmaterial. Z. Neur. **122**, 416 (1929). — Kaplan: Nervenfärbungen. Arch. f. Psychiatr. **35**. — Kozowsky: Zur Färbungsmethodik der Nervenfasern des Zentralnervensystems. Neur. Zbl. **23**. — Krabbe, K.: Histologische und em-bryologische Untersuchungen über die Zirbeldrüse des Menschen. Anat. H. **54** (1916). — Krause u. Philippson: Untersuchungen über das Kaninchengehirn. Arch. mikrosk. Anat. **57**. — Kronthal: Eine neue Methode für das Nervensystem. Neur. Zbl. **18**. — Kufs, H.: Bemerkungen zur Kanzlerschen Modifikation der Darstellung der Hortegaschen Gliazellen. Z. Neur. **122**, 420 (1929). — Kul-tschitzky: Über die Färbung markhaltiger Nervenfasern. Anat. Anz. **5** (1890). — Kutschera-Aichbergen: Beitrag zur Morphologie der Lipoide. Virchows Arch. **256**, 586 (1925). — Landau, E.: Über einige Vereinfachungen in der Markscheiden-färbung. Z. Mikrosk. **40**, 22 (1923) — Zur Frage der Entmarkung der Nervenfasern für Imprägnationszwecke. Ibid. **41**, 386 (1924) — Zur Frage der Markscheiden-färbung ohne primäre Beizung. Ibid. **42**, 180 (1925). — Leber: Über Härtung der Augen in Formol. Münch. med. Wschr. **1894**. — Lenhossék: Der feinere Bau des Nervensystems (2). Berlin 1895 — Ramón y Cajals neue Fibrillenmethode. Neur. Zbl. **23**. — L'Hermitte et Guccione: Nouv. méthode de coloration pour l'étude la névroglia. Semaine méd. **1909**, 208. — Loyez: Colorations des fibres nerveuses par la méthode à l'hématoxyline au fer après inclusion à la celloidine. C. r. Soc. Biol. Paris **69**, 511 (1910); Ref. Z. Mikrosk. **29**, 117 (1912). — Mallory: Phosphormolybdic acid haematoxylin. Anat. Anz. **6** (1891) — J. of exper. Med. **5** (1900). — Mann: Über die Behandlung der Nervenzellen für experimentelle Unter-suchungen. Z. Mikrosk. **11** (1894). — Marchi u. Alghieri: Sulla degenerazioni discend. Riv. sper. Freniatr. **11** (1885). — Marcus: Die Verwendung der Weigert-Palschen Färbemethode für in Formol gehärtetes Zentralnervensystem. Neur. Zbl. **14**. — Mayer, P.: Zur Färbung der Schollen in den Ganglienzellen. Z. Mikrosk. **35** (1918). — Mir, L.: Neue Methode zur Färbung der Mikroglia in altem Formalin-material. C. r. Soc. Biol. Paris **102**, 657 (1929). — Müller, H.: Neue Methoden zur Darstellung der Markscheide. Z. Mikrosk. **36** (1919); **37** (1920). — Nabias: Eine neue Schnellfärbemethode des Nervensystems mit Goldchlorid. Bibliogr. Anat. **13**. — Nissl: Zum Studium der Ganglienzellen. Tagebl. Naturforsch.-Vers. Straßburg 1885 — Über eine neue Untersuchungsmethode des Zentralnervensystems. Zbl. Nerven-heilk. **17** (1894). — Der gegenwärtige Stand der Nervenzellenanatomie. Z. Psychiatr. **51** (1895). — Obersteiner: Anleitung zum Studium des Baues der nervösen Zentral-organe. Leipzig u. Wien 1896 — Die Bedeutung einiger neuerer Untersuchungs-methoden. Arb. Inst. Anat. u. Phys. d. Zentralnervensystems d. Wien. Univ. **1892**. — Okada: Über eine neue Silberimprägnationsmethode zur Darstellung der Neurofibrillen. Fol. anat. jap. **7**, 403 (1929). — Olivecrona: Methode zur Dar-stellung der Markscheiden an Gefrierschnitten. Zbl. Path. **28**, 521 (1917). — Ostertag: Über Imprägnieren und Abschwächen zur Erzielung gleichmäßiger Präparate bei der Silberimprägnation. Z. Mikrosk. **42**, 182 (1925). — Pal: Ein Beitrag zur Nervenfärbetechnik. Wien. med. Jb., N. F. **1886** u. **1887**. — Platner: Darstellung des Neurokeratingerüstes. Z. Mikrosk. **6** (1839). — Politzer: Die anatomische und histologische Zergliederung des menschlichen Gehörorgans. Stuttgart 1889. — Pollack: Die Untersuchungsmethoden des Nervensystems.

Berlin 1906 — Beitrag zur Färbetechnik der Neuroglia. Z. Mikrosk. **32**, 137 (1915).
— PÖTTER: Modifikation zu den Färbungsmethoden von Gliastrukturen. Ibid. **32**,
373 (1915). — RAMON Y CAJAL: Un nuovo proceder para le impregnacion de la
neuroglia. Ref. Z. Mikrosk. **31**,424 (1914) — Les nouvelles idées sur la structure
de système nerveux. Paris 1894 — El proceder del orosublimato para la colorazion
de la neuroglia. Trab. Labor. Invest. biol. Univ. Madrid **54**, 155. — ROSIN: Zür
Färbung und Histologie der Nervenzellen. Dtsch. med. Wschr. **1898**. — RUSSEL,
D. S.: Intravital staining of mikroglia with trypan blue. Amer. J. Path. **1929**,
451. — SAHLI: Über die Anwendung von Boraxmethylenblau. Z. Mikrosk. **2**
(1885). — SCHABADASCH, A.: Untersuchungen zur Methodik der Methylenblaufärbungen des vegetativen Nervensystems. Z. Zellforsch. **1930**, 221, 224 (Fixierung der Methylenblaufärbung). — SCHMAUS: Technische Notizen zur Färbung
der Achsenzylinder. Münch. med. Wschr. **1891**. — SCHMIDT: Die Farbreaktionen
der Corpora amylacea des Rückenmarks, der Lungen und der Prostata und ihre
Beeinflußbarkeit am Schnittpräparat. Virchows Arch. **260**, 474 (1926). —
v. SCHRÖTTER: Zur Färbetechnik des Zentralnervensystems. Verh. dtsch. path.
Ges. **1902** — Neur. Zbl. **1902** — Zbl. Path. **13** (1902). — SCHULTZE, W. H.: Über das
Paraphenylendiamin in der histologischen Färbetechnik und über eine neue
Schnellfärbemethode der Nervenmarkscheiden am Gefrierschnitt. Zbl. Path. **28**
(1917). — SCHWALBE: Technische Bemerkung zur Carminfärbung. Ibid. **12**. —
SHELDON: Paraffine WEIGERT methods for the staining of nervous tissue, with
some new modifications. Fol. neurobiol. **8** (1914). — SOKOLANSKY, G.: Methode
einer schnellen Färbung von Markscheiden im Gefrierschnitt. Z. Mikrosk. **47**, 322
(1930). — SPIEGEL: Gliafärbung am Gefrierschnitt und an Serienschnitten.
Ibid. **36** (1919). — SPIELMEYER: Fehlerquellen der MARCHI-Methode. Berl.
klin. Wschr. **1903** — Technik der Untersuchung des Nervensystems (4). Berlin:
Julius Springer 1930. — SPITZER, H.: Eine neue Methode zur Markscheidenfärbung
am Gefrierschnitt. Z. Mikrosk. **43**, 110 (1926). — STIEFLER, G.: Über die SPATzsche
Methode der anatomischen Schnelldiagnose der progressiven Paralyse. Münch.
med. Wschr. **1923** — Über die SPATzsche Methode zur histologischen Schnell-
diagnose der progressiven Paralyse. Z. Neur. **89**, 438 (1924). — STÖLTZNER: Eine
einfache Methode der Markscheidenfärbung. Z. Mikrosk. **23** (1906). — STORCH:
Neurogliafärbung. Virchows Arch. **157**. — STROEBE: Zur Technik der Achsenzylinderfärbung. Zbl. Path. **4** (1893). — STRÄHUBER: Eine elektive Färbung des
Achsenzylinders. Ibid. **12** (1906). — STUMPF: Zur Histologie der Neurohypophyse.
Virchows Arch. **296**, 70 (1911).— v. SZÜTS: Eine neue Hämatoxylinlösung. Z.
Mikrosk. **31**, 17 (1914). — TEUSCHER: Über Degeneration von normalen Nerven.
Arch. mikrosk. Anat. **36**. — UNNA, P. G., u. L. FEER: Zur Färbung der Nerven-
fasern am frischen Präparat. Virchows Arch. **246** (1924). — VASSALE: Una modi-
ficazione al metodo WEIGERT per la colorazione dei centri nervosi. Riv. sper.
Freniatr., Reggio Emilia **15** (1889). — VEROCAY: Zur Kenntnis der Neurofibrome.
Beitr. path. Anat. **48** (1910). — WEBER, L. W.: Der heutige Stand der Neuroglia-
frage. Zbl. Path. **15** (1904). — WEIGERT: Enzyklopädie der mikroskopischen Technik (1) — Neue Färbungsmethode des Zentralnervensystems. Fortschr. Med. **1884**
— Eine Verbesserung der Hämatoxylinblutlaugensalzmethode. Ibid. **3** — Zur Mark-
scheidenfärbung. Dtsch. med. Wschr. **1891** — Technik. In: MERKEL-BONNETS
Erg. **3** (1894) — Zur Kenntnis der menschlichen Neuroglia. Abh. Senckenberg.
naturforsch. Ges. **19**. — WIMMER: Neurogliafärbung. Zbl. Path. **17**, 566 (1906). —
WITTMAACK: Zur histopathologischen Untersuchung des Gehörorganes, mit besonderer Berücksichtigung der Darstellung der Fett- und Myelinsubstanzen. Z.
Ohrenheilk. **51**. — v. WLASSAK: Herkunft des Myelins. Arch. Entw.mechan. **6**. —
WOLTERS: Drei neue Methoden zur Mark- und Achsenzylinderfärbung. Z. Mikrosk.
7 (1890).

J. Respirationsorgane.

Die Lunge härtet man in Formalin, Sublimat oder in Formalin-Müller oder Zenkerscher Flüssigkeit. Es ist häufig zweckmäßig, die Härtungsflüssigkeiten auf 37—45° zu erwärmen, besonders wenn die Stücke sehr lufthaltig sind. Man treibt durch das Erwärmen die Luft wenigstens teilweise aus und gestattet der Härtungsflüssigkeit rasch Zutritt zu den tieferen Teilen. Sehr gründliche Fixierung erreicht man, wenn man die Fixierungsflüssigkeiten in die Bronchien injiziert.

Um die ödematöse Durchtränkung zu fixieren, wendet man die Kochmethode an.

Zur Einbettung ist in erster Linie Paraffin zu empfehlen, Celloidin ist ebenfalls brauchbar.

Zur Färbung dienen Kern- und Doppelfärbungen und spezifische Färbungsmethoden (Fibrinfärbung, Färbung elastischer Fasern).

Die Untersuchung auf Fettembolie nimmt man am besten an frischen Präparaten in der Weise vor, daß man mit einer Cooperschen Schere kleine flache Stückchen von einer frisch angelegten Schnittfläche abträgt und sie in 0,5 proz. Kochsalzlösung oder ohne Zusatz untersucht; die zu untersuchenden Stücke kann man vorher in warmes Wasser legen, um die Luft aus den Alveolen zu verdrängen. Fixierung in Osmiumsäure, Flemmingscher Lösung oder das Marchische Verfahren oder nach Formalinfixierung und Gelatineeinbettung Behandlung mit Fettfarbstoffen, die dann in Anwendung zu ziehen ist, wenn es sich um feinere, eingehendere Untersuchungen handelt.

Die größeren Luftwege (Kehlkopf, Bronchien) härtet man in Formalin oder Sublimat und zieht nach vorhergehender Einbettung Kern- oder Doppelfärbungen in Anwendung. Bei diphtheritischen Prozessen gibt die Weigertsche Fibrinfärbung bei Vorfärbung mit Lithion- oder Alauncarmin sehr instruktive Bilder.

Bezüglich der Untersuchung des Sputums sei auf die Lehrbücher der klinischen Untersuchungsmethoden und auf das Kapitel „Bakterien" dieser Anleitung verwiesen.

K. Schilddrüse, Epithelkörperchen, Thymus.

Härtung in Sublimat, Formalin und ihren Gemischen mit Müllerscher Lösung. Bei den Epithelkörperchen ist mitunter auch Fixierung in Flemmingschem Gemisch angebracht (Osteomalacie, Leukämie).

Einbettung in Paraffin oder Celloidin.

Färbung: Hämatoxylin, Carmin, Bismarckbraun und Doppelfärbungen. Besonders die van Giesonsche Methode ist sehr zu empfehlen. Bei den Epithelkörperchen ist Doppelfärbung mit Hämatoxylin und Eosin angezeigt, da hierbei die oxyphilen Zellen sehr scharf hervortreten, auch die WEIGERT-VAN GIESON-Färbung gibt schöne Resultate.

Literatur. ERDHEIM, H.: Zur normalen und pathologischen Histologie der Glandula thyreoidea, parathyreoidea und Hypophysis. Beitr. path. Anat. **33** (1903).

L. Verdauungsorgane.

Zur Härtung ist, wie überhaupt für alle mit Schleimhaut bekleideten Organe, Sublimat und Formalin zu empfehlen. Auch MÜLLERsche Lösung gibt, besonders wenn sie in Verbindung mit den erstgenannten Flüssigkeiten angewendet wird, gute Resultate. Bei degenerativen Prozessen ist FLEMMINGsches Gemisch angebracht; doch lassen sie sich meist hinreichend gut schon an Abstrichpräparaten von der frischen Schleimhaut, die man in Kochsalzlösung untersucht, erkennen.

Um postmortale Zersetzungen und Abstoßungen des Epithels hintanzuhalten, ist es unbedingt nötig, die zur Untersuchung bestimmten Teile möglichst rasch in die Konservierungsflüssigkeit zu bringen. Einwandfreie Präparate erhält man nur bei lebenswarm fixiertem Material. Dies ist bei durch Operationen gewonnenen Stücken leicht zu erreichen; bei Verstorbenen kann man in der Weise verfahren, daß man möglichst rasch nach dem Tode Formalin in größeren Mengen in die Bauchhöhle injiziert. Beim Magen kann man direkt nach dem Tode vermittels eines Schlundrohres den Inhalt durch physiologische Kochsalzlösung auswaschen und die Fixierungsflüssigkeit einspritzen. Recht empfehlenswert ist es, die Darmstücke, die man zur Untersuchung verwenden will, nicht aufzuschneiden, sondern nach vorsichtiger Durchspülung mit physiologischer Kochsalzlösung mit der Fixierungsflüssigkeit aufzuspritzen, da beim vorherigen Aufschneiden das Epithel leicht abgestreift und die Schleimhaut verletzt wird, besonders gilt dies von der Appendix.

Zur Einbettung ist Paraffin vorzuziehen, doch ist vorsichtige Einbettung dringend anzuraten, insbesondere tut man gut, die Stücke nicht allzu lange in Alkohol und Xylol zu belassen, weil sonst die Submucosa und Muscularis leicht spröde werden; am vorteilhaftesten ist Einbettung mit Cedernholzöl (S. 69). Auch Celloidin ist zu gebrauchen.

Zur Färbung sind Kern- oder Doppelfärbungen anzuwenden, besonders Hämatoxylin und Eosin. Letztere Doppelfärbung gibt nach vorgängiger Härtung in Sublimat meist sehr scharfe Bilder, insbesondere treten im Magen bei längerer Differenzierung in Wasser und Alkohol die Haupt- und Belegzellen different gefärbt hervor. Letzteres erreicht man auch bei Anwendung der BIONDI-HEIDENHAINschen Färbung. Auch Färbung mit Hämatoxylin (Differenzierung mit Salzsäure-Alkohol) und Nachfärbung mit stark verdünnter Säurefuchsinlösung (5 Tropfen konzentr. Lösung auf 10 ccm Wasser) gibt gute Differenzierung zwischen Haupt- und Belegzellen. Letztere nehmen sowohl bei Eosin- als auch bei Säurefuchsinnachfärbung einen roten Farbenton an, während die ersteren blaßblau (in der Hämatoxylinfarbe) gefärbt erscheinen. Nach KOKUBO nehmen die Hauptzellen bei Färbung mit polychromem Methylenblau (UNNA) (Formalin- oder Formalin-MÜLLER-Fixierung) eine charakteristische Färbung an. Sie erscheinen schon bei schwacher Vergrößerung als dunkelblaue Flecke; der basale Abschnitt ist um den Kern herum tiefblau gefärbt, der freie Abschnitt heller, mit blaugrünen Körnern erfüllt. Die Epithelien der Pylorusdrüsen bleiben ungefärbt.

HAMPERL gibt für den gleichen Zweck folgende Methode an:

1. Fixierung frischer Schleimhautstückchen in folgendem Gemisch:

40 proz. Formalin	33,0 ccm
Alkohol 80 proz.	66,0 ccm
Kalium aceticum	3—6 g

24 Stunden.

2. Übertragen in 95 proz. Alkohol, absol. Alkohol. Einbettung in Paraffin.

3. Nach Entparaffinierung Färbung in einer wäßrigen, stark verdünnten Lösung von Methylviolett (die Lösung soll blaßviolett und durchsichtig sein) 12 Stunden.

4. Abspülen in dest. Wasser.

5. Differenzieren in absolutem Alkohol (1 Min. genügt in der Regel).

6. Xylol. Balsam.

Die Körnchen in den Hauptzellen sind dunkelblauviolett gefärbt. Vorfärbung in Carmin angängig.

Die Becherzellen färben sich mit verdünnter Kongorotlösung (3 ccm einer 1 proz. wäßrigen Kongorotlösung auf 100 ccm dest. Wasser) in Präparaten, die in CARNOYscher Flüssigkeit oder Sublimatgemischen fixiert waren, bei Vorfärbung mit Hämatoxylin und vorsichtiger Differenzierung in 50 proz. Alkohol braunrot, während die Hauptzellen bläulich gefärbt erscheinen.

Zum Nachweis des Schleimes werden die Methoden zur Schleimfärbung herangezogen (S. 154 ff.).

Literatur. HAMPERL: Färberische Darstellung der Hauptzellengranula in der menschlichen Magenschleimhaut. Virchows Arch. 259 (1926). — HEIDENHAIN, R.: Beiträge zur Histologie und Physiologie der Dünndarmschleimhaut. Pflügers Arch. 43, Suppl. (1888). — KISCHENSKY: Zur Frage über die Fettresorption im Darmrohr und den Transport des Fettes in andere Organe. Beitr. path. Anat. 32 (1902). — KOKUBO, Beiträge zur normalen und pathologisch-histologischen Magenschleimhaut. Festschrift für ORTH. Berlin 1903, 64 (Sonderabzug). — KOLSTER: Eine neue Methode zur Trennung der Haupt- und Deckzellen der Magendrüsen. Z. Mikrosk. 12 (1895). — SCHMIDT, A.: Untersuchungen über das Magenepithel. Virchows Arch. 143 (1896).

M. Leber.

Man fixiert am besten in Sublimat oder Formalin. Beide Fixierungsmittel wandeln die Galle in eine in Alkohol und Wasser schwer lösliche Verbindung um und sind daher gerade zur Fixierung der Leber vorzüglich geeignet.

Härtung in Alkohol abs. ist dann anzuwenden, wenn es darauf ankommt, Glykogen nachzuweisen. FLEMMINGsche und ALTMANNsche Lösung oder das MARCHIsche Verfahren ist dann in Anwendung zu ziehen, wenn es sich um Degenerationsprozesse oder um Verfettung handelt, die man übrigens auch sehr gut an frischen Abstrichpräparaten und Gefrierschnitten mit Zusatz von Essigsäure oder Osmiumsäure oder Sudanfärbung nachweisen kann.

Einbettung ist bei größeren Objekten nicht nötig. Bei kleineren Stücken oder bei Untersuchungen feinerer Einzelheiten zieht man Paraffineinbettung zu Hilfe. (Celloidin auch brauchbar.)

Die Färbung geschieht am zweckmäßigsten mit Hämatoxylin oder Carmin und entsprechender Nachfärbung mit Eosin oder Pikrinsäure. In allen Fällen, wo es sich um den Nachweis von Galle handelt, empfiehlt es sich, nicht mit säurehaltigem Alkohol zu differenzieren, da er den Gallenfarbstoff angreift. Bei Bluterkrankungen ist Färbung nach den im Abschnitt „Blut und blutbildende Organe" angegebenen Methoden angezeigt.

Zur Darstellung der Gallencapillaren sind verschiedene Methoden angegeben worden. Die sichersten Resultate erhält man mit der von EPPINGER ausgearbeiteten Methode und mit der WEIGERTschen Neurogliafärbung, besonders in der von BARTEL angegebenen Modifikation der Färbung von unentparaffinierten Schnitten (s. S. 76).

Die Methode von EPPINGER verläuft folgendermaßen:

Man fixiert Leberstücke 5—10 Tage und länger in 10 proz. Formalinlösung; die Fixierung wird am besten erst einige Zeit nach dem Tode vorgenommen, da bei bald nach dem Tode oder lebenswarm entnommenen Stücken das Protoplasma der Leberzellen stark trüb ist und die zarte Wand der Gallencapillaren infolgedessen nicht scharf hervortritt.

Hierauf bringt man die Stücke, ohne sie auszuwässern, in die WEIGERTsche Neurogliabeize, die mindestens eine Woche alt sein soll (s. S. 275). In ihr verweilen die Stücke 10 Tage bei Zimmertemperatur oder 5 Tage im Brutschrank. Nach oberflächlicher Abspülung werden sie in Celloidin eingebettet.

Die möglichst dünnen Schnitte kommen in 1 proz. wäßrige Lösung von Hämatoxylin (in heißem destillierten Wasser gelöst). Die Zeit, während der die Schnitte in ihr verweilen, hängt vom Alter der Hämatoxylinlösung ab, in frisch bereiteter 24 Stunden, in älterer schon öfter gebrauchter, $^{1}/_{4}$—2 Stunden. Nun werden sie am besten mit Glasnadeln in kalt gesättigte wäßrige Kupferacetatlösung übertragen, in der sie 5 Min. verweilen. Da die Hämatoxylinlösung sehr empfindlich gegen Verunreinigung mit Kupferacetat ist, so sind die Glasnadeln stets gut zu reinigen, bevor man mit ihnen die Hämatoxylinlösung berührt.

Aus dem Kupferacetat bringt man die tiefschwarzen Schnitte in destilliertes Wasser, ja nicht Brunnenwasser, in dem sie lange, am besten 1—2 Tage, verweilen.

Zur Differenzierung dient die WEIGERTsche Borax-Ferricyankalilösung (Ferricyankali 2,5, Borax 2, Aq. dest. 100), die mit Wasser im Verhältnis von 1:9 bis 1:5 verdünnt wird; nur bei stark überfärbten Schnitten kann die Lösung unverdünnt verwendet werden. Die Differenzierung, die man am besten mit dem Mikroskop kontrolliert, ist dann beendet, wenn die Schnitte einen mausgrauen bis braungelben Farbenton angenommen haben.

Nach sorgfältigem Abspülen in destilliertem Wasser kommen die Schnitte auf einige Minuten in konzentrierte wäßrige Lösung von Lithiumcarbonat, meist so lange, bis das braungefärbte Celloidin unter Abgabe brauner Farbwolken entfärbt ist, worauf sie nach gründlichem Wässern in Alkohol entwässert, mit Origanumöl aufgehellt und in Balsam eingeschlossen werden.

Da die Schnitte in der Kupferacetatlösung sehr brüchig werden und Falten die gleichmäßige Differenzierung stören, muß man sie vor der Hämatoxylinfärbung und Behandlung mit Kupferacetatlösung stets sehr gut ausbreiten.

Die Methode gestaltet sich kurz zusammengefaßt folgendermaßen:

1. Fixierung in 10 proz. Formalin 5—10 Tage.

2. Beizen in mindestens 8 Tage alter Neurogliabeize 10 Tage bei Zimmertemperatur oder 5 Tage im Brutschrank.

3. Abspülen in Wasser, Einbetten in Celloidin, Schneiden.

4. Färben der Schnitte mit 1 proz. wäßriger Hämatoxylinlösung, je nach dem Alter der Lösung $^1/_2$—24 Stunden (s. o.).

5. Übertragen der Schnitte mit Glasnadeln in gesättigte wäßrige Kupferacetatlösung auf 5 Min.

6. Gründliches Waschen in destilliertem Wasser (am besten 1 bis 2 Tage).

7. Differenzieren in WEIGERTscher Borax-Ferricyankaliumlösung im Verhältnis 1:9—1:5 mit Wasser verdünnt, bis die Schnitte mausgrau bis braungelb gefärbt sind. (Kontrollieren mit dem Mikroskop!)

8. Gründliches Auswaschen in destilliertem Wasser.

9. Übertragen in gesättigte wäßrige Lösung von Lithioncarbonicumlösung auf einige Minuten, bis das braungefärbte Celloidin entfärbt ist.

10. Auswaschen in Wasser, Alkohol, Origanumöl, Balsam.

Einfacher und, wie mir scheint, ebenso zuverlässig ist das von
Vance angegebene Verfahren:

1. Fixierung entweder in gleichen Teilen Zenkerscher Flüssigkeit
(ohne Essigsäure) und 10 proz. Formalinlösung oder in gleichen Teilen
einer 10 proz. Formalinlösung und 5 proz. Sublimatlösung.

2. Nachhärtung in Alkohol. Einbettung in Celloidin.

3. Einbringen der Schnitte in eine verdünnte Lösung von Jod in
96 proz. Alkohol auf 5—15 Min.

4. Auswaschen in Alkohol, um das überschüssige Jod zu entfernen.

5. Färben in phosphorwolframsaurem Hämatoxylin nach Mallory
(s. S. 300) für 12—24 Stunden.

6. Direktes Übertragen in 96 proz. Alkohol und Auswaschen darin.

7. Aufhellen in Carbolxylol oder Origanumöl. Balsam.

In Formalin fixierte Stücke können verwendet werden, wenn man
die Stücke vor dem Jodalkohol in eine gesättigte Sublimatlösung für
15—30 Min. einlegt. Gallencapillaren treten als feine dunkelblaue oder
schwarze Doppellinien hervor, während die Leberzellen heller blau und
die Bindegewebsfibrillen rot gefärbt sind. Kerne treten deutlich hervor.

Nach W. Schultze gelingt die Darstellung der Sekretcapillaren
in der Leber in der Weise, daß man Gefrierschnitte (Formolfixierung)
auf $^1/_2$ Stunde in 1 proz. wäßrige Phosphormolybdänsäure einlegt, in
Wasser abspült und in 1 proz. wäßrige Lösung von Paraphenylendiamin
eintaucht. Abspülen in Wasser. Alkohol, Xylol, Balsam. Kerne, Zellgrenzen, Kittsubstanzen sind sehr scharf gefärbt.

Um die Beziehungen der Lymphgefäße (perivasculären
Lymphräume) zu den Gallencapillaren, auf die es beim Ikterus
ankommt, klar zur Darstellung zu bringen, behandelt man die Schnitte
vor der Hämatoxylinfärbung ungefähr 5 Min. mit Flemmingschem
Osmiumgemisch, wäscht darauf in Wasser aus, färbt mit konzentrierter
wäßriger Eosinlösung und spült in Alkohol ab. Nun erst färbt man
mit Hämatoxylin und verfährt wie oben angegeben.

Das die Leberläppchen durchziehende Faserwerk ist
leicht und sicher mittels der Bielschowsky-Mareschschen Methode
(s. S. 170) zur Anschauung zu bringen.

Man kann sich dazu auch der Unnaschen oder Benekeschen Modifikation der Weigertschen Fibrinmethode (s. S. 153), allerdings manchmal mit minder gutem Erfolg, bedienen. Bei Anwendung der Giemsa-
Färbung nach der von Schridde angegebenen Methode (s. S. 237)
färben sich besonders an Gefrierschnitten die Gitterfasern sowie die
Kupfferschen Sternzellen mitunter prachtvoll rotviolett.

Anm. Die von Böhm angegebene Methode zur Darstellung der Gallencapillaren
und der Fasern, welche eine Modifikation der Golgischen Chromsilberimprägnation
ist, kann für pathologisch-histologische Untersuchungen nicht empfohlen werden,

da sie unsichere Resultate gibt und die dabei auftretenden Niederschläge außerordentlich störend sind.

Zur Darstellung der KUPFFERschen Sternzellen dient die von v. KUPFFER angegebene Goldmethode, die aber nicht konstante Resultate gibt. Man bringt frische Doppelmesser- oder Gefrierschnitte in 0,05proz. Chromsäurelösung auf $^1/_4$ Stunde und darauf in eine Lösung von

Goldchlorid	1 Teil
Salzsäure (des deutschen Arzneibuchs)	1 Teil
Wasser	10000 Teile

Man läßt sie unter Abschluß des Lichtes in ihr, bis sie rot oder rotviolett sind, was ungefähr in 48 Stunden erreicht ist. Sie werden dann in Glycerin untersucht. Die Leberzellen und das Bindegewebe sind rot oder rotviolett gefärbt, die Sternzellen tiefschwarz.

Nach weiteren Angaben von v. KUPFFER kann man die Salzsäure in dem eben angegebenen Gemisch durch Formol 1 Teil (= 0,4% Formaldehyd) ersetzen.

Die Gallenblase fixiert man in Formalin oder Sublimat bzw. ihren Gemischen. Das Epithel ist gegenüber postmortalen Einwirkungen sehr empfindlich; um es zu konservieren, muß man die Fixierung rasch nach dem Tode durch Injektion der Fixierungsflüssigkeit vornehmen. Färbung mit Hämatoxylin-Eosin. Fettfärbungen.

Zur Untersuchung der Struktur der Gallensteine empfiehlt RIBBERT folgende Verfahren:

1. Kleine Cholesterinpigmentsteine werden einige Stunden in verdünnte Celloidinlösung, dann in dickes Celloidin eingelegt, in dem man sie unter langsamem Erhärten des Celloidins einschließt. Dann werden sie in gewöhnlicher Weise auf einen Holz- oder Glasblock aufgeklebt. Es wird hierbei zwar etwas Cholesterin gelöst, doch bleibt die Struktur im allgemeinen gut erhalten.

2. Die etwas größeren radiären Cholesterin-Kombinationssteine (ASCHOFF-BACMEISTER) behandelt man in der Weise, daß man zunächst mit einem Messer durch Absplittern und Schaben eine Fläche herstellt, die bis in die Nähe der Mitte reicht und den bekannten Aufbau bei bloßem Auge erkennen läßt. Dann wird der Stein mit dieser horizontal nach oben stehenden Fläche in den Halter des Mikrotoms eingespannt und mit schräg gestelltem Messer unter langsamem Heben der Schraube die Fläche glatt geschnitten oder geschabt. Um Schnitte herzustellen, bestreicht man die glatte Fläche, die man durch Abspülen mit Alkohol gereinigt hat, mit dünner Celloidinlösung, die in die oberflächlichen Schichten des Cholesterins eindringt und an der Oberfläche rasch erstarrt. Man kann dann 20—50 μ dicke Schnitte anfertigen. Um das Rollen der Schnitte zu vermeiden, zieht man sie mit einem mit Alkohol befeuchteten Stückchen Fließ- oder Klosettpapier wie bei der WEIGETTschen Serienmethode (s. S. 87) vom Messer ab und spült sie mit Alkohol vom Papier herunter. Die größeren facettierten Steine, die beim Einklemmen in die Mikrotomklammer leicht zersplittern, klebt man mit dickflüssigem Celloidin auf einen Block auf und behandelt sie dann wie eben angegeben.

Die Schnitte werden in Glycerin untersucht. Einlegen in Balsam ist nicht anzuraten, da die Struktur dann wegen der starken Lichtbrechung verschwindet.

Literatur. EPPINGER: Beiträge zur normalen und pathologischen Histologie der menschlichen Gallencapillaren mit besonderer Berücksichtigung der Pathogenese des Ikterus. Beitr. path. Anat. **31** (1902). — KLEINSCHMIDT, K.: Über Entstehung und Bau der Gallensteine. Ibid. **72**, 128 (1929). — v. KUPFFER: Über den Nachweis der Gallencapillaren. Sitzgsber. Ges. Morph. u. Physiol. Münch. **1889** — Über die sogenannten Sternzellen der Säugetierleber. Arch. mikrosk.

Anat. **54** (1890). — MARESCH: Über Gitterfasern der Leber und die Verwendbarkeit der Methode BIELSCHOWSKYS zur Darstellung feinster Bindegewebsfibrillen. Zbl. Path. **16** (1905). — OPPEL: Eine neue Methode zur Darstellung feinerer Strukturverhältnisse der Leber. Anat. Anz. **5** u. **6**. — RIBBERT: Bau und Bildung der Gallensteine. Virchows Arch. **220** (1915). — SCHMORL: Zur Kenntnis der Gallencapillaren. Verh. Ges. dtsch. Naturforsch. **1895**. — SCHULTZE, W. H.: Über das Paraphenylendiamin in der histologischen Färbetechnik usw. Zbl. Path. **28**, 257 (1917). — VANCE: A new staining method for bile canaliculae. Anat. Anz. **44**, 412.

N. Pankreas und Speicheldrüsen.

Zur Härtung dient Sublimat, Formalin, Alkohol, das FLEMMINGsche oder MARCHIsche Verfahren.

Die Darstellung der Sekretkörner gelingt bei Sektionsmaterial fast niemals, da sie durch postmortale Vorgänge zerstört werden.

Die im Pankreas und in dem umgebenden Fettgewebe auftretenden **Fettgewebsnekrosen** treten außerordentlich scharf durch intensiv grüne Färbung hervor, wenn man die Stücke in der von WEIGERT angegebenen Kupfer-Chromalaun-Essigsäurebeize mit Zusatz von 10 proz. Formol (s. S. 275) im Brutschrank 24 Stunden fixiert (BENDA). Besonders elegante Bilder erhält man, wenn man die so behandelten Stücke nach Gelatineeinbettung mit dem Gefriermikrotom schneidet und die Schnitte mit Sudan III und Hämatoxylin färbt. Die nekrotischen Teile sind grün, das normale Fett rot, die Kerne blau gefärbt. Es gelingt auf diese Weise, die kleinsten Nekrosenherde sichtbar zu machen. Will man einbetten, so ist Celloidineinbettung angezeigt. S. auch S. 217 bei fettiger Degeneration.

Im übrigen ist Einbettung in Paraffin oder Celloidin und Färbung mit Hämatoxylin, Carmin oder Doppelfärbungen zu empfehlen.

Die Zellen der LANGERHANSschen Inseln färben sich bei Alkoholhärtung scharf rot mit der PAPPENHEIMschen Methylgrün-Pyroninmethode.

Literatur. LIEPMANN: Über die BENDAsche Reaktion auf Fettnekrosen. Virchows Arch. **169** (1902).

O. Harnapparat.

Die Nieren härtet man in Sublimat, Formalin und Alkohol. Bei degenerativen Prozessen ist FLEMMINGsches oder ALTMANNsches Gemisch sehr zu empfehlen. Zum Nachweis von Fett leistet die Sudan- oder Fettponceaufärbung sehr gute Dienste.

Die Kochmethode ist zur Fixierung eiweißhaltiger Flüssigkeiten in den Glomeruluskapseln und in den Harnkanälchen gut brauchbar.

Wenngleich sich die Nieren auch ohne Einbettung gut schneiden lassen, so ist doch für feinere Untersuchungen Durchtränkung mit Paraffin oder Celloidin dringend zu empfehlen, besonders auch, um das Ausfallen von Epithelien, Glomerulis oder pathologischen Produkten zu verhindern.

Zur Färbung dienen die kernfärbenden Gemische sowie Doppelfärbungen, bei entzündlichen Prozessen ist mitunter die WEIGERTsche Fibrinfärbung am Platze, ferner die BIELSCHOWSKY-MARESCHsche Methode der Bindegewebsfärbung (S. 170).

Zur Darstellung der feineren Struktur der Epithelien, der dicken Anteile der HENLEschen Schleifen, der Zwischenstücke und Schaltstücke der Harnkanälchen eignet sich nach LAUDA und REZEK besonders die Versilberung nach der Methode von DA FANO.

1. Man fixiert dünne Scheiben in 96 proz. Alkohol, dem man 0,25 proz. Ammoniak zugesetzt hat 24 Stunden.

2. Abspülen mit destilliertem Wasser.

3. Einlegen in eine Lösung von:

Argent. nitric.   3,0
wäßrige Gelatinelösung 1:1000   100,0

3—4 Tage.

4. Abspülen in Wasser.

5. Reduktion in einer Lösung von:

Hydrochinon   2,0
wäßrige Gelatinelösung   100,0

24 Stunden.

6. Abspülen in Wasser.

7. Nachhärten in Alkohol. Schnelle Einbettung in Paraffin oder Celloidin.

Zur Bereitung der wäßrigen Gelatinelösung muß reinste Gelatine verwendet werden.

Die Methode gibt bei Sektionsmaterial sehr unsichere, bei lebensfrisch eingelegten menschlichen Nieren aber sehr gute Resultate.

Degenerative Prozesse kann man, abgesehen von der Anwendung der oben angegebenen Fixierungsmethoden, auch sehr gut an frischen Abstrichpräparaten oder Gefrierschnitten (Gelatineeinbettung) untersuchen. Letztere sind unbedingt nötig, wenn es gilt, die bei chronischer Nephritis häufig auftretenden fettähnlichen Substanzen (Lipoide) mittels des Polarisationsverfahrens nachzuweisen. Hier empfiehlt sich ferner auch Färbung mit Eisenhämatoxylin, bei der die hyalinen Tröpfchen sehr gut hervortreten.

Zur Darstellung der cuticularen Säume der Nierenepithelien, die nur an möglichst rasch nach dem Tode eingelegten Stücken gelingt, ist die WEIGERTsche Neurogliafärbung oder Eisenhämatoxylin (HEIDENHAIN) mit kurzer Nachfärbung in Säurefuchsin (0,1 proz. wäßrige Lösung), Auswaschen in Leitungswasser, Alkohol usw. zu empfehlen.

Das von Kozugi beschriebene Granuloid an den Epithelzellen der Hauptstücke wird am besten bei Fixierung in Müller-Formol und Färbung nach Heidenhain dargestellt.

Zur Färbung der Membrana propria der Glomerulusschlingen empfiehlt Askanazy (Ohmori) ein Gemisch von Pikrinsäure und Reinblau, das man in der Weise herstellt, daß man zu einer gesättigten Lösung von wäßriger Pikrinsäure so viel von einer starken wäßrigen Reinblaulösung zugibt, daß eine dunkelblaugrüne Lösung entsteht. Man färbt mit ihr nach vorausgegangener Kernfärbung etwa 1 Min. und differenziert in Alkohol. Für den gleichen Zweck empfiehlt Hung-See-Lu folgende Methode: Kleine Nierenstücke werden in kochendes Wasser gebracht und 5—15 Min. gekocht, in 10 proz. Formalin 24 Stunden und länger nachfixiert, dann in Paraffin eingebettet. Die losen (nicht aufgeklebten) Schnitte werden 10 Min. in Hämatoxylin oder Hämalaun gefärbt, 5 Min. in Wasser nachbehandelt und ohne Differenzierung in Salzsäurealkohol mit 1 proz. alkoholischer Eosinlösung nachgefärbt. Alkohol, Xylol, Balsam.

Auch die Weigertsche Elastinmethode gibt gute Resultate.

Zur Untersuchung des Harnsäureinfarktes im Schnittpräparat darf nur Material verwendet werden, das in absolutem Alkohol oder Aceton fixiert ist, da wäßrige Fixierungsmittel (Formalin, Sublimat) die Harnsäureablagerungen lösen. Will man in Formalin konservieren, so kommt die S. 32 angegebene Methode von Westenhöfer in Betracht. Bei längerer Aufbewahrung der Gewebsstücke in Alkohol oder Aceton verschwinden die Harnsäureablagerungen. Es ist daher möglichst rasche Einbettung in Paraffin oder Celloidin erforderlich (Baumann).

Zur Färbung dient die Schultzsche Methode s. S. 190 ff.

Um die Struktur der Nieren- und Blasensteine zu untersuchen, muß man Dünnschliffe anfertigen. Ihre Herstellung erfordert große Übung und geschieht nach den in der Mineralogie gebräuchlichen Methoden. Zur Untersuchung des organischen Gerüstes muß man die Steinbildner vorsichtig lösen. Am leichtesten und schonendsten gelingt dies bei Harnsäuresteinen, indem man sie in unverdünntes Formalin einlegt, das die Harnsäure bei einer Temperatur von 37 ° ziemlich rasch löst; Ebstein empfiehlt dazu eine wäßrige Boraxlösung mit geringem Zusatz von Alkohol bei 30—50 ° anzuwenden, in der sich aber die Lösung sehr langsam und nicht so schonend vollzieht wie in Formalin. Für Oxalatsteine empfiehlt Ebstein Einlegen in schwache Salzsäurelösung bei 40—50 °; nach eigenen Erfahrungen eignet sich dazu sehr gut eine Mischung von Formalin und Salpetersäure (100:0,5), dieselbe Mischung dient auch zur Entkalkung der Phosphatsteine. Das organische Residuum härtet man nach Auswässern in Alkohol von steigender Konzentration nach und bettet es in Celloidin oder Paraffin ein. Zur Färbung kann man Eosin oder Hämatoxylin und Eosin verwenden.

Für die ableitenden Harnwege kommen dieselben Methoden in Betracht, wie sie oben S. 313 für die Untersuchung von Schleimhäuten geschildert wurden.

Literatur. BAUMANN, R.: Harnsäureabscheidung in der Niere von Schweinen. Virchows Arch. **259**, 726 (1926). — HUNG-SEE-LU: Über eine Methode zur Darstellung der Basalmembranen. Ibid. **240**, 355 (1923). — KOZUGI: Beitrag zur Morphologie der Nierenfunktion. Beitr. path. Anat. **77**, 1 (1927). — KOZLOWSKY: Das Konservieren und Färben von mikroskopischen Präparaten der Harnsedimente. Virchows Arch. **169** (1906). — LAUDA u. REZEK: Die färberische Darstellung bestimmter Anteile des Tubularapparates der Niere. Verh. dtsch. path. Ges. **1928**. — MILLER, J. W.: Histologie der Niere bei Hämoglobinurie auf Grund elektiver Hämoglobinfärbung. Zbl. Path. **22** (1911). — REHSTEINER, K.: Eiweißkrystalle in den Nieren. Zbl. Path. **33**, 449 (1922/23).

P. Nebennieren und chromaffines System (Paraganglien).

Härtung in Sublimat, Formalin, Alkohol oder MÜLLERscher Lösung. Wenn man die in der Marksubstanz sowie in den Paraganglien enthaltenen chromaffinen (phäochromen) Zellen studieren will, ist Härtung in Ammonium- oder Kalium bichromicum (2—3 proz. Lösung) anzuwenden; man kann diesen Lösungen, die man dann 5 proz. nehmen muß, nachdem sie ½ Stunde auf die Stücke eingewirkt haben, zur besseren Fixierung der Kerne 10 proz. Formalin zusetzen. Dabei nehmen die Zellen der Marksubstanz einen mehr oder minder intensiven gelben bis braunen Farbenton an. (Möglichstes Vermeiden jeden Druckes auf das frische Organ vor der Fixierung, da die dünnwandigen Venen der Marksubstanz sehr leicht zerreißen und Elemente der Marksubstanz in sie eintreten. Kunstprodukte!) Zur Einbettung dient Paraffin oder Celloidin. Färbung in Hämatoxylin oder Doppelfärbungen, besonders van GIESON, wobei sich die Rindenzellen stark mit Säurefuchsin tingieren, während die Markzellen blau gefärbt erscheinen.

Am klarsten treten die chrombraunen Zellen des Marks in ungefärbten Gefrierschnitten, die in Glycerin montiert werden, hervor. Bei Einbettung kann eine schwache Chromfärbung verlorengehen.

WIESEL empfiehlt zur Fixierung der Marksubstanz sowie überhaupt der chromaffinen Organe und zur Erzielung der Chromreaktion folgendes Gemisch:

5 proz. Kaliumbichromatlösung	10 Teile
10 proz. Formalinlösung	20 Teile
Aq. dest.	20 Teile

Dann Übertragen in 5 proz. Kaliumbichromatlösung auf 1—2 Tage, gründliches Auswaschen in Wasser und Einbetten in Paraffin. Die Chromreaktion tritt am schärften an lebensfrisch oder rasch nach dem Tode fixiertem Material hervor, doch ist sie meist auch noch an Präparaten, die 24—48 Stunden p. m. fixiert wurden, nachweisbar. Man färbt folgendermaßen:

1. Färbung mit 1 proz. wäßriger Wasserblau- oder Toluidinblaulösung 20 Min.

2. Abspülen in Leitungswasser 5 Min.

3. Färben mit 1 proz. wäßriger Safraninlösung 20 Min.

4. Abspülen in 95proz. Alkohol, bis die blaue Farbe wieder erscheint. Carbolxylol, Xylol, Balsam.

Die chromaffinen Zellen deutlich grün, die Kerne rot, das Protoplasma der übrigen Zellen hellblau.

Sehr deutlich treten die chromaffinen Zellen (selbstverständlich nach vorheriger Chromierung) bei Färbung mit Alauncarmin hervor. Auch bei folgender Methode habe ich sehr scharfe Bilder von den chromaffinen Zellen gesehen:

1. Fixierung in MÜLLER-Formalin oder Formalin.

2. Gefrierschnitte oder Paraffineinbettung.

3. Färbung der Schnitte in verdünnter GIEMSA-Lösung (10 Tropfen auf 10 ccm destilliertes Wasser) 24 Stunden.

4. Abspülen in destilliertem Wasser.

5. Kurzes Differenzieren in $^1/_4$proz. Essigsäurelösung.

6. Alkohol. Xylol. Neutraler Balsam oder besser Cedernöl.

Die chromaffinen Zellen sind grün, die Kerne tiefblau, das Pigment im Protoplasma der Rindenzellen ist gelb bis gelbbraun gefärbt.

Eine außerordentlich instruktive Färbung der Markzellen in einer differenten Farbe erhält man nach eigenen Untersuchungen, wenn man die nach GIEMSA 1—24 Stunden gefärbten Schnitte (am besten Gefrierschnitte von in Formalin-MÜLLER oder in Formalin-Kalium bichromat. fixiertem Material) nach Abspülen in Wasser auf den Objektträger auffängt, vorsichtig mit Fließpapier abtupft, mit reinem (säurefreiem) Aceton übergießt und nach Aufhellung in Xylol in neutralem Balsam oder Cedernöl einschließt. Die Markzellen sind leuchtend rotviolett (in der ROMANOWSKY-Farbe) gefärbt und unterscheiden sich scharf von den blau bis blauviolett gefärbten Rindenzellen, sowie von den eosinroten Erythrocyten. Sehr vorteilhaft habe ich es zur sicheren Erzielung der rotvioletten Farbe gefunden, wenn man das zur Entwässerung dienende Aceton mit einer konzentrierten Lösung von Kalium aceticum stark durchschüttelt und es, nachdem sich das Kal. acet. abgesetzt hat, auf die Schnitte einwirken läßt.

Das Pigment in der Pigmentzone färbt sich nach TUCZEK sehr schön mit Kresylviolett.

Zur Darstellung des Stromas empfiehlt WIESEL die von BENDA zur Färbung der Glia angegebene Methode (s. S. 299). Auch die MARESCH-BIELSCHOWSKYsche Methode (s. S. 170) ist zu diesem Zwecke brauchbar. Zur Darstellung der Basalmembran dient die auf S. 321 erwähnte Methode von HUNG-SEE-LU.

Bei Untersuchung der Rinde hat man bei frischen oder in Formalin fixierten Präparaten unter Umständen die Polarisationsvorrichtung oder die zur Färbung der Fette und lipoiden Substanzen angegebenen Methoden (s. S. 174—185) zum Nachweis der von ORGLER und KAISERLING zuerst gefundenen anisotropen lipoiden Körnchen zu Hilfe zu nehmen.

Bei hypernephroiden Tumoren (auch solchen, die in der Niere vorkommen) ist auch Alkoholhärtung zum Nachweis des Glykogens angebracht.

Anm. Die oben erwähnten, bei Härtung in chromsauren Salzen sich bräunenden, in den Venen gelegenen homogenen Massen (Kunstprodukte [?] s. o.), die bei bloßer Alkohol- oder Sublimatalkoholhärtung sich lösen, färben sich mit der RUSSELschen Färbemethode (S. 141) intensiv grün.

Literatur. VON BRAUN: Schultzes Arch. 8. — COURHONT et ANDRE: Technique histologique permettant de déceler sur les coupes les substances du groupe de la purine (notament l'acide urique). C. r. Soc. Biol. Paris **67**, 131 (1904). — MANASSE: Zur Histologie und Histogenese der primären Nierengeschwülste. Virchows Arch. **143** (1896). — OGATA: Über die HENLEsche Chromreaktion der sog. chromaffinen Zellen und der mikroskopische Nachweis des Adrenalins. Beitr. path. Anat. **71** (1923). — STILLING: Du ganglion intercarotidien. Lausanne 1892. — TUCZEK: Über die Beziehungen der Nebennierenpigmentation zur Hautfarbe. Beitr. path. Anat. **58**, 250 (1914). — WIESEL: Sitzgsber. Akad. Wiss. Wien Abt. 3 **108**.

Q. Geschlechtsapparat.

a) Männliche Geschlechtsorgane.

Härtung in Formalin, Sublimat oder ihren Gemischen mit MÜLLERscher Lösung.

Einbettung in Paraffin oder Celloidin.

Färbung: Kernfärbungen oder Doppelfärbungen, bezüglich der Prostatakonkremente s. S. 205.

Die Zwischenzellen der Hoden färben sich bei Färbung nach UNNA-PAPPENHEIM intensiv und elektiv rot (OUENDAL).

b) Weiblicher Geschlechtsapparat.

Härtung in Formalin, Sublimat oder ihren Gemischen mit MÜLLERscher Lösung. Die Uterusmuskulatur wird bei Sublimathärtung häufig spröde.

STIEVE empfiehlt zur Fixierung besonders Sublimat-Formolgemische unter Zusatz von Eisessig (Formalin 20,0, gesättigte wäßrige Sublimatlösung 76,0, Eisessig 4 ccm, bis zu 12 Stunden — oder Formalin 18 ccm, 96proz. Alkohol 80 ccm, Eisessig 2 ccm — ferner das SPULERsche Gemisch: MÜLLERsche Flüssigkeit 700 ccm, konzentrierte wäßrige Sublimatlösung 300 ccm, Eisessig 10—30 ccm).

Einbettung in Paraffin oder Celloidin.

Zur Färbung dienen die gewöhnlichen Kern- und Doppelfärbungen. Bei Untersuchung des Myometriums geben Doppelfärbungen mit Lithioncarmin-Pikrinsäure sehr instruktive Bilder, auch die VAN GIESONsche Färbung ist wegen der scharfen Differenzierung, die sie zwischen

Muskulatur (gelb gefärbt) und Bindegewebe (rot) bewirkt, sehr zu empfehlen.

Den schwangeren Uterus eröffnet man, wenn es sich um frühe Schwangerschaftsperioden handelt, vorsichtig durch einen an der Kante geführten Längsschnitt und fixiert in ZENKERschem oder HELLYschem Gemisch. In späteren Perioden saugt man durch eine mit Hohlnadel versehenen Spritze das Fruchtwasser ab, ersetzt es durch die Fixierungsflüssigkeit (Formalin) und legt das Ganzpräparat in letztere ein. Nach 24 Stunden schneidet man in die Wand des Uterus, an der die Placenta nicht sitzt — flache Wand — ein Fenster und fixiert weiter 24 bis 48 Stunden.

Für die Härtung der Placenta können die eben angegebenen Methoden mit gutem Erfolg in Anwendung gezogen werden. Für frühe Stadien der Placentation ist Fixierung in FLEMMINGschem oder HERMANNschem Gemisch, sowie in ZENKERschem Gemisch sehr zu empfehlen, weniger Formalin.

Gefrierschnitte lassen sich nur nach Gelatineeinbettung herstellen, sonst Einbettung in Paraffin (Aufkleben der Schnitte oder Zuckerdextrin-Photoxylinmethode s. oben S. 78) oder in Celloidin.

Doppelfärbungen geben sehr instruktive Bilder. Sehr zu empfehlen ist Färbung in Eisenhämatoxylin nach HEIDENHAIN, durch das die Zellgrenzen deutlich sichtbar gemacht werden (BONNET).

Eine besondere Erwähnung erfordert noch die Untersuchung der durch Auskratzung gewonnenen Schleimhautpartikel, Placentareste usw.

Man härtet sie (am besten nach vorheriger Fixierung in Formalin) in absolutem Alkohol und bettet sie in Paraffin ein; der fertige Paraffinblock umschließt sämtliche Stückchen. Auf diese Weise erhält man in den daraus angefertigten Schnitten, die man natürlich aufkleben muß oder, was sehr empfehlenswert ist, nach der Zuckerdextrin-Photoxylinmethode (S. 78) behandelt, sehr rasch einen Überblick über die an verschiedenen Stellen der Schleimhaut vorhandenen Zustände.

Da dem Gynäkologen an einer raschen Diagnose gelegen ist, so sind hier die oben (S. 71 und 84) angegebenen Methoden der Schnellhärtung und Schnelleinbettung dringend zu empfehlen.

Färbung der Schnitte wie oben.

Untersuchung von Samenflecken für gerichtliche Zwecke.

Hat man einen verdächtigen Fleck auf Sperma zu untersuchen, so nimmt man zunächst eine Vorprobe mittels der FLORENCEschen Reaktion vor, da man bei ihrem negativen Ausfall viel Zeit sparen kann.

Man extrahiert einen Teil des Fleckes mit destilliertem Wasser und setzt zu dem wäßrigen Auszug gleiche Teile einer stark jodhaltigen Jodjodkalilösung (Jod 1,05, Jodkali 2,54, Wasser 30,0). Es bilden sich dann gegebenenfalls sofort charakteristische braune, nadelförmige oder tafelförmige rhombische Krystalle.

Am bequemsten nimmt man die Reaktion unter dem Deckglas vor; man bringt einen Tropfen Jodlösung und einen Tropfen des wäßrigen Extrakts dicht nebeneinander auf einen Objektträger und legt das Deckglas auf. An der Berührungsstelle der beiden Flüssigkeitstropfen bilden sich sofort neben braunen bis violett gefärbten Tröpfchen die braunen Krystalle. Schwache und mittelstarke Vergrößerungen geben die besten Bilder.

Kobert-Takayama empfehlen als Reagens: 2 proz. Kaliumjodat- und 2 proz. Jodkaliumlösung zu gleichen Teilen. Beide Lösungen werden kurz vor dem Gebrauch gemischt und mit verdünnter Sodalösung schwach alkalisiert. Man behandelt mit dieser Lösung die betreffenden Objekte und säuert dann sehr vorsichtig an.

Fällt die Probe negativ aus, so kann man schließen, daß kein Sperma vorhanden ist, wobei allerdings zu berücksichtigen ist, daß Fäulnis die Reaktion selbst bei vorhandenem Sperma vernichten kann; man wird aber unter solchen Umständen auch bei weiterer Untersuchung keine Spermatozoen mehr finden, da diese durch Fäulnis ihre charakteristische Form verlieren. Positiver Ausfall beweist nichts, da auch andere organische Substanzen unter gewissen Umständen die Reaktion geben.

Neuerdings wird von Barberio eine Reaktion angegeben, die aber ebenfalls nur den Wert einer Vorprobe hat und mitunter bei zweifelhaftem Sperma versagt. Man verfährt dabei folgendermaßen:

Man bringt auf einen Objektträger zwei kleine Tröpfchen Sperma oder einen wäßrigen Auszug aus der verdächtigen Spur und gibt dazu ein Tröpfchen konzentrierte wäßrige Lösung von Pikrinsäure. Es bildet sich bei der Mischung eine Trübung aus. Bei der mikroskopischen Untersuchung findet man reichlich lebhaft gelb gefärbte Krystallnadeln mit rhombischen Umrissen, die nur dann auftreten, wenn menschliches Sperma vorliegt.

Der Nachweis von Spermatozoen gelingt selbst bei älteren, stark eingetrockneten Flecken meist leicht auf folgende Weise:

Haftet die verdächtige Substanz in verhältnismäßig dicker Schicht auf der Unterlage, so versucht man mit einer spitzen Präpariernadel feine Splitter oder Schüppchen abzuheben, bringt sie auf den Objektträger, wo sie mit einem Tropfen destillierten Wassers aufgeweicht oder zerzupft werden. Ist möglichste Zerkleinerung oder Auflösung erfolgt, so bedeckt man den Tropfen mit einem Deckglas und untersucht mit stärkeren Trockensystemen.

Gelingt das Ablösen von Splittern oder Schüppchen nicht, was besonders dann der Fall ist, wenn die verdächtige Substanz in die Unterlage fest imbibiert ist, so kratzt man etwas von der Spur ab und verfährt wie oben angegeben, oder man schneidet sie oder einen Teil von ihr aus der Unterlage heraus, befeuchtet sie in einem Schälchen mit einigen Tropfen destilliertem Wasser oder besser 1 prom. Sublimatlösung, der man einige Tropfen Salzsäurelösung bis zur schwachsauren Reaktion zugesetzt hat (Gasis) und läßt dieses so lange einwirken, bis die Spur vollständig aufgeweicht ist. Besteht die Unterlage, an der der Fleck haftet, aus sehr dichtem, festem Gewebe, so empfiehlt es sich, durch Zerzupfen das Gewebe zu zerkleinern und die Maceration in dem gut zugedeckten Schälchen mehrere Stunden fortzusetzen. Ist der verdächtige Fleck vollständig erweicht, so drückt man die in ihm eingesogene Flüssigkeit vorsichtig aus und untersucht in gewöhnlicher Weise. Schneller kommt man mitunter zum Ziele, wenn man einen Teil des mit der verdächtigen Spur imprägnierten Gewebes direkt auf dem Objektträger unter Zusatz von einem Tropfen Wasser oder der oben erwähnten Sublimatlösung zerzupft. Das Auffinden der Spermatozoen wird durch Zusatz eines Tröpfchens Neutralrotlösung sehr erleichtert, die ihren Kopf intensiv rot färbt, während die Stoffasern meist nur einen blaßroten Farbenton annehmen. Hat man mit Sublimatlösung den Fleck maceriert, so läßt man einen auf dem Objektträger ausgebreiteten Tropfen der ausgedrückten Flüssigkeit bei gelinder Wärme trocknen, färbt eine Minute mit 1 proz. wäßriger Eosinlösung und entfärbt einige Sekunden in 1 proz. Jodkalilösung, bis das Präparat einen Rosafarbenton angenommen hat. Abspülen in Wasser.

Eine komplizierte Methode, die aber gute Resultate verspricht, hat JOESTEN, Münch. med. Wschr. **1911**, 1817, angegeben.

Um Dauerpräparate herzustellen, läßt man die Flüssigkeit auf dem Deckgläschen eintrocknen, fixiert in gewöhnlicher Weise in der Flamme und färbt mit Hämatoxylin und Eosin oder mit einem Gemisch von:

Methylgrün	0,15—0,3 g
Aq. dest.	100 ccm
Salzsäure	3—6 Tropfen

1—6 Stunden. Der Kopf der Spermatozoen wird dadurch grün gefärbt. Man kann diese Flüssigkeit auch zum Macerieren benutzen. Im letzteren Falle bringt man die nach beendeter Maceration und nach dem Ausdrücken sich ergebende Flüssigkeit direkt auf den Objektträger zur Untersuchung. UNGAR, Vjschr. gerichtl. Med. **46**, N. F.

Die eben besprochene Methode eignet sich auch, um in verdächtigen Flecken Gonokokken nachzuweisen, man färbt dann das Deckgläschen mit LÖFFLERschem Methylenblau oder Neutralrot.

Literatur. CORIN et STAKIS: Nouvelles méthodes de recherche des taches spermatiques. Archives anthrop. crim. Lyon-Paris **1908**. — GASIS: Zur Auffindung von Spermatozoen in alten Spermaflecken. Dtsch. med. Wschr. **1910**, 1367. — HAUSDORF: Färbung zur Darstellung reifer Spermatozoen im Hodenschnitt. Z. Mikrosk. **44**, 327 (1927). — JOESTEN: Forensischer Spermanachweis. Münch. med. Wschr. **1911**, 1817. — LEVINSON: BARBERIOS Reaktion auf Sperma. Berl. klin. Wschr. **1906**. — OUENDAL: Ein dritter Testikel. Virchows Arch. **238**, 82 (1922). — PERNER: Verh. dtsch. Ges. Naturforsch. **1897**. — RICHTER: FLORENCE-Reaktion. Wien. med. Wschr. **1897**. — WELLNER: Der Nachweis der Spermaflecke. Friedreichs Bl. **62**, 20.

R. Haut.

Zur Härtung dient Alkohol, Formalin, MÜLLERsche Lösung, letztere am besten mit Zusatz von Formalin oder Sublimat (ZENKERsches Gemisch). In reiner Sublimatlösung wird die Haut leicht sehr spröde, besonders bei Paraffineinbettung.

Einbettung kann in Celloidin oder Paraffin erfolgen; wählt man letzteres, so ist es zweckmäßig, die Hautstücke nur so lange in absolutem Alkohol zu belassen, bis sie völlig entwässert sind; überhaupt ist in diesem Falle längerer Aufenthalt in Alkohol und Xylol zu vermeiden, weil die Stücke darin außerordentlich spröde werden. Das oben angegebene Einbettungsverfahren mit Cedernholzöl ist hier besonders empfehlenswert (S. 69).

Zur Färbung kommen die gewöhnlichen kernfärbenden Mittel und Doppelfärbungen in Betracht (Hämatoxylin-Eosin, Carmin-Pikrinsäure oder Pikrocarmin).

Auch die van Giesonsche Methode gibt sehr brauchbare Bilder, es werden dabei die kollagenen Fasern rot, das Protoplasma gelb, die Kerne braunblau, das Keratohyalin blaugrau gefärbt.

Zur Darstellung der bei Fleckfieber vorkommenden Gefäßveränderungen empfiehlt ihr Entdecker E. Fränkel Fixierung der verdächtigen Flecke — Roseolen — in Müller-Formol, Einbetten in Paraffin und Färbung mit der Pappenheimschen panoptischen Färbung.

Das Keratohyalin wird sehr gut in der Weise dargestellt, daß man mit Hämatoxylin überfärbte Schnitte 10 Sek. lang mit einer 0,05 proz. Lösung von Kalium permanganicum oder Eisessig behandelt (Keratohyalin blauschwarz). Ferner durch Färbung mit Kresylechtviolett und Methylgrün-Pyronin. Auch Carminfärbungen, besonders die Mayersche alkoholische Carminlösung, lassen das Keratohyalin gefärbt erscheinen.

Andere Methoden zur Darstellung des Keratohyalins s. bei Unna, Mh. Dermat. **20**.

Von dem Keratohyalin ist das Eleidin scharf zu trennen. Beide färben sich zwar mit Carmin, aber nur das Keratohyalin mit Hämatoxylin, Eleidin bleibt durch letzteres ungefärbt. Keratohyalin ist in starken Mineralsäuren löslich, unlöslich in Äther, Chloroform, Benzin und schwachen Alkalien, in letzteren aber quellbar.

Eleidin färbt sich mit Alkannatinktur wie Fett rot, schwärzt sich mit Osmiumsäure.

Zur Darstellung des Eleidins bedient man sich nach Ranvier des Pikrocarmins oder nach Buzzi des Nigrosins (einige Tropfen einer 1 proz. Lösung auf ein Schälchen Wasser, 1—2 Min. färben, Abspülen in Wasser, Alkohol, Öl, Balsam).

Oppler gibt folgendes Verfahren an:

1. Härtung in Alkohol abs. 2—3 Tage, nicht länger.
2. Einbettung in Celloidin.
3. Schneiden, und zwar ohne das Objekt oder Messer zu befeuchten.
4. Färben in

Carmin	1 g	vor dem Gebrauch läßt man die Lösung einige Tage offen stehen zur Verdunstung des Ammoniaks
Liq. ammon. caust.	1 ccm	
konz. wäßr. Pikrinsäurelösung	1 ccm	
Aq. dest.	200 ccm	

$^{1}/_{2}$—1 Min.

5 a. Entweder Absaugen des Farbstoffes mit Fließpapier und Untersuchen in Glycerin,

5 b. oder Übertragen in $^{1}/_{2}$ proz. alkoholische Pikrinlösung 1 Min., Alkohol abs. Öl. Balsam.

Will man auch das Keratohyalin färben, so verlängert man die Färbung in Carmin auf 5 Min., oder man färbt wie gewöhnlich $^1/_2$ bis 1 Min., wäscht gründlich in Wasser aus und färbt in einer sehr stark verdünnten Hämatoxylinlösung (von hellviolettem Farbenton) 24 Stunden nach.

Färbung des Eleidins mit Kongorot: Man färbt möglichst dünne, in Alkohol fixierte Schnitte 3—8 Min. in einer schwachen Lösung von Kongorot (2—5 Tropfen einer 1proz. wäßrigen Lösung auf 10 ccm Wasser), spült in Wasser ab, färbt mit einer Hämatoxylinlösung schwach nach, entwässert in Alkohol und schließt in Balsam ein. Das Eleidin ist rot, die Kerne und das Keratohyalin blau. Man darf nach der Hämatoxylinlösung nicht mit Säure differenzieren, da dabei das durch Kongorot rotgefärbte Eleidin einen blauen Farbenton annimmt.

Zur Darstellung der Epithelfasern dient die M. HEIDENHAINSche Eisenhämatoxylinfärbung (sehr sorgfältiges Überwachen der Differenzierung mit dem Mikroskop, um den richtigen Augenblick, wo die Faserung different hervortritt, nicht zu verpassen) sowie die BENEKESche Modifikation der WEIGERTschen Fibrinmethode, die früher schon KROMAYER-FISCHEL zu dem gleichen Zweck angewendet hatten.

Man muß dabei möglichst dünne (bis 5 μ) Paraffinschnitte von Alkoholpräparaten anwenden, die man nach Entparaffinierung auf dem Objektträger färbt, und zwar:

1. Färbung 10—15 Min. mit einem Gemisch von konzentrierter wäßriger Methylviolettlösung 6 B und konzentriertes Anilinwasser zu gleichen Teilen.

2. Gründliches Auswaschen in Wasser.

3. Jodieren mit LUGOLScher Lösung (mit 2 Teilen Wasser verdünnt) 1 Sek. bis $^1/_2$ Min.

4. Auswaschen in Wasser; vorsichtiges Abtrocknen mit faserfreiem Filtrierpapier, so daß noch eine Spur eines feuchten Glanzes zurückbleibt. (Ja nicht völliges Trocknen!)

5. Entfärben in einem im Paraffinöfchen erhitzten Gemisch von Anilin 1 Teil, Xylol 2—4 Teile (je nach der Dicke der Schnitte). Öftere Kontrolle unter dem Mikroskop, sobald die Fasern deutlich sind.

6. Auswaschen in Xylol. Balsam.

Nach UNNA verfährt man bei Celloidinschnitten in folgender Weise (Alkoholhärtung):

1. Färben in Alaungentianaviolett 1 Stunde.

Gentiana   1,5 g
Alaun   10,0 g
Aq. dest.   100,0 ccm.

2. Abspülen in Wasser.

3. Jodieren in 5proz. Jodkaliumlösung, der man einen Jodkrystall zugesetzt hat, $^1/_2$ Min.

4. Abspülen in Wasser. Abtrocknen auf dem Objektträger.

5. Überspülen mit einem Gemisch von 10 Gewichtsteilen Anilin und 40 Teilen Xylol, etwa $^1/_2$—1 Min.

6. Auftropfen eines Gemisches von gleichen Gewichtsteilen Anilin und Xylol, etwa $^1/_2$ Min. (unter dem Mikroskop kontrollieren).

7. Abspülen in Xylol. Balsam.

Fasern sind blau gefärbt, bei Beneke-Kromayer etwas intensiver als bei Unna.

Beide Methoden sind mit Carminvorfärbung zu verbinden.

Sehr gute Resultate gibt auch folgende von Unna empfohlene Methode. Fixierung in Formalin oder absolutem Alkohol. Einbetten in Paraffin oder Celloidin (vor der Färbung Entfernung des Celloidins). Die Schnitte werden aus Wasser in die Farblösung gebracht.

1. Färben 10 Min. in gut zugedeckter Schale in der Mischung von folgenden drei Lösungen, und zwar 10 ccm von Lösung a und je 3 ccm von Lösung b und c:

Lösung a			Lösung b	
Alkohol abs.	50 ccm		1proz. Hydrochinon-	
Orceïn	1 g		lösung.	
Wasserblau	1 g		Lösung c	Alkohollös-
Glycerin	20 ccm			liches Eosin 1 g
Eisessig	5 ccm			Alkohol
Wasser	100 ccm			(80proz.) 100 ccm

2. Gutes Abspülen in destilliertem Wasser.

3. Färben in 1proz. wäßriger Lösung von Safranin O, 10 Min.

4. Gutes Abspülen in destilliertem Wasser.

5. Kalium bichrom. ($^1/_2$proz. wäßrige Lösung) 10—30 Min.

6. Abspülen in destilliertem Wasser.

7. Alkohol abs. Bergamottöl. Balsam.

Falls der Schnitt nach Behandlung mit Alkohol noch zu rot aussehen sollte, bringt man ihn in Öl, dann wieder in Alkohol, wo Safranin ausgezogen wird, dann in Öl. Balsam.

Epithelfasern safraninrot. Kerne schwach violett mit roten Kernkörperchen. Protoplasma blauviolett, neutrophile Granula der Leukocyten (bei Formalinfixierung) himmelblau. Kollagen blau, Elastin rot.

Bei einem weiteren von Unna angegebenen Verfahren gibt man zu 20 Tropfen der oben angegebenen Lösung a 30 Tropfen einer 1proz. alkoholischen Lösung von Eosin in 60proz. Alkohol, färbt damit die entcelloidinierten Schnitte 10 Min., spült in Wasser ab und färbt in Methylgrün-Pyroninlösung (Unna-Pappenheim) 20 Min. nach. Abspülen in Wasser, Entwässerung in absolutem Alkohol, Bergamottöl, Balsam. Epithelfasern sind rot gefärbt.

Sehr gute Resultate erhält man ferner mit der von Schridde zur Darstellung der Zellgranula angegebenen Modifikation der Altmannschen Methode (s. S. 139).

Um das kollagene Gewebe der Haut zu färben, kann man sich der van Giesonschen Methode oder der Benekeschen Modifikation der Weigertschen Fibrinmethode sowie der Seite 164 angegebenen Methoden, besonders der von Unna empfohlenen, bedienen.

Die Hornsubstanzen färben sich nach Ernst mit der Gramschen Methode; zur Unterscheidung von anderen sich ebenfalls nach Gram färbenden Gewebselementen, die mit Hornsubstanz verwechselt werden könnten, dient Behandlung der Schnitte mit saurem Alkohol, der nur die Hornsubstanz nicht entfärbt. Auch die Heidenhainsche Eisenalaun-Hämatoxylinfärbung ist zur Färbung von Hornsubstanzen gut zu gebrauchen (s. S. 108). Bei Färbung mit Safranelin (S. 159) färben sich die Hornsubstanzen rötlich, die elastischen Fasern rot.

Die Chromatophoren der Haut färben sich intensiv mit Argentum nitricum-Lösung. Sehr schön treten sie bei der Spirochätenfärbung nach Levaditi hervor.

Die farblosen Vorstufen des Hautpigments weist man mit der Dopareaktion nach Bloch nach. Man bringt 15 μ dicke Schnitte von frischer — nicht fixierter Haut auf 24 Stunden bei Zimmer- oder Bruttemperatur in eine 1promill. Lösung von 3,4 Dioxyphenylalanin, spült sie dann in Wasser ab und schließt sie nach Behandlung mit Alkohol, Xylol in Balsam ein. Man kann eine Nachfärbung in Unna-Pappenheimscher Lösung vornehmen.

Auf die sehr interessanten Untersuchungsmethoden von Unna und Golodetz zur Chemie der Haut kann hier nicht eingegangen werden, es sei aber ausdrücklich auf sie hingewiesen.

Anm. Von Unna sind noch eine Reihe anderer Methoden zur Färbung der Haut angegeben worden. Näheres darüber s. Mh. Dermat. Ferner die Zusammenstellung von Heinr. Dreuw, Med. Klin. 1907, Nr 27 u. 28.

Über die Färbung der epiphytischen Bakterien s. das Kapitel über Bakterienfärbung.

Die Finger- und Zehennägel schneidet man am besten mit dem Gefriermikrotom.

Literatur. Adler: Struktur der Oberhaut. Med. Klin. 1909, 49. — Buzzi: Eleidin. Mh. Dermat. 7 u. 8. — Ernst: Studien über Verhornung. Arch. mikrosk. Anat. 47. — Fick: Über metachromatische Färbung des Keratohyalins durch Kresylechtviolett. Zbl. Path. 13 (1902). — Fischel: Zur Technik der Kromayerschen Epithelfaserfärbung. Ibid. 16 (1905. — Fujiwara u. Kojihä: Über die Technik der Herstellung von Querschnitten von Haaren. Dtsch. Z. gerichtl. Med. 1923, 3. — Hoepke, H.: Histologische Technik der Haut. Berlin: Julius Springer 1930. — Kromayer: Beitrag zur feineren Anatomie der Epithelzellen de Haut. Erg.-Bd Arch. f. Dermat. 1892; Arch. f. Dermat. 22; Arch. mikrosk. Anat. 39

(1892). — Ledermann, R., u. Kurt Benedix: Die mikroskopische Technik im Dienste der Dermatologie. Ein Rückblick auf die Jahre 1912 und 1913. Zbl. Hautkrkh. **1922**, 417. — Ledermann u. Ratkowski: Die mikroskopische Technik im Dienste der Dermatologie (Zusammenstellung der Literatur). Arch. f. Dermat. **27**. — Lipschütz: Beitrag zur Kenntnis des Molluskenkontagiums. Ibid. **107**, 388. — Oppler: Eleidin. Ibid. **30**. — Passarge u. Krösing: Schwund und Degeneration des elastischen Gewebes. Dermat. Studien **18**. — Schridde: Epithelfasern. Arch. mikrosk. Anat. **1905**. — Unna, P. G.: Über die Bedeutung der Plasmazellen. Berl. klin. Wschr. **1892** — Spezifische Färbung des Kollagens. Mh. Dermat. **18**, s. auch **17** bis **22** über die verschiedenen von Unna angegebenen Färbemethoden — Eine neue Darstellung der Epithelfasern und die Membran der Stachelzellen. Ibid. **37** — Über Verhornung. Med. Klin. **1909** — Histotechnik der leprösen Haut. Hamburg u. Leipzig 1910 — Biochemie der Haut. Jena 1913 — Zur Chemie der Zelle und Epithelfasern. Berl. klin. Wschr. **1914**, 695 — Histochemie der Haut. Leipzig u. Wien: Deuticke 1928. — Unna u. Golodetz: Chemie der Haut. Mh. Dermat. **47—50**. — Unna u. van der Spek: Zur Kenntnis der Waldeyerschen Plasmazellen. Ibid. **13**. — Unna, P. G., u. J. Schumacher: Lebensvorgänge in der Haut der Menschen und Tiere. 106 S. mit einem tinktorell-chemischen Zellenschema. Leipzig u. Wien: Fr. Deuticke 1925. Ref. Z. Mikrosk. **42**, 463 (1925). — Vörner: Über Trichohyalin. Mh. Dermat. **10**. — Wolters: Beitrag zur Kenntnis der Sklerodermie. Arch. f. Dermat. **1892**. — Zenthoefer: Topographie des elastischen Gewebes innerhalb der Oberhaut. Dermat. Studien **14**.

FÜNFZEHNTES KAPITEL.

Untersuchung von Bakterien.

a) Im ungefärbten Zustande.

Handelt es sich um die Untersuchung von Flüssigkeiten, so bringt man ein Tröpfchen davon entweder unverdünnt oder (besonders bei sehr zellreichen Flüssigkeiten) mit destilliertem Wasser oder Kochsalzlösung verdünnt auf den Objektträger und bedeckt es mit einem Deckglas. Zur besseren Orientierung läßt man vom Rande her Essigsäure oder Kalilauge zufließen, durch welche die zelligen Elemente teilweise aufgehellt und Eiweißkörnchen, Fibrinfäden usw., die mit Bakterien verwechselt werden können, gelöst werden. Kleine Fetttröpfchen werden durch Zusatz von Alkohol, Äther oder Chloroform zur Auflösung gebracht. Die Untersuchung nimmt man bei möglichst enger Blende mit starken Systemen vor.

Bei Dunkelfeldbeleuchtung sind die Bakterien sehr leicht im ungefärbten Zustand zu finden. Es ist daher dieses Untersuchungsverfahren sehr zu empfehlen, zumal es gestattet, auch die kleinsten Mikroben mit großer Deutlichkeit im lebenden Zustande zu beobachten (s. S. 6—8).

Sehr gute Dienste leistet auch die Untersuchung im hängenden Tropfen: Man bringt auf die Mitte eines Deckgläschens mit der geglühten Platinöse ein kleines Tröpfchen der zu untersuchenden Flüssigkeit oder ein Tröpfchen physiologischer Kochsalzlösung oder Bouillon, in das man eine Spur der bakterienhaltigen Flüssigkeit mit der Spitze der Platinnadel überträgt. Auf dieses, auf einer horizontalen, glatten Fläche liegende Deckgläschen preßt man mäßig stark einen hohlgeschliffenen Objektträger, dessen Höhlung man mit Vaseline umgezogen hat, derart an, daß das Tröpfchen frei in die Mitte des Ausschliffs hineinragt. Man dreht nun vorsichtig den Objektträger, an dem das Deckglas durch Adhäsion festhaftet, um und bringt ihn unter das Mikroskop. Zur Untersuchung stellt man sich zunächst den Rand des Tropfens mit schwacher Vergrößerung in der Weise ein, daß er die Mitte des Gesichtsfeldes schneidet, bringt nun einen Tropfen Immersionsöl auf das Deckglas und schraubt den Tubus so weit nach abwärts, daß die Frontlinse des Mikroskops eben gerade in den Öltropfen eintaucht. Die genaue Einstellung nimmt man unter Beobachtung durch das Okular mittels der Mikrometerschraube durch vorsichtiges Senken des Tubus vor.

Vitale Färbung. Um Bakterien im lebenden Zustande zu färben, bedient man sich der von Pappenheim und Nakanishi angegebenen Methode, die sich an ein zuerst von Plato für Gonokokkenfärbung empfohlenes Verfahren anlehnt. Man bestreicht gut gereinigte Objektträger mit einer in der Wärme gesättigten wäßrigen Lösung von Methylenblau (BB Höchst), oder man übergießt den Objektträger mit siedender Methylenblaulösung, läßt trocknen und wischt mit einem Tuch wieder ab, so daß ein himmelblauer Hauch auf dem Glase zurückbleibt. Man bringt nun ein Tröpfchen einer Bakterienkultur auf den gefärbten Objektträger und deckt mit einem Deckglas ein. Alle Bakterien färben sich mit dieser Methode; beobachtet man den Eintritt und das Fortschreiten der Färbung unter dem Mikroskop, so bemerkt man, daß die einzelnen Strukturelemente des Bakterienleibes sich verschieden schnell und intensiv färben, es tritt auf diese Weise die Struktur der Bakterienzelle sehr scharf hervor.

Will man in Schnittpräparaten Bakterien im ungefärbten Zustande untersuchen, so behandelt man die Schnitte mit starken Säuren (Essigsäure) oder Alkalilösungen, gegen welche die Bakterien äußerst resistent sind, während die übrigen Gewebselemente durch sie entweder zerstört oder völlig durchsichtig gemacht werden. In Präparaten, die auf diese Weise hergestellt wurden, erkennt man die Bakterien einerseits an ihrer charakteristischen Form und gleichmäßigen Größe, andererseits an der Zusammenlagerung der einzelnen Organismen in Gruppen, die mitunter einen körnigen Glanz und eine bräunliche Farbe besitzen.

b) Färbung der Bakterien.

Die Bakterien lassen sich, da sie den Farbstoffen gegenüber ähnliches Verhalten wie die Kerne zeigen, mit den verschiedensten kernfärbenden Mitteln tingieren. Carmin und Hämatoxylin geben unzuverlässige Resultate und sind durch die von Weigert und Koch in die bakteriologische Technik eingeführten Anilinfarben völlig verdrängt. Aus dem großen Schatze der Anilinfarben kommt für die Zwecke der Bakterienfärbung nur eine kleine Anzahl von Farbstoffen in Betracht, die sämtlich der Reihe der sog. basischen Anilinfarben angehören.

Die hauptsächlichsten zur Bakterienfärbung gebrauchten basischen Anilinfarben sind folgende:

1. violette: Gentiana-, Methyl,- Krystallviolett, Thionin.
2. blaue: Methylenblau.
3. rote: Fuchsin.
4. braune: Bismarckbraun.

Diese Farbstoffe werden meist in verdünnten wäßrig-alkoholischen Lösungen angewendet, die man sich auf folgende Weise bereitet:

Man stellt sich zunächst eine sog. Stammflüssigkeit her, d. h. eine konzentrierte Lösung des betreffenden Farbstoffes in absolutem Alkohol; es empfiehlt sich, den Farbstoff im Überschuß zuzusetzen, die Lösung unter öfterem Umschütteln einige Tage stehenzulassen und dann zu filtrieren oder vom Bodensatz abzugießen. Von dieser Stammflüssigkeit gibt man so viel zu einem $^3/_4$ mit destilliertem Wasser gefüllten Fläschchen (etwa 50-g-Glas), daß die Farblösung im Flaschenhals noch eben durchsichtig ist, oder so viel in ein mit destilliertem Wasser gefülltes Schälchen, bis die Farbstofflösung anfängt, undurchsichtig zu werden. In diesen Farblösungen färben sich fast alle bekannten Bakterien mehr oder minder schnell und intensiv.

Die verdünnten wäßrig-alkoholischen Farblösungen halten sich etwa 14 Tage lang.

Die an sich schon bedeutende Färbekraft der Anilinfarben kann durch Zusatz von gewissen Substanzen (Beizen) nicht unwesentlich gesteigert werden. In der Bakterienfärberei werden solche zusammengesetzte Farblösungen vielfach mit großem Vorteil (besonders bei Färbung von Bakterien in Schnitten) angewendet. Zur Verstärkung der Färbekraft dienen: Alkalien (Koch, Löffler), Anilin (Ehrlich), Carbolsäure (Ziehl), .kohlensaures Ammoniak (Kühne).

Am gebräuchlichsten sind folgende Farblösungen:

1. Löfflersches Methylenblau.

Zusammensetzung der Lösung s. S. 112.

Die Lösung färbt sehr rasch in 1—2 Min. und sehr intensiv. Sie ist ziemlich lange haltbar. Bei schwer zu färbenden Bakterien (Rotz,

Typhus usw.) ist es mitunter von Vorteil, eine Kalilauge von 0,1% zu verwenden.

2. Anilinwassergentianaviolett

oder -Methylviolett oder -Fuchsin.

Herstellung der Lösung.

10 Teile Anilinöl werden mit 100 Teilen Wasser gut durchgeschüttelt, bis eine milchig aussehende Emulsion entsteht, und nach 5 Min. langem Stehen durch ein gut angefeuchtetes Filter filtriert. Zum Filtrat, das keine gröberen Öltropfen enthalten darf, fügt man 11 ccm konzentrierte alkoholische Lösung von Gentiana- oder Methyl- oder Krystallviolett bzw. Fuchsin und (zur besseren Haltbarkeit) 10 ccm absoluten Alkohol. (Die Lösung hält sich höchstens 8—10 Tage.)

2a. Carbolwassergentianaviolett.

$2^1/_2$ proz. Carbolwasser 100 ccm
konzentr. alkohol. Gentianaviolettlösung 10 „

Die Lösung ist länger haltbar als die Anilinwassergentianaviolettlösung.

3. Carbolfuchsin.

a) { Fuchsin 1 g
{ Alkohol abs. 10 ccm
b) 5 proz. Carbolwasser 100 ccm

a und b werden miteinander gemischt.

4. Carbolmethylenblau.

Methylenblau 1,5 g
Alkohol abs. 10,0 ccm
5 proz. Carbolwasser 100,0 ccm

5. Carbolthionin.

1 proz. Carbolwasser 100 ccm
Gesättigte Lösung von Thionin in 50 proz. Alkohol 10 ccm

6. Polychromes Methylenblau,

von Grübler (Dr. Hollborn), Leipzig, zu beziehen.

7. Giemsasche Lösung.

Man bewahrt die Stammlösung, die man von Grübler (Dr. Hollborn), Leipzig bezieht, in einer gut gereinigten, mit absolutem Alkohol ausgespülten Tropfflasche auf und gibt davon 10 Tropfen zu 10 ccm destilliertem Wasser (vorsichtig mischen, nicht stark umschütteln!). Die Verdünnung ist jedesmal frisch zu bereiten. Die Objekte werden am besten in Ätheralkohol oder Alkohol abs. 10—30 Min. oder in Methylalkohol 2—3 Min. fixiert, 10—30 Min. gefärbt und dann mit destilliertem Wasser kräftig abgespült und an der Luft getrocknet (nicht durch die Flamme ziehen).

8. Methylgrün-Pyronin nach PAPPENHEIM.

Zusammensetzung s. S. 148. Man färbt 5 Min., spült in Wasser ab.

Während des Krieges sind von mehreren Firmen (Bram, Leipzig) zur Färbung von Bakterien, Protozoen und Blutpräparaten **Farbstofflösungen in Trockenform (Tabletten)** in den Handel gebracht worden, die für fliegende Laboratorien und praktische Ärzte sehr empfehlenswert sind. Die Tabletten werden in der auf der Gebrauchsanweisung ·angegebenen Wassermenge (meist 10 ccm) durch Kochen gelöst und geben gebrauchsfähige Farblösungen.

Ein wichtiges Unterstützungsmittel zum Zustandekommen einer intensiven und schnellen Färbung bildet die **Wärme**. Man wendet bei Ausstrichpräparaten dazu Temperaturen bis zu 50—60° an, bei Schnittpräparaten geht man nicht über 40° hinaus, da sonst die Struktur der Schnitte Veränderungen erfährt.

Bei Anwendung der zusammengesetzten Färbemittel und der Wärme tritt häufig eine so starke diffuse Färbung sämtlicher Teile eines auf Bakterien zu untersuchenden Präparates ein, daß eine genauere Untersuchung ganz unmöglich ist, falls man nicht durch **Differenzierungsmittel** eine partielle Entfärbung herbeiführt.

Als **Differenzierungsmittel** wendet man, abgesehen vom Wasser, in dem der anhaftende, überschüssige Farbstoff abgespült wird, an:

1. Alkohol von 70—90%.
2. Anilin mit oder ohne Zusatz von Xylol.
3. Alkoholische wäßrige Lösungen von sauren Anilinfarben, besonders **Fluorescein**, Tropäolin, Eosin, Pikrinsäure.
4. Schwach mit Essigsäure angesäuertes Wasser ($\frac{1}{2}$—1 proz. Essigsäure).
5. Jodjodkaliumlösung 1:2:300.
6. Mineralsäuren in wäßriger oder alkoholischer Lösung mit einem Säuregehalt von 1—25% (besonders den oben erwähnten Salzsäurealkohol).
7. Seltener Salzlösungen: Liq. ferri sesquichlorat., Kalium permangan., kohlensaures Kali usw.

Die unter 1—4 angeführten Mittel wirken sehr milde und werden von fast allen Bakterien gut vertragen; es wird hier nur eine Entfärbung des Protoplasmas und der Intercellularsubstanz sowie fibrinöser, schleimiger Massen bewirkt, während die Kerne und die Bakterien intensiv gefärbt bleiben.

Die übrigen Mittel wirken energischer und sind daher mit Vorsicht anzuwenden, besonders sei darauf hingewiesen, daß diese Mittel nur von einer Anzahl von Bakterien vertragen werden.

Um das bei Dauerpräparaten sich bisweilen einstellende nachträgliche Entfärben auszuschließen oder wenigstens möglichst lange hintanzuhalten, ist es unbedingt nötig:

1. daß alle Präparate, bei denen Säuren oder Alkalien zur Entfärbung dienten, auf das sorgfältigste in öfters zu wechselndem Wasser oder Alkohol ausgewaschen werden;

2. daß die zur Aufhellung angewendeten ätherischen Öle durch Xylol völlig verdrängt werden;

3. daß der Einschluß in neutralem Xylolcanadabalsam erfolgt, da in Chloroform gelöster oder saurer Balsam die Färbung zerstört.

Ausstrichpräparate.

Man bringt eine möglichst kleine Menge des zu untersuchenden Materials (ein hirsekorngroßes Tröpfchen Blut, Eiter usw., oder mit dem geglühten Messer von einer frischen Schnittfläche des zu untersuchenden Organs abgestrichenen Gewebssaft) mit einem geglühten Skalpell oder einer Platinnadel auf das Deckglas oder den Objektträger und verreibt es in möglichst dünner und gleichmäßiger Schicht oder verteilt es in dünner Schicht mittels des von Jancso und Rosenberger angegebenen Verfahrens (s. Kap. XVIII), wobei die zelligen Elemente sehr gut erhalten bleiben. Die Ausbreitung kann auch in der Weise vorgenommen werden, daß man auf das mit dem zu untersuchenden Material beschickte Deckglas (Objektträger) ein zweites Deckglas (Objektträger) auflegt und nun voneinander abzieht, oder daß man ein Deckglas oder den Objektträger direkt auf die frische Organschnittfläche andrückt. Bei Untersuchung von Flüssigkeiten auf Bakterien bedient man sich, falls letztere voraussichtlich in nur geringer Menge vorhanden sind, der Sedimentierung im Spitzglas oder, was schneller zum Ziele führt, der Zentrifugierung. Um folgeschweren Irrtümern zu begegnen, ist es dringend empfehlenswert, bei bakteriologischen Untersuchungen stets neue, noch nicht gebrauchte, sorgfältig gereinigte Deckgläser oder Objektträger zu benutzen. Zum Nachweis vereinzelter Bakterien im Blut kann man mit Vorteil die von Stäubli empfohlene, in Kap. XVIII angeführte Methode gebrauchen.

Man läßt die fein verteilte Schicht an der Luft völlig trocken werden und zieht dann erst das zwischen den Spitzen einer Pinzette horizontal gehaltene Deckglas oder den Objektträger, mit der beschickten Seite nach oben gerichtet, dreimal durch eine Spiritus- oder Gasflamme, daß die Hand in gleichmäßiger Bewegung in je einer Sekunde einen senkrecht gestellten Kreis von etwa 1 Fuß Durchmesser beschreibt, wodurch das Eiweiß „homogenisiert" und die Schicht auf dem Deckglas oder dem Objektträger fixiert wird. Man kann die

Fixierung der an der Luft getrockneten Präparate auch dadurch vornehmen, daß man sie auf 20 Min. in Alkohol abs. oder in eine Mischung von Ätheralkohol zu gleichen Teilen einlegt.

Die Manipulationen, die mit den zu untersuchenden Ausstrichpräparaten behufs Fixierung, Färbung usw. vorzunehmen sind, werden durch Anwendung der sog. CORNETschen Pinzette ganz außerordentlich erleichtert, die sich nur auf Druck öffnet und durch ihre sich kreuzenden, federnden Branchen die Deckgläschen selbsttätig in vollständig horizontaler Lage (auch beim Stellen auf den Arbeitstisch) hält, ohne daß zu befürchten wäre, daß die auf das Deckglas gebrachten Färbeflüssigkeiten zwischen die Pinzettenbranchen hineinlaufen, was bei den gewöhnlichen Pinzetten häufig nicht zu vermeiden ist. Für Objektträgerpräparate ist die von ABEL empfohlene, nach demselben Prinzip wie die CORNETsche Pinzette konstruierte Objektträgerpinzette gut zu gebrauchen.

Zur Färbung bringt man mittels einer Pipette auf die Präparatenseite so viel Farbstofflösung, daß die ganze Fläche des Deckgläschens, bei Objektträgern die mit dem zu untersuchenden Material beschickte Stelle damit bedeckt ist und färbt $\frac{1}{2}$—3 Min. (kürzer bei Erwärmen, das bei Anwendung der CORNETschen Pinzette sehr leicht zu bewerkstelligen ist). Hierauf spült man das Deckglaspräparat in Wasser ab, legt es mit der gefärbten Seite nach oben auf einen Objektträger und trocknet die obere Fläche mit Fließpapier gut ab, oder — was mehr zu empfehlen ist — man läßt das Präparat nach dem Abspülen mit Wasser an der Luft trocknen und schließt in Xylolbalsam ein. Bei Objektträgerpräparaten kann man, falls man keine Dauerpräparate anfertigen will, auf das Auflegen eines Deckgläschens verzichten: man trocknet und bringt auf die zu untersuchende Stelle einen Tropfen Immersionsöl und untersucht sofort mit der Immersion. Man muß aber dann nach der Untersuchung stets das Öl von der Immersionslinse vorsichtig abwischen, bevor man die Untersuchung eines anderen Präparates vornimmt, weil sich mitunter besonders bei sehr bakterienreichen Präparaten dem Öl gefärbte Bakterien beimengen und in ihm haften bleiben, dadurch auf andere Präparate übertragen werden und zu Irrtümern Veranlassung geben können.

Anm. 1. Ist es nötig, die Farbstofflösungen länger einwirken zu lassen, so läßt man die Deckgläschen mit der Präparatenseite auf der in einem Schälchen befindlichen Lösung schwimmen, ein Verfahren, das auch bei kürzeren Färbungen, falls keine CORNETsche Pinzette zur Hand ist, empfehlenswert ist.

Anm. 2. Um die Präparate in Canadabalsam zu konservieren, müssen sie völlig trocken sein. Man suche nicht den Trocknungsprozeß durch Anwendung von Fließpapier zu beschleunigen, wobei Vorsicht geboten ist, da mitunter Teile der Präparatenschicht am Fließpapier haftenbleiben, andererseits leicht von letzterem Fasern an dem Deckglas ankleben und das Präparat verunzieren.

Zur Färbung benutzt man eine der obenerwähnten verdünnten wäßrig-alkoholischen Farbstofflösungen oder Löfflersches Methylenblau (3—5 Min.). Bei Anwendung von Gentianaviolett oder Fuchsin spült man in schwach saurem Wasser (1 Teil Essigsäure auf 300 Aq. dest.) ab, muß aber dann sorgfältig in reinem Wasser auswaschen. Recht klare Bilder erhält man auch durch 5—10 Min. lange Färbung mit stark verdünntem Carbolfuchsin (3 Tropfen Carbolfuchsin auf 10 ccm Wasser).

Will man bei Präparaten, die mit Methylenblau gefärbt sind, eine isolierte Färbung der Bakterien erzielen, so bringt man sie aus der Farbe auf 1 Min. in eine konzentrierte wäßrige, zur Hälfte mit Wasser verdünnte Lösung von kohlensaurem Kali und spült dann in Wasser ab. Durch das kohlensaure Kali verlieren die Kerne und andere Gewebsbestandteile ihre Farbe.

Ausgezeichnete Resultate erhält man auch mit verdünnter Giemsascher Lösung (S. 335) und Pappenheimschem Methylgrün-Pyronin.

Für eine Anzahl von Bakterien kann mit großem Vorteil die Gramsche Färbemethode in Anwendung gezogen werden, die besonders bei differentialdiagnostischen Fragen von der größten Bedeutung sein kann, da eben nur ganz bestimmte Bakterienarten sich durch sie färben, während andere, die den ersteren morphologisch vollständig gleichen können, die Farbe abgeben. Außerdem lassen sich mit der Gramschen Methode sehr leicht Doppelfärbungen verbinden, die es ermöglichen, die Bakterien innerhalb der in der Kontrastfarbe gefärbten zelligen Bestandteile leicht aufzufinden.

Vorschrift zur Gramschen Färbung.

1. Die in gewöhnlicher Weise fixierten Präparate werden 2—3 Min. in Anilinwassergentianaviolett (auch Anilinwasser-Methyl- oder Krystallviolett) gefärbt, die Farblösung abgegossen und sofort ohne Abspülen mit Wasser

2. mit Jodjodkaliumlösung (Jod 1, Jodkalium 2, Aq. dest. 300), Nicolle empfiehlt eine Verstärkung der Jodlösung (Jod 1, Jodkali 2, Aq. dest. 200), 1—2 Min. behandelt, sodann ohne Behandlung mit Wasser

3. in Alkohol abs. so lange entfärbt, bis das Präparat farblos oder graugelblich erscheint.

4. Abtrocknen und Einlegen in Balsam.

Die Bakterien, die sich überhaupt nach dieser Methode färben, sind intensiv blauschwarz gefärbt, während die zelligen Bestandteile einen gelblichen Farbenton zeigen.

Um Doppelfärbungen zu erzielen, färbt man entweder mit Lithioncarmin vor, oder man taucht die Präparate nach der Entfärbung in

Alkohol auf kurze Zeit in wäßrige Bismarckbraunlösung oder stark verdünnte Carbolfuchsinlösung (1 Tropfen auf 10 ccm Wasser) ein, spült dann in Alkohol ab und schließt in Balsam ein.

Die Entfärbung der mit Anilinwasser-Gentianaviolett gefärbten und jodierten Präparate wird beschleunigt und Verunreinigung mit Farbstoffniederschlägen vermieden, wenn man dem zur Entfärbung dienenden Alkohol Säuren zusetzt (GÜNTHER verwendet 3proz. Salpetersäurealkohol, RIBBERT mit Essigsäure [10 bis 20 Teile] versetzten Alkohol). Man spült dann die jodierten Präparate zunächst in reinem absolutem Alkohol ab, behandelt sie 5—10 Sek. mit dem Säurealkohol und vollendet die Entfärbung in absolutem Alkohol.

Wendet man die Säureentfärbung an, so ist eine Nachfärbung mit Bismarckbraun nicht zu empfehlen, da in letzterem manche Bakterienarten die dunkelblaue Farbe abgeben und die Farbe des Bismarckbrauns annehmen (GRAM).

Auch die WEIGERTsche Modifikation der GRAMschen Methode ist für Deckglaspräparate anwendbar (Näheres s. u. bei den Schnittpräparaten).

Anm. Außer den Bakterien behalten bei der GRAMschen Färbung die Kernteilung, die Hornsubstanz, die Granulationen der Mastzellen, mitunter auch in Degeneration begriffene Kerne die Farbe.

CZAPLEWSKI empfiehlt statt des Anilinwasser-Gentianavioletts Carbolgentianaviolett (s. o.) anzuwenden. Die Lösung ist länger haltbar als die betreffende Anilinwasserlösung und gibt weniger Niederschläge.

LÖFFLER hat bei eingehenden Untersuchungen gefunden, daß man die besten Resultate bei der GRAMschen Methode bei nachstehendem Verfahren erhält. Man braucht dazu folgende Lösungen:

a) eine gesättigte alkoholische Lösung von Methylviolett 6 B oder Methylviolett B N.

b) 1—2$^1/_2$proz. Carbolwasser.

c) UNNAsches Jodkalium-Wasserstoffsuperoxydgemisch, das man sich unmittelbar vor dem Gebrauch in der Weise herstellt, daß man ein kleines Stückchen Jodkalium in Wasserstoffsuperoxyd einlegt.

Man verfährt nun folgendermaßen:

1. Färbung in einem Gemisch von Lösung a (Methylviolett 6 B) und b in einem Verhältnis 1:10, 10 Min.

2. Gründliches Abspülen in Wasser.

3. Jodieren in GRAMscher Jodjodkaliumlösung oder in Lösung c, 2 Min.

4. Einlegen in 5proz. wäßrige Salpetersäurelösung 1 Min. oder in 3proz. Salzsäurealkohol auf 10 Sek.

5. Entfärben in absolutem Alkohol oder in 30proz. Aceton. Alkohol. Xylol. Canadabalsam.

Zur Doppelfärbung bringt man die Präparate nach der Entfärbung kurze Zeit in verdünnte Fuchsinlösung, entwässert in Alkohol usw. Manchmal ist es vorteilhaft, dem Carbolmethylviolett (10 ccm) 1 ccm alkoholische Methylenblaulösung zuzusetzen. Bei Pneumoniebakterien wirkt eine Lösung von Methylviolett B in 2,5proz. Carbolwasser (1:10) besser als die oben angegebene Lösung von Methylviolett 6 B. Das Carbolwasser ist stets frisch zu bereiten.

Der GRAMschen Färbemethode (Originalmethode) sind folgende Bakterien zugänglich:

Bacillus des malignen Ödems	Mycel des Actinomyces
„ der Mäusesepticämie	Soorpilz
„ des Rauschbrandes	Staphylococcus pyogenes aureus
„ des Rhinoskleroms	„ „ albus
„ des Schweinerotlaufs	„ „ citreus
„ emphysematosus	Streptococcus pyogenes und ery-
Diphtheriebacillus	sipelat.
Diplococcus pneumon. FRAENKEL	Tetanusbacillus
Enterokokken	Tuberkelbacillus
Leprabacillus	viele Fäulnisbakterien
Mikrococcus tetragenus	die Pilze der Sporotrichose.
Milzbrandbacillus	

Beim Tuberkelbacillus ist längeres Färben (12—24 Stunden) und Färben unter Erwärmen nötig, ebenso bei dem Bacillus des malignen Ödems, des Rauschbrandes und den Pilzfäden der Sporotrichose.

Entfärbt werden nach GRAM (Originalmethode):

Bacillus BANG	Choleraspirillen, Vibrio
Bacillus pyocyaneus	METSCHNIKOFF
Die Bacillen der Bubonenpest	Diplococcus catarrhalis
„ „ „ Hühnercholera	Gonokokken
„ „ „ Kaninchen-	Influenzabacillen
septicämie	Meningokokken
„ „ des Typhus abdo-	Mikrokokken des Maltafiebers
minalis	Pneumoniebacillus FRIEDLÄNDER
„ „ der Wild- und	Recurrensspirillen
Schweineseuche	Rotzbacillen
Bacterium coli	Syphilisspirochäten.

Sporenfärbung.

Um die Sporen zu färben, erleidet das bisher beschriebene Färbeverfahren eine Abänderung, die sich im wesentlichen darauf gründet, die Umhüllung der Sporen, von der wir annehmen müssen, daß sie viel resistenter ist als die der gewöhnlichen Vegetationsform, in einen Zustand überzuführen, der das Eindringen von Färbeflüssigkeiten gestattet. Es kann dies entweder durch längeres Erhitzen oder mittels chemischer Agenzien bewirkt werden. Die Sporenfärbung läßt sich nur an Deckglaspräparaten ausführen. An Schnittpräparaten ist sie bisher noch nicht gelungen.

I. Methode von NEISSER und HUEPPE.

1. Fixieren der lufttrockenen Präparate durch dreimaliges Durchziehen durch die Flamme.

2. Schwimmenlassen mit der bestrichenen Seite nach unten auf einer gesättigten Anilinwasser-Fuchsinlösung 1—5 Stunden unter beständigem

starkem Erwärmen (am besten im Kochschen Dampfsterilisator, wobei durch Nachgießen von Anilinwasser das Eindampfen der Farblösung vermieden werden muß).

3. Entfärben durch vorsichtiges Eintauchen in 25 proz. wäßrige Schwefelsäurelösung 5 Sekunden.

4. Vorsichtiges Abspülen in Alkohol, bis keine Farbe mehr abgegeben wird, und Abspülen in destilliertem Wasser.

5. Nachfärben in wäßriger Methylenblaulösung 3—5 Min.

6. Abspülen in Wasser. — Trocknen. — Balsam.

Die Sporen sind rot, der Bacillenleib blau gefärbt.

II. Methode von Möller

ist weniger umständlich und zeitraubend und außerdem zuverlässiger.

1. Die fixierten Präparate läßt man 5 Sek. bis 10 Min. auf einer 5 proz. wäßrigen Chromsäurelösung schwimmen. Die Zeitdauer muß für jede Mikroorganismenart ausprobiert werden (Milzbrand und Tetanus 2 Min.).

2. Abspülen in Wasser.

3. Färben mit Anilinwasser-Fuchsin oder Carbolfuchsin 1 Min. unter Aufkochen.

4. Entfärben in 5 proz. Schwefelsäure 5 Sekunden.

5. Abspülen in Wasser.

6. Nachfärben in wäßrigem Methylenblau 30 Sekunden.

7. Abspülen in Wasser. — Trocknen. — Balsam.

Um etwaige Fetttröpfchen, die nach der Färbung Sporen vortäuschen können, zu entfernen, behandelt man die fixierten Präparate 2 Min. mit Chloroform.

III. Methode von Aujeszky.

Man streicht ein wenig des sporenhaltigen Materials auf das Deckglas; während dieses trocknet, erwärmt man über dem Bunsenbrenner in einer Porzellanschale eine $^1/_2$ proz. Salzsäurelösung bis eben anfangen Blasen zu springen. Man zieht nun den Bunsenbrenner weg und legt das getrocknete (nicht fixierte) Deckglas auf 3—4 Minuten in die heiße Salzsäurelösung.

Hierauf spült man das Deckglas mit Wasser ab, trocknet und fixiert in gewöhnlicher Weise in der Flamme. Man färbt mit Carbolfuchsin oder Anilinwasser-Fuchsin unter Erwärmen 1—2 Min., spült in Wasser ab und entfärbt in 2—5 proz. Schwefelsäure je nach der Bakterienart (Subtilis 1—2 proz., Milzbrand 4—5 proz. Lösung). Nach gründlichem Abspülen in Wasser färbt man mit wäßriger Methylenblau- oder Malachitgrünlösung nach.

IV. Methode von E. Fränkel.

Der lufttrocken, 3—4 mal durch eine Bunsenbrennerflamme gezogene Objektträger wird mit einer am besten älteren 20 proz. Tanninlösung oder mit 5 proz. Carbolwasser oder einem Gemisch aus gleichen Teilen einer 10 proz. Kal. bichromat- und einer 5 proz. Chromsäurelösung übergossen und über einem Sparbrenner bis zum Blasenwerfen der Flüssigkeit erhitzt. Dieses Aufkochen wird, durch kurze Intervalle unterbrochen, 2—3 mal wiederholt, danach Abspülen mit destilliertem Wasser, Abtrocknen mit Fließpapier und darauf Färbung mit ZIEHLschem Carbolfuchsin, wie zur Färbung von Tuberkelbacillenpräparaten, d. h. unter 1—2maligem Aufkochen der Farblösung, Entfärbung in 5proz. Schwefelsäure, Abspülen mit Wasser, Gegenfärbung mit stark verdünnter, wäßriger Methylenblaulösung.

Färbung der Geißelfäden.

Auch zur Darstellung der Bewegungsorgane der Bakterien reichen die oben angegebenen Methoden nicht hin. Um die Geißelfäden zu färben, müssen die Präparate mit Beizen vorbehandelt werden; es ist aber zu bemerken, daß dem wenig Geübten sehr häufig, selbst bei peinlicher Befolgung der gleich zu besprechenden Vorschrift Mißerfolge begegnen werden.

Nach eigenen Erfahrungen ist die von BUNGE modifizierte LÖFFLERsche Vorschrift aus der großen Zahl der zur Geißelfärbung angegebenen Rezepte am meisten empfehlenswert, weil sie verhältnismäßig die sichersten Resultate gewährleistet.

Zum guten Gelingen sind zwei Vorbedingungen erforderlich:

1. Die benutzten Deckgläser müssen absolut frei von Fett und anderen organischen Substanzen sein.

2. Das zu untersuchende Material (am besten von frischen Agarkulturen) darf möglichst wenig schleimige oder eiweißartige Substanzen enthalten.

Die erste Bedingung wird am besten dadurch erfüllt, daß man die Deckgläser 1 Stunde in chemisch reine Schwefelsäure bringt, sodann in Wasser abspült und in ein Gemisch von Äther-Alkohol zu gleichen Teilen auf $^1/_2$—1 Stunde einlegt. Nach sorgfältigem Abreiben mit einem sauberen Leinwandläppchen erhitzt man die Deckgläschen in dem leuchtenden Teil der Flamme des Bunsenbrenners auf einige Sekunden.

Der zweiten Bedingung kann man am einfachsten dadurch gerecht werden, daß man eine geringe Menge der Kultur (soviel als an der Spitze der Platinnadel haftet) in einem großen Tropfen Wasser verreibt, von dieser Verdünnung einen zweiten Tropfen infiziert und mit einer geraden Platinnadel, an die ein kleines Tröpfchen der zweiten Verdünnung gebracht ist, einen Strich über das absolut saubere Deckgläschen zieht, wobei darauf zu achten ist, daß die Platinnadel dem Deckglas möglichst allseitig anliegt.

Zur Färbung braucht man folgende Flüssigkeiten:

1. Die Beize von folgender Zusammensetzung:

Konzentrierte wäßrige Tanninlösung	30 ccm
Liq. ferri sesquichlorat. (1:2 Aq.)	10 ccm
Konzentrierte wäßrige Fuchsinlösung	4 ccm

Die Beize muß einige Tage an der Luft stehenbleiben, bis der blauviolette Farbenton in einen schmutzig rotbraunen umgeschlagen ist. Will man die Beize früher benutzen, so gibt man kurz vor dem Gebrauch zu 5 ccm filtrierter Beize ca. $^1/_2$ ccm 3proz. frischer Wasserstoffsuperoxydlösung (das Gemisch hält sich nur 2—3 Min. wirksam, ist also stets frisch zu bereiten). Das Gemisch ist durch doppeltes Filter auf das Deckglas zu filtrieren.

2. Carbolfuchsin oder Carbolgentianaviolett.

Die Färbung gestaltet sich folgendermaßen:

1. Fixierung der Deckglaspräparate durch einmaliges Hindurchziehen durch die Flamme.

2. Beizen der Präparate mit der gereiften oder mit Wasserstoffsuperoxyd versetzten frischen, gut filtrierten Beize 1—2 Min. unter leichtem Erwärmen, bis eben Dämpfe sichtbar werden.

3. Sorgfältiges Abspülen unter der Wasserleitung oder mit der Spritzflasche.

4. Färben mit filtriertem Carbolfuchsin oder Carbolgentianaviolett 5 Min. unter leichtem Erwärmen.

5. Abspülen in Wasser. — Trocknen. — Balsam.

Bei Spirillen (Cholera) ist es mitunter vorteilhaft, etwas länger (5 bis 6 Min.) zu beizen.

Die ursprüngliche

LÖFFLERsche Vorschrift

ist folgende:

1. Man beizt unter leichtem Erwärmen $^1/_2$—1 Min. in einer Lösung von:

20 proz. wäßriger, in der Hitze bereiteter Lösung von Tannin	100 ccm
Kalt gesättigter Lösung von Ferrosulfat	50 ccm
Alkoholischer Fuchsinlösung	50 ccm

2. Man spült die Beize gründlich in Wasser ab, behandelt

3. mit Alkohol nach,

4. färbt mit erwärmter Anilinwasser-Fuchsinlösung, der man Natronlauge bis zur Schwebefällung, d. h. bis der Farbstoff eben auszufallen beginnt, zugesetzt hat, 1—2 Min. unter leichtem Erwärmen,

5. spült in Wasser ab,

6. Trocknen, Einschluß in Balsam.

Methode von A. PEPPLER.

I. Beize. 20 g Tannin unter leichtem Erwärmen in 80 ccm destilliertem Wasser lösen, abkühlen auf etwa 20°, hierzu 15 ccm wäßrige, schwefelsäurefreie Chromsäurelösung (2,5%) langsam in kleinen Portionen unter fortwährendem Umschütteln hinzufügen. 4—6 Tage ruhig im Zimmer stehenlassen (möglichst nicht unter 18°) oder im Brutschrank von 20°. Filtrieren durch doppeltes Faltenfilter.

II. Farblösung. Konzentrierte, alkoholische Gentianaviolettlösung (5:100) 10 ccm, Acid. carbolic. liquef. 2,5 ccm, Aq. dest. ad 100 ccm. Nach einigen Tagen Stehens filtrieren.

III. Verfahren. 1. Beizen 1—5 Min. in der klaren, evtl. vorher filtrierten Beize.

2. Abgießen der Beize, sehr sorgfältig mit kräftigem Strahl Leitungswasser spülen, Spülwasser gut ablaufen lassen, nicht abtrocknen.

3. Färben 2 Min. lang.

4. Wasser spülen.

5. Trocknen, einschließen.

Gute Resultate gibt auch das von VAN ERMENGEN angegebene Verfahren:

1. Das auf gut gereinigte Deckgläser ausgestrichene Material von jungen 10—18stündigen Agarkulturen läßt man lufttrocken werden. Hierauf fixiert man in der Flamme, durch die man das Deckglas dreimal durchzieht.

2. Zur Beizung dient folgendes Gemisch:

> 2proz. Osmiumsäure 1 Teil.
> 10—25proz. Tanninlösung, der man auf 100 ccm 4—5 Tropfen Eisessig zusetzen kann, 2 Teile.

Von dieser Beize gibt man einige Tropfen auf das Deckglas und läßt sie bei Zimmertemperatur 30 Min., bei 50—60° nur 5 Min. einwirken.

3. Nun werden die Präparate sehr gut in Wasser und Alkohol abgespült und in eine 0,5proz. Lösung von Argentum nitricum eingetaucht.

4. Ohne Abspülen bringt man sie nun in folgende Lösung:

Acid. gallic.	5 g
Tannin	3 g
Natr. acet. fus.	10 g
Aq. dest.	350 ccm.

Hier werden sie einige Sekunden hin und her bewegt und nun in das Silberbad zurückgebracht, in dem sie solange bleiben, bis es sich zu schwärzen beginnt. Abspülen in Wasser und Untersuchen des in Wasser montierten Präparats. Ist die Färbung intensiv genug, so trocknet man und schließt in Balsam ein, andernfalls behandelt man die Präparate nochmals mit Lösung 4 und dem Silberbad.

Die Bakterien sind schwarzbraun, die Geißeln tief schwarz gefärbt.

Darstellung der Gallerthülle (Ektoplasma, Kapsel) der Bakterien.

Man behandelt die auf dem Deckgläschen ausgestrichenen Bakterien 3—5 Min. mit 1proz. Kalilauge, spült kurz in Wasser ab und färbt mit 2proz. Gentianaviolettlösung 3—5 Min. oder mit Carbolgentianaviolettlösung 2—3 Min. Abspülen in Wasser.

Die 2proz. Gentianaviolettlösung gibt zartere Färbung; bei der Färbung mit Carbolgentianaviolett ist das Resultat sicherer, aber es bilden sich häufig Niederschläge.

KLETT verfährt folgendermaßen:

1. Färbung mit 10proz. alkoholischer Methylenblaulösung 10,0 auf 100,0 Wasser unter Erwärmen bis zum Aufkochen.

2. Wasserspülung.

3. Färbung mit Fuchsinlösung von gleicher Konzentration wie die Methylenblaulösung, 5 Sekunden.

4. Wasserspülung usw.

Bacillen blau. Kapsel rot.

Siehe auch die JOHNEsche Methode zum Nachweis der Gallerthülle des Milzbrandbacillus.

BONI gibt folgende sehr brauchbare Methode an:

Auf einen Objektträger wird ein großer Tropfen Eiweißglycerin (1 geschlagenes Hühnereiweiß, 50 ccm Glycerin und 2 Tropfen Formalin) mit einer 4—5-mm-Öse aufgetragen. Hierin wird mit einer feinen Platinnadel eine Spur des Bakterienmaterials verrieben und der Tropfen mit einem dicken Platindraht möglichst dünn ausgestrichen. Der Objektträger wird dann durch die Bunsenflamme gezogen, bis leichte weißliche Dämpfe aufsteigen. Hierauf Färben 1 Min. lang mit konzentrierter ZIEHLscher Lösung, evtl. Nachfärbung mit LÖFFLERschem Methylenblau, Abspülen usw., unter leichtem Erwärmen, dann Abspülen mit Wasser.

GUTSTEIN hat zur Darstellung des Ektoplasmas der grampositiven Bakterien folgendes Verfahren angegeben:

Objektträgerausstrichpräparate von Plattenkulturen werden entweder in üblicher Weise in der Hitze oder (besser) in einer gesättigten wäßrigen Lösung von Magnesium- oder Ammoniumsulfat fixiert. Hierauf werden sie 2 Min. mit einer 5proz. Tanninlösung behandelt und gründlich mit Wasser abgespült. Man färbt mit einer 1proz. wäßrigen Lösung eines basischen Anilinfarbstoffes (Methylenblau, Neumethylenblau, Azur II, Thionin, Malachitgrün, Safranin, Pyronin, Neutralrot, Gentiana- oder Methylviolett usf.) ohne Erhitzen je nach der Intensität des angewandten Farbstoffes 5 Sek. bis 1 Min. Abspülen in Wasser. Trocknen. Einlegen in Balsam. Falls das Endoplasma oder einzelne Bestandteile davon gefärbt werden sollen, so werden zuerst diese durch geeignete Methoden hergestellt und dann mit Tannin gebeizt; der nunmehr zur Verwendung kommende basische Farbstoff muß selbstverständlich einen hinreichenden Kontrast zur Farbe des Endoplasmas liefern.

Zur Darstellung des feineren Baues der Bakterienzellen ist das ROMANOWSKYsche Färbeverfahren anzuwenden (s. u.) oder die beim Diphtheriebacillus erwähnte NEISSERsche (von BABES und ERNST zuerst angegebene) Körnchenfärbung.

Schnittpräparate.

Zur Härtung der auf Bakterien zu untersuchenden Objekte kommen nur solche Flüssigkeiten in Betracht, die möglichst schnell ein Abtöten der vorhandenen Bakterien bewirken und eine Weiterentwicklung zufällig hinzugetretener Bakterien sofort hintanhalten, ohne der Färbbarkeit der Mikroorganismen und der Gewebe Eintrag zu tun.

Diese Forderungen erfüllen am sichertsten: Härtung in Sublimat, Formalin und Alkohol (abs.).

Chromsäure und ihre Gemische sind zwar ebenfalls anwendbar, aber weniger zu empfehlen, weil die darin fixierten Objekte für die Bakterienfärbungen schwer zugängig sind. Zu warnen ist vor dem Gebrauch der MÜLLERschen Lösung, da sie ein Weiterwachsen der

Bakterien nicht ausschließt und die Entwicklung von Fäulnisbakterien und Schimmelpilzen nicht hindert.

Anm. Es ist im allgemeinen nicht empfehlenswert, die auf Bakterien zu untersuchenden Objekte allzu lange in Alkohol aufzubewahren, da nach Versuchen, die Verfasser in dieser Hinsicht angestellt hat, die Färbbarkeit der Bakterien bei längerer Alkoholkonservierung geschädigt wird: so erwiesen sich z. B. bei einem Fall von Darmmilzbrand, bei dem außerordentlich zahlreiche Bacillen vorhanden waren, nach einjähriger Alkoholkonservierung nur noch spärliche Bacillen der Färbung zugängig; das gleiche war bei Stücken, die Tuberkelbacillen, Typhusbacillen, Rotzbacillen usw. enthielten, der Fall. Bettet man die betreffenden Objekte nach genügender Härtung in Paraffin ein, so erhalten sich die Bakterien jahrelang gut färbbar.

Gefrierschnitte von frischen Objekten sind erst dann zu gebrauchen, wenn sie einige Stunden in absolutem Alkohol gelegen haben, doch sind auch dann die Resultate wegen der verhältnismäßig großen Dicke der Schnitte und der Schrumpfung keine besonders zufriedenstellenden. Bessere, zufriedenstellende Resultate ergeben dagegen Gefrierschnitte von Formalinpräparaten, wenn sie kurze Zeit mit Alkohol nachbehandelt werden.

Die gehärteten Objekte können ohne Einbettung, soweit sie sich überhaupt dazu eignen, geschnitten werden; doch ist in den meisten Fällen die Einbettung vorzuziehen, und zwar kommt hier ganz besonders die Paraffineinbettung (Aufkleben der Schnitte durch Capillarattraktion) in Betracht. Celloidineinbettung ist nicht vorteilhaft, weil das Celloidin sich mit den zur Bakterienfärbung gebrauchten Anilinfarben sehr intensiv färbt und dadurch die Klarheit der Bilder beeinträchtigt; entfernt man das Celloidin vor der Färbung, so sind die Schnitte sehr zerbrechlich und lassen nicht selten gerade die bakterienhaltigen Stellen ausfallen; nimmt man die Entfernung des Celloidins erst nach der Färbung vor, so kann es passieren, daß dabei die Bakterienfärbung geschädigt wird.

Die Schnitte werden bei allen Färbungen, bei denen alkoholische Farblösungen verwendet werden, aus Alkohol, bei Anwendung wäßriger Farblösungen aus Wasser in die Farbstofflösung gebracht.

Zur Färbung eignen sich im allgemeinen sämtliche für Deckglaspräparate empfohlenen Farbstofflösungen; man tut aber gut, die Einwirkung der Farblösungen auf das Doppelte und Dreifache zu verlängern und durch Erwärmen auf 37—40° zu unterstützen. Die Differenzierung der zunächst diffus gefärbten Schnitte erfolgt durch Abspülen in Wasser, Alkohol oder Anilinöl, bei manchen Bakterienarten kann schwach angesäuertes Wasser oder Alkohol, bei den nach der Gram-schen Färbung tingierbaren Jodjodkaliumlösung angewendet werden.

Zur Aufhellung der in absolutem Alkohol entwässerten Schnitte wendet man zweckmäßig Xylol an, da die ätherischen Öle (besonders

Nelkenöl) und Carbolxylol nicht selten eine Entfärbung der Bakterien bewirken. Einschluß erfolgt in neutralem Xylolbalsam.

Anm. Für die Darstellung von Bakterien, die in Alkohol und ätherischen Ölen leicht ihre Färbung verlieren, ist die S. 76 angegebene Methode der Färbung nicht entparaffinierter Schnitte sehr zu empfehlen. Sie leistet mehr als folgendes von UNNA angegebene Verfahren (Trockenmethode):

Die aus Wasser auf den Objektträger gebrachten, gut ausgebreiteten gefärbten Schnitte werden mit Fließpapier oberflächlich getrocknet, über der Flamme 1—2 Min. bis zur völligen Trocknung erwärmt und in Xylolbalsam eingeschlossen. Diese Methode erhält allerdings die Bakterienfärbung gut, schädigt aber die Gewebsstruktur so sehr, daß sie für feinere Untersuchungen nicht zu gebrauchen ist.

Für die Färbung von Schnittpräparaten sind besonders folgende Färbemethoden empfehlenswert:

Die Färbung mit LÖFFLERschem Methylenblau.

1. Färbung in der Farblösung (s. S. 112) 5 Min. bis 2 Stunden.
2. Abspülen in Wasser.
3. Differenzierung in 0,5—1proz. Essigsäurelösung 10—30 Sek.
4. Auswaschen in Alkohol von 90% 2—5 Min.
5. Entwässern in abs. Alkohol. Xylol. Balsam.

Die Dauer der Färbung und der Entfärbung richtet sich nach der Dicke der Schnitte und der zu färbenden Bakterienart. Bei sehr empfindlichen Bakterien (Rotzbacillen, Influenzabacillen) kann bei genügend feinen Paraffinschnitten die Differenzierung in angesäuertem Wasser unterbleiben.

Färbung mit Gentianaviolett.

1. Färben in einer 2proz. wäßrigen Lösung von Gentianaviolett 10—15 Min.
2. Abspülen in Wasser.
3. Entfärben in 70proz. Alkohol, bis die Schnitte keine Farbstoffwolken mehr abgeben.
4. Entwässern in absolutem Alkohol.
5. Aufhellen in Xylol oder Origanumöl. Balsam.

Um den nötigen Entfärbungsgrad zu treffen, ist es nötig, die Schnitte von Zeit zu Zeit der mikroskopischen Kontrolle zu unterwerfen.

Die Methode gibt sehr gute Resultate, weil sie infolge des Fernhaltens jedes stärkeren Entfärbungsmittels nicht alterierend auf die Form der Mikroorganismen einwirkt; so zeigen z. B. die Milzbrandbacillen dabei eine außerordentlich distinkte Färbung, während sie bei Anwendung der GRAMschen Methode leicht schrumpfen.

Es färben sich mit dieser Methode fast alle Bakterienarten, nur die Rotzbacillen verhalten sich meist ablehnend.

Färbung mit verdünntem Carbolfuchsin nach Pfeiffer.

Man stellt sich die Lösung her, indem man 3 Tropfen Carbolfuchsin auf 10 ccm Wasser gibt und färbt damit die Schnitte $1/2$—1 Stunde. Die Differenzierung geschieht in ganz schwach angesäuertem Alkohol (1 Teil Essigsäure auf 1000 Teile Alkohol abs.). Sobald der ursprünglich schwarzrote Farbenton in einen rotvioletten Ton übergegangen ist, überträgt man die Schnitte in Xylol und schließt in Balsam ein.

Färbung mit polychromem Methylenblau.

α) Nach Zieler.

1. Fixierung und Härtung beliebig (am besten Formalin-Müller).

2. Paraffineinbettung; bei Celloidineinbettung ist vor der Färbung das Celloidin zu entfernen.

3. Färben (8—24 Stunden) in der von Pranter angegebenen schwachen Orceinlösung:

    Orcein D   0,1 g
    Offizin. Salpetersäure (deutsches Arzneibuch)   2,0 ccm
    70proz. Alkohol   100,0 ccm

4. Abspülen in 70proz. Alkohol (kurze Zeit), um das überschüssige Orcein zu entfernen.

5. Abspülen in Wasser.

6. Färben in polychromem Methylenblau 10—30 Min. bis 2 Stunden (bei Alkohol- und Sublimatfixierung nicht länger als höchstens 1 Stunde).

7. Abspülen in destilliertem Wasser.

8. Gründliches Differenzieren in Glycerinäthergemisch Unna.

9. Abspülen in Wasser.

10. Alkohol 70proz. Alkohol abs. Xylol. Balsam.

Bakterien dunkelblau bis schwarzblau, Kernstrukturen dunkelblau, sehr deutlich, Protoplasma hellgraublau bis hellgraubraun, elastische Fasern rotbraun, Untergrund farblos, bei Verwendung älterer Orceinlösung bräunlich.

Die Methode eignet sich besonders für schwer färbbare Bacillen, Rotz- und Typhusbacillen, Streptobacillen (Ducrey-Unna), Gonokokken usw.

β) Nach E. Fränkel.

Fixierung beliebig.

1. Färben in polychromem Methylenblau (15 Min. bis 24 Stunden, Überfärbung ist nicht zu befürchten).

2. Gutes Abspülen in Wasser.

3. Differenzieren in einem Gemisch von
    $1/2$proz. wäßriger Säurefuchsinlösung oder Orangelösung,
    33proz. Tanninlösung
und Glycerinäthermischung (Unna) zu gleichen Teilen.

Die Entfärbung in diesem Gemisch muß unter Kontrolle des Mikroskops geschehen; es ist nicht möglich, bestimmte Zeitmaße für ihre Dauer anzugeben. Indes reichen auch bei 24 stündiger Färbung nur wenige Minuten aus.

4. Abspülen in Leitungswasser, bis ein reiner blauer Farbenton hervortritt.

5. Entwässern in Alkohol usw.

Bacillen tief dunkelblau, Kerne heller blau, Bindegewebe rot oder orange.

Auch die **einfache Färbung mit polychromem Methylenblau** (15—30 Min.), Abspülen in Wasser, Differenzieren in Glycerinäthermischung (2—3 Min.), Abspülen in Leitungswasser usw. gibt gute Resultate.

Auch die S. 237 ff. zur Granulafärbung angegebenen Methoden von SCHRIDDE (GIEMSA-Lösung) und ZIELER (MAY-GRÜNWALDsches Gemisch) sowie besonders das von PAPPENHEIM angegebene **Methylgrün-Pyroningemisch** (S. 148) geben gute Bakterienfärbung im Schnittpräparat. Auch die schwer färbbaren Bakterien sind bei den ersten beiden Methoden tief blauschwarz, bei der PAPPENHEIMschen Färbung rot gefärbt.

Ferner lassen sich viele Bakterien im Schnittpräparat mit **Silber** mittels der LEVADITIschen Methode zum Nachweis der Spirochaete pallida mehr oder minder gut darstellen, doch bietet diese Darstellungsweise keine wesentlichen Vorteile.

Färbung nach GRAM

ist, wie oben erwähnt, nur für eine Reihe von Bakterien anwendbar (s. S. 341), gibt aber bei diesen, zumal Doppelfärbungen leicht zu erzielen sind, außerordentlich instruktive Bilder. Die Färbung der Schnittpräparate geschieht nach derselben Vorschrift, wie sie für Deckglaspräparate gegeben wurde, nur empfiehlt es sich, die Färbung etwas zu verlängern. Sehr empfehlenswert ist Vorfärbung mit Lithioncarmin, Nachfärbung mit Bismarckbraun beinträchtigt mitunter die Bakterienfärbung.

Außerordentlich klare, von Niederschlägen freie Präparate erhält man durch die

WEIGERTsche Modifikation,

die sich eng an die von demselben Autor angegebene Fibrinfärbung anschließt.

1. Die ungefärbten oder mit Lithioncarmin vorgefärbten Schnitte werden 5—10 Min. in Anilinwasser-Gentiana- oder Anilinwasser-Methylviolettlösung gefärbt.

2. Abspülen in Wasser oder 0,6 proz. Kochsalzlösung.

3. Abtrocknen der Schnitte mit Fließpapier (bei Celloidinschnitten nach vorherigem Übertragen auf den Objektträger).

4. Behandeln mit GRAMscher Jodjodkaliumlösung 1—3 Min.

5. Sorgfältiges Abtrocknen mit Fließpapier.

6. Entfärben mit Anilinöl, bis die Schnitte gelblichgrau oder bei mit Carmin vorgefärbten Präparaten rot erscheinen.

7. Gründliches Auswaschen in Xylol. Balsam.

Die Bakterien heben sich durch ihre tiefblauschwarze Farbe scharf von dem ungefärbten oder in der Kontrastfarbe gefärbten Gewebe ab.

Anm. Anstatt der bei der GRAMschen Methode gebrauchten Jodjodkaliumlösung kann auch eine $^1/_2$ proz. wäßrige oder alkoholische Pikrinsäurelösung angewendet werden. Sie geht wahrscheinlich ebenso wie die Jodjodkaliumlösung mit der angewandten Anilinfarbe eine Verbindung ein, die bei der Behandlung mit Alkohol aus den Geweben leicht ausgewaschen wird, während sie an Bakterien, die nach GRAM färbbar sind, festhaftet (s. auch WEIGERT, Virchows Arch. 84). Man färbt dabei die Schnitte mit Anilinwasser-Gentianaviolett oder Carbolfuchsin 10—15 Min. unter leichtem Erwärmen und behandelt sie nach oberflächlichem Abspülen mit Wasser mit der Pikrinsäurelösung $^1/_2$—1 Min. Differenzierung in Alkohol, Chloroform (CLAUDIUS) oder nach gutem Abtrocknen in Anilinöl.

Vorfärbungen mit Lithioncarmin (bei Gentianaviolettfärbung) oder mit Hämatoxylin (bei Anwendung von Carbolfuchsin) geben sehr schöne Bilder.

Es färben sich nach dieser Methode sämtliche nach GRAM färbbaren Bakterien.

Färbung nach NICOLLE mit Carbolthionin.

Man färbt Schnittpräparate (Paraffinschnitte) 2—5 Min. in Carbolthionin von folgender Zusammensetzung:

Gesättigte Lösung von Thionin in 50 proz. Alkohol	10 ccm
1 proz. Carbolwasser	100 ccm

Hierauf spült man in Wasser ab, entwässert in absolutem Alkohol, hellt in Xylol auf und schließt in Balsam ein.

Man kann die Methode auch für Deckglaspräparate anwenden.

Die Methode ist auf alle Mikroorganismen anwendbar und ist dadurch sehr brauchbar, daß eine metachromatische Färbung eintritt, Kerne hellblau, Bakterien blauviolett.

Eine zweite sehr brauchbare, von NICOLLE angegebene Methode ist folgende: Die mit LÖFFLERschem oder Carbol-Methylenblau gefärbten und in Wasser abgespülten Schnitte werden mit einer 10 proz. Tanninlösung kurz abgewaschen, in Alkohol entwässert und nach Aufhellung in Balsam eingeschlossen. Besonders für Typhusbacillen, Bacillen der Pseudotuberkulose, Hogcholera, Hühnercholera geeignet.

Literatur. AUJESZKY: Sporenfärbung. Zbl. Bakt. **23**. — BACH, F. W.: Zur färberischen Darstellung der Kapselbakterien. Ibid. Orig. **88**, 510. — BAUMGÄRTEL: Farblösungen in Trockenform nach REINDTKER. Münch. med. Wschr.

1917. — Baumgarten: Pathologische Mykologie. Braunschweig. — Bitten: Neues zur Technik der Sporen- und Gonokokkenfärbung. Zbl. Bakter. **68.** — Bechhold u. Villa: Die Sichtbarmachung subvisibler Gebilde. 11. Tag. dtsch. Vereinigg Mikrobiol., Frankfurt. Beih. Zbl. Bakter. I Orig. **97,** 162. — Boni: Methode zur Darstellung der Kapsel bei Bakterien. Ibid. **28.** — Bunge: Über Geißelfärbung. Fortschr. Med. **1894.** — Bürger: Eine neue Methode zur Kapselfärbung der Bakterien. Zbl. Bakter. **39.** — Claudius: Méthode de coloration à la fois simple et contrastante des microbes. Ann. Inst. Pasteur **11.** — Deussen, E.: Die Gramsche Bakterienfärbung, ihr Wesen und ihre Bedeutung. Z. Hyg. **92** u. **93.** — Ehrlich: Beiträge zur Theorie der Bacillenfärbung. Charité-Ann. **1886,** s. auch Z. klin. Med. **1** u. **2.** — van Ermengen: Nouvelle méthode de coloration des cils des bactéries. Trav. Labor. d'Hyg. et Bact. l'Univ. Gand **1.** — Ernst: Färbungsversuche an Sporen mit Hilfe der Maceration. Zbl. Bakter. **16.** — Feinberg: Bau der Bakterien. Ibid. **27.** — Ficker: Eine neue Methode der Färbung von Bakterienkörnchen. Hyg. Rdsch. **1902.** — Flügge: Mikroorganismen (2). Leipzig 1896. — Fränkel, C.: Bakterienkunde. — Fränkel, E.: Über eine einfache Sporenfärbungsmethode. Zbl. Bakter. I Orig. **89,** 100 (1922). — Friedberger, E.: Färbung mikroskopischer Präparate mit Farbstiften. Münch. med. Wschr. **1916.** — Friedländer: Notiz, die Färbung der Kapselmikrokokken betr. Fortschr. Med. **3.** — Frosch, P.: Differenzierung fuchsingefärbter Präparate durch Gegenfärbung. Zbl. Bakter. **64.** — Galli-Valerio: La méthode de Casares-Gil pour la coloration des cils des bactéries. Ibid. **76.** — Gram: Über die isolierte Färbung der Schizomyceten in Schnitt- und Trockenpräparaten. Fortschr. Med. **1884.** — Günther: Bakteriologie. Berlin 1895 — Über die mikroskopische Färbung der wichtigsten pathogenen Bakterien. Dtsch. med. Wschr. **1887.** — Gutstein: Das Ektoplasma der Bakterien. Zbl. Bakter. **93,** 393 — Das Ektoplasma der Bakterien. Ein Beitrag zur Theorie der Gramschen Färbung. Ibid. **94,** 145 — Das Ektoplasma der Bakterien. Färberischer Nachweis und chemischer Bau des Ektoplasmas der gramnegativen Bakterien. Ibid. **100,** 1 — Über pathogene Bakterien. Dtsch. med. Wschr. **1887.** — Hamm: Beobachtungen über Bakterienkapseln. Zbl. Bakter. **43.** — Hirschfeld, H.: Farbträger nach v. Blücher. Berl. klin. Wschr. **1918.** — Huntoon, F.: Eine einfache und sichere Methode der Sporenfärbung. J. amer. med. Assoc. **1914.** — Kalina: Zur Theorie der Gramschen Färbung. Zbl. Bakter. I Orig. **103,** 172. — Klausner: Haltbarer Gram-Farbstoff. Berl. klin. Wschr. **1913.** — Koch, R.: Verfahren zur Untersuchung und zum Konservieren der Bakterien. Cohns Beitr. Biol. Pflanzen **2** — Zur Untersuchung von pathogenen Organismen. Mitt. Kais. Ges.-A. **1.** — Lagerberg, J.: Eine neue Methode der Sporenfärbung. Zbl. Bakter. **79.** — Lippe, H.: Eine einfache, billige und eindeutige Gram-Färbung. Münch. med. Wschr. **1917.** — Löffler: Eine neue Methode zum Färben der Mikroorganismen und ihrer Geißeln. Zbl. Bakter. **6** u. **7** — Neues Verfahren zur Schnellfärbung von Mikroorganismen usw. Dtsch. med. Wschr. **1907** — Zur Gramschen Färbemethode. Ibid. **1906.** — Lumhoff, C.: Eine neue Differentialfärbung für Bakterien. Arch. f. Dermat. **151,** 170 (1926); Ref. Zbl. Bakter. **54,** 429. — Möller: Über eine neue Methode der Sporenfärbung. Zbl. Bakter. **10.** — Nakanishi: Über eine neue Färbungsmethode zur Darstellung des feineren Baues der Bakterien. Münch. med. Wschr. **1900.** — Neumann: Die Sichtbarmachung von Bakteriengeißeln im lebenden und gefärbten Zustand. Med. Klin. **1926,** 1508. — Nicolle: Pratique des colorations microbiennes (Méthode de Gram modifié et méthode directe). Zbl. med. Wiss. **9.** — Nicolle et Morax: Technique de la coloration des cils. Ann. Inst. Pasteur. — Nötzel: Über den Nachweis der Kapseln an Mikroorganismen. Fortschr. Med. **14.** — Orssag: Ein einfaches Verfahren zur Färbung der Sporen. Zbl. Bakter. **14.** — Räbiger: Z. Fleisch- u. Milchhyg. **1901** (Sporenfärbung). — Saathoff: Die Methylgrün-Pyronin-Methode für elektive Färbung der Bakterien im Schnitt. Zbl. Bakter. **1905**. — SCARPELLINI: Über eine neue dritte Farbe und die Färbung GRAM-negativer Bakterien im Gewebe. Rinasc. med. **1925**, Nr 5; Ref. Münch. med. Wschr. **1925**, 964. — SCHUMACHER: Zur GRAMschen Färbung. Hat das der GRAM-Positivität zugrunde liegende Lipoproteid der Hefezelle seinen Sitz in der Zellmembran oder im Protoplasma? Zbl. Bakter. I Orig. **98**, 104 — Über färberische Unterscheidung der Bakterien vermittels der Viktoriablau-Pyroninmethode. Ibid. **94**, 397 — Zur GRAMschen Färbung. Ibid. **93**, 266 (1924). — SEIFFERT, W.: Vergleichende Färbeversuche an lebenden und toten Bakterien. Ibid. **88**, 151. — STICKER: Organabdrücke, ein Ersatz für Organschnitte. Ibid. **43**. — UNNA: Das Rosanilin und Pararosanilin. Eine bakteriologische Farbenstudie. Dermat. Studien **4** — Das Wesen der GIEMSA-Färbung. Zbl. Bakter. I Orig. **88**, 159 — Entwicklung der Bakterienfärbung. Ibid. **3** — Eine neue Methode zur tinktoriellen Isolierung von Bakterien. Berl. klin. Wschr. **1891**. — WALDMANN: Eine einfache Methode der Sporenfärbung. Berl. tierärztl. Wschr. **1911**. — WASSERMANN: Handbuch der pathogenen Mikroorganismen. Jena 1927. — ZETTNOW: Über Geißelfärbung. Z. Hyg. **30** — Über den Bau der Bakterien. Ibid. **30**. — ZIELER: Färbung schwer färbbarer Bakterien in Schnitten. Zbl. Path. **14**.

Zur leichteren Orientierung sollen im folgenden die bis jetzt bekannten pathogenen Mikroorganismen, soweit sie allgemeines Interesse beanspruchen, in alphabetischer Ordnung bezüglich der auf sie anwendbaren Färbemethoden im einzelnen besprochen werden.

A. Mikroorganismen, die für den Menschen pathogen sind.

a) Bacillen und Spirillen.

BANG-Bacillen

färben sich nicht mit der GRAMschen Methode.

a) Ausstrichpräparate färbt man mit verdünnter Carbolthioninlösung unter leichtem Erwärmen 10 Min.

b) Schnittpräparate mit LÖFFLERschem Methylenblau oder Carbolthioninlösung 5—10 Min.

Cholerabacillen

sind der GRAMschen Methode nicht zugängig.

a) Ausstrichpräparate färbt man 10 Min. in einer konzentrierten wäßrigen Fuchsinlösung oder in zur Hälfte mit Wasser verdünntem Carbolfuchsin unter leichtem Erwärmen.

b) Schnittpräparate werden am zweckmäßigsten mit LÖFFLERschem Methylenblau 5—10 Min. behandelt.

Die Anwendung von Säuren ist beim Differenzieren möglichst zu vermeiden.

Auch starke wäßrige Methylenblau- und Fuchsinlösungen sind zu brauchen, man färbt 24 Stunden.

COLI-Bacillus

färbt sich leicht mit wäßrigen Anilinfarben. Für Ausstrichpräparate und Schnitte ist die Färbung nach LÖFFLER oder mit Carbolfuchsin zu empfehlen.

Die GRAMsche Methode ist nicht anwendbar.

Diphtheriebacillen

sind zwar der GRAMschen Methode zugängig, aber nicht besonders alkoholfest. Hierauf gründet sich die Möglichkeit, den echten Diphtheriebacillus von dem Pseudodiphtheriebacillus zu unterscheiden, denn letzterer gibt den Farbstoff nach der Jodierung selbst bei mehrstündiger Alkoholbehandlung nicht ab. Verlieren verdächtige Stäbchen (im Original- oder Kulturpräparat) nach der Jodierung im Alkohol ihre Farbe innerhalb von 15 Min., so liegt der echte Diphtheriebacillus vor, andernfalls der Pseudobacillus. Mitunter behalten die im echten Diphtheriebacillus vorkommenden Körner auch bei längerer Alkoholbehandlung die Farbe. Es ist infolgedessen Vorsicht bei Anwendung dieser Unterscheidungsmethode geboten.

a) Für Ausstrichpräparate (Ausstrich aus Membranen) empfiehlt sich Färbung mit LÖFFLERschem Methylenblau oder verdünntem Carbolfuchsin. Abspülen in Wasser. Trocknen. Balsam.

b) Für Schnitte, abgesehen von der GRAMschen Methode, Färbung nach LÖFFLER.

c) Zur Sicherstellung der Diagnose bei Diphtheriebacillen, die in Kulturen auf LÖFFLERschem Rinderblutserum bei 35—36° gewachsen sind, fertigt man bei 6—8stündigen Kulturen Klatschpräparate an, d. h. man legt auf die zu untersuchende Kultur ein Deckglas auf, drückt es mäßig an, hebt es mit einer spitzen Pinzette vorsichtig ab, trocknet, fixiert und färbt mit verdünntem Carbolfuchsin. Man sieht dann bei Vorhandensein von Diphtheriebacillen, daß diese ziemlich langen, schlanken, gewöhnlich an einem oder an beiden Enden zugespitzten, sehr häufig leicht gekrümmten Bacillen in eigenartiger Anordnung liegen: mittelgroße, lose Haufen, in denen die Bacillen in charakteristisch unregelmäßiger Anordnung liegen, ein Bild, das man sich vergegenwärtigen kann, wenn man die gespreizten Finger der einen Hand in verschiedenen Kombinationen über oder neben die der anderen legt (NEISSER).

Bei 9—24stündigen Kulturen ist die NEISSERsche Färbung für die Diagnose wichtig.

Zur Färbung sind folgende zwei Lösungen nötig:

Lösung A.		Lösung B.	
Methylenblau	0,1	Bismarckbraun	0,2
96proz. Alkohol	2,0	Aq. dest.	100,0
Eisessig	5,0		filtrieren.
Aq. dest.	100,0		

Man färbt zunächst mit Lösung A 10—15 Sek., spült mit Wasser ab und färbt 10—15 Sek. mit Lösung B nach. Abspülen in Wasser.

Die Diphtheriebacillen sind dadurch gekennzeichnet, daß sie bei dieser Färbung sich gelbbraun färben und in ihrem Innern 2—3 blaue Körnchen erkennen lassen. „Sehr häufig und charakteristisch sind zwei stumpfwinklig aneinander liegende Bacillen mit zusammen 3—4 Körnchen." Die Körnchen liegen meist an den Polen.

Schnellfärbung nach SOMMERFELD.

Übergießen des fixierten Präparates mit Methylenblau (LÖFFLER, alkoholisches oder wäßriges), Abspülen mit H_2O, oder Trocknen mit Fließpapier, Behandeln mit Formalinalkohol, bis blaue Farbe gelöst und Präparat fast farblos erscheint (einige Sek.), Abspülen mit H_2O, Trocknen.

Bezüglich der übrigen für die Körnchenfärbung empfohlenen Methoden sei auf das Literaturverzeichnis verwiesen. Differentialdiagnostische Bedeutung der GRAMschen Methode s. o.

Literatur. BLUMENTHAL u. LIPSKEROW: Vergleichende Bewertung der differentiellen Methoden zur Färbung des Diphtheriebacillus. Zbl. Bakter. **38**. — ENGERLING, PAUL: Zur bakteriologischen Differenzierung der Diphtheriebacillen von den diphtherieähnlichen Stäbchen. Ibid. **90**. — EPSTEIN: A new simple method of staining the polar bodies of diphtheriebacilli. J. inf. Dis. **3**. — GINS: Zur Färbung der Diphtheriebacillen. Dtsch. med. Wschr. **1913**. — LANGER u. KRÜGER: GRAM-Festigkeit der Diphtheriebacillen und der Pseudodiphtheriebacillen als differentialdiagnostisches Merkmal. Ibid. **1916**. — LÖFFLER: Untersuchungen über die Bedeutung der Mikroorganismen bei der Diphtherie. Mitt. Kais. Ges.-A. **2**. — NEISSER: Differentialdiagnose des Diphtheriebacillus. Z. Hyg. **24**. — RASKIN: Eine neue einzeitige Doppelfärbung für die Polkörperchen der Diphtheriebacillen. Dtsch. med. Wschr. **1911**. — SCHELLER: Beiträge zur Diagnose der Diphtherie. Zbl. Bakter. **40**. — SOMMERFELD: Polfärbung der Diphtheriebacillen. Dtsch. med. Wschr. **1910**. — STAHR: Zur GRAM-Färbung des LÖFFLERschen Diphtheriebacillus. Münch. med. Wschr. **1916**. — STOLTENBERG, J.: Neues Färbungsverfahren für den Diphtheriebacillus. Dtsch. med. Wschr. **1924**, 309.

Bacillus emphysematosus und des Gasbrandes (E. FRÄNKEL)

färbt sich im Ausstrich- und Schnittpräparat leicht mit den gewöhnlich gebrauchten Anilinfarbstoffen und ist GRAM-positiv.

Influenzabacillen

werden bei der GRAMschen Methode entfärbt.

a) Ausstrichpräparate werden mit einer stark verdünnten, blaßroten Lösung von Carbolfuchsin (3 Tropfen auf 10 ccm H_2O) 1—10 Min. gefärbt.

b) Schnittpräparate ebenfalls mit der verdünnten Carbolfuchsinlösung $^1/_2$—1 Stunde. Differenzieren in ganz schwach angesäuertem Alkohol (1 Essigsäure:1000 Alkohol abs.). Sobald der ursprünglich schwarzrote Farbenton zu einem eigentümlich rotvioletten abgeblaßt ist, rasches Abspülen in absolutem Alkohol, Xylol. Balsam.

Sehr gute Resultate ergibt auch die Färbung mit polychromem Methylenblau nach E. FRÄNKEL.

Färbung im nichtentparaffinierten Schnitt sehr zu empfehlen.

Keuchhustenbacillus (BORDET)

verhält sich färberisch wie der Influenzabacillus.

KOCH-WEEKSscher Bacillus der akuten Conjunctivitis.

Sehr feine, dem Mäusesepticämieerreger ähnliche Bacillen, die häufig in Zellen liegen.

Sie entfärben sich nach GRAM.

Ausstrichpräparate färbt man mit ganz verdünntem Carbolfuchsin 5—10 Min.

Schnittpräparate mit Carbolthinoin nach NICOLLE.

Leprabacillen

färben sich nach GRAM sowie mit den einfach wäßrig-alkoholischen Farblösungen. Recht brauchbare Präparate erhält man mittels der RUSSELschen Färbung (S. 141) (FICK).

Sie sind ferner mit denselben Methoden wie die Tuberkelbacillen (s. diese) färbbar, nehmen aber die Färbung schneller an und sind nicht so säurefest wie jene. Man lasse die Säurelösung nicht länger als 1—2 Min. einwirken.

Außerordentlich scharf (schwarz) färben sich die Leprabacillen nach ASKANAZY mit der WEIGERTschen Markscheidenfärbung.

Handelt es sich um die Differentialdiagnose zwischen Lepra- und Tuberkelbacillen, so ist ausschlaggebend:

a) die leichte Färbbarkeit der Leprabacillen mit den gewöhnlichen wäßrig-alkoholischen Farbstofflösungen (Färbung 5—10 Min.), in denen die Tuberkelbacillen viel schwerer und erst bei längerer Einwirkung des Farbstoffes tingierbar sind;

b) die von v. BAUMGARTEN angegebene Färbung:

1. 5—7 Min. langes Färben in verdünnter alkoholischer Fuchsinlösung (5 Tropfen konz. alkohol. Fuchsinlösung auf 5 ccm Wasser).

2. Entfärben $^1/_4$—$^1/_2$ Min. in einem Gemisch von Alkohol 10 ccm und Salpetersäure 1 ccm.

3. Abspülen in Wasser.

4. Nachfärben mit verdünnter wäßriger Methylenblaulösung 3 Min.

5. Abspülen in Wasser.

6. a) Für Deckglaspräparate: Trocknen. Balsam.

b) Für Schnitte: Nachfärben 10—15 Min. Abspülen in Wasser. Entwässern in Alkohol abs. Xylol. Balsam.

Die Leprabacillen färben sich nach dieser Methode rot auf blauem Grund, während Tuberkelbacillen ungefärbt bleiben.

Um spärliche Leprabacillen nachzuweisen (Nasenschleim), zieht man das Anreicherungsverfahren durch Antiformin (s. u. Tuberkelbacillen, S. 362—364) in Anwendung.

Literatur. FICK: Zur Färbung der Leprabacillen. Petersburg. med. Z. **1907**. — RÜDEL: Zur Färbung der Leprabacillen. Zbl. Bakter. I Orig. **107**, 357 (1928). — UNNA: Zur Färbung der Leprabacillen. Mh. Dermat. **1885**, Erg.-H.

Bacillen des malignen Ödems

sind nach der GRAMschen Methode bei längerem Färben und vorsichtigem Differenzieren färbbar.

a) Ausstrichpräparate werden mit den gewöhnlichen Farblösungen,

b) Schnittpräparate nach Löffler oder mit 2proz. Gentianaviolett oder nach Gram gefärbt.

Milzbrandbacillen

sind der Gramschen Methode zugängig.

a) Ausstrichpräparate werden mit den gewöhnlichen wäßrigen Farbstofflösungen (Gentianaviolett zu empfehlen) oder nach der Gramschen Methode gefärbt.

b) Schnittpräparate entweder mit der S. 348 erwähnten 2proz. Gentianaviolettlösung oder nach Gram. Ausgezeichnete Bilder gibt die Weigertsche Methode bei Vorfärbung mit Lithioncarmin.

Um die Gallerthüllen der Milzbrandbacillen nachzuweisen, verfährt man nach Johne folgendermaßen:

1. Die lege artis fixierten Deckglaspräparate werden mit 2proz. wäßriger Gentianaviolettlösung beschickt und 2 Min. unter leichtem Erwärmen über der Flamme (bis leichter Dampf aufsteigt) gefärbt.

2. Abspülen in Wasser.

3. Eintauchen in 2proz. wäßrige Essigsäurelösung 8—10 Sek.

4. Abspülen in Wasser.

5. Untersuchen in Wasser, nicht in Balsam, da bei letzterem infolge des hohen Lichtbrechungsvermögens die Gallerthüllen schwer oder gar nicht zu sehen sind.

Die dunkelblau gefärbten Milzbrandstäbchen sind von einer blaßblau gefärbten, ovalen Hülle umgeben.

Nach Lüpke bringt man auf das Deckglas eine 0,2proz. Gentianaviolettlösung, erhitzt bis zum Aufkochen, spült gründlich ab und untersucht in Wasser.

Eine weitere sehr gute Methode ist die von Räbiger angegebene, bei der die Fixierung und Färbung der Präparate zusammengezogen ist. Man bedient sich dazu einer Formalin-Gentianaviolettlösung, die man sich in der Weise herstellt, daß man 100 ccm reines Formalin mit 15 g Gentianaviolett verrührt, 12 Stunden stehenläßt und dann filtriert. Mit dem glycerinartigen Filtrat färbt man die lufttrockenen Deckglaspräparate 2—3 Min., spült dann in Wasser ab, trocknet und bettet in Balsam ein. Die Bacillen sind dunkelviolett, die Gallerthüllen rötlichviolett gefärbt.

In Schnittpräparaten habe ich bei Sublimatfixierung und Paraffineinbettung die Kapseln sehr schön metachromatisch rot gefärbt erhalten bei blauer Bacillenfärbung, wenn ich die Präparate mit Nicolleschem Carbolthionin färbte. Leider ist die Färbung nicht allzu lange haltbar.

Die Gallerthülle ist nach Johne differentialdiagnostisch gegenüber gewissen, dem Milzbrandbacillus morphologisch sehr ähnlichen Fäulnisbakterien von Wichtigkeit.

Literatur. Forster: Über ein Verfahren zum Nachweis von Milzbrand-bacillen in Blut und Geweben. Zbl. Bakter. **40**. — Johne: Die Färbung der Milz-brandbacillen. Dtsch. Z. Tiermed. **20**.

Pestbacillus

ist der Gramschen Methode nicht zugängig. Er färbt sich leicht mit allen wäßrigen Farblösungen; oft, zumal bei Blut- und Gewebsaus-strichen ist es vorteilhaft, das Präparat vor der Färbung mit $^1/_2$ proz. Essigsäure $^1/_2$ Min. zu behandeln, dann abzuspülen und zu färben. Man erhält so oft die charakteristische Polfärbung.

Um letztere sicher darzustellen, darf man die lufttrocknen Prä-parate nicht in der Flamme fixieren, sondern man behandelt sie 1 Min. mit absolutem Alkohol, läßt den Alkohol abtropfen und rasch (in der Nähe einer Flamme) verdunsten. Die Präparate werden dann mit alkalischer wäßriger Methylenblaulösung (Löffler) oder verdünntem Carbolfuchsin 2—3 Min. oder mit Borax-Methylenblau (Methylenblau 2 g, Borax 5 g, Wasser 100 ccm) $^1/_2$ Min. gefärbt. Abspülen mit Wasser. Sind die Präparate überfärbt, so ist eine Differenzierung in Alkohol oder ganz verdünnter Essigsäure nötig.

Schöne Resultate erhält man auch mit der Romanowskyschen Methode (s. u.), besonders in der von Kossel ad hoc gegebenen Modifikation:

Konzentrierte wäßrige Methylenblaulösung (Methylenblau officin. Höchst) wird mit der 10fachen Menge Wasser verdünnt und auf jeden Kubikzentimeter der unverdünnten Stammlösung 3 Tropfen einer 5proz. wäßrigen Lösung von krystallisierter Soda hinzugefügt. Nun wird unter Umschütteln eine 1proz. wäßrige Lösung von Eosin A extra Höchst tropfenweise zugesetzt (auf jeden Kubikzenti-meter der Stammlösung des Methylenblaus kommen etwa 0,5—1 ccm Eosinlösung). Das Auftreten eines Niederschlags muß vermieden werden.

In dieser jedesmal frisch zu bereitenden Lösung werden die mit Alkohol fixierten Präparate 8 Min. lang kalt gefärbt, dann kräftig mit Wasser abgespült, ganz kurz in stark verdünnte Essigsäure (1 Öse auf eine Petrischale Wasser) einge-taucht, sofort abgespült und getrocknet.

Zur Schnittfärbung fixiert man die Gewebe am besten in Alkohol oder Sublimat (Formalin nicht zweckmäßig). Zur Färbung dient Löfflersches Methylenblau, polychromes Methylenblau mit oder ohne Glycerinätherdifferenzierung und die oben erwähnte Methylenblau-Eosinlösung nach Kossel, in der die Schnitte 2 Stunden bleiben, dann Abspülen in Wasser, Differenzieren in der stark verdünnten Essigsäure-lösung (s. o.), bis der Schnitt den rosa Eosinton zeigt, gründliches Ab-spülen in Wasser, schnelles Entwässern, Xylol, Balsam.

Um die Kapseln der Pestbacillen zu färben, verfährt man nach Pittfield (zitiert nach Albrecht und Ghon) folgendermaßen:

Die in dünner Schicht ausgestrichenen und vorsichtig (am besten in Alkohol) fixierten Präparate werden mit einem Gemisch gefärbt, das unmittelbar vor dem Gebrauch aus folgenden zwei Lösungen her-gestellt wird:

I. Konzentr. Alaunlösung   1 ccm
     Konzentr. alkohol. Gentianaviolettlösung   10 ccm
II. Acid. tannic.   1 g
     Aq. dest.   10 ccm

Die Färbung geschieht unter leichtem Erwärmen, kurzes Abspülen in verdünntem Alkohol oder verdünnter Essigsäure. Wasser. Trocknen. Balsam.

Pneumoniebacillus (Friedländer)

läßt sich, was gegenüber dem Fraenkelschen Diplococcus der Pneumonie wichtig ist, nach Gram nicht färben.

a) Ausstrichpräparate färbt man mit wäßrigen Farblösungen. Um die Kapsel sichtbar zu machen, kann man sich der oben besprochenen Methode Johnes für die Darstellung der Gallerthülle der Milzbrandbacillen bedienen oder nach Ribbert der von Ehrlich angegebenen Lösung zur Färbung der Mastzellen:

1. Man löst Dahlia in der Wärme in einem Gemisch von

            Wasser   100,0 ccm
            Alkohol   50,0 ccm
            Eisessig   12,5 ccm

und färbt damit 1—2 Sek.

2. Abspülen in Wasser.

3. Trocknen. Balsam.

b) Schnittpräparate entweder nach Löffler oder, wenn es auf die Darstellung der Kapsel ankommt, nach Friedländer:

1. Färben 2—24 Stunden in einem Gemisch von

     konzentr. alkohol. Gentianaviolettlösung   50 ccm
     dest. Wasser   100 ccm
     Eisessig   10 ccm

2. Entfärben in 0,1 proz. Essigsäure 1—2 Min.

3. Entwässern in Alkohol. Nelkenöl. Balsam.

Die Entfärbung erfordert, um den richtigen Grad zu treffen, große Aufmerksamkeit.

Bei richtiger Entfärbung erscheint die Kapsel schwächer blau gefärbt als der Bacillus. Ist die Entfärbung zu schwach, so zeigt auch die Kapsel eine intensiv blaue Farbe und ist nicht vom Bacillus zu unterscheiden, bei zu starker Entfärbung verliert sie völlig ihre Farbe.

Die letzterwähnte Methode ist auch für Ausstrichpräparate anwendbar.

Andere Kapselbacillen, die man gelegentlich bei pathologischen Prozessen findet, zeigen im allgemeinen ein gleiches Färbeverhalten wie die Friedländerschen Pneumoniebacillen.

Bacillus pyocyaneus

ist mit allen wäßrigen Farblösungen gut zu färben. Für Schnitte ist die Löfflersche Methode zu empfehlen.

Rhinosklerombacillen

färben sich nach der GRAMschen Methode und sind dadurch von den FRIEDLÄNDERschen Pneumoniebacillen, denen sie morphologisch sehr ähnlich sind, leicht zu unterscheiden.

Bei der Färbung nach GRAM mit Vorfärbung mit Lithioncarmin läßt man die Farbstofflösung zweckmäßig 2—24 Stunden einwirken.

Die Kapseln lassen sich leicht mit den oben beim Pneumonie- und Milzbrandbacillus angegebenen Methoden darstellen. Die hyalinen Massen, die im Rhinosklerom vorkommen, färben sich leicht mit den meisten basischen Anilinfarben (Methyl- oder Gentianaviolett, Fuchsin), sind aber auch der Eosinfärbung zugängig. Doppelfärbungen mit Hämatoxylin und Eosin geben gute Bilder.

UNNA empfiehlt folgende Methode:
Fixierung in Alkohol oder Formalin. Einbetten in Paraffin oder Celloidin. (Vor der Färbung Entfernung des Celloidins.)
1. 20 Min. langes Färben in folgendem Gemisch:

      Polychromes Methylenblau   70 ccm
      1 proz. wäßrige Safraninlösung   30 ccm

2. Gutes Abspülen in Wasser.
3. Vorsichtiges Entfernen des Wassers von dem auf dem Objektträger liegenden Schnitt durch Fließpapier.
4. Übertragen in ein Gemisch von Alkohol und Xylol zu gleichen Teilen auf 2 Min.
5. Xylol 1 Min. Balsam.
Kapseln der Rhinosklerombacillen rot, ebenso hyaline Massen. Bacillen blau.

An Stücken, die in Osmiumsäure fixiert und gründlich ausgewaschen wurden, lassen sich die Kapseln durch Hämatoxylin darstellen, das ihnen einen hellgraublauen Farbenton verleiht, während die Bacillen dunkelblau gefärbt sind.

Literatur. UNNA: Zur Differentialdiagnose zwischen Hyalin und Bacillenhüllen in Rhinoskleromgewebe. Mh. Dermat. **36**.

Rotzbacillen

lassen sich nach GRAM nicht färben.

a) Ausstrichpräparate färbt man am besten nach folgender, von LÖFFLER stammenden Vorschrift:
1. Färben 5 Min. lang in Anilinwasser-Fuchsin oder Anilinwasser-Gentianaviolett, das mit einem gleichen Volumen Kalilauge 1:10000 oder $\frac{1}{2}$ proz. Lösung von Liq. ammon. caust. versetzt ist, oder in LÖFFLERschem Methylenblau unter leichtem Erwärmen.
2. Abspülen in Wasser.
3. Eintauchen in 1 proz. Essigsäurelösung, die durch Tropäolin 00 (wäßrige Lösung) schwach gelblich (rheinweingelb) gefärbt ist, 1 Sek.
4. Abspülen in destilliertem Wasser.
5. Trocknen. Balsam.

Auch GIEMSA-Färbung (verdünnte Lösung: 1 Tropfen auf 1 ccm Wasser, 20—30 Min.) gibt gute Resultate.

b) Schnittpräparate, am besten Paraffinschnitte:

Nach LÖFFLER.

1. Färben mit LÖFFLERschem Methylenblau 5—10 Min.
2. Entfärben in einem Gemisch von

Aq. dest.	10 ccm
konz. wäßr. Lösung von schwefliger Säure	2 Tropfen
5 proz. Lösung von Oxalsäure	1 Tropfen

etwa 3—5 Sek. je nach der Dicke der Schnitte.

3. Auswaschen und Entwässern in absolutem Alkohol.
4. Xylol. Balsam.

Nach NONIEWICZ.

1. Färben in LÖFFLERschem Methylenblau 2—5 Min.
2. Abspülen in destilliertem Wasser.
3. Eintauchen in ein Gemisch von

$^1/_2$ proz. Essigsäure	75 ccm
$^1/_2$ proz. wäßrige Tropäolinlösung 00	25 ccm

je nach der Dicke der Schnitte 2—5 Sek.

4. Auswaschen in destilliertem Wasser.

5. Übertragen der Schnitte auf den Objektträger und (bei aufgeklebten Paraffinschnitten sofortiges) Abtrocknen mit Fließpapier, völliges Trocknen an der Luft oder durch vorsichtiges Erwärmen über der Flamme.

6. Aufhellen durch Xylol. Balsam.

Die Bacillen sind schwarzblau, das Gewebe, das allerdings mitunter bedenkliche Schrumpfung aufweist, hellblau gefärbt.

Bei Färbung der Rotzbacillen in Schnitten gibt die Seite 76 angegebene Methode der Färbung unentparaffinierter Schnitte ausgezeichnete Resultate, da man bei ihr den zur Entwässerung dienenden Alkohol, der die Färbung der Rotzbacillen schädigt, ganz vermeiden kann. Man braucht dann nur mit LÖFFLERschem Methylenblau 15 Min. zu färben.

Ferner sind Färbungen mit polychromem Methylenblau sehr zu empfehlen (s. S. 349).

Literatur. LÖFFLER: Die Ätiologie der Rotzkrankheit. Arb. Kais. Ges.-A. 1886, H. 2. — NONIEWICZ: Über die innere Konstruktion der Rotzbacillen. Dtsch. Z. Tiermed. 7.

Tetanusbacillen

färben sich leicht mit den gewöhnlichen Farblösungen und sind nach GRAM darstellbar.

Tuberkelbacillen.

Die Tuberkelbacillen nehmen bezüglich ihrer Färbbarkeit eine Sonderstellung ein, indem sie sich einerseits viel schwerer als andere Bacillen färben, andererseits aber selbst bei Anwendung starker Mineralsäuren die Farbe intensiver festhalten, als dies bei anderen Bakterien der Fall ist. Diese Eigentümlichkeit ermöglicht es, die Tuberkelbacillen völlig gesondert von den anderen Bakterien zur Darstellung zu bringen. Man färbt zunächst mit einer durch eine Beize verstärkten Farblösung, zweckmäßig unter Erwärmen, entfärbt in starken konzentrierten Mineralsäuren und Alkohol, die allen anderen Bacillen und den Gewebselementen die Farbe entziehen, und färbt in einer Farblösung, welche die Kontrastfarbe zu der für die Tuberkelbacillenfärbung angewandten bildet, nach. Die Tuberkelbacillen sind dann leicht und sicher unter den in anderer Farbe erscheinenden Gewebselementen und anderen Bakterien aufzufinden.

Die **Ausstrichpräparate** aus Flüssigkeiten, Gewebssaft usw. werden in gewöhnlicher Weise hergestellt und fixiert. Handelt es sich um die Untersuchung von Sputum, so sucht man sich die käsigen Bröckel (sog. Linsen) auf, entnimmt sie mit einer spitzen Pinzette und überträgt sie auf Deckgläser oder Objektträger, wo sie, in der gewöhnlichen Weise ausgestrichen, an der Luft getrocknet und in der Flamme fixiert werden. Finden sich käsige Bröckel nicht, so wählt man die schleimig-eitrigen Partien aus den zentralen Teilen des Sputumballens zur Untersuchung.

Anm. Sind voraussichtlich nur spärliche Tuberkelbacillen in dem zu untersuchenden Sputum vorhanden, so kann man häufig mit großem Vorteil die Sedimentierungsmethoden anwenden.

Methode von Ellermann und Erlandsen.

1. Ein Volumen Sputum (10—15 ccm) wird in einem verkorkten Maßzylinder mit $^1/_2$ Volumen 0,6 proz. Sodalösung geschüttelt und 24 Stunden bei 37 ° stehengelassen.

2. Der größte Teil der überstehenden Flüssigkeit wird abgegossen und der Bodensatz zentrifugiert. Vom Sediment kann man Präparate herstellen. Besser ist es aber

3. den Bodensatz mit 4 Volumina 0,25 proz. Natronlauge vorsichtig zu verrühren, aufzukochen und dann zu zentrifugieren. Vom Bodensatz macht man Präparate und erhält so die größte Ausbeute. Die Arbeit von Ellermann und Erlandsen gibt eine gute Übersicht und Kritik über die gebräuchlichen Sedimentierungsmethoden. Z. Hyg. **61**, 218.

Sehr gute Resultate ergibt die

Antiforminmethode nach Uhlenhuth-Xylander,

bei der alle im Sputum enthaltenen Teile mit Ausnahme der Tuberkelbacillen zur Auflösung gebracht werden.

Man stellt sich eine Lösung von 20 Teilen des käuflichen Antiformins auf 100 Teile Wasser her und verfährt folgendermaßen:

1. Man vermischt 1 Teil des zu untersuchenden Sputums mit 4 bis 6 Teilen der Antiforminlösung in einem Spitzglas und läßt das Gemisch unter öfterem Umschütteln 2—3 Stunden bei 37° oder $^1/_2$—1 Stunde bei 60° stehen, die Flüssigkeit nimmt dabei ein homogenes, leicht getrübtes Aussehen an.

2. Man zentrifugiert und gießt die überstehende Flüssigkeit vorsichtig von dem geringen Bodensatz ab.

3. Das Sediment wird mit einer geringen Menge desselben nicht mit Antiformin behandelten Sputums auf dem Objektträger in dünner Schicht ausgestrichen, fixiert und in gewöhnlicher Weise gefärbt.

Diese Methode eignet sich auch, um geringe Mengen von Tuberkelbacillen in anderen zellreichen Flüssigkeiten und im Kote nachzuweisen. Man kann auch frische oder gehärtete Gewebsteile, in denen man wenig zahlreiche, mit den gewöhnlichen Methoden nur schwer nachweisbare Tuberkelbacillen vermutet, mit Antiformin zur Auflösung bringen; man verwendet zur Auflösung nach MERKEL dicke Gefrierschnitte, die in Antiformin schnell zerfallen. Man zentrifugiert und kann dann gegebenenfalls in dem sich ergebenden Sediment die Tuberkelbacillen leicht durch Färbung nachweisen; hier bedient man sich zur Fixierung des Sediments auf dem Objektträger einer geringen Menge von Eiweiß. Ferner ist das Verfahren auch von großem Vorteil, wenn es sich darum handelt, mit einem durch andere Bakterien verunreinigten Material (Urin usw.) Tuberkelbacillen durch den Tierversuch nachzuweisen, da durch das Antiformin alle Bakterien mit Ausnahme der Tuberkelbacillen, die durch ihre Wachshülle vor der Einwirkung des Antiformins geschützt sind, abgetötet werden. Nur darf man in einem solchen Falle das Antiformin nicht allzu lange einwirken lassen.

Sehr gute Resultate gibt folgende von LORENZ angegebene Modifikation des UHLENHUTHschen Verfahrens:

1. 2—10 ccm Sputum werden mit der dreifachen Menge 15 proz. Antiformins kräftig 5 Min. bis zur vollständigen Homogenisierung geschüttelt,

2. in einem Reagensglas aufgekocht und

3. kräftig 15 Min. lang zentrifugiert.

Aus dem Zentrifugenglas läßt man alles Antiformin bis auf das Sediment ablaufen. Das Sediment ist sehr gering und besteht mitunter nur aus Tuberkelbacillen. Man fügt zu ihm einige Tropfen Wasser hinzu und streicht es auf dem Objektträger, auf dem es gut haftet, aus.

Große Sputummengen müssen nach dem alten Antiforminverfahren vorbehandelt werden. Man setzt sie unter starkem Umrühren im Spitzglas an, läßt sie dort sedimentieren, saugt dann alles Antiformin ab, füllt mit destilliertem Wasser auf, kocht im Reagensglas und verfährt wie oben angegeben. In gleicher Weise verfährt man, wenn es sich darum handelt, in größeren Kotmassen Tuberkelbacillen nachzuweisen.

Ist keine Zentrifuge zur Verfügung, so ist folgendes von Haserodt angegebene Verfahren, das eine Kombination der Uhlenhuthschen und der Lange-Nitscheschen Methode darstellt, in Anwendung zu ziehen:

Das Sputum wird mit etwa dem 4—5fachen einer 5proz. Antiforminlösung übergossen. Nach kräftigem Durchschütteln wird die Mischung ca. 24 Stunden bei Zimmertemperatur oder 10 Stunden bei 37° sich selbst überlassen. Darauf wird sie nach kräftigem Aufschütteln des gebildeten Bodensatzes entweder ganz oder teilweise mit 1—3 ccm Ligroin in geeigneten Glasgefäßen so lange geschüttelt, bis eine dichte Emulsion entstanden ist. Nach etwa 10 Min. langem Stehen im Wasserbad bei 60° hat sich das Ligroin teils klar, teils schaumig abgesetzt. Nun werden mit der Platinöse aus der Grenzschicht zwischen Antiformin und Ligroin, wo sich die durch das Ligroin emporgerissenen Tuberkelbacillen befinden, beliebig viele Ösen entnommen (man geht mit der Platinöse durch die Ligroinschicht hindurch). Das entnommene Material trägt man auf den vorher erhitzten Objektträger auf; nach der schnell erfolgten Verdunstung des Ligroins fixiert man in der gewöhnlichen Weise durch dreimaliges Durchziehen durch die Flamme und färbt in der üblichen Weise.

In ähnlicher Weise verfährt Löffler, der das Sputum mit der gleichen Menge 50proz. Antiformins aufkocht, zu 10 ccm der Lösung 1,5 ccm einer Mischung von Chloroform 10 und Alkohol 90 hinzusetzt, tüchtig durchschüttelt und dann zentrifugiert. Zwischen Chloroform, das in der Spitze des Zentrifugenglases sitzt und Antiformin liegt eine Scheibe des auszentrifugierten Materials, welche man nach dem Abgießen des Antiformins auf den Objektträger bringt, mit etwas Eiweißlösung ausstreicht, fixiert und färbt.

Beitzke hat darauf hingewiesen, daß in Wasserleitungshähnen säurefeste, den Tuberkelbacillen ähnliche Stäbchen vorkommen, die der Antiforminmethode widerstehen. Gegebenenfalls ist auf diese Fehlerquelle zu achten. Ferner ist zu beachten, daß Lycopodiumsporen bei Behandlung mit Antiformin in stäbchenartige, dem Tuberkelbacillus ähnliche Gebilde zerfallen, welche sich wie Tuberkelbacillen färben (Bontemps).

Sehr brauchbar ist auch die von Hammerl angegebene Methode, die nach Untersuchungen von Frei von allen Anreicherungsmethoden die größte Ausbeute an Tuberkelbacillen geben soll.

Man mischt 5 ccm Sputum mit 25 ccm Ammoniak, dem man 0,3 ccm Kalilauge zugefügt hat, schüttelt das Gemisch in einer eckigen, 200 ccm fassenden Flasche gründlich durch, bis eine dünnflüssige Flüssigkeit entstanden ist. Hierauf fügt man unter Umschwenken 5 ccm Aceton zu, schüttelt wieder um und zentrifugiert. In dem Sediment, das sich leicht auf das Deckglas ausstreichen läßt und gut auf ihm haftet, finden sich die Tuberkelbacillen, die sich gut nach Ziehl färben lassen.

Zum Nachweis der Tuberkelbacillen im strömenden Blute löst man die roten Blutkörperchen nach dem Stäublischen Verfahren mit Essigsäure auf (s. u.), zentrifugiert sehr scharf und färbt das Sediment mit den unten angegebenen Methoden. Man kann sich zur Zerstörung der zelligen Elemente auch des Uhlenhuthschen Verfahrens bedienen. Bei der Beurteilung der Präparate ist große Vorsicht geboten. Ausschlaggebend ist nur der Tierversuch.

Aus der großen Anzahl der für die Tuberkelbacillenfärbung angegebenen Rezepte erwähne ich folgende, die sich für die Praxis am meisten bewährt haben.

a) Färbung im Ausstrichpräparat.

A. Nach Koch-Ehrlich

in Rindfleischs Modifikation mit Erwärmen der Farblösung:

1. Färben in frisch bereitetem Anilinwasser-Fuchsin oder Anilinwasser-Gentianaviolett 3—5 Min. unter Erwärmen, bis Dämpfe aufsteigen.

2. Entfärben in 33 proz. Salpetersäure $^1/_2$—2 Min.

3. Auswaschen in 60 proz. Alkohol, bis keine Farbstoffwolken mehr abgegeben werden, 3—5 Min.[1]

4. Nachfärben mit wäßrigem Methylenblau (bei roter Bacillenfärbung) oder mit Bismarckbraunlösung (bei blauer Bacillenfärbung). Trocknen. Balsam.

Die Tuberkelbacillen sind rot oder blauschwarz, die übrigen Bacillen und Gewebselemente hellblau oder braun gefärbt.

Anm. Anstatt der 33 proz. Salpetersäure kann auch 3 proz. Salzsäure zur Entfärbung benutzt werden.

B. Nach Ziehl-Neelsen.

1. Färben in Carbolfuchsin 3—5 Min. unter Erwärmung.
2. Abspülen in Wasser.
3. Entfärben in 25 proz. Schwefelsäure 20—25 Sek.
4. Abspülen in 90 proz. Alkohol.
5. Nachfärben in alkoholischer Methylenblaulösung 2—3 Min.
6. Abspülen in Wasser. Trocknen. Balsam.

Tuberkelbacillen rot, alles übrige blau.

---

[1] Vollständige Entfärbung der Präparatenseite ist nicht nötig, da etwa noch vorhandene Färbung anderer Bakterien oder Gewebsteile durch die nachfolgende Kontrastfärbung vollständig aufgehoben wird.

Kenrich wendet statt der Schwefelsäure als Entfärbungsmittel 10proz. Natriumsulfitlösung an, in der die Ausstriche 20 Min. verbleiben und dann mit Wasser abgespült werden. Nachfärbung mit Methylenblau oder Malachitgrün. Die Entfärbung der übrigen Gewebsbestandteile und anderen Bakterien soll vollständiger sein, auch eine Umfärbung der rotgefärbten Tuberkelbacillen nach der blauen Tönung zu nicht stattfinden.

C. Nach B. Fraenkel.

Die Methoden unter A und B sind von B. Fraenkel und Gabbet dadurch vereinfacht worden, daß Entfärbung und Nachfärbung in einem Akt zusammengezogen sind.

Nach Fraenkel verfährt man folgendermaßen:

1. Färben in heißer Anilinwasser-Gentiana- oder Fuchsinlösung 3—5 Min.

2. Entfärben in einem filtrierten Gemisch von 50 ccm Alkohol, 30 ccm Wasser, 20 ccm Salpetersäure und soviel Bismarckbraun oder Methylenblau, als sich nach längerem Schütteln löst, 1—2 Min.

3. Abspülen in Wasser, Alkohol abs. Trocknen. Balsam.

Die Gabbetsche Methode, bei der mit heißem Carbolfuchsin vorgefärbt (2 Min.) und nach Abspülen in Wasser mit Schwefelsäure-Methylenblaulösung (100 Teile 25proz. SO_4H_2 und 1 Teil Methylenblau) nachgefärbt wird, gibt unsichere Resultate, da auch andere Bacillen als die Tuberkelbacillen dabei die rote Farbe behalten. Sie ist daher für die Praxis nicht brauchbar.

D. Nach Weichselbaum.

1. Färben in heißem Carbolfuchsin 2—3 Min.
2. Abspülen in Wasser.
3. Nach- und Umfärben mit konzentr. alkoholischer Methylenblaulösung.
4. Abspülen in Wasser. Trocknen. Balsam.

E. Nach Hermann.

1. Färben in einer frisch bereiteten, filtrierten Mischung von

1proz. Lösung von Ammoniumcarbonat   3 Teile
3proz. Lösung von Krystallviolett in 96proz. Alkohol 1 Teil

unter Erhitzen bis zum Aufkochen der Lösung einige Minuten.

2. Einige Sekunden Entfärben in 10proz. Salpetersäurelösung und dann in 96proz. Alkohol.

3. Gegenfärbung mit Bismarckbraun.

Diese Methode soll nach neueren Untersuchungen die größte Ausbeute von Tuberkelbacillen geben.

Muchs granuläre Form der Tuberkelbacillen wird am besten nach folgendem von Wirth angegebenen Verfahren dargestellt: Man färbt

1. in Carbolmethylviolett 24 Stunden bei Zimmertemperatur

10 ccm gesättigter alkoholischer Lösung von Methylviolett B N werden mit 100 ccm 2proz. Carbolwasser gemischt.

2. Jodieren in Jodjodkaliumlösung (Lugol) 5—15 Min.

3. Behandeln mit 5proz. Salpetersäure 1 Min.

4. Behandeln mit 3proz. Salzsäure 10 Sek.

5. Vorsichtiges Differenzieren in einem Gemisch von Aceton und Alkohol zu gleichen Teilen.

Zur Gegenfärbung dient stark verdünnte Carbolfuchsinlösung (1 Tropfen auf 50 ccm Wasser).

Die Präparate müssen sehr gut ausdifferenziert sein. Die Färbung gelingt nicht konstant, nur bei größerer Übung kann man auf einigermaßen gute Resultate rechnen, doch bleiben auch da Mißerfolge nicht aus. Die Präparate sind nicht lange haltbar, bei längerer Jodierung ist die Färbung schon innerhalb von 24 Stunden verschwunden. Man kann aber jederzeit von neuem färben.

Die nach MUCH gefärbten Präparate müssen sehr vorsichtig beurteilt werden, da sich nach ihr auch GRAM-positive Kokken und Chromatinkörnchen und Chromatinstäbchen sowie Bacillen färben, die nicht Tuberkelbacillen sind. Es ist mitunter auch für den Geübten außerordentlich schwer, eine sichere Entscheidung zu treffen, ob die nach dieser Methode dargestellten Gebilde Tuberkelbacillen sind (KAYSER, DOLD, ROSENBLAT, GEIPEL, FREI, COLLMANN).

HATANO hat die ZIEHLsche und die MUCHsche Methode in folgender Weise miteinander kombiniert:

1. Färben mit Carbolfuchsin bis zur Dampfbildung 5 Min., Abtropfenlassen der Farbflüssigkeit und Abspülen in Wasser.

2. Entfärben in 25proz. Schwefelsäurelösung 10—30 Sek.

3. Entfärben in 75proz. Alkohol.

4. Nachfärben in Methylenblaulösung 2 Min.

5. Abspülen in Wasser.

6. Färben mit Anilinwasser-Gentianaviolettlösung unter Erwärmen 5—10 Min.

7. Flüssigkeit abtropfen lassen und Einlegen in LUGOLsche Lösung auf 3—10 Min.

8. Entfärben in absolutem Alkohol, Toluol oder Xylol. Balsam.

Man kann auch zuerst die GRAMsche Methode anwenden und dann die ZIEHLsche folgen lassen.

Mit der MUCHschen Methode oder ihren Modifikationen lassen sich im Lymphogranulom Bacillen darstellen, deren Bedeutung noch nicht sichergestellt ist.

In neuerer Zeit sind noch sehr viele andere Methoden zur Färbung der Tuberkelbacillen angegeben worden; sie leisten aber sämtlich nicht mehr als die bewährten alten Methoden und lassen sämtlich, wie DOLD, dem sich der Verfasser vollständig anschließt, nachgewiesen hat, eine sichere Unterscheidung von anderen säurefesten Bacillen nicht zu. Wir gehen infolgedessen nicht näher auf sie ein.

Die Säurefestigkeit ist keine spezifische Eigentümlichkeit der Tuberkelbacillen. Sie teilen sie mit einer Reihe von anderen Bakterien, von denen freilich eine Anzahl kaum zu Verwechslung Veranlassung geben können, da sie sich durch ihre Form und Größe leicht von den Tuberkelbacillen unterscheiden lassen. Es gibt aber auch eine Reihe in und auf dem menschlichen Körper vegetierender Bacillen, die morphologisch die größte Ähnlichkeit mit den Tuberkelbacillen besitzen, und die unter Umständen zu schwerwiegenden Verwechslungen führen können. Besonders finden sich solche der Gruppe der Smegmabacillen angehörige Bacillen an den Genitalien, im Harn, am After, in der Achselhöhle (gelegentlich auch im Munde und in den Luftwegen [sehr selten]). Hat man daher Sekrete oder Exkrete von diesen Gegenden zu untersuchen, so wird man in der Beurteilung etwaiger Tuberkelbacillen sehr vorsichtig sein müssen, es ist unter solchen Umständen unbedingt nötig, folgende zur Unterscheidung von Tuberkelbacillen und Smegmabacillen angegebenen Färbemethoden in Anwendung zu ziehen, die freilich absolut sichere Resultate ebenfalls nicht gewährleisten. Sicherheit bietet nur der Tierversuch.

a) Methode von BUNGE und TRANTENROTH.

1. Einlegen der nicht in der Flamme fixierten Präparate in absolutem Alkohol auf 3 Stunden.

2. Behandeln mit 5proz. Chromsäure 15 Min.

3. Gründliches Auswaschen in Wasser.

4. Färben mit Carbolfuchsin 2 Min. unter Aufkochen der Lösung.

5. Entfärben in 25proz. Schwefelsäure 3 Min.

6. Abspülen in Alkohol.

7. Nachfärben in konzentrierter alkoholischer Methylenblaulösung 5 Min.

8. Abspülen in Wasser. Trocknen. Balsam.

Bei dieser Färbung behalten nur die Tuberkelbacillen ihre Färbung.

b) Methode von PAPPENHEIM.

1. Färbung in einer bis zum Sieden erhitzten Carbolfuchsinlösung kurze Zeit hindurch.

2. Ablaufenlassen des überschüssigen Carbolfuchsins.

3. Ohne Abwaschung Entfärbung und Gegenfärbung durch 3 bis 5maliges Eintauchen und langsames Abfließenlassen folgender Farblösung:

In 100 Teilen absolutem Alkohol wird 1 Teil Korallin gelöst und dann Methylenblau bis zur vollständigen Sättigung hinzugefügt, wozu recht beträchtliche Mengen erforderlich sind. Diese Lösung wird mit 20 Teilen Glycerin versetzt.

4. Kurzes Abspülen in Wasser. Trocknen. Einbetten.
Dauer des ganzen Verfahrens knapp 3 Min.
Tuberkelbacillen sind rot, alle übrigen Bacillen blau gefärbt.

Die an sich interessante Färbemethode von GASIS läßt eine sichere Identifizierung der Tuberkelbacillen gegenüber anderen säurefesten Bacillen nicht zu.

Zum Nachweis der unter gewissen Verhältnissen auftretenden Strahlpilzformen des Tuberkelbacillus siehe die von FRIEDRICH und NOESSKE angegebene Methode (Beitr. path. Anat. 26).

Ferner lassen sich die Strahlpilzformen des Tuberkelbacillus mit der von BIRCH-HIRSCHFELD zur Färbung des Actinomyces angegebenen Färbemethode (S. 376) und mit der WEIGERTschen Modifikation der GRAMschen Methode nachweisen.

b) Tuberkelbacillen in Schnittpräparaten

lassen sich gut mit der KOCH-EHRLICHSchen oder ZIEHL-NEELSENSchen Methode färben, nur ist es nötig, daß man die Farblösungen längere Zeit einwirken läßt, und zwar färbt man bei Zimmertemperatur am besten 24 Stunden, bei Bruttemperatur $1/_2$—2 Stunden. Zur Entfärbung verwendet man nicht die hochkonzentrierten Mineralsäurelösungen, da diese die Gewebsstruktur außerordentlich schädigen, sondern entweder 3 proz. Salzsäure oder den obenerwähnten Salzsäurealkohol (1 Salzsäure, 100 Alkohol von 70%).

Sehr schöne Resultate gibt folgende Methode:

1. Überfärben der Schnitte in Hämatoxylinlösung 20—30 Min.
2. Gründliches Auswaschen in Wasser $1/_2$ Stunde.
3. Färben in Carbolfuchsin $1/_2$—1 Stunde bei 37°.
4. Entfärben der der warmen Lösung entnommenen Schnitte in Salzsäurealkohol 1 Min.
5. Auswaschen in 70 proz. Alkohol 2—3 Min.
6. Abspülen in Wasser.
7. Übertragen in verdünnte Lösung von Lithion carbonic. (1 Teil konzentrierte Lösung: 10 Teile Wasser), bis die Schnitte blau erscheinen.
8. Abspülen in Wasser 5—10 Min.
9. Alkohol (90 proz.) 5 Min. Alkohol abs. Xylol. Balsam.

Die tiefrot gefärbten Bacillen heben sich von den distinkt gefärbten Kernen scharf ab. Hat man Sublimathärtung angewendet, so kann man zwischen 8 und 9 noch eine Färbung in Eosin einschieben mit längerem Abspülen in Wasser; es erscheinen dann die roten Blutkörperchen sehr schön eosinrot gefärbt.

Eine der hier angeführten Methode ähnliche ist die von KÜHNE, der zur Entfärbung Fluorescein in konzentrierter alkoholischer Lösung anwendet.

Über gleichzeitige Färbung von Tuberkelbacillen und elastischen Fasern s. S. 161.

Anm. Beim Färben der Schnitte bei Bruttemperatur ist es nötig, die Schalen sorgfältig zuzudecken, um eine stärkere Verdunstung der Farblösung, die zu häßlichen Niederschlägen Veranlassung geben kann, zu verhüten. Auch empfiehlt es sich, die Schnitte aus der noch warmen Farblösung in das Entfärbungsgemisch zu bringen, da beim Erkalten ebenfalls Farbniederschläge auftreten. Haben sich trotz aller Vorsicht Niederschläge gebildet, was bei älterer Carbolfuchsinlösung selbst nach vorsichtigem Filtrieren vorkommen kann, und will man die Präparate nicht ohne weiteres opfern, so bringt man sie auf einige Minuten in Acid. carbol. liquef., worin sich die Niederschläge lösen, spült in Alkohol ab und nimmt die Prozedur des Färbens von neuem vor.

Die Tuberkelbacillen färben sich auch nach GRAM, es ist aber längeres Färben in Anilinwasser-Gentianaviolett nötig. Formalinfixierung scheint die Färbbarkeit der Tuberkelbacillen zu beeinträchtigen (s. S. 33).

Die Bacillen der Pseudotuberkulose sind GRAM-negativ und färben sich leicht nach den sonst gebräuchlichen Methoden.

Literatur. AXHAUSEN, A.: Über Ergebnisse mit der gleichzeitig spezifischen Färbung von Tuberkelbacillen und elastischen Fasern nach JESSEN nebst Bemerkungen über die Bedeutung des Nachweises von elastischen Fasern. Münch. med. Wschr. 1927, 365. — BAUMGARTEN: Über Tuberkel und Tuberkulose. Z. klin. Med. 9 u. 10 — Über Untersuchungsmethoden zur Unterscheidung von Lepra- und Tuberkelbacillen. Z. Mikrosk. 1 (1884). — BEITZKE: Eine Fehlerquelle bei der Antiforminmethode. Berl. klin. Wschr. 1910. — BENDER, W.: Zur Technik des Nachweises der Tuberkelbacillen im Sputum. Zbl. Bakter. 86. — BERNBLUM, W.: Vergleichende Untersuchungen der von ZIEHL-NEELSEN, GASIS-TELEMANN, KRONBERGER, UNNA-PAPPENHEIM und KENRICH angegebenen Färbemethoden zum Nachweis von Tuberkelbacillen. Ibid. 87. — BONTEMPS: Über die Verhütung der Fehldiagnose der Tuberkelbacillen. Dtsch. med. Wschr. 1913. — BUNGE u. TRANTENROTH: Smegma- und Tuberkelbacillen. Fortschr. Med. 1896. — CZAPLEWSKI: Die Untersuchung des Auswurfs auf Tuberkelbacillen. Jena 1891 (Zusammenfassung der Literatur). — DOLD: Über neuere Methoden der Färbung des Tuberkelbacillus mit besonderer Berücksichtigung ihrer differentialdiagnostischen Bedeutung. Arb. Kais. Ges.-A. 36. — EBERTH: Zur Untersuchung des Auswurfs auf Tuberkelbacillen. Berlin 1891. — ERNST: GABBETS Färbung der Tuberkelbacillen. Korresp.bl. Schweiz. Ärzte 17. — FRÄNKEL, B.: Über die Färbung des KOCHschen Bacillus. Berl. klin. Wschr. 1884. — FREI: Über einige Anreicherungsmethoden der Tuberkelbacillen. Zbl. Bakter. 61. — GEIPEL: Ein Beitrag zum Vorkommen des Tuberkelbacillus im Gewebe sowie zur Änderung seiner Säurefestigkeit. Beitr. Klin. Tbk. 1911. — GRETHE: Smegma- und Tuberkelbacillen Fortschr. Med. 14. — HAMMERL: Beitrag zur Homogenisierung des Sputums. Münch. med. Wschr. 1909. — HASERODT: Neue Methoden zum Nachweis der Tuberkelbacillen im Sputum. Hyg. Rdsch. 19. — ISHIWARA: Über neue Färbeverfahren zur Darstellung granulierter Tuberkelbacillen. Zbl. Bakter. 68. — ISABOLINSKY, M., u. W. GITOWITSCH: Zur Frage des Nachweises von Tuberkelbacillen im Auswurf. Zbl. Bakter. I Orig. 94, 22. — JAHN: Ein neues einfaches Anreicherungsverfahren für Tuberkelbacillen. Ibid. 1910. — KAYSER: Vergleichende Untersuchungen mit neuen Methoden des Tuberkelbacillen-Nachweises. Ibid. 50. — KNIPPING: Die KERSSENBOOMsche Tuberkelbacillenfärbung. Münch. med. Wschr. 1924. — KNOLL: Morphologischer Beitrag zu den Beziehungen zwischen

Organismus und Tuberkuloseerreger. Arch. klin. Med. **109** (Färbemethode zur Darstellung der Muchschen Granula). — Koch, R.: Die Ätiologie der Tuberkulose. Mitt. Kais. Ges.-A. **2**; Berl. klin. Wschr. **1889**. — Kenrich, F.: Eine neue Färbung für Tuberkelbacillen. Dtsch. med. Wschr. **1920**, 741 — Zum färberischen Nachweis der Tuberkelbacillen. Ibid. **1923**, 852. — Lange u. Nitsche: Eine neue Methode des Tuberkelbacillennachweises. Ibid. **1909**. — Laubenheimer, K.: Zur Färbung der Tuberkelbacillen nach Kenrich. Zbl. Bakter. **91**, 78. — Löffler: Ein neues Anreicherungsverfahren zum Nachweis spärlicher Tuberkelbacillen. Ibid. **1910**. — Lorentz, W.: Zur Tuberkelbacillenfärbung. Verbesserung der Ziehl-Neelsen-Färbung. Med. Klin. **1924**. — Lorenz: Ergänzung der Antiforminmethode zur Anreicherung der Tuberkelbacillen. Berl. klin. Wschr. **1911**. — Merkel: Der Tuberkelbacillennachweis mittels Antiformin. Münch. med. Wschr. **1910**. — Nagel, F.: Färberischer Nachweis der Tuberkelbacillen. Dtsch. med. Wschr. **1923**, 1441. — Nebel: Über den Nachweis der Tuberkelbacillen im Sputum. Arch. f. Hyg. **47**. — Ohol: Tuberkelbacillenfärbung im dicken Ausstrich. Dtsch. med. Wschr. **1927**. — Pappenheim: Befund von Smegmabacillen. Berl. klin. Wschr. **1898**. — Pfeiffer, R., u. W. Robitscheck: Ein neues Tuberkelbacillenanreicherungsverfahren mit Mastixemulsion. Zbl. Bakter. **87**, 27. — Rosenblat: Vergleichende Untersuchungen über neue Färbungen der Tuberkelbacillen. Ibid. **85**. — Schulze: Untersuchungen über die Strahlpilzformen der Tuberkelbacillen. Z. Hyg. **31**. — Seemann: Die Brauchbarkeit des Antiformins zum Nachweis von Tuberkelbacillen. Berl. klin. Wschr. **1909**. — Semenow, W. P.: Über ein neues Färbungsverfahren der Tuberkelbacillen im Sputum. Zbl. Bakter. **91**, 140. — Sinchowitz: Zur gleichzeitigen Färbung von Tuberkelbacillen und elastischen Fasern nach Jessen. Dtsch. med. Wschr. **1927**. — Smith, A.: A method of staining sputum for bacteriological examination. Boston med. J. **1902**. — Stroschein: Zur Untersuchung des tuberkulösen Sputums. Mitt. a. Brehmers Heilanstalt, Wiesbaden. — Weichselbaum: Nachweis der Tuberkelbacillen. Münch. med. Wschr. **1884**. — Wirth: Über die Muchsche granuläre Form des Tuberkulosevirus. Ibid. **1908**. — v. Zebrowski: Zur Frage der Untersuchung der pleuritischen Exsudate auf Tuberkelbacillen. Dtsch. med. Wschr. **1905**. — Ziehl: Bedeutung der Tuberkelbacillen. Ibid. **1883**.

Typhusbacillen und Bacillen des Paratyphus

färben sich **nicht** nach Gram.

a) Ausstrichpräparate werden entweder 5 Min. mit Löfflerschem Methylenblau oder mit verdünntem Carbolfuchsin 3:10 gefärbt.

b) Schnittpräparate 10—30 Min. in Löfflerschem Methylenblau. Abspülen in $\frac{1}{2}$proz. wäßriger Essigsäure 5 Sek. Differenzieren in Alkohol 2—3 Min., Entwässern in absolutem Alkohol. Xylol. Balsam oder die S. 349 angegebenen Methoden mit polychromem Methylenblau.

Die zahlreich zusammenliegenden Bacillen sucht man mit schwächeren Vergrößerungen auf, bei denen sich die schwarzblau gefärbten Bacillenhaufen scharf von den hellblauen Kernen abheben.

Literatur. Fränkel, E., u. Simmonds: Ätiologische Bedeutung des Typhusbacillus. Hamburg 1886. — Gaffky: Zur Ätiologie des Abdominaltyphus. Mitt. Kais. Ges.-A. **2**.

Ducrey-Unnascher Bacillus des Ulcus molle

ist der Gramschen Methode nicht zugängig, färbt sich aber nach Kruse
leicht mit Löfflerschem Methylenblau, nur ist bei Schnittpräparaten
dafür zu sorgen, daß die zur Entwässerung dienenden Reagenzien
(Alkohol und Anilinöl) nur kurze Zeit einwirken. Man färbt 15 Min.,
spült in Wasser ab, trocknet mit Fließpapier, taucht den Schnitt einen
Moment in Alkohol ein, trocknet wieder und hellt in Xylol auf. Einschluß in Balsam.

Literatur. Unna: Streptobacillus des weichen Schankers. Mh. Dermat. **14.**

b) Kokken.

Gonokokken

sind nach der Gramschen Methode (Originalvorschrift!) nicht färbbar, was anderen ähnlichen Diplokokken gegenüber differentialdiagnostisch von größter Bedeutung ist.

a) Ausstrichpräparate färbt man am zweckmäßigsten mit verdünntem Löfflerschem Methylenblau (2 Tropfen auf 10 ccm Wasser)
3—4 Min., darauf Abspülen in Wasser (Neisser).

Will man eine Grundfärbung haben, so wendet man Eosinfärbung
an (Fränkel).

1. Färben 3—5 Min. in erwärmter konzentrierter alkoholischer Eosinlösung.

2. Absaugen des Eosins mit Fließpapier.

3. Nachfärben mit konzentrierter alkoholischer Methylenblaulösung
$^1/_4$ Min.

4. Abspülen mit Wasser, Trocknen. Balsam.

Gonokokken und Zellkerne dunkelblau. Protoplasma eosinrot. Die
eosinophile Granulierung der Eiterkörperchen tritt sehr deutlich hervor.

Sehr schöne Färbungen erhält man mit Pappenheimschem Methylgrün-Pyronin (s. S. 148).

1. Färben in Methylgrün-Pyronin 3—5 Min.

2. Abspülen in Wasser. Trocknen.

Kerne blaugrün bis lila, Kokken leuchtend rot.

Um das Protoplasma zu färben, kann man mit Orange G vorfärben.

Recht gute Färbungen erhält man mit dem von Löffler angegebenen Verfahren:

Die Präparate werden in Ätheralkohol fixiert. Zur Färbung braucht man
folgende Lösungen:

A. 2,5proz. Lösung von Borax,
B. 1proz. Lösung von Methylenblau,
C. Unnas polychromes Methylenblau.

Je 4 Teile von A und B werden mit einem Teil von C gemischt und hierzu die
gleiche Menge von einer 0,05proz. Lösung von Bromeosin B extra oder extra AG

(Höchst) gegeben. Bei älteren Lösungen von Borax-Methylenblau nimmt man eine 0,05 prom. Lösung von Bromeosin.

Man färbt unter leichtem Erwärmen eine Minute und differenziert dann die Präparate in einer Lösung von

Alkohol	177 ccm
1 prom. Bromeosinlösung	20 ccm
Essigsäure	3 ccm

und wäscht mit Wasser aus. Die Gonokokken sind intensiv dunkelblau, die Kerne blaßblau.

Bei Anwendung der GRAMschen Methode zu differentialdiagnostischen Zwecken ist es angezeigt, die entfärbten Gonokokken durch Nachfärbung mit Bismarckbraun 1—2 Min. oder mit ganz verdünnter Fuchsinlösung (1 Teil einer 1 proz. Fuchsinlösung auf 15—20 Teile Wasser) 10—20 Sek. wieder hervortreten zu lassen.

b) In Schnittpräparaten sind die Gonokokken schwer zu färben. Am zweckmäßigsten ist nach eigenen Erfahrungen längere Färbung (1—2 Stunden) in LÖFFLERschem Methylenblau oder verdünntem Carbolfuchsin (3:10), kurzes Eintauchen in Essigsäure (1:1000), Alkohol (2 Min.), Entwässern. Xylol. Balsam.

Gute Resultate erhält man auch bei Färbungen mit polychromem Methylenblau (s. S. 349), mit Methylgrün-Pyronin und mit der S. 76 angegebenen Methode (Färbung unentparaffinierter Schnitte).

Literatur. BITTEN: Neues zur Technik der Sporen- und Gonokokkenfärbung. Zbl. Bakter. **68.** — v. LESCZYNSKI: Eine klinisch-differentielle Methode der Gonokokkenfärbung. Arch. f. Dermat. **71.** — NEISSER: Gonokokken. Zbl. med. Wiss. **1879**; LUBARSCH-OSTERTAG, Erg. **1.** — PAPPENHEIM: Über Gonokokkenfärbung. Mh. Dermat. **1903.** — SCHÜTZ: Nachweis der Gonokokken. Münch. med. Wschr. **1889.**

Diplococcus catarrhalis

färbt sich nicht nach GRAM, ist im Ausstrichpräparat leicht mit allen gebräuchlichen Methoden zu färben, ebenso im Schnitt.

Meningococcus intracellularis

ist der GRAMschen Methode nicht zugängig (WEICHSELBAUM), was differentialdiagnostisch von großer Bedeutung ist. Bei der Nachfärbung der GRAM-Präparate mit Fuchsin hüte man sich vor Überfärbung, da die Meningokokken sich häufig nur blaß färben und dann in dem diffus gefärbten Protoplasma der Leukocyten nicht aufgefunden werden. Sie sind aber

a) im Ausstrichpräparat mit allen Anilinfarben leicht zu färben, am besten mit LÖFFLERschem Methylenblau oder NICOLLEschem Carbolthionin bei vorsichtiger Differenzierung.

Eine Doppelfärbung erhält man mit der PAPPENHEIMschen Methylgrün-Pyroninfärbung. (Kokken rot, Kerne grünlichblau.)

b) im Schnittpräparat: Fixierung in Alkohol, Sublimat, Formalin. Die Färbung im Schnitt ist schwierig und gelingt am besten mit polychro-

mem Methylenblau bei Differenzierung mit Unnascher Glycerinäthermischung mit Tannin-Orange oder Tannin-Säurefuchsin (s. S. 349). Am
meisten hat sich mir die Färbung im unentparaffinierten Schnitt (S. 76)
bewährt, doch gibt auch sie keine sicheren Resultate.

Literatur. Fränkel, C.: Meningococcus. Z. Hyg. **31**.

Mikrococcus melitensis (Maltafieber)

ist der Gramschen Methode nicht zugängig. Zur Darstellung im Aus-
strich- und Schnittpräparat dienen die gewöhnlichen Methoden.

Pneumokokken (Fränkel-Weichselbaum).

Die kapseltragenden Diplokokken der Pneumonie (Meningitis, Eiter
usw.) färben sich leicht nach der Gramschen Methode.

a) Ausstrichpräparate färbt man mit wäßrigen Farblösungen oder
nach Gram mit Carminvor- oder Bismarckbraunnachfärbung. Färbung
der Kapsel geschieht nach der von Johne für die Gallerthülle der
Milzbrandbacillen angegebenen Methode (S. 357) oder nach einer der
für die Friedländerschen Bacillen gegebenen Vorschriften (S. 359).

b) Schnittpräparate am besten nach der Weigertschen Modifikation
der Gramschen Methode (Carminvorfärbung). Die Weigertsche Fibrinfärbung gibt sehr instruktive Bilder.

Literatur. Friedländer: Notiz, die Färbung der Kapselmikrokokken betr.
Fortschr. Med. **3**. — Ribbert: Zur Färbung der Pneumokokken. Dtsch. med.
Wschr. **1885**.

Streptokokken

des Eiters und des Erysipels färben sich nach Gram, es ist hier Vorfärbung mit Carmin zu empfehlen, da Nachfärbung mit Bismarckbraun
häufig Entfärbung und Umfärbung der Kokken bewirkt.

a) Ausstrichpräparate nach Gram oder mit den gewöhnlichen
wäßrigen Farblösungen.

b) Schnittpräparate: Gram-Weigert.

Staphylokokken.

Für sie gilt das von den Streptokokken Gesagte, sie sind gegen
Bismarckbraunfärbung weniger empfindlich.

Tetragenus.

a) Ausstrichpräparate mit wäßrigen Lösungen oder nach Gram.
b) Schnittpräparate nach Gram-Weigert.

Actinomyces.

Bei diagnostischer Untersuchung eines auf Actinomyces verdächtigen Eiters sieht man am besten von jeder Färbung ab.

Man sucht zunächst nach den außerordentlich charakteristischen weißgelblichen bis gelbbraun gefärbten Körnchen, bringt sie auf den Objektträger und zerquetscht sie vorsichtig mit dem aufgelegten Deckglas, auch kann man zur stärkeren Aufhellung Essigsäure oder Kalilauge zusetzen. Die charakteristischen Pilzdrusen fallen meist schon bei schwachen Vergrößerungen in die Augen. Bei der Anfertigung von Ausstrichpräparaten werden die charakteristischen Pilzdrusen meist zerdrückt und zerrissen und entziehen sich so dem Nachweis; man bekommt in Ausstrichpräparaten, die man mittels einer der für Schnittpräparate passenden Methode färben kann, meist nur Rudimente der Drusen zu Gesicht, aus denen häufig eine sichere Diagnose nicht zu stellen ist.

Schnittpräparate färbt man, wenn es sich nur um den Nachweis der Pilzdrusen handelt, mit Hämatoxylin und Eosin oder nach der WEIGERTschen Modifikation der GRAMschen Methode mit Carminvorfärbung. Letztere Methode bringt das Mycel schön zur Darstellung, während bei ersterer die Kolben gut hervortreten, doch ist zu bemerken, daß es Actinomycesarten gibt, bei denen das Mycel GRAM-negativ ist (BENDA). Auch die VAN GIESONsche und BIONDI-HEIDENHAINsche Methode gibt recht brauchbare Resultate. Zur Darstellung des Mycels eignet sich auch die von LEVADITI zur Färbung der Spirochaete pallida angegebene Silbermethode (BENDA).

Will man eine Färbung erzielen, bei der die Kolben in einer von dem Mycel differenten Farbe erscheinen, so stehen verschiedene Methoden zur Verfügung; es ist dabei aber zu bemerken, daß man mit ihnen nicht in jedem Falle gute Resultate erhält; eine Methode, die in dem einen Fall Vorzügliches geleistet hat, läßt in dem anderen mehr oder minder zu wünschen übrig. Es bleibt unter diesen Umständen nichts anderes übrig, als durch Probieren festzustellen, welche Methode im gegebenen Fall das Beste leistet.

Eine Methode, die nach eigenen Erfahrungen ziemlich gleichmäßig gute Resultate gibt, ist folgende:

1. Färben nach der WEIGERTschen Modifikation der GRAMschen Methode.

2. Übertragen der Schnitte aus dem Anilinöl in Alkohol, 2—3 Min.

3. Färben in einer hellroten Lösung von Säurefuchsin (3 Tropfen einer konzentrierten wäßrigen Lösung auf 15 ccm Wasser) 3 Min.

4. Abspülen in Wasser, 2 Min.

5. Entwässern in Alkohol, Xylol, Balsam.

Das Mycel dunkelblau, die Kolben fuchsinrot, Kerne farblos. Will man die Kerne in differenter Farbe haben, so läßt man eine Färbung mit Bismarckbraun vorangehen.

Methode von Bostroem.

1. Färbung in Anilinwasser-Gentianaviolett 10—15 Min.

2. Abtropfenlassen der Farblösung und direktes Übertragen in Weigertsches Pikrocarmin, 5—10 Min.

3. Gründliches Auswaschen in Wasser.

4. Auswaschen in Alkohol, bis die Schnitte rotgelb erscheinen.

5. Origanumöl. Balsam.

Diese Methode gibt bei menschlicher Aktinomykose sehr gute Resultate; das Mycel ist blaßblau, die Kolben rot und die Kerne rotgelb gefärbt; bei Aktinomykose des Rindes haben mich die Resultate mitunter weniger befriedigt.

Methode von Birch-Hirschfeld.

1. Vorfärbung mit Hämatoxylin oder Lithioncarmin.

2. Färben in mäßig erwärmter 2proz. Krystallviolettlösung 5 Min.

3. Abspülen in $^1/_2$proz. alkoholischer Pikrinlösung $^1/_2$—1 Min.

4. Auswaschen in absolutem Alkohol, bis das Präparat bläulichgrün erscheint, bis $^1/_2$ Stunde.

5. Differenzieren in mehrmals zu wechselndem Origanumöl.

6. Xylol. Balsam.

Das Mycel ist blau gefärbt, die Randpartie der Kolben gelb. Will man die Kolben different färben, so bringt man die Schnitte vor der Krystallviolettfärbung in Carbolfuchsinlösung für 5 Min., spült in Alkohol ab und verfährt, wie oben angegeben. Anstatt des Carbolfuchsins ist auch Anilinwasser-Fuchsin oder Anilinwasser-Safranin zu gebrauchen.

Nach Joest färben sich die Kolben elektiv mittels der von Fischler zum Nachweis der Fettsäuren (S. 181) angegebenen Methode tiefschwarz; mittels Triacid nehmen sie einen leuchtend organgeroten Farbenton an. Letztere Färbung ist wenig haltbar.

Die Weigertsche Orseillefärbung (Virchows Arch. 84) hat nur noch historisches Interesse.

Die Pilzfäden im Mycetom färben sich nach Catsaras am besten bei Alkohol- oder Formalinfixierung mit Carbolthionin nach Nicolle.

Literatur. Babes: Über einige pathologisch-histologische Methoden. Virchows Arch. **105**. — Bostroem: Aktinomykose. Beitr. path. Anat. **9**. — Catsaras: Bemerkungen über Fälle von griechischem Mycetom. Z. Mikrosk. **17** (1900). — Galli-Valerio: Une méthode de coloration d'Actinomyces bovis. Zbl. Bakter. **43**. — Israel: Über Doppelfärbung mit Orcein. Virchows Arch. **105**. — Joest: Histologische Studien über die Aktinomykose des Rindes. Z. Inf.krkh. Haustiere **13**.

Streptothricheen und Leptothrix

färben sich leicht mit den gebräuchlichen Anilinfarben. Zur Schnittfärbung ist besonders Löfflersches Methylenblau und verdünntes

Carbolfuchsin zu empfehlen. Manche Streptothrixarten, insbesondere die bei Tieren vorkommenden, färben sich nach GRAM.

B. Mikroorganismen, die für Tiere pathogen sind.

Aktinomykose
Hühnertuberkulose
Colibacillen
Kapselbacillen
malignes Ödem   } s. oben unter A.
Milzbrand
Rotz
Tetanus
Tuberkulose

welch letztere genau dasselbe färberische Verhalten wie die Bacillen der gewöhnlichen Tuberkulose zeigen,

Mäusesepticämie- }
Schweinerotlauf- } Bacillen
Streptococcus equi (Druse)

färben sich nach GRAM.

Kaninchensepticämie-
Hühnercholera-
Mäusetyphus
Nekrose- } Bacillen
Pseudotuberkulose-
Schweinepest-
Schweineseuche-
Wildseuche-

werden nach der GRAMschen Methode entfärbt. Ausstrichpräparate färbt man mit wäßriger Methylenblau- oder Fuchsinlösung oder mit LÖFFLERschem Methylenblau.

Schnittpräparate werden mit LÖFFLERschem Methylenblau 5 bis 10 Min. gefärbt, nach Abspülen in Wasser in $^1/_2$ proz. Essigsäure $^1/_2$ Min. differenziert und nach Entwässerung in Alkohol und Aufhellung in Balsam eingeschlossen.

SECHZEHNTES KAPITEL.

Faden-, Sproß- und Schimmelpilze.

Die Untersuchung wird am besten in ungefärbtem frischem Zustand vorgenommen. Man zerzupft die Pilzauflagerungen oder die von den Pilzrasen durchwucherten Gewebe in Kochsalzlösung oder

Wasser und untersucht nach Zusatz von 3 proz. Kali- oder Natronlauge, welche die Pilzfäden und Gonidien wenig verändert, während die Gewebselemente stark aufgehellt und aufgelöst werden.

Schimmelpilze, die sich mit Wasser oder Kochsalzlösung wenig oder gar nicht benetzen, zerzupft man in 50 proz. Alkohol, dem man einige Tropfen Ammoniak zugesetzt hat, saugt dann das Alkohol-Ammoniakgemisch vorsichtig mit Fließpapier ab und untersucht nach Zusatz eines Tropfens Glycerin; will man die Präparate aufbewahren, so umzieht man den Rand des Deckglases mit Asphaltlack.

Färbungen mit Anilinfarben sind die Schimmelpilze schwer zugängig; am meisten ist LÖFFLERsches Methylenblau zur Färbung zu empfehlen. In Schnittpräparaten gibt diese Lösung, besonders bei längerem Färben (1—2 Stunden), sehr schöne Resultate. Nachfärbung mit Eosin läßt die Pilzfäden besonders deutlich hervortreten. Gute Färbungen erhält man auch, wenn man Schnitte von in Formalin oder Formalin-MÜLLER fixierten Objekten mit verdünnter GIEMSAscher Lösung (1:10) 12—24 Stunden färbt, nach Abspülen in destilliertem Wasser kurze Zeit in $^1/_4$ proz. Essigsäure differenziert, wieder in Wasser gründlich auswäscht und nach Entwässerung in Alkohol in Balsam einschließt. Kerne blau, Protoplasma rot, Mycel blaßblau, Fruktifikationsorgane grünlich. Auch Carbolfuchsin- und Bismarckbraunfärbungen sind besonders bei längerem Auswaschen in Alkohol gut zu gebrauchen. Meist färben sich übrigens die bei menschlichen und tierischen Mykosen am häufigsten vorkommenden Aspergillusarten mit Hämatoxylin, besonders mit WEIGERTschem Eisenhämatoxylin ziemlich intensiv.

Der Soorpilz wird am besten in frischen Zerzupfungs- und Quetschpräparaten unter Zusatz von Essigsäure untersucht; er färbt sich leicht mit allen Anilinfarben. In Schnittpräparaten von Material, das in Alkohol, Sublimat oder Formalin gehärtet ist (Paraffineinbettung), gibt die GRAMsche oder GRAM-WEIGERTsche Methode bei Vorfärbung mit Lithioncarmin ausgezeichnete Bilder.

Die Erreger der Sporotrichose (DE BEURMANN) werden nach der GRAMschen Methode zur Darstellung gebracht, nach HOFFMANN färbt man, um gute Resultate zu erhalten, am besten 24—36 Stunden bei 37° in der Anilinwasser-Gentianaviolettlösung. Auch mit der PAPPENHEIMschen Methylgrün-Pyroninmethode lassen sie sich färben, besonders die Sporen.

Zum Nachweis der auf der Haut vorkommenden Pilze schabt man kleine Hautschuppen ab und maceriert sie unter leichtem Erwärmen in 40 proz. Kaliumcarbonicumlösung oder 15 proz. Natron- oder Kalilauge. Ihre Färbung erfordert besondere Maßnahmen wegen der starken Affinität, welche die Hornsubstanz zu den basischen Anilinfarben besitzt. Bei gewöhnlicher Färbung würde die stark gefärbte Hornsubstanz die Bakterien oder Pilzfäden verdecken.

Zu orientierenden Untersuchungen ist das folgende von BOECK angegebene Verfahren sehr brauchbar.

Man bestreicht die zu untersuchende Hautstelle mit SAHLIS Borax-Methylenblau:

5 proz. wäßrige Boraxlösung	16 Teile
konzentrierte wäßrige Methylenblaulösung	24 Teile
destilliertes Wasser	40 Teile

trocknet mit Watte ab und kratzt von der gefärbten Stelle einige Schüppchen ab, die man in einem Gemisch von Glycerin und Wasser (1:3) zerzupft oder zwischen zwei Objektträgern zerquetscht. Man untersucht in dem Glycerinwassergemisch, dem man einige Körnchen Resorcin zugesetzt hat.

Man kann auch in der Weise verfahren, daß man die abgekratzten Hautschuppen in Alkohol für einige Stunden einlegt, hierauf in Äther entfettet, in Alkohol abspült und in Glycerin, das man durch Zusatz von Methylenblau hellblau gefärbt hat, zerzupft und untersucht.

Anm. Unter der Einwirkung des Borax-Methylenblau heilen nach BOECK manche Pilzwucherungen, so z. B. Pityriasis versicolor.

Für Dauerpräparate sind folgende Methoden zu empfehlen:

a) Nach BIZZOZERO-PLAUT.

Hautschuppen werden mit Eisessig zwischen zwei Objektträgern breitgequetscht, dann mit Alkohol behandelt und erwärmt, bis Alkohol und Eisessig verdunstet sind und die Schüppchen noch etwas feucht auf trockner Unterlage liegen. Nun färbt man 3 Min. mit Carbolfuchsin, tupft vorsichtig mit Fließpapier ab und gibt einige Tropfen LUGOLsche Lösung auf die Schuppen (Einwirkung 1 Min.). Man tupft sie wieder mit Fließpapier ab und bringt Anilin darauf, das so oft gewechselt wird, bis keine Farbstoffwolken mehr abgegeben werden. Nach Auflegen eines Deckglases untersucht man. Die Pilzelemente sind tiefdunkelrot gefärbt, das übrige Gewebe blaßrosa.

Diese Methode ist von PLAUT besonders für Favusuntersuchungen im herpetischen Vorstadium empfohlen worden.

b) Nach UNNA.

Man befeuchtet die zu untersuchenden Hautschuppen mit Eisessig, zerreibt sie zwischen zwei Objektträgern und trocknet die voneinandergezogenen Objektträger rasch über der Flamme. Hierauf entfettet

man durch Aufgießen von Ätheralkohol und färbt mit Borax-Methylenblau:

Borax
Methylenblau $\overline{\overline{aa}}$ 1 g
Wasser   100 ccm

Abspülen in Wasser. Trocknen. Sind die Hornschüppchen noch zu
stark gefärbt, so differenziert man in der Glycerinäthermischung UNNAS
2 Min. oder in schwachen wäßrigen Säurelösungen (1 proz. Essigsäure
10 Sek., 1 proz. Oxalsäure oder Citronensäure oder Arsensäure 1 Min.).

c) Nach BOECK.

1. Man entfettet die Epidermisschüppchen in Ätheralkohol.

2. Man zerreibt sie zwischen zwei Objektträgern, nachdem man sie
in Wasser etwas aufgeweicht hat.

3. Färbung in Borax-Methylenblau (s. o.) $^1/_2$—5 Min.

4. Übertragen in ein Schälchen mit Wasser, dem einige Körnchen
Resorcin zugesetzt sind, $^1/_2$—1 Min.

5. Entfärben in Alkohol einige Minuten bis einige Stunden; sollte
die Entfärbung nicht genügend von statten gehen, so wendet man

5a. eine schwache wäßrige Lösung von Wasserstoffsuperoxyd einige
Sekunden an.

6. Alkohol abs. Xylol. Balsam.

Findet man keine Pilzfäden oder Sporen, so kann man eine Anreicherung versuchen, indem man abgeschabte Hautschüppchen in
einen Tropfen Zuckerbouillon bringt.

Hefen. Blastomyceten überfärben sich in Deckglaspräparaten mit
den gewöhnlichen wäßrigen Farbstoffen leicht. Man wendet daher
stark verdünnte Methylenblau- oder Bismarckbraunlösungen an. Bei
manchen Arten ist die GRAMsche Methode anwendbar. Für Schnittpräparate empfiehlt BUSSE Vorfärbung mit Hämalaun und Nachfärbung (2—3 Min.) in sehr verdünnter Carbolfuchsinlösung. (Kerne
dunkelblaurot, Hefen rot.) Auch LÖFFLERsches Methylenblau ist anwendbar, doch heben sich dabei die ovalen und runden Hefezellen
wenig von den in gleicher Nuance gefärbten Kernen ab. Gute Resultate
gibt auch verdünnte GIEMSA-Lösung.

Literatur. BIZZOZERO: Über die Mikrophyten der normalen Oberhaut des
Menschen. Virchows Arch. **98**. — BOECK: Neues Verfahren bei der Färbung der
Mikroparasiten auf der Oberfläche des Körpers. Mh. Dermat. **18**. — HEIDEGGER, E.
Beiträge zur Färbung der Pilze von Favus und Herpes tonsurans. Dermat. Wschr.
1928, 1112. — HOFFMANN: Über Sporotrichose, verbesserte Färbung der Pilze.
Münch. med. Wschr. **1910**. — LINDT: Über einige neue pathogene Schimmelpilze.
Bern: Diss. 1886. — UNNA: Die Färbung der Hautbakterien. Mh. Dermat. **13 u. 21**.

SIEBZEHNTES KAPITEL.

Die Spirochäten.

Die Spirochäten zeigen in ihrem färberischen Verhalten im Ausstrichpräparat viele Ähnlichkeiten mit den Bakterien. Im allgemeinen färben sie sich mehr oder minder gut mit den zur Bakterienfärbung benutzten Färbemethoden. Bevorzugt werden zu ihrer Darstellung die Farbgemische, die Azur und eosinsaures Methylenblau enthalten; ausgezeichnete Dienste leistet hier die GIEMSAsche Färbung. Zur Fixierung benutzt man entweder Methylalkohol oder absoluten Alkohol, ersteren läßt man 2—3 Min., letzteren 10 Min. und länger einwirken, auch die von WEIDENREICH zur Blutfixierung angegebene Methode und die Fixierung der feuchten Präparate in Formalindämpfen gibt gute Resultate. Für größere, rigidere Formen der Spirochäten empfiehlt PROWAZEK eine Fixierung der feuchten Ausstrichpräparate in Sublimatalkohol (konzentrierte wäßrige Sublimatlösung 2 Teile, 90 proz. Alkohol 1 Teil); man erhitzt das Gemisch, läßt das noch feuchte Präparat mit der Ausstrichseite auf die erwärmte Fixierflüssigkeit fallen und fixiert 10 Min.; nun wäscht man in Jodalkohol aus, färbt mit HEIDENHAINschem Eisenhämatoxylin oder Thionin und entwässert in steigendem Alkohol. Xylol. Balsam.

Ausgezeichnete Resultate gibt das BURRIsche Tuscheverfahren (siehe bei Spirochacte pallida).

In Schnittpräparaten sind die Spirochäten im allgemeinen nur schwer mit den gebräuchlichen Bakterienfärbemethoden darzustellen. Hier leistet das Versilberungsverfahren von LEVADITI (s. u.) sehr gute Dienste. Ob es alle Spirochätenarten im Schnitt zur Darstellung zu bringen vermag, ist fraglich, da in dieser Hinsicht abschließende Untersuchungen zur Zeit noch nicht vorliegen.

Spirochaeta pallida (SCHAUDINN, E. HOFFMANN).

(Treponema pallidum.)

Die Syphilisspirochäte läßt sich leicht im lebenden Zustande durch Untersuchung bei Dunkelfeldbeleuchtung nachweisen und an ihrem charakteristischen morphologischen Verhalten von anderen Spirochätenformen unterscheiden. Dieses Verfahren ist, wenn es sich darum handelt, den Spirochätennachweis möglichst rasch und sicher zu erbringen, am meisten zu empfehlen.

Zur Färbung der Spirochaeta pallida im Ausstrichpräparat dienen möglichst dünne Ausstriche. Hat man Primäraffekte oder Sekundärerscheinungen zu untersuchen, so muß man die betreffende Hautstelle erst gut reinigen, um die oberflächlich sitzenden Hautbakterien und insbesondere die hier parasitierenden saprophytischen Spirochäten- und Spirillenformen zu entfernen, da sie die Untersuchung erschweren können. Am zweckmäßigsten verwendet man zur Untersuchung Gewebssaft aus der Tiefe der erkrankten Stelle, sog. Reizserum, indem man das zu untersuchende Ulcus mit einem Wattetupfer kräftig abreibt, wobei aber keine Blutung entstehen darf. Man wartet nun, bis genügend Serum hervorgesickert ist, was mindestens 2 Min. dauert. Ist das Ulcus mit Eiter oder Borken bedeckt, so muß man es vorher feucht reinigen. Das hervorgesickerte Serum wird dann mit einem Skalpell vorsichtig abgenommen, ein Tröpfchen davon auf einen gut gereinigten Objektträger gebracht und nach der Methode von Jancso und Rosenberger ausgestrichen. Die Ausstriche kann man zur Darstellung der Spirochäten auf verschiedene Weise behandeln.

Verdächtige Drüsen punktiert man, wenn man sie nicht excidieren kann. Die Punktionsmasse verarbeitet man zu einem oder mehreren Ausstrichpräparaten. Zum Nachweis der Spirochäten im Blut muß man mindestens 1 ccm Blut entnehmen, in der zehnfachen Menge 0,33 proz. Essigsäure auffangen, zentrifugieren und das Sediment ausstreichen. Man kann das Blut auch in Wasser auffangen, wodurch die roten Blutkörperchen ebenfalls zerstört werden. Auch aus bereits in Formalin fixierten Präparaten lassen sich brauchbare Ausstrichpräparate herstellen, ja es scheint mir, daß in solchen Ausstrichen der Nachweis der Spirochäten mit den unten angegebenen Methoden besser gelingt als aus frischen.

Die Herstellung der Ausstrichpräparate hat möglichst rasch zu geschehen, da mitunter die Spirochäten schnell zugrunde gehen, die ausgestrichene Schicht muß möglichst dünn sein. Zur Fixierung der Ausstrichpräparate dienen entweder absoluter Alkohol, den man 10 Min. oder länger einwirken läßt, oder das Weidenreichsche Verfahren, bei dem die Form der Spirochäten ausgezeichnet erhalten bleibt, oder Formalindämpfe, denen die noch feuchten Präparate 15 Min. ausgesetzt werden.

Zur Färbung ist im Laufe der Zeit eine sehr große Anzahl von Methoden angegeben worden, von denen ich hier folgende erprobte beschreibe.

Färbung mit Giemsa-Lösung.

Bei der Färbung sind folgende Punkte genau zu beachten:

1. Die angegebene Verdünnung der Stammlösung ist streng einzuhalten, keinesfalls ist mehr Stammlösung zu verwenden.

2. Das Mischgefäß muß absolut rein sein. Geringste Spuren von Säuren stellen das Gelingen der Färbung in Frage, daher ist Ausspülen mit Alkohol und Nachspülen mit destilliertem Wasser dringend geboten.

3. Das Farbstoffgemisch ist in einem weiten graduierten Mischzylinder (mindestens 3 cm Durchmesser) herzustellen. Man schwenkt das Gefäß bereits um, während man den Farbstoff hineinträufelt, jedes unnötige Schütteln ist zu vermeiden.

4. Das Farbgemisch ist sofort nach seiner Fertigstellung unverzüglich auf das Präparat zu gießen.

Die Färbung verläuft folgendermaßen:

1. Härten des gut lufttrocknen, sehr dünnen Ausstrichs in Alkohol abs. (15—20 Min. oder nach Belieben länger). Auch Fixierung in Methylalkohol und Formalin gibt gute Resultate. Ausstriche können auch aus Formalinmaterial hergestellt werden. Abtupfen mit Fließpapier. Präparat zur Färbung zurechtlegen.

2. Verdünnen der Farblösung mit destilliertem Wasser in einem weiten graduierten Meßzylinder, 10 Tropfen der Farblösung (auch weniger, keinesfalls aber mehr) auf 10 ccm Wasser, wobei man die Lösung aus einer Tropfflasche hinzufließen läßt.

3. Übergießen der Präparate ohne jeden Verzug mit der soeben verdünnten Lösung. Färbedauer 10—15—30 Min., je nach Art und Alter der Präparate.

4. Kurzes, aber kräftiges Abspritzen mit Wasser, schnelles und behutsames Abtupfen mit Fließpapier, Trockenwerdenlassen (ja nicht Trocknen über der Flamme) und Einbetten in neutralem Canadabalsam oder besser in Paraffinum liquidum, in dem sich die Färbung unverändert hält, während sie in Balsampräparaten mitunter ausbleicht.

Anm. 1. Zum Hervorrufen besonders intensiver Färbungen ist es vorteilhaft, zu dem Wasser, bevor man es mit dem Farbstoff mischt, etwas Kaliumcarbonat (5—10 Tropfen einer 1 prom. Lösung auf 10 ccm Wasser) hinzuzufügen.

2. Überfärbte Präparate lassen sich in destilliertem Wasser (1—5 Min.) sehr gut differenzieren.

3. Sobald der Farbstoff aus der verdünnten Lösung ausgefallen ist, ist die Färbekraft erschöpft. Man kann verdünnte Lösungen daher nur zur einmaligen Färbung benutzen.

4. Frische Präparate beanspruchen in der Regel eine längere Härtung, dafür eine kürzere Färbung; bei alten Präparaten ist das Umgekehrte der Fall.

Später hat Giemsa ein Verfahren angegeben, durch das die Färbedauer wesentlich abgekürzt wird.

Er gibt folgende Vorschrift:

1. Ein lufttrockner, dünner Objektträgerausstrich wird mit der Schichtseite nach oben in ein trocknes, auf horizontaler Fläche stehendes

Schälchen gelegt und auf der Schichtseite folgende Lösung so aufgetropft, daß die ganze Schichtseite bedeckt ist:

Azur II	0,3 g	wird am besten von Grübler
Azur II Eosin	3,0 g	(Dr. Hollborn), Leipzig,
in Glycerin	25,0 und	bezogen als „Farbfixier-
Methylalkohol	75,0	flüssigkeit nach GIEMSA".

Man deckt das Schälchen zu und läßt die Farblösung $^1/_2$ bis höchstens
1 Min. einwirken.

2. Darauf gießt man eine inzwischen in weitem Meßzylinder bereitete Mischung von 10 ccm neutralem destilliertem Wasser mit
10 Tropfen der Farbfixierflüssigkeit oder der ursprünglichen GIEMSA-
Lösung derart zu, daß der Objektträger völlig unter Flüssigkeit gesetzt
ist. Nach gutem Durchmischen der Farbflüssigkeit bleibt das Ganze
10 Min. stehen.

3. Abspülen in Wasser. Abtupfen. Trocknenlassen. Einschließen
in neutralen Balsam.

Schneller und leichter gelingt das Auffinden der Spirochäten im
Ausstrichpräparat bei der Anwendung der

HAGE-FONTANAschen Versilberungsmethode,

bei der die Spirochäten ziemlich dick erscheinen und infolgedessen
rasch in die Augen fallen.

1. Ausstreichen des Reizserums oder des Gewebssaftes (bei Organ-
untersuchung, auch nach Formalinhärtung) in sehr dünner Schicht
auf dem Objektträger. Lufttrocken werden lassen.

2. Fixieren mit einer mehrmals zu wechselnden Lösung von

Formalin	20,0	
Essigsäure	1,0	RUGEsche Lösung.
Aq. dest.	100,0	

Man läßt diese Lösung 1 Min. einwirken.

3. Abspülen in fließendem Wasser mehrere (10) Sek.

4. Beizung mit einer Lösung von

Acid. tannic.	5,0
Acid. carbol.	1,0
Aq. dest.	100,0

unter leichter (nicht über 55°) Erwärmung 20 Sek. lang, bis Dämpfe
aufsteigen.

5. 30 Sek. langes Abspülen unter fließendem Wasser.

6. Übergießen des nicht getrockneten Präparates mit einigen
Tropfen einer Silberlösung von

Argent. nitric.	0,25
Aq. dest.	100,0

Man gibt zu der auf dem gebeizten Ausstrich befindlichen Silberlösung sofort mit einer feinen Capillare ein Tröpfchen Ammoniak,
schaukelt das Präparat vorsichtig und sobald die Lösung einen bräunlichen Schimmer angenommen hat, erwärmt man sofort 20—30 Sek.,
bis leichte Dämpfe aufsteigen (nicht über 55°) (Schneemann).

7. Abspülen in Wasser. Trocknen mit Fließpapier.

Spirochäten tiefschwarz auf gelblichem Grunde.

Die in Anwendung kommenden Lösungen sind einige Zeit haltbar.

Die besten Färbungen der Spirochaete pallida erhält man mit der

Beckerschen Methode,

die eine Modifikation der Fontanaschen darstellt.

Man verfährt dabei folgendermaßen:

1. Dünne Ausstriche von dem Untersuchungsmaterial.

2. Fixierung der lufttrocknen Ausstriche in Rugescher Lösung wie
bei der Fontanaschen Methode.

3. Abspülen in Wasser (10 Sek.).

4. Beizung in 10 proz. Tanninlösung, der man 1 proz. Carbolsäure zugesetzt hat, unter leichtem Erwärmen (nicht über 50°) $^1/_2$ Min.

5. Abspülen in Wasser (30 Sek.).

6. Färben in Ziehlschem Carbolfuchsin unter leichtem Erwärmen
($^1/_2$—$^3/_4$ Min.).

7. Abspülen in Wasser. Trocknen. Canadabalsam.

Spirochäten leuchtend rot.

Krantz empfiehlt das Carbolfuchsin durch Krystallviolett zu ersetzen, doch habe ich davon keinen Vorteil gesehen (s. auch Schneemann).

Die Ruppertsche Methode lehnt sich an die Beckersche an, verwendet aber statt der Tanninbeize einen Farbstoff: Brillantreinblau 8 G
extra (Bayer & Co.).

Die Vorschrift dazu ist folgende:

1. Sehr dünne, lufttrockne Ausstriche werden 1—2 Min. mit Rugescher
Lösung behandelt.

2. Abspülen mit Wasser.

3. Überschichten mit einer gesättigten Lösung von Brillantreinblau und
gut aufkochen lassen.

4. Abspülen mit Wasser.

5. Nachfärben mit fünffach verdünntem Carbolfuchsin 3 Sekunden.

6. Abspülen mit Wasser, Trocknen.

Die Spirochäten sind rot gefärbt.

Die Methode eignet sich nach Oehler auch zur Darstellung von Flagellaten.

Griesbach beizt die in der Flamme fixierten Spirochätenpräparate
mit 5 proz. Lösung von Kaliumpermanganat 3 Min., spült im Wasser ab
und färbt mit verdünntem (1:10) Carbolfuchsin 2 Min. nach.

Nach GRUMBACH ist die von MISS TILDEN im NOGUCHISCHEN Laboratorium ausgearbeitete Methode wegen ihrer Einfachheit sehr empfehlenswert. Das Prinzip dieser Methode beruht auf einer Fixierung des spirochätenhaltigen Materials in einer gepufferten Formalinlösung, nach der sich die Spirochäten mit der gebräuchlichen Gentianaviolett- oder Carbolfuchsinlösung leicht färben lassen.

Die gepufferte Formalinlösung stellt man folgendermaßen her:

Formalin (40proz.)   10,0 ccm
Pufferphosphatlösung   90,0 ccm

Letztere besteht aus: 88 ccm $M/15$ $Na_2HPO_4 = 9{,}078$ g/1000 $+ 12{,}0$ ccm $M/15$ $HH_2PO_4 = 11{,}876$ g/1000.

Das spirochätenhaltige Material wird mit einem Tropfen der Fixierungslösung auf einem Objektträger gemischt. Nach 5 Min. langer Einwirkung (am besten in einer feuchten Kammer [ein mit Wasser befeuchtetes Stück Fließpapier in einer zugedeckten Petrischale]) streicht man den Tropfen in dünner Schicht aus; nachdem der Ausstrich lufttrocken geworden ist färbt man mit Gentianaviolett oder Carbolfuchsin.

Ein sehr bequemes Verfahren zum Nachweis der Spirochaete pallida ist

das BURRISCHE Tuscheverfahren.

Man verreibt ein Tröpfchen Reizserum oder einen Tropfen des von der Schnittfläche eines Organs abgestreiften Saftes — das Organ kann bereits auf beliebige Weise fixiert sein — auf einem Objektträger mit einem Tropfen Wasser und einem Tröpfchen flüssiger chinesischer Tusche (Pelikantusche von der Firma Günther & Wagner oder Tusche N 956 von Grübler[Dr. Hollborn]), streicht dann die gemischten Tropfen mit dem Rande eines Deckglases in dünner Schicht auf dem Objektträger breit, läßt trocknen und untersucht mit der Ölimmersion. Die Spirochäten und andere etwa vorhandene Bakterien erscheinen hell auf dunklem Grunde. Bei Organabstrichen empfiehlt es sich, vor dem Verreiben einen Tropfen Wasser zuzusetzen.

Anstatt der Tusche kann man nach HARRISON auch eine Suspension von Kollargol in destilliertem Wasser 1:19 verwenden, die man vor dem Gebrauch gut durchschütteln muß.

Sehr scharfe Bilder erhält man mit der von EISENBERG angegebenen, von Grübler (Dr. Hollborn) zu beziehenden Cyanochinlösung (Mischung von Chinablau und Cyanosin), die genau so wie die Tuschelösung angewendet wird. Die Spirochäten treten als scharfe Spiralen auf einem gleichmäßigen, klaren, dunkelblauen Grunde hervor.

Mitunter ist es vorteilhaft (besonders bei Organen von Neugeborenen mit angeborener Syphilis) die Ausstrichpräparate von Geweben herzustellen, die in Formalin fixiert sind. Bei GIEMSA-Färbung und besonders nach dem BURRISCHEN Verfahren erhält man dabei häufig reichlichere Spirochäten als in nativen Ausstrichpräparaten, sie sind auch meist intensiver als in diesen gefärbt (Schmorl, Zabel).

Man kann die Spirochaete pallida nach Meirowsky auch im lebenden Zustand färben, indem man einen aus physiologischer Kochsalzlösung und Methylviolett hergestellten Farbstoffbrei in einen ulcerierten Primäraffekt oder in ein ulceriertes Kondylom kräftig einreibt und das vorquellende, blau gefärbte Reizserum nach einigen Minuten untersucht. Die Spirochäten sind mehr oder weniger intensiv gefärbt.

Im Schnittpräparat dient zum Nachweis der Spirochaete pallida die Silberimprägnation, die zuerst von Volpino und Bertarelli in Anwendung gebracht wurde. Jetzt bedient man sich vorwiegend des Levaditischen Verfahrens zum Nachweis der Pallida im Gewebe.

Levaditische Methode.

1. Fixierung dünner Gewebsscheiben in 10 proz. Formalinlösung 24 Stunden oder länger.

2. Übertragen in 90 proz. Alkohol auf 24 Stunden.

3. Silberimprägnation in einer 1,5—3 proz. wäßrigen Lösung von Argent. nitric. bei 37° 3—6 Tage.

4. Kurzes Auswaschen in destilliertem Wasser (s. u.).

5. Reduktion in folgendem Gemisch:

Pyrogallussäure	5 ccm
Formalin (40 proz.)	2—4 g
dest. Wasser	100 ccm

oder in dem Levaditi-Manouélianschen Entwickler:

4 proz. Pyrogallussäure	90 ccm
Aceton	10 ccm

hiervon werden 10 ccm abgegossen und durch reines Pyridin ersetzt. 24—48 Stunden bei Zimmertemperatur.

6. Auswaschen in Wasser. Einbettung in Paraffin.

Prozedur 4—6 werden möglichst unter Lichtabschluß vorgenommen (Flasche aus dunklem Glas).

Man fertigt möglichst dünne Schnitte an. Die obersten Schichten der Präparate sind meist stark durch Silberniederschläge verunreinigt und infolgedessen nicht zu gebrauchen.

Diese Methode, die übrigens auch an Material, das in Formalin-Müller fixiert ist, sich anwenden läßt, gibt im allgemeinen gute und sichere Resultate, mitunter aber versagt sie, was nach E. Hoffmann und Jahnel auf das Auswaschen in destilliertem Wasser, Nr. 5, zurückzuführen ist. Unterläßt man das Auswaschen, so sind häufig störende Niederschläge vorhanden, auch werden leicht kleine Gewebsfasern mitgefärbt, die das Erkennen der Spirochäten erschweren.

In Material, das nur in Alkohol fixiert ist, färben sich nach meinen Erfahrungen die Spirochäten nach LEVADITI mitunter nicht. Um sie hier darzustellen, bringt man die Stücke, nachdem man sie in Wasser ausgewässert hat, auf mindestens 24 Stunden, besser noch länger in 4 proz. Formalin.

Die Spirochäten sind tief schwarz gefärbt, das Gewebe gelb bis gelbbraun. Es färben sich häufig auch die kollagenen und elastischen Fasern, jedoch mehr oder minder dunkelbraun, so daß sie zu Verwechslungen nicht Veranlassung geben können. Nur im Zentralnervensystem färben sich mitunter feinste Nervenfasern tief schwarz; da sie auch fein gewunden sein können, so ist hier manchmal eine sichere Unterscheidung von Spirochäten und Nervenfasern unmöglich (SCHMORL, BENDA). Die Kerne treten in den Schnitten meist mit hinreichender Deutlichkeit hervor, will man sie durch Färbung stärker hervorheben, so kann man eine Nachfärbung mit GIEMSA-Lösung (verdünnt) oder Toluidinblau (Differenzieren in Alkohol mit einigen Tropfen UNNAscher Glycerinäthermischung) oder mit verdünnter Carbolfuchsinlösung (Differenzieren in 0,5 proz. Essigsäure) oder Safraninlösung oder Neutralrotlösung vornehmen. Die Schnitte müssen im Dunkeln aufbewahrt werden, anderenfalls die Silberimprägnation zugrunde geht.

Nach NAKANO kann man das LEVADITIsche Verfahren in folgender Weise abkürzen:
1. Fixieren dünner Scheiben in Formalin 10—20 Min. bei 37°.
2. Nachhärten in 95 proz. Alkohol 3—5 Stunden.
3. Auswaschen in fließendem Wasser 10 Min., dann mindestens 10 Min. in destilliertem Wasser.
4. Übertragen in 1,5 proz. Lösung von Argentum nitricum im dunklen Glas bei 50° auf 4—5 Stunden.
5. Einlegen in die schon angegebene Pyrogallol-Formalinlösung bei 50° auf 4—10 Stunden.
6. Abspülen in Wasser und Einbetten in Paraffin.

Die Pyridinmethode LEVADITIS ist nicht so sicher wie seine ursprüngliche Methode.

Recht saubere Präparate, in denen nur die Spirochäten mit Silber imprägniert sind, gibt folgendes von YAMAMOTO angegebenes Verfahren:
1. die in beliebiger Weise fixierten Objekte, aus denen man dünne (5 mm dicke) Scheiben herausschneidet, werden 24 Stunden in fließendem Wasser ausgewaschen und dann auf eine Stunde in destilliertes Wasser eingelegt.
2. Versilberung in einer 5 proz. Lösung von Silbernitrat 48 Stunden bei 37°.
3. Reduktion in einem Gemisch von

$$\left.\begin{array}{ll} \text{Acid. tannic.} & 1 \\ \text{Acid. pyrogallic.} & 2 \\ \text{Aq. dest.} & 100 \end{array}\right\} 24 \text{ Stunden bei } 37°$$

Wechseln der Flüssigkeit nach Verlauf der ersten Stunde, weil sie sich trübt.
4. Auswaschen in Wasser 1 Stunde.
5. Einbetten am besten in Celloidin, da bei Paraffineinbettung die Färbung etwas abblaßt.
6. Aufhellen in Origanumöl. Balsam.

Nachfärbung der Schnitte mit Löfflers Methylenblau möglich.

Die Schnellmethode von Gyenes und Sternberg ist nicht zu empfehlen, da dabei meist Niederschläge auftreten.

Nach Steiner lassen sich die Syphilisspirochäten im Gefrierschnitt auf folgende Weise darstellen:

„Gut in Formol fixiertes Material wird 1 Stunde in fließendem Wasser ausgewaschen und Gefrierschnitte von 10—20 μ Dicke hergestellt. Die Schnitte werden in destilliertem Wasser ausgewaschen und kommen dann einzeln in ein Schälchen mit 10 proz. alkoholischer (angesetzt mit 96 proz. Alkohol) Mastixlösung. Die Mastixlösung darf nicht trübe und soll nicht zu jung sein. Von dem Schnitt gehen in der Mastixlösung weißlich-wolkige Schlieren ab, die sich in der Mastixlösung wieder vollkommen lösen müssen. Der Schnitt darf keine Flecken haben und muß überall durchscheinend sein. In dieser Mastixlösung wird der Schnitt höchstens 1—2 Minuten gelassen, kommt dann in eine große Schale destillierten Wassers, wird in dieser etwas hin und her geschwenkt und sofort in eine weitere Schale destillierten Wassers, die nicht mehr milchig getrübt sein darf, gebracht.

Derartig vorbehandelte Schnitte kommen in einer 0,1 proz. Silbernitratlösung auf 24 Stunden in den Brutschrank bei 37°. In die Schale mit Silbernitratlösung können einige Schnitte, aber nicht mehr als 6 zusammen verbracht werden. Kurzes Auswaschen in heißem destilliertem Wasser (2 Min.). Die Schnitte bringt man in eine Mastixlösung, die jedesmal folgendermaßen hergestellt wird: Von der obigen 10 proz. alkoholischen Stammlösung entnimmt man mit der Pipette 1 ccm, gibt 10 ccm 96 proz. Alkohol dazu und fügt nun langsam tropfenweise 20—30 ccm destillierten Wassers hinzu. Die Lösung muß dickmilchig aussehen, man stellt sie am besten in einem Meßzylinder her. In dieser Lösung bleiben die Schnitte 10 Min. Kurzes Auswaschen in destilliertem Wasser. Übertragen in eine 5 proz., unmittelbar vorher hergestellte filtrierte Hydrochinonlösung Die Lösung des Hydrochinons muß mit kaltem destilliertem Wasser hergestellt werden. In der Hydrochinonlösung bleiben die Schnitte 4 bis 6 Stunden. Gründliches Auswaschen in mehrfach gewechseltem destilliertem Wasser. Aufsteigende Alkoholreihe — Einbettung in Canadabalsam.

Kurz zusammengefaßt gestaltet sich daher die Methode wie folgt:

1. Einlegen für 1—2 Min. in 10 proz. alkoholische (96 proz.) Mastixlösung.

2. Kurz destilliertes Wasser, einmal gewechselt.

3. Einlegen für 24 Stunden bei 37° in 0,1 proz. Silbernitratlösung.

4. Kurzes Auswaschen in heißem destilliertem Wasser (2 Min.).

5. Einlegen für 10 Min. in eine milchige Mastixlösung (1 ccm Stammlösung + 10 ccm 96 proz. Alkohol + 20 — 30 ccm destilliertes Wasser.

6. Kurzes Abspülen in destilliertem Wasser.

7. Einlegen für 4—6 Stunden in eine frisch bereitete 5 proz. Hydrochinonlösung.

8. Gründliches Auswaschen in mehrfach gewechseltem destilliertem Wasser.

9. Alkoholreihe. Carbolxylol, Xylol, Canadabalsam.“

Eine sehr einfache Methode zum Nachweis der Spirochaeta pallida im Schnittpräparat gibt KRANTZ an:

1. Gefrierschnitte aus formalinfixiertem Material werden aus destilliertem Wasser in eine Lösung von Argentum nitric. 1:1000 gebracht und verweilen darin bei Paraffinofentemperatur 4—24 Stunden.

2. Abspülen mit destilliertem Wasser und Übertragen

3. in eine Lösung von

Pyrogallol	0,2 g
Aq. dest.	15 ccm
Mucilago Gummi arab.	5 ccm

Die Reduktion nimmt 30—60 Min. in Anspruch, von ihrem Fortschreiten überzeugt man sich von Zeit zu Zeit durch Untersuchung eines Schnittes mit dem Mikroskop. Nach ihrer Beendigung

4. gründliches Abspülen in Leitungswasser.

5. Alkohol. Xylol. Balsam.

Auch aufgeklebte Paraffinschnitte eignen sich für die Methode.

Wesentlich für das Gelingen ist die Verwendung sauberer NaCl-freier Glasgefäße und einer dünnen Lösung von Arg. nitr. Bei Organen, in denen Formalinniederschläge enthalten sind, entfernt man diese durch Einlegen der Schnitte in Ammoniakalkohol (s. S. 123).

Eine weitere Methode zum Nachweis der Spirochäten im Gefrierschnitt ist von ARMUZZI und STREMPEL aus der HOFFMANNschen Klinik angegeben worden.

1. Möglichst dünne Gefrierschnitte aus Formolmaterial in reines Pyridin $1^1/_2$ Stunden.

2. Auswaschen in destilliertem Wasser.

3. 96proz. Alkohol 1 Stunde.

4. Wasser 1 Min.

5. 5proz. Lösung von Uranylsulfat 2 Stunden bei Zimmertemperatur.

6. Kurzes Auswaschen in Wasser und Übertragen in 2proz. Lösung von Argent. nitr. $2^1/_2$—3 Stunden bei 37°.

7. Sofortiges Übertragen in eine $^1/_4$proz. Lösung von Argent. nitr. 100 ccm, der 20 ccm einer 70proz. Gummi arabic.-Lösung zugesetzt ist. Diese Gemisch wird mit 5 ccm einer 5proz. Lösung von Hydrochinon vorsichtig überschichtet und nun durch langsames Rühren mit einem Glasstab die Entwicklung der Spirochätenfärbung vollzogen (etwa 10 Min.).

8. Gründliches Auswaschen in Wasser. Alkohol. Xylol. Balsam.

Um im Gehirn und Rückenmark die Syphilisspirochäten nachzuweisen, müssen besondere Vorsichtsmaßregeln gebraucht werden, weil sich hier bei der Silberimprägnation leicht Neurogliafasern und feine Achsenzylinder mitfärben, die eine sichere Erkennung der Spirochäten unmöglich machen.

Nach NOGUCHI ist es zunächst angezeigt, die zur Imprägnation bestimmten Scheiben dicker als bei anderen Organen zu wählen, und zwar 5 mm dick oder noch dicker, weil man im Innern solcher Stücke immer einen weniger tief imprägnierten Bezirk finden kann, innerhalb dessen die Pallida sich von den weniger tief imprägnierten Neurogliafibrillen auf das schärfste abhebt. Ferner ist es unbedingt notwendig, daß man die Stücke nach gründlicher Formalinfixierung ebenso gründlich in Alkohol nachfixiert. Endlich ist zu beachten, daß lange Einwirkung von Formalin die Imprägnationsfähigkeit der Neurogliafasern herabsetzt, die der Pallida aber erhöht. Man hat daher um so mehr Aussicht, letztere nachzuweisen, je länger das zu untersuchende Stück in Formalin gelegen hat. Man erhält aber auch nicht selten an weniger lange in Formalin fixierten Stücken gute Resultate.

Nach dem genannten Autor verfährt man am zweckmäßigsten folgendermaßen:

1. Von einem in 10 proz. Formalin gehärteten Gehirn wird aus der Gegend des Gyrus frontalis, des Gyrus rectus oder irgendeiner anderen Region ein 5—7 mm dickes Scheibchen herausgeschnitten und zunächst in ein Gemisch von folgender Zusammensetzung:

Formalin	10 ccm
Pyridin	10 ccm
Aceton	25 ccm
Alkohol abs.	25 ccm
Aq. dest.	30 ccm

5 Tage lang bei Zimmertemperatur eingelegt.

2. Hierauf folgt gründliches Auswaschen in häufig gewechseltem destilliertem Wasser 24 Stunden lang.

3. Hieran schließt sich, was besonders wichtig ist, ein 3 tägiges Nachfixieren in 96 proz. Alkohol.

4. Hierauf wird gründlich 24 Stunden in mehrmals zu wechselndem destilliertem Wasser ausgewaschen.

5. Einlegen in 1,5 proz. Silbernitratlösung in dunkler Flasche entweder 5 Tage bei Zimmertemperatur oder 3 Tage bei 37°; am geeignetsten ist das von der Firma Merck gelieferte Silbernitrat.

6. 2 stündiges Auswaschen in destilliertem Wasser.

7. Reduktion in 4 proz. Pyrogallussäurelösung, der man 5 proz. Formalin zugesetzt hat, 24—48 Stunden bei Zimmertemperatur.

8. Gründliches Auswaschen in destilliertem Wasser.

9. Übertragen in 80 proz. Alkohol auf 24 Stunden.

10. Einlegen in mehrmals zu wechselnden Alkohol von 96% auf 3 Tage.

11. Absoluter Alkohol 2 Tage.

12. Einbetten in Paraffin mittels Xylol.

Es empfiehlt sich, die Schnitte aus verschiedenen Tiefen der Objekte zu entnehmen, um so die Zone zu finden, wo die Spirochäten am besten imprägniert sind. Die Dicke der Schnitte ist verschieden zu bemessen, 3—5 μ. Zweckmäßig ist es, ein Gewebsstück, das sicher viel Spirochäten enthält, in derselben Weise gleichzeitig zu behandeln, um für den Erfolg der Imprägnierung einen Indicator zu haben.

Wenn die Imprägnation gut ausgefallen ist, so sind alle Gewebe des Nervensystems schwach gelblich oder gelblichbraun gefärbt, die Pallidae aber tief schwarz. Zuweilen färben sich die Neurogliafasern sehr deutlich, untersucht man dann bei künstlicher Beleuchtung, so erscheinen sie bräunlich gefärbt, niemals schwarz. Schnitte, in denen die letztgenannten Fasern gleichfalls schwarz gefärbt sind, sind nicht zu gebrauchen. Die Spirochäten liegen in der Hirnrinde meist in der unmittelbaren Nähe von Ganglienzellen, selten in der Nähe von Blutgefäßen, nie in den Gefäßwänden.

Das NOGUCHIsche Verfahren ist von JAHNEL in folgender Weise verbessert worden.

Das Gehirn wird möglichst bald nach dem Tode aus der Schädelhöhle entnommen und zunächst nicht weiter seziert. Es werden aus einzelnen Stellen der Hirnrinde kleine Stückchen entnommen, mit Kochsalzlösung zu einem feinen Brei verrieben und bei Dunkelfeldbeleuchtung auf Spirochäten untersucht. Es ist wichtig, möglichst viele Stellen der Hirnoberfläche auf Spirochäten nachzusehen, um einzelne größere Spirochätenansammlungen aufzufinden. Am meisten Sorgfalt ist der Untersuchung der vorderen Hirnpartien zu widmen. Findet man eine Stelle mit vielen Spirochäten, so schneidet man aus dieser ein kleines Stück heraus und legt es in eine 10 proz. Formalinlösung ein. Es erscheint vorteilhaft, von vornherein kleine Stücke zu fixieren, doch erhält man auch brauchbare Resultate, wenn das ganze Hirn zunächst in Formalin eingelegt wurde. Wie bereits NOGUCHI betont hat, erhält man namentlich dann gute Imprägnationen der Pallida im paralytischen Gehirn, wenn das Material bereits längere Zeit in Formalin fixiert ist, selbst in Material, das 9 Jahre bereits in Formol gelegen hatte. Eine genügende Fixierung ist erst dann vorhanden, wenn das Untersuchungsmaterial mindestens 14 Tage lang in Formalin gelegen hat.

Zur Imprägnation hat sich hauptsächlich folgende Methode bewährt:

1. Kleine (2—4 mm) dicke Stücke werden in Wasser 1—3 Tage ausgewaschen.

2. Diese werden dann auf 1—3 Tage in reines Pyridin übertragen.

3. Nun werden sie solange in mehrfach zu wechselndem Wasser ausgewaschen, bis der intensive Pyridingeruch verschwunden ist, was 2—3 Tage dauert (wichtig!), evtl. werden sie dann noch einige Tage mit 5—10 proz. Formalin behandelt und dann wieder gründlich in Wasser ausgewaschen.

4. Hierauf werden sie in eine 1 proz. Lösung von Urannitrat Merck eingelegt. Diese Lösung ist jedesmal frisch zu bereiten. In diese Lösung kommen kleine 2—4 mm dicke Stücke $^1/_2$—1 Stunde lang in den Brutofen bei 37°. Damit die Uranlösung von allen Seiten gleichmäßig eindringen kann, empfiehlt es sich, auf den Boden des Gefäßes etwas bleifreie Glaswolle zu bringen. Die Behandlung mit Urannitrat verfolgt den Zweck, die Mitimprägnation der nervösen und gliösen Fibrillen zu verhindern. Sie darf nicht zu lange ausgedehnt werden, damit die Färbbarkeit der Spirochäten nicht leidet. In einzelnen besonderen Fällen, in denen die geschilderte Vorbehandlung nicht genügt, um die Mitfärbung der Fibrillen auszuschalten, kann man den Versuch machen, dies mit einer 2 proz. Uranlösung zu erzielen. Doch gibt die 1 proz. Uranbehandlung mehr Aussicht auf eine gute Spirochätenimprägnation.

5. Die Stücke werden hierauf in destilliertem Wasser gewaschen (1 Tag lang).

6. Übertragen der Stücke in 96 proz. Alkohol 3—8 Tage.

7. Auswaschen der Stücke in destilliertem Wasser, bis sie untersinken.

8. Die Blöcke kommen hierauf in eine 1,5 proz. Silbernitratlösung in dunkler Flasche in den Brutofen. Hierin verweilen sie 5—8 Tage. Es ist wichtig, immer reichlich Silberlösung zu verwenden und nicht zu viele Blöcke in eine Flasche zu bringen. Man verwende stets Argentum nitric. cryst. Merck, nie das in Stangen käufliche unreine Silber der Scheideanstalten.

9. Nach Abgießen der Silberlösung Abspülen in destilliertem Wasser im Dunkeln. Hierauf bringt man die Blöcke in das Reduktionsbad von 4 proz. Pyrogalluslösung, der man 5 proz. Formalin zugesetzt hat, 1—2 Tage bei Zimmertemperatur in dunkler Flasche. Die Lösung mit Acid. pyrogallic. Merck ist stets frisch herzustellen, oder man behandelt die Blöcke nach kurzem Auswaschen in destilliertem Wasser mit dem LEVADITI-MANOUÉLIANschen Entwickler (s. o.), der nach den neuesten Erfahrungen JAHNELS vorzuziehen ist.

10. Auswaschen in Aq. dest., Alkohol steigender Konzentration, Xylol, Paraffineinbettung. Der Alkohol muß vollkommen säurefrei sein. Man schneidet 5 μ dicke Schnitte. Dünnere oder dickere Schnitte sind nicht vorteilhaft.

JAHNEL gibt noch andere Methoden an, die in besonderen Fällen sich empfehlen; hierzu s. F. JAHNEL, Einiges über die Prinzipien und neuere Methoden des Spirochätennachweises im Gewebe mit besonderer Berücksichtigung des Zentralnervensystems. Münch. med. Wschr. **1920**, 932 und 1263.

Für die Untersuchung anderer Organe auf Spirochäten leisten die JAHNELschen Methoden nicht mehr als die LEVADITIsche.

Will man die Spirochäten in Knochenpräparaten nachweisen, so entkalkt man die in Formalin fixierten und in Alkohol nachgehärteten Objekte zunächst in wäßriger Salpetersäure und unterwirft sie nach gründlicher Auswässerung der Levaditischen Methode (man bringt die Stücke aus destilliertem Wasser in Silber!). Ich habe hierbei öfter Mißerfolge gehabt.

Zur Entfernung des Silbers aus imprägnierten Schnitten bedient man sich (um die Schnitte in gewöhnlicher Weise zu färben) entweder eines Gemisches von

10 proz. Ferricyankaliumlösung 10 Teile,
25 proz. Fixiernatronlösung 90 Teile

in der die Schnitte verbleiben, bis der gelbe Farbenton verschwunden ist (weiteres Hinzufügen von Ferricyankaliumlösung bei eintretender Entfärbung der Lösung), oder der Weigertschen Borax-Ferricyankaliumlösung. Man kann ferner auch in der Weise verfahren, daß man die Schnitte zunächst in Lugolsche Lösung auf 1—2 Stunden einlegt und dann nach kurzem Abspülen in Wasser mit 10 proz. Fixiernatronlösung bis zur Entfärbung behandelt. Gründliches Auswaschen der Schnitte im Wasser ist bei sämtlichen Entsilberungsmethoden notwendig, die selbstverständlich die Spirochätenfärbung zerstören.

Die Färbung der Spirochäten im Schnitt mit Giemsascher Lösung nach Schmorl ist nicht sicher genug, um eine praktische Bedeutung zu besitzen.

Die Erreger der Genitalspirochätose des Kaninchens lassen sich nach denselben Methoden wie die Spirochaeta pallida darstellen.

Spirochaete Obermeier (Recurrensspirillen).

a) Nativpräparat: Die während des Fieberanfalles meist sehr zahlreich im Blut enthaltenen, sehr lebhaft beweglichen Spirochäten lassen sich im frischen Blutpräparat unschwer auch mit starken Trockensystemen nachweisen. Ihr Auffinden wird für den Ungeübten durch das von Weltmann angegebene Verfahren sehr erleichtert. Man bestreicht einen gut gereinigten und durch die Flamme gezogenen Objektträger mit einer ganz dünnen Schicht einer gesättigten alkoholischen Lösung von Methylenblau, läßt dieses trocknen und bringt auf die Farbschicht ein Tröpfchen Blut, das man mit einem Deckglas bedeckt. Die Spirochäten färben sich fast augenblicklich hellblau, bleiben eine kurze Zeit beweglich und sind so leicht aufzufinden.

b) Ausstrichpräparate färben sich leicht mit den gewöhnlichen wäßrigen Anilinfarblösungen, besonders bei etwas längerer Einwirkung unter Erwärmen. Um sie zwischen den roten Blutkörperchen besser hervortreten zu lassen, legt man die sorgfältig, am besten bei 75° im

Thermostaten getrockneten Ausstrichpräparate auf 10 Sek. in 5 proz. Essigsäure, bläst letztere mittels eines Glasrohres rasch weg und hält die Präparate wenige Sekunden mit der beschickten Seite nach unten über eine starke Lösung von Ammoniak, spült hierauf in Wasser ab und färbt sie in gewöhnlicher Weise oder besser mit Anilinwasser-Gentianaviolett, durch das sie fast momentan eine tiefblaue Färbung annehmen. Durch die Essigsäure werden die roten Blutkörperchen so beeinflußt, daß sie sich nicht mehr oder nur noch schwach färben.

Ferner ist zur Färbung der Ausstrichpräparate mit gutem Erfolg die GIEMSAsche, die FONTANAsche und besonders die BECKERsche Methode (s. S. 385), ferner das BURRIsche Verfahren zu verwenden.

c) In Schnittpräparaten lassen sie sich mit der LEVADITIschen Silbermethode (s. o.) darstellen.

Mit Anilinfarben sind sie nur schwer im Schnitt zu färben. Am besten gelingt die Färbung bei Alkoholhärtung und Paraffineinbettung mit 2 proz. Gentianaviolettlösung (s. S. 348) oder in einem Gemisch von

1. konzentrierter wäßriger Methylenblaulösung	10 ccm
1 proz. alkoholischer Tropäolinlösung	5 ccm
Wasser	10 ccm
Ätzkalilösung 1:1000	2—5 Tropfen

24 Stunden.

   2. Abspülen in Wasser.

   3. Entwässern in einem Gemisch von Äther und Alkohol abs. $\overline{aa}$.

   4. Aufhellen in Bergamottöl. Xylol. Balsam.

Spirochäten der Afrikanischen Recurrens (Zeckenfieber)

verhalten sich färberisch im Ausstrich und wohl auch im Schnittpräparat wie die OBERMEIERschen Spirochäten.

Die Spirochäten der Framboesia tropica, Spirochaete pallidula oder pertenuis werden im Ausstrichpräparat nach GIEMSA gefärbt oder mit dem Tuscheverfahren dargestellt, der Silbermethode sind sie zugängig.

Die übrigen pathogenen Spirochäten (Spirochaete anserina, gallinarum, Theileri bei Rindern) lassen sich mit den gewöhnlichen Anilinfarblösungen färben, sie sind sämtlich mit der GIEMSAschen Färbung gut darstellbar, im Schnittpräparat mittels der LEVADITIschen Methode.

Die Spirochäten bei der Angina PLAUT-VINCENT lassen sich sehr leicht mit verdünnter Carbolfuchsin- oder anderen wäßrigen Anilinfarblösungen und dem Tuscheverfahren darstellen. Für Schnittfärbungen verwendet man am besten die LEVADITIsche Methode.

Der Erreger der WEILschen Krankheit, die Spirochaete icterogenes, läßt sich im Ausstrichpräparat leicht mittels des BURRI-

schen Tuscheverfahrens, wobei man am besten konzentrierte Tuschelösung verwendet, mit der Fontanaschen und Beckerschen Methode
(S. 384 und 385) und durch Giemsa-Färbung darstellen, die man auf
die mit Äther-Alkohol $^1/_2$ Stunde fixierten Präparate 6—24 Stunden einwirken läßt. Zur Verhütung von Niederschlägen fügt man dem Wasser,
ehe man die Giemsa-Lösung zufügt, einige Tropfen einer 1proz. Sodalösung zu. Falls sich trotzdem Niederschläge gebildet haben, gibt man
das gefärbte und mit Wasser abgespülte Präparat auf kurze Zeit in eine
25proz. Tanninlösung, durch die sämtliche Niederschläge beseitigt werden.

Zum Nachweis im Schnittpräparat ist die Levaditi-Methode anzuwenden; es empfiehlt sich aber, möglichst dünne Gewebsscheiben
zu nehmen und sie nach der Formalinfixierung mit Äther-Alkohol
$\overline{\mathrm{aa}}$ 24 Stunden zu behandeln.

Ähnlich verhält sich die bei multipler Sklerose gefundene Spirochäte, die Spirochäte des Siebentagefiebers und der Rattenbißkrankheit.

Zum Nachweis der bei geschwürigen Hautprozessen vorkommenden
Spirochaete refringens dient Giemsa-Färbung oder das Tuscheverfahren, im Schnitt die Levaditische Methode.

Die Spirochäten, die sich bei ulcerösen und gangränescierenden
Prozessen sehr häufig finden und offenbar verschiedenen Arten angehören (Angina Ludovici, Noma, Balanitis, ulcerierenden Carcinomen,
Lungengangrän) sind mittels des Tuscheverfahrens und nach Giemsa,
in Schnitten mit der Silberimprägnation nachzuweisen.

Literatur. Armuzzi u. R. Strempel: Zur Darstellung der Spirochaeta pallida
in Gefrierschnitten. Klin. Wschr. **1924** — Zum Nachweis der Syphilisspirochäten
im Liquorsediment. Ibid. **1923**. — Balint, M.: Gepuffertes Wasser für die Romanowsky-Giemsa-Färbung. Ibid. **1926**. — Becker, E.: Eine empfehlenswerte
Methode für Spirochätenfärbungen. Dtsch. med. Wschr. **1920**. — Benda: Zur
Levaditi-Färbung der Spirochaeta pallida. Berl. klin. Wschr. **1907**. — Berg:
Nachweis der Spirochaeta pallida durch ein vereinfachtes Tuscheverfahren. Dtsch.
med. Wschr. **1910**, 933. — Burri: Über das Tuscheverfahren. Jena: Fischer 1909.
— Bertarelli u. Volpino: Untersuchungen über die Spirochaeta pallida Schau-
dinn bei Syphilis. Zbl. Bakter. I Orig. **40** u. **41**. — Collier: Methoden der Spiro-
chätenfärbung. In: Abderhalden, Hb. d. biolog. Arbeitsmethoden. Liefg. 217,
Abt. VIII, Tl 2. — Collier, W. A., u. A. Cohn: Mikroskopischer Nachweis der
Spirochaeta pallida, der Gonokokken und des Erregers des Ulcus molle. Berlin u.
Wien: Urban & Schwarzenberg 1928. — Frühwald: Über den Nachweis der
Spirochaeta pallida mittels des Tuscheverfahrens. Münch. med. Wschr. **1909**,
2523. — Giemsa: Beitrag zur Färbung der Spirochaeta pallida (Schaudinn) in
Ausstrichpräparaten. Dtsch. med. Wschr. **1907** — Zur Schnellfärbung von Trocken-
ausstrichen. Zbl. Bakter. I Orig. **73** — Das Wesen der Giemsa-Färbung. Ibid. **89**,
99. — Griesbach, R.: Eine einfache und billige Methode der Spirochätenfärbung.
Münch. med. Wschr. **1924**. — Grumbach: Ein einfaches Nachweisverfahren der
Spirochaeta pallida. Ibid. **1928**. — Günther: Färbung der Recurrensspirillen in
Blutpräparaten. Fortschr. Med. **3**. — Gyenes u. Sternberg: Schnellmethode zum
Nachweis der Spirochaeta pallida in den Geweben. Berl. klin. Wschr. **1913**, 2282. —
Hage: Fontanasche Versilberungsmethode zum Nachweis der Spirochaeta pallida.

Münch. med. Wschr. **1916**, 729. — HARRISON: A modification of the BURRI method. Brit. med. J. **1912**, 1547; Ref. Zbl. Path. **24** (1913). — HORALEK: Einfache Methode zur Färbung von Syphilisspirochäten und Bakterien in Schnittpräparaten. Dtsch. med. Wschr. **1924**. — JAHNEL, F., Studien über progressive Paralyse. Arch. f. Psychiatr. **57**, 847 — Über die Lokalisation der Spirochäten im Gehirn bei progressiver Paralyse. Neur. Zbl. **36**, 402 — Einiges über die Prinzipien und neueren Methoden des Spirochätennachweises im Gewebe mit besonderer Berücksichtigung des Zentralnervensystems. Münch. med. Wschr. **1920**, 932 — Weitere Erfahrungen über Spirochätenfärbung im Nervensystem. Ibid. **1920**, 1263. — JAKIMOFF, Modifikation der Spirochätenimprägnation nach der Methode FONTANA-TRIBONDEAU. Zbl. Bakter. I Orig. **102**, 89. — KANZLER: Darstellung der Spirochaeta pallida im Gefrierschnitt des Zentralnervensystems. Z. Neur. **117**, 175 (1928). — KLAUSNER: Eine Sekundenfärbung der Spirochaeta pallida. Berl. klin. Wschr. **1911**. — KLIEWE, H.: Eine einfache und billige Methode der Spirochätenfärbung. Münch. med. Wschr. **1923**, 1486. — KRANTZ, W.: Eine einfache Methode zur Darstellung der Spirochaeta pallida in Schnittpräparaten. Ibid. **1924**. — KUFS: Über die Verwendung der KANZLERschen Methode zur Darstellung der Spirochaeta pallida für die allgemeine Pathologie. Z. Neur. **117**, 175 (1928). — LAKES u. JELINEK: Einige Bemerkungen zur Darstellung der Spirochäten im Schnitt durch die Silberimprägnation. Z. Immun.forsch. **1926**. — LEVADITI: Sur la coloration du Spirochaeta pallida (SCHAUDINN) dans les coups. C. r. Soc. Biol. Paris **59**. — LEVADITI et MANOUÉLIAN: Nouvelle méthode rapide pour la coloration des Spirochaete sur coups. Ibid. **1906**. — MEIROWSKY: Schnelle Färbung lebender Spirochäten. Münch. med. Wschr. **1910**. — NAKANO: Eine Schnellfärbungsmethode der Spirochaeta pallida im Gewebe. Dtsch. med. Wschr. **1912**. — NIKIFOROW, M.: Färbung der Spirochäte des Rückfallfiebers. Wratsch. **1887**. — NITSCHE: Verwendung kolloidaler Metalle an Stelle der Tusche bei BURRI-Präparaten. Zbl. Bakter. I Orig. **63**, 575. — NOGUCHI: Münch. med. Wschr. **1913**. — OELZE: Praxis der Spirochätenfärbung. Münch. med. Wschr. **1919**, 1082. — PROWAZEK: Technik der Spirochätenuntersuchungen. (Zusammenfassendes Referat.) Z. Mikrosk. **23** (1906). — RENC: Über eine neue Modifikation der Spirochätenfärbemethode. Zbl. Bakter. I Orig. **88**, 174. — RUPPERT: Eine neue Methode zum Färben der Treponema pallida. Dtsch. med. Wschr. **1921**, 1054. — SAPHIER: Zur Technik der LEVADITIschen Methode. Münch. med. Wschr. **1920** — Pallidafärbung in dicken Tropfen. Ibid. **1920**, 1047. — SCHAUDINN u. HOFFMANN: Vorläufiger Bericht über das Vorkommen von Spirochäten in syphilitischen Krankheitsprodukten und Papillomen. Arb. Kais. Ges.-A. **1905**. — SCHNEEMANN: Vergleichende Untersuchungen über neuere Spirochätenfärbungen. Zbl. Bakter. I. Orig. **86**, 84 (hier auch die Zusammenstellung der Literatur). — SCHMORL: Die Färbung der Spirochaeta pallida im Schnittpräparat nach GIEMSA. Dtsch. med. Wschr. **1907**. — SCHUSTER: Neue Beiträge zur experimentellen Syphilis des Kaninchens. Elektrohistologische Färbungsversuche des Gehirngewebes an syphilitischen Kaninchen. Dtsch. Z. Nervenheilk. **84**, 89. — STEINER: Über eine neue Spirochätenfärbung im Gefrierschnitt. Münch. med. Wschr. **1922**, 121. — UHLENHUTH u. FROMME: Färbung der Spirochaeta icterogenes. Z. Immun.forsch. **28**. — UNNA, P. G.: Das Wesen der GIEMSA-Färbung. Zbl. Bakter. I Orig. **88**, 159. — WELTMANN, O., Die Vitalfärbung zum raschen Nachweis der Spirochaeta Obermeieri. Wien. klin. Wschr. **1915**, 1257. — WOLFF: Zur Darstellung der Spirochaeta pallida. Dermat. Zbl. **21**, 114. — YAMAMOTO: Eine Verbesserung der Färbungsmethode der Spirochaeta pallida in Geweben. Zbl. Path. **20**, 153 — Studien über Spirochätenfärbung. Acta dermat. (Kioto) **14**, 11 u. 188 (1929); **13**, 591 (1929). — ZABEL: Med. Klin. **1907**. — ZUELZER, MARG.: Spirochäten. Im Handbuch der pathogenen Protozoen. Herausgegeben von PROWAZEK u. NÖLLER. Leipzig 1925.

ACHTZEHNTES KAPITEL

Tierische Parasiten.

Die Untersuchung auf Eingeweidewürmer, kleinere Darmparasiten und ihre Eier nimmt man in der Weise vor, daß man kleine Mengen Darminhalts in dünner Schicht auf Objektträger ausstreicht und in feuchtem Zustande untersucht.

Handelt es sich um die Untersuchung von Flüssigkeiten auf tierische Parasiten (Echinococcus-Haken, Distomeneier), so läßt man zunächst im Spitzglas sedimentieren oder zentrifugiert; vom Sediment bringt man kleine Quantitäten unter das Mikroskop.

Handelt es sich um den Nachweis von Parasiteneiern im Stuhl, so untersucht man zunächst eine kleine Portion direkt unter dem Mikroskop. Bei negativem Resultat wendet man die TELEMANNsche Methode an, die häufig sehr gute Dienste leistet:

Man entnimmt von 3—5 Stellen erbsengroße Kotpartikel, schüttelt sie mit 50proz. Salzsäure gründlich durch (bei fester Konsistenz zerkleinern mit einem Glasstab) und erwärmt kurz und vorsichtig. Hierauf gibt man die gleiche Menge Äther dazu, schüttelt zunächst schwach und dann stark durch. Das Gemisch wird durch ein feines Haarsieb gegossen und 2 Min. zentrifugiert. Es bilden sich drei Schichten, die beiden oberen werden vorsichtig abgegossen, die unterste enthält die Parasiteneier.

Da durch die Salzsäure manche Parasiteneier geschädigt werden, empfiehlt YAVITA, sie durch eine 25proz. Antiforminlösung zu ersetzen.

Mit dieser Methode sind alle Parasiteneier nachzuweisen.

Zum Nachweis der Eier von Ascaris, Oxyuris und Anchylostomen ist besonders das von BATT angegebene und später von FULLEBORN und anderen verbesserte Kochsalzverfahren.

Man verreibt die aus mehreren Stellen des Stuhles entnommenen Proben in einem Porzellantiegel unter langsamem Hinzufügen heißgesättigter, erkalteter Kochsalzlösung, filtriert durch ein engmaschiges Drahtsieb in einen weithalsigen Erlenmeyerkolben, der bis zum Hals gefüllt werden muß; entfernt nach 5—7 Min. durch vorsichtiges Abgießen oder Ablöffeln die oben mitschwimmenden Kotteilchen, hebt nach 30—45 Min. mit rechtwinklig abgebogener Draht- oder Platinöse, ohne sie unterzutauchen, das dünne Oberflächenhäutchen, in dem die Eier enthalten sind, ab und bringt es auf den Objektträger. Durch 2 Min. langes Zentrifugieren kann eine bessere Ausbeute erzielt werden. Im Sediment lassen sich die Eier leicht nachweisen.

Die Köpfe von Bandwürmern untersucht man mit schwacher Vergrößerung in Kochsalzlösung, Wasser oder Glycerin; Bandwurmglieder behandelt man, um die charakteristische Uterusform zu Gesicht zu bekommen, entweder mit Essigsäure oder zerquetscht sie zwischen zwei Objektträgern. Scolices von Cysticercus cellulosae öffnet man mit einer feinen Schere oder zerquetscht sie zwischen zwei Objektträgern, Hakenkranz und Saugnäpfe sind bei schwacher Vergrößerung leicht zu sehen.

Die lamellöse Struktur der Wand der Echinococcusblasen erkennt man leicht an Schnitten, die man mit dem Rasiermesser oder der Schere herstellt. Echinococcusscolices gewinnt man zur Untersuchung, wenn man von der innern Wand einer Echinococcusblase geringe Mengen abschabt. Untersuchung in Wasser oder Glycerin mit mittelstarken Vergrößerungen. Von abgestorbenen Echinokokken, bei denen der Inhalt eingedickt, stellt man — bei Verkalkung nach vorheriger Entkalkung mit Salzsäure — Zerzupfungspräparate her, in denen man häufig noch die charakteristischen Haken nachweisen kann.

Zum mikrochemischen Nachweis des Chitins, das bei manchen Darmparasiten vorkommt, dient die von AMBRONN-ZANDER angegebene Jodprobe. Man behandelt das zu untersuchende Material zunächst mit Kalilauge, wäscht dann gründlich mit Wasser aus und fügt dann eine 33,3proz. wäßrige Lösung von Chlorzink zu, der man auf je 10 ccm 3—5 Tropfen einer konzentrierten Jodjodkaliumlösung zugesetzt hat. Die Außenschichten des Chitins färben sich braun, die inneren violett.

Muskeltrichinen weist man an Zerzupfungspräparaten oder an nicht zu dünnen, mit flachen Scherenschnitten entnommenen Scheibchen nach, die man zwischen zwei Objektträgern zerquetscht und ohne jeden Zusatz mit schwachen Systemen untersucht. Das zu untersuchende Material entnimmt man aus dem der Sehne benachbarten Teil der Muskeln, und zwar am zweckmäßigsten aus den Zwerchfellschenkeln, der Zunge, den Intercostal- und Kiefermuskeln. Liegen verkalkte Trichinen vor, so ist Entkalkung durch verdünnte Salzsäure am Platze. Um die feineren, durch die Trichinen hervorgerufenen Veränderungen zu erkennen, zieht man die gewöhnlichen Hilfsmittel der mikroskopischen Technik (Härtung besonders in Sublimat und Sublimatgemischen zum Nachweis der Eosinophilie, Einbettung usw.) zu Rate. Zum Nachweis der Trichinen im Blut dient das von STÄUBLI angegebene Verfahren.

Parasitische Protozoen

untersucht man am besten im frischen Zustande in dem Medium, in dem sie im menschlichen oder tierischen Körper vorkommen oder unter Verdünnung mit physiologischer (isotonischer) Kochsalzlösung oder entsprechendem Blutserum, gegebenenfalls bei Dunkelfeldbeleuchtung. Bei Protozoen, die im Gewebe schmarotzen (MIESCHERsche Schläuche, Coccidien), ist vorsichtiges Zerzupfen angebracht. Will man die Lebensäußerungen der bei warmblütigen Tieren parasitierenden Protozoen

studieren, so ist meist Anwendung des heizbaren Objekttisches notwendig. Gute Dienste leistet auch hier die vitale Färbung, indem man
der zu untersuchenden Flüssigkeit einen kleinen Tropfen einer sehr
verdünnten (1:2000) Neutralrotlösung zusetzt, oder indem man auf
dem Objektträger, auf dem man die Untersuchungen vorzunehmen
beabsichtigt, ein Tröpfchen alkoholischer Methylenblaulösung oder
wäßriger Brillantkresylblau- oder Neutralrotlösung verdunsten läßt,
und nun an den Rand des Farbstoffniederschlags einen Tropfen des
zu untersuchenden Materials bringt. Um stärkeren Druck des Deckglases zu vermeiden, stützt man durch Wachsfüßchen oder durch kleine
Deckglassplitter.

Der Nachweis von im Blut schmarotzenden Parasiten wird, wenn
sie nur in geringer Zahl vorhanden sind, wesentlich durch ein von STÄUBLI
angegebenes Verfahren erleichtert, bei dem die roten Blutkörperchen
durch Essigsäure stark aufgehellt und dadurch unsichtbar gemacht
werden. Zur Erzielung guter Resultate ist peinlich sauberes Arbeiten
und Vermeidung jeder Fibringerinnung unbedingt nötig. Man macht
in eine sehr sorgfältig gereinigte Hautstelle einen kleinen Einstich und
aspiriert den frisch hervorgequollenen Blutstropfen mit einer Aufsaugpipette, die man mit 3 proz. Essigsäure ausgespült hat. Diesen Blutstropfen mischt man sofort mit der 10—15 fachen Menge von 3 proz.
Essigsäure. Man bedient sich dabei am besten der im THOMAschen
Blutkörperchenzählapparat enthaltenen Mischpipette für die Zählung
weißer Blutkörperchen oder einer anderen geeigneten Mischpipette.
Man bläst das Gemisch dann in ein kleines, gut gereinigtes Zentrifugierröhrchen, zentrifugiert und untersucht das Sediment. Man kann von
letzterem auch Ausstrichtrockenpräparate herstellen und sie färben
(GIEMSA, MAY-GRÜNWALD usw.).

Die Methode ist auch für den Nachweis von Bakterien im Blut
gut brauchbar.

Zur Fixierung von Geweben, in denen nach der frischen Untersuchung
Protozoen vorhanden sind, oder in denen man solche vermutet, ist
besonders Sublimat, Sublimatalkohol nach SCHAUDINN (konzentrierte
wäßrige Sublimatlösung 2 Teile, absol. Alkohol 1 Teil), warme Osmiumsäure (FLEMMINGsches Gemisch) und CARNOYsches Gemisch (S. 26) zu
empfehlen; dabei ist zu beachten, daß man bei der Übertragung der
Präparate aus einer Flüssigkeit in die andere große Konzentrationsschwankungen möglichst vermeiden muß, indem man die Konzentration
(beim Alkohol) ganz allmählich steigert. Aber selbst unter Einhaltung
dieser Vorsichtsmaßregel sind häufig mehr oder minder starke Schrumpfungen nicht zu vermeiden, durch welche die Protozoen, besonders
ihre Jugendformen bis zur Unkenntlichkeit entstellt werden können.
Zur Färbung ist die HEIDENHAINsche Eisenhämatoxylinmethode,

Safranin, Thionin, Gentianaviolett, das BIONDI-HEIDENHAINsche Gemisch und Hämatoxylin-Eosin zu empfehlen.

Die ROMANOWSKY-Methode ist ebenfalls mit gutem Erfolg zu gebrauchen. Nach GIEMSA erzielt man mit folgendem Verfahren sehr gute Resultate:

1. Fixierung der feuchten dünnen Ausstrichpräparate in Sublimatalkohol

        konzentrierte wäßrige Sublimatlösung   2 ccm
        abs. Alkohol   1 ccm

12—24 Stunden (Schicht nach unten).

2. Kurzes Abwaschen in Wasser und 5—10 Min. langes Jodieren in

LUGOLscher Lösung	3 ccm	oder	LUGOLscher Lösung	3 ccm
Jodkalium	2 g		70 proz. Alkohol	100 ccm
Aq. dest.	100 ccm			

(Schichtseite nach oben, bisweilen umschwenken).

3. Kurzes Abwaschen in Wasser und 10 Min. langes Einlegen in 0,5 proz. Lösung von unterschwefligsaurem Natron, wobei die durch die Jodierung gelb gewordene Schicht abblaßt.

4. Auswaschen in fließendem Wasser 5 Min.

5. Färben mit der frisch verdünnten GIEMSAschen Lösung (4 Tropfen auf 1 ccm Wasser, 12 Stunden und länger). Nach $\frac{1}{2}$ Stunde Farblösung erneuern.

6. Abspülen in Wasser und Hindurchführen durch folgende Acetonxylolreihe: a) Aceton 95 ccm + Xylol 5 ccm; b) Aceton 70 ccm + Xylol 30 ccm; c) Aceton 30 ccm + Xylol 70 ccm; d) reines Xylol.

7. Einbetten in Cedernöl oder besser Paraffinum liquidum. Wendet man letzteres als Einschlußmittel an, so muß man die Deckgläser mit Paraffin oder Wachs umrahmen.

Diese Methode ist auch für Schnittpräparate zu empfehlen. Dabei ist notwendig:

1. daß die Fixierung auf 48 Stunden ausgedehnt wird (nach 24 Stunden Wechseln der Flüssigkeit);

2. daß man sich zum Übertragen der Gewebsstücke in die Sublimatlösung und aus ihr einer Hornpinzette bedient;

3. daß man Schnitte von 1 μ Dicke anfertigt;

4. daß man zum Auswaschen nach der Färbung absolut säurefreies Wasser benutzt.

Um brauchbares Wasser zu gewinnen, verfährt man folgendermaßen:

Man löst in einem Tropffläschchen einige farblose Hämatoxylinkrystalle in 96 proz. Alkohol. In ein sauberes Reagensglas gießt man

aus der Vorratswasserflasche etwa 6 ccm und fügt dazu 2—3 Tropfen
Hämatoxylinlösung und schüttelt um. Bleibt das Wasser innerhalb
von 5 Min. gelblich oder farblos, so fügt man zu dem Inhalt der Vorrats-
flasche tropfenweise so viel von einer 1proz. Natrium- oder Kalium-
carbonatlösung, bis eine erneute Wasserprobe innerhalb von 5 Min.
— nicht aber vor Ablauf von 1 Min. — eine geringe, aber deutliche
Violettfärbung aufweist. Die Säure wird so neutralisiert und dem
Wasser ein geringer Grad von Alkalescenz verliehen, die für die ROMA-
NOWSKY-Färbung günstig ist.

Die Protozoen (Parasiten der Menschen-, Affen-, Vogelmalaria,
Trypanosomen) werden im typischen ROMANOWSKY-Tone zur Darstellung gebracht.

Ich habe bei Formolhärtung oder Formol-MÜLLER-Härtung die Protozoen ebenfalls im ROMANOWSKY-Ton darstellen können, wenn ich
Gefrier- oder Paraffinschnitte 3—12 Stunden mit GIEMSA-Lösung
(1 Tropfen auf 1 ccm Wasser) färbte, in Leitungswasser 5—10 Min.
auswusch, dann mit Fließpapier abtupfte und nun mit reinem Aceton
übergoß, das ich mit einer konzentrierten Lösung von Kalium aceticum
kräftig durchgeschüttelt hatte. Nach dem Durchschütteln muß man
das Kalium acet. sich absetzen lassen, bevor man das Aceton benutzt.
Bei dem Übergießen mit Aceton lösen sich schwach blaugefärbte Farbstoffwolken ab. Man tupft nun wieder mit Fließpapier ab und gießt
rasch — um ein Trocknen des Schnittes zu verhüten — Xylol auf,
das man durch neutralen Balsam verdrängt.

Für die bei Spezialstudien über Protozoen anzuwendende Technik
sei angelegentlichst auf das Buch von DOFLEIN, Protozoenkunde,
3. Aufl. (Fischer, Jena 1911), auf das Handbuch der pathogenen Mikroorganismen von KOLLE und WASSERMANN, auf das Taschenbuch der
mikroskopischen Technik der Protistenuntersuchung von S. v. PRO-
WAZEK, Leipzig 1907, und auf das Handbuch der pathogenen Protozoen,
herausgegeben von PROWAZEK, Leipzig 1912, in diesem besonders auf
den von GIEMSA bearbeiteten Abschnitt: Fixierung und Färbung der
Protozoen, hingewiesen.

Anm. 1. R. PFEIFFER empfiehlt zur Herstellung von Deckglasdauerpräpa-
raten von Coccidien folgende Methode:

1. Ausstreichen des Inhalts der Leberknoten oder kleiner Teile der Darm-
schleimhaut auf Deckgläschen mittels eines Spatels.

2. Übertragen des noch feuchten Präparates in 1proz. Überosmiumsäure
$^1/_2$ Stunde.

3. Abspülen in Wasser, wobei, um die nur lose am Deckglas haftenden Partikelchen nicht abzuwaschen, große Vorsicht geboten ist.

4. Härtung in Alkohol abs. $^1/_2$ Stunde.

5. Färben mit Hämatoxylin und Eosin.

Während dieser verschiedenen Manipulationen darf das Deckglaspräparat
niemals lufttrocken werden.

Malariaplasmodien.

Die Untersuchung der lebenden Parasiten geschieht in der Weise, daß man ein Tröpfchen Blut zwischen Objektträger und Deckglas ausbreitet und den Rand des letzteren rasch mit Paraffin umzieht. Die Untersuchung erfolgt mit Immersionssystemen oder unter Zuhilfenahme des heizbaren Objekttisches, wenn man die Lebensäußerungen der Parasiten längere Zeit verfolgen will. Setzt man dem Blutstropfen eine geringe Menge Ascitesflüssigkeit oder Blutserum zu, die durch Zusatz von Methylenblau ganz schwach blau gefärbt ist, so nehmen die lebenden Parasiten den Farbstoff auf und treten deutlicher hervor.

Zur Herstellung von gefärbten Dauerpräparaten verfährt man folgendermaßen:

Man bringt ein kleines Tröpfchen Blut an den Rand des Deckgläschens und streicht es durch einen der Breite des letzteren entsprechend zurecht geschnittenen Streifen nicht zu dicken Kartonpapiers (Visitenkarte) in dünner Schicht möglichst gleichmäßig über die ganze Fläche des Deckglases aus und läßt trocknen.

Schonender ist das von JANCSO und ROSENBERGER angegebene Verfahren, bei dem jeder Druck auf das zu untersuchende Blut vermieden wird. Es wird durch die beifolgende Skizze am besten veranschaulicht (nach SCHÜFFNER).

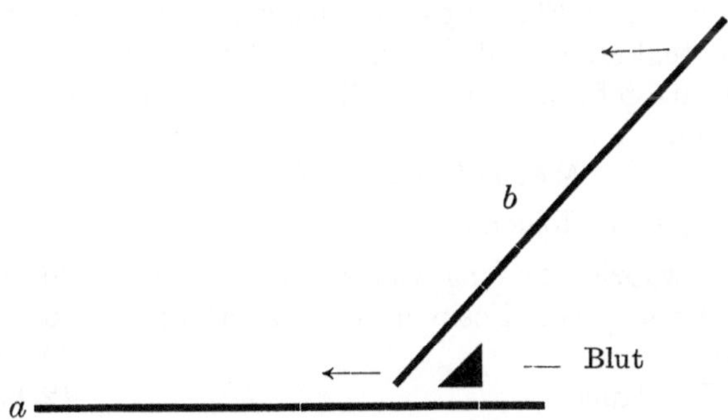

Objektträger b, unter einem Winkel von 45° auf a aufgesetzt, berührt mit seiner unteren Kante eben den auf a befindlichen Blutstropfen, der bei der Berührung ohne Hilfe von selbst längs der Kante ausfließt. Durch Vorwärtsgleiten von b in der Pfeilrichtung auf a wird das Blut nachgeschleppt und in eine gleichmäßige Schicht ausgezogen.

Hierauf fixiert man die trocken gewordene Blutschicht sofort in absolutem Alkohol oder in einem Gemisch von Ätheralkohol zu gleichen Teilen 10—15 Min.

Hat man, wie es in Untersuchungsanstalten mitunter vorkommt, nur geronnenes Blut zur Verfügung, so bekommt man mitunter brauchbare Ausstrichpräparate, wenn man mit einer spitzen Pinzette ein kleines Stück des Gerinnsels faßt und das freie Ende des letzteren vorsichtig über einen gut gereinigten Objektträger oder Deckglas hinwegzieht; es bleibt dabei eine dünne Schicht von roten Blutkörperchen auf dem Glase haften, die man dann, wie oben angegeben, fixiert.

Färbung.

a) Nach MANSON-KOCH.

Bei diagnostischen Untersuchungen erhält man die sicherste und schnellste Färbung mit dem verdünnten MANSONschen Gemisch:

Methylenblau med. pur. Höchst 2 g wird in einem kochenden Gemisch von

$$\text{Borax} \quad 5\,\text{g}$$
$$\text{Aq. dest.} \quad 100\,\text{ccm}$$

gelöst.

Die Lösung hält sich nur etwa 6 Wochen.

Man verdünnt diese Methylenblaulösung so weit mit Wasser, bis sie in einer Schicht von 1 cm Dicke eben anfängt, durchscheinend zu werden. In diese Lösung wird das aus Alkohol genommene und sorgfältig getrocknete Präparat mehrere Male eingetaucht und mit gewöhnlichem Wasser gespült, bis es einen grünlichblauen Farbenton angenommen hat. Es wird zwischen Fließpapier getrocknet und in Cedernöl untersucht. Leukocytenkerne dunkelblau, Parasiten kräftig blau, von den hell grünlichblau gefärbten roten Blutkörperchen sich scharf abhebend (R. KOCH).

Methylenblau-Eosin.

Zur Färbung kann folgende Methode empfohlen werden:

konzentr. wäßrige Lösung von Methylenblau	60 ccm
$^{1}/_{2}$ proz. Lösung von Eosin in 75 proz. Alkohol	20 ccm
Aq. dest.	20 ccm
20 proz. Kalilauge	12 Tropfen

5—10 Min.

Die Farblösung ist vor dem Gebrauch zu filtrieren.

Abspülen in Wasser. Trocknen. Balsam oder besser Paraffinum liquidum.

Die blaßblau gefärbten Plasmodien heben sich von den rot gefärbten roten Blutkörperchen, in deren Protoplasma sie zum Teil (je nach dem Entwicklungsstadium und der Form der Malaria) eingeschlossen sind, scharf ab. Leukocytenkerne tiefblau, eosinophile Granulationen rot gefärbt.

Gute Resultate erzielt man auch durch das S. 372 angegebene LÖFFLERsche Färbeverfahren (Borax-Methylenblau-Polychrom. Methylenblau, Bromeosin). Die Plasmodien treten in den blassen roten Blutkörperchen scharf blau gefärbt hervor.

Da das Hämoglobin der roten Blutkörperchen mitunter die kleineren Plasmodienformen verdeckt, ist es in manchen Fällen wünschenswert, es zu entfernen. Nach Schüffner verfährt man zu diesem Zwecke folgendermaßen:

1. Ausziehen des Blutstropfens auf einem Objektträger (s. o.).

2. Lufthärtung an einem etwas vor Licht geschützten Orte ca. 6 bis 30 Stunden lang.

3. Vorsichtiges Einlegen, Schicht nach unten, in eine flache Schale mit 1 proz. Formalinlösung und 5 proz. Glycerin. Die eine Kante des Objektträgers auf den Rand der Schale auflegen! 5—10 Min. lang.

4. Ebensolches Einlegen in Brunnenwasser $^1/_4$—1 Min.

5. Färben mit Hämatoxylin je nach dessen Färbekraft 1—10 Min.

6. Auswässern.

7. Trocknen. Canadabalsam.

8. Besichtigung zuerst mit schwächeren Systemen.

Rote Blutkörperchen farblos, die in ihnen enthaltenen Parasiten heben sich durch ihre blaue Farbe ab.

Bei diesem Färbeverfahren tritt auch die eigentümliche für Tertiana diagnostisch wichtige Tüpfelung, welche die von den Plasmodien des Tertianafiebers befallenen roten Blutscheiben zeigen (Schüffner, Maurer, Ruge usw.) deutlich hervor.

Sehr geeignet zum Nachweis der Malariaplasmodien und besonders zum Studium ihrer Struktur ist

die Romanowskysche Färbung.

Sie färbt den Kern der Parasiten rot, das Protoplasma blau.

Die ursprüngliche Romanowskysche Vorschrift gibt ganz unsichere Resultate. Im Laufe der Zeit ist über diese Färbemethode eine große Literatur entstanden. Grundlegende Untersuchungen über sie haben Ziemann und Nocht angestellt; sie haben die Methode, die für die moderne Protozoenforschung wie für viele andere Gebiete der Mikrologie so große Bedeutung erlangt hat, erst brauchbar gemacht. Auf ihren Untersuchungen haben dann andere Autoren weiter gebaut. Aus der großen Zahl der Vorschriften, die für die Romanowskysche Methode gegeben worden sind, führe ich hier nur die Giemsasche an, da sie allein sichere Resultate gewährleistet:

Vorschrift nach Giemsa.

Die dazu nötige Farblösung bezieht man am besten von Grübler, der sie unter dem Namen Giemsasche Lösung für die Romanowsky-Färbung in den Handel bringt.

Sie besteht aus einem Gemisch von:

Azur II-Eosin	3,0 g und
Azur II	0,8 g
Methylalkohol (Kahlbaum)	375,0 g
Chemisch reines Glycerin	125,0 g

Das Azur II-Eosin und Azur II werden im Exsiccator über Schwefelsäure gut getrocknet, aufs feinste gepulvert, durch ein feinmaschiges seidenes Sieb gerieben, in Glycerin bei 60° unter Schütteln gelöst und Methylalkohol unter Schütteln zugefügt, den man vorher auf 60° angewärmt hat. Man läßt die Lösung 24 Stunden bei Zimmertemperatur stehen und filtriert.

1. Härten des gut lufttrocknen, sehr dünnen Ausstrichs in Alkohol abs. (15—20 Min. oder nach Belieben länger). Abtupfen mit Fließpapier. Präparat zur Färbung zurechtlegen.

2. Verdünnen der Farblösung mit destilliertem Wasser in einem weiten graduierten Meßzylinder, 10 Tropfen der Farblösung (oder auch weniger, keinesfalls aber mehr) auf 10 ccm Wasser, wobei man die Lösung aus einer Tropfflasche hinzufließen läßt.

3. Übergießen der Präparate ohne jeden Verzug mit der soeben verdünnten Lösung. Färbedauer 10—15—30 Min., je nach Art und Alter der Präparate.

4. Kurzes, aber kräftiges Abspritzen mit Wasser, schnelles und behutsames Abtupfen mit Fließpapier, Trockenwerdenlassen und Einbetten in neutralem Canadabalsam oder besser Paraffinum liquidum.

Anm. 1. Zum Hervorrufen besonders intensiver Färbungen ist es vorteilhaft, zu dem Wasser, bevor man es mit Farbstoff mischt, etwas Kaliumcarbonat (5—10 Tropfen einer 1 prom. Lösung auf 10 ccm Wasser) hinzuzufügen.

2. Überfärbte Präparate lassen sich in destilliertem Wasser (1—5 Min.) sehr gut differenzieren.

3. Sobald der Farbstoff aus der verdünnten Lösung ausgefallen ist, ist die Färbekraft erschöpft. Man kann verdünnte Lösungen daher nur zur einmaligen Färbung benutzen.

4. Frische Präparate beanspruchen in der Regel eine längere Härtung, dafür eine kürzere Färbung; bei alten Präparaten ist das Umgekehrte der Fall.

Vergleiche die S. 382 angegebenen, bei der GIEMSA-Färbung zu beobachtenden Vorsichtsmaßregeln.

Sehr gute Dienste leistet auch die S. 234 angegebene PAPPENHEIMsche MAY-GRÜNWALD-GIEMSA-Methode, bei der, besonders wenn man die Färbung in verdünnter GIEMSA-Lösung auf 2 Stunden und länger ausdehnt, die bei Tertiana auftretende Tüpfelung der roten Blutkörperchen scharf hervortritt.

Nach der ROMANOWSKYschen Methode lassen sich nur frisch hergestellte Deckglaspräparate gut färben. Bei älteren Präparaten versagt die Methode häufig. Nur wenn letztere absolut trocken (im Exsiccator über Schwefelsäure oder Chlorcalcium) aufbewahrt wurden, gelingt es, sie zu färben, besonders mit der GIEMSAschen Methode.

Während des Weltkrieges sind sehr zahlreiche Färbemethoden für Malariaplasmodien, die meist Modifikationen bereits bekannter Methoden sind, angegeben worden. Da sie nicht mehr als diese leisten, wird auf sie nicht eingegangen.

Sind nur sehr wenig Plasmodien vorhanden (veraltete Malariafälle), so gelingt ihr Nachweis häufig nach der Methode des dicken Blutstropfens.

Auf fettfreie, gut gereinigte Objektträger werden an zwei Stellen dicke Blutstropfen in etwa 1—2 cm Breite aus der Einstichstelle am Ohrläppchen abgetupft und mit einem Glasstäbchen oder der Impfnadel bis zu Zehnpfennigstückgröße ausgebreitet. Die Präparate müssen in horizontaler Lage ohne wesentliche Erschütterung gut lufttrocken werden, was bei Zimmertemperatur meist 2—4 Stunden erfordert, besser wartet man noch länger. Ohne jede Fixierung werden nun die Präparate mit der GIEMSA-Lösung in der üblichen Verdünnung (s. o.) übergossen. Nach 2—3 Min. sieht man eine grünlichgelbe Hämoglobinwolke vom dicken Tropfen sich abheben zum Zeichen, daß das Hämoglobin sich gelöst hat; man läßt sie Präparate nun weiterfärben oder man spült jetzt die zuerst aufgetropfte Farblösung mit einer neuen, die 1 Tropfen GIEMSA-Lösung auf 2 ccm Wasser enthält, vorsichtig ab. In ersterem Falle färbt man 30, in letzterem 45—60 Min. Die Farblösung wird durch seitliches Nachgießen von reinem Wasser aus einer Spritzflasche oder einer Schlauchleitung vorsichtig abgespült. Das metallglänzende Häutchen, das auf der Farblösung sich bildet, muß gründlich entfernt werden und darf sich nicht auf die Glasfläche senken, weil sonst sehr störende Niederschläge entstehen. Die abgespülten Objektträger lehnt man an eine senkrechte Wand zum Ablaufen des Wassers und untersucht sie nach dem Trocknen mit der Immersionslinse (SCHILLING). Die Leukocytenkerne und Blutplättchen sind rotviolett, die Parasiten blau mit leuchtend rotem Chromatin. Die roten Blutkörperchen, deren Hämoglobin durch das Wasser ausgelaugt ist, erscheinen als blasse Schatten.

Man kann auch in der Weise verfahren, daß man die lufttrocken gewordenen großen Tropfen vorsichtig in destilliertes Wasser zur Entfärbung des Hämoglobins einlegt, trocknen läßt und dann in Alkohol fixiert. Färbung nach GIEMSA.

Um die Plasmodien in Schnittpräparaten nachzuweisen, ist Fixierung in saurer Sublimatlösung oder Formalin dringend zu empfehlen. Zur Färbung dient Hämatoxylin und Eosin, konzentrierte wäßrige Methylenblaulösung oder LÖFFLERsches Methylenblau, die man 5—10 Min. einwirken läßt. Abwaschen in absoluten Alkohol. Xylol. Balsam. Durch vorsichtiges Nachfärben in 1proz. Eosinlösung 1—2 Min., Auswaschen in Wasser, Entwässern in Alkohol usw. kann man leicht Doppelfärbungen erzielen.

STERNBERG empfiehlt folgende Methode:

1. Fixierung in Alkohol (weniger gut Formalin oder Sublimat).

2. Einbetten in Paraffin. Sehr dünne Schnitte.

3. Färben in verdünnter GIEMSA-Lösung (10 Tropfen Stamm-lösung auf 10 ccm ausgekochtes destilliertes Wasser) 20—24 Stunden.

4. Abspülen in Wasser.

5. Kurzes Differenzieren in 0,5 proz. Essigsäure, bis der Schnitt röt-lich aussieht.

6. Auswaschen in destilliertem Wasser. Abtrocknen.

7. Kurzes Differenzieren in absolutem Alkohol, bis der Schnitt blaß-blau aussieht.

8. Abtrocknen. Xylol. Balsam.

Kerne dunkelrot, rote Blutkörperchen rosa, Malariaplasmodien blaß-blau, ihr Chromatin leuchtend rot.

Siehe ferner die oben angegebene GIEMSAsche Methode sowie die in Kap. XIV angegebene PAPPENHEIMsche Panchromfärbung, bei der man aber die Differenzierung nicht in 0,1 proz. Pikrinsäurelösung, sondern in 0,1 proz. Ammoniumpikratlösung vornehmen muß.

Sehr gute Färbung der Parasiten habe ich häufig — aber nicht regelmäßig — erhalten, wenn ich unentparaffinierte Schnitte in er-wärmter, unverdünnter GIEMSA-Lösung 1—2 Stunden färbte, dann mit erwärmtem Wasser $^1/_2$ Stunde nachbehandelte und, falls die Schnitte intensiv blau gefärbt waren, mit verdünnter Essigsäure (0,5 proz. Lösung) entfärbte, bis sie einen bläulichroten Farbenton zeigten oder, falls sie zu rot erschienen, mit verdünnter Ammoniaklösung (0,5 proz.) abspülte, bis der obenerwähnte Farbenton hervortrat. Die Schnitte wurden dann nach Abspülen in warmem Wasser mittels Capillarattraktion aufge-klebt und nach genügendem Antrocknen und Entparaffinieren in Xylol in neutralem Balsam eingeschlossen.

Trypanosomen.

Die Trypanosomen sind in Anbetracht ihrer meist nicht un-beträchtlichen Größe leicht im lebenden Zustand zu beobachten. Ein Tropfen trypanosomenhaltigen Blutes wird auf den Objektträ-ger gebracht und vorsichtig mit einem Deckglas bedeckt und direkt beobachtet. Bei sehr starker Infektion tut man gut, das Blut mit iso-tonischer Kochsalzlösung zu verdünnen. Sind nur wenig Trypano-somen vorhanden (z. B. in der Cerebrospinalflüssigkeit), so muß man zentrifugieren.

Um sie im gefärbten Präparat zu untersuchen, fertigt man in ge-wöhnlicher Weise Ausstrichpräparate an, wobei besondere Vorsicht geboten ist, damit man die zarten Gebilde nicht deformiert. Zur Fixierung benutzt man entweder absoluten Alkohol, in den man die lufttrocknen

Ausstriche auf 15—30 Min. einlegt, oder man fixiert die noch feuchten
Ausstriche in Sublimatlösung oder SCHAUDINNschem Sublimatalkohol
15—30 Min. (mit Nachbehandlung mit jodhaltigem Alkohol) oder in
Osmiumdämpfen 5—10 Sek. Durch kurzes Abspülen in Wasser ent-
fernt man die im Präparat zurückgebliebenen Reste der Osmiumsäure.
Bei der Osmiumfixierung wird die undulierende Membran gut fixiert.
Zur Färbung benutzt man das GIEMSAsche Verfahren, wie es oben
geschildert wurde. Die Färbedauer beträgt 15—20 Min. Um die
Färbung haltbar zu machen, legt man nach LAVERAN die mit Wasser abgespülten gefärbten Präparate auf 1 Min. in 5proz. wäßrige
Tanninlösung und spült dann gründlich in Wasser ab. Die Chromatinfärbung wird hierdurch dunkler. Die Präparate werden in neutralem Canadabalsam oder eingedicktem Cedernöl oder Paraffinum
liquidum aufbewahrt.

Auch nach der LEISHMANschen Methode erhält man gute Resultate.
Man bezieht den dazu nötigen LEISHMANschen Farbstoff von Grübler
(Dr. Hollborn), Leipzig. Zur Färbung löst man davon 0,15 g in 100 ccm
Methylalkohol, von dieser Lösung gibt man 2 Tropfen auf das mit Alkohol
fixierte Präparat, nach 1 Min. fügt man tropfenweise so lange destilliertes
Wasser zu, bis sich ein Niederschlag zu bilden beginnt. Nach 5 Min. spült
man mit destilliertem Wasser ab, das zu gleicher Zeit differenzierend wirkt.
Man kontrolliert die Differenzierung unter dem Mikroskop, ist sie genügend, so spült man rasch in Wasser ab, trocknet und schließt in Balsam ein.

Diese Methode ist besonders geeignet zum Nachweis der parasitären
Protozoen bei Kala Azár.

Um in Schnittpräparaten die Trypanosomen nachzuweisen, empfiehlt
sich Fixierung in Sublimat, MÜLLER-Formalin oder Alkohol. Dünne Paraffinschnitte. Meist treten schon bei den gewöhnlichen Färbungen mit
Hämatoxylin und Eosin sowie besonders bei Färbungen mit HEIDENHAIN-
schem oder HANSENschem oder WEIGERTschem Eisenhämatoxylin und
Nachfärbung nach VAN GIESON die Parasiten deutlich hervor. Sehr gut
werden die Parasiten durch die von GIEMSA angegebene Methode
(s. S. 401) dargestellt. Zu beachten ist, daß in Objekten, die nicht
sofort nach dem Tode fixiert wurden, nicht selten Zerfallserscheinun-
gen an den Trypanosomen auftreten, die ihre Erkennung erschweren
können.

Zur Darstellung der Leishmaniaparasiten (Kala Azár) im Schnittpräparat empfiehlt NATTAN LARRIER Fixierung in Sublimatessigsäure
oder konzentrierter wäßriger Sublimatlösung (Alkohol- und Formolfixierung ebenfalls angängig) und Färbung mit Carbolthionin, die an
Paraffinschnitten vorgenommen wird. Man färbt 30 Min., wäscht in
destilliertem Wasser aus, entwässert rasch in absolutem Alkohol,

differenziert lange in Nelkenöl, dann in absolutem Alkohol, hellt in Xylol auf und schließt in Balsam ein. Kern und Zentrum der Leishmania sind dunkelblau gefärbt und heben sich scharf von dem bläulichen Protoplasma ab. Man kann der Thioninfärbung eine 15 Min. lange Färbung mit Kernschwarz oder 2stündige Färbung mit Alauncarmin und gründliches Auswaschen in destilliertem Wasser vorausgehen lassen.

Cnidosporidien (Myxo- und Mikrosporidien) werden am besten im frischen Zustand untersucht. Zur Fixierung kommt besonders Sublimatalkohol nach Schaudinn und Flemmingsche Lösung in Betracht, zur Färbung Heidenhainsche Eisenhämatoxylinlösung und Giemsa.

Piroplasmen.

Zur Fixierung und Färbung dieser Parasiten dienen dieselben Methoden, wie sie zum Nachweis der Malariaplasmodien und der Trypanosomen angegeben wurden.

Negrische Körperchen.

Ob diese Gebilde Parasiten darstellen oder nicht, ist noch nicht sicher festgestellt, sie beanspruchen aber große diagnostische Bedeutung für die Tollwut. Im frischen, ungefärbten Zustand sind sie nur schwer zu erkennen, ebenso im Ausstrichpräparat. Am meisten ist zu ihrem Nachweis die Anfertigung von Schnittpräparaten zu empfehlen. Zur Fixierung der Gehirnstücke, die bei diagnostischen Untersuchungen am besten dem mittleren Abschnitt des Ammonshorns, wo die Gebilde am reichlichsten vorhanden sind, entnommen werden, eignen sich nach Negri alle in der histologischen Praxis üblichen Flüssigkeiten, am meisten wird Sublimat und Zenkersche Flüssigkeit empfohlen. Einbettung in Paraffin. An sehr feinen Schnitten kann man bei aufmerksamer Beobachtung die Körperchen schon durch einfache Hämatoxylin-Eosinfärbung nachweisen, wobei die Eosinfärbung vorsichtig vorgenommen werden muß.

Als das beste Verfahren zum Nachweis der Körperchen hat sich mir die Lentzsche Färbevorschrift erwiesen: Fixierung in Alkohol oder Aceton. Einbettung in Paraffin. (Bei eiligen diagnostischen Untersuchungen Schnelleinbettung.)

Als Farblösungen dienen:

    I. Eosin extra B Höchst   0,5
       60proz. Äthylalkohol   100,0
    II. Löffler-Methylenblau:
       Gesättigte alkohol. Lösung von Methylenblau B Patent Höchst   30,0
       0,01proz. Kalilauge   100,0

Als Differenzierungsmittel dienen:

I. Alkalischer Alkohol:
Alkohol abs. 30,0
1 proz. Lösung von Natr. causticum in
Alkohol abs. 5 Tropfen.

II. Saurer Alkohol:
Alkohol abs. 30,0
50 proz. Essigsäure 1 Tropfen.

Zur Färbung werden Ausstriche[1] wie Schnitte aus dem absoluten Alkohol unmittelbar in die alkoholische Eosinlösung übertragen. Der Gang der Färbung ist folgender:

1. Färben in der Eosinlösung 1 Min. lang.
2. Abspülen in Wasser.
3. Färben in der Methylenblaulösung 1 Min. lang.
4. Abspülen in Wasser.
5. Abtrocknen durch vorsichtiges Aufdrücken auf Fließpapier.
6. Differenzieren in alkalischem Alkohol, bis das Präparat nur noch schwache Eosinfärbung erkennen läßt.
7. Differenzieren in saurem Alkohol, bis bei Schnitten die Ganglienzellzüge noch eben als schwach blau gefärbte Linien zu sehen sind oder bei Ausstrichen an den dünnen Stellen alles Blau (makroskopisch) verschwunden ist.
8. Kurzes Abspülen in Alkohol abs.
9a. Für Schnitte: Xylol, Canadabalsam. Deckglas. Ölimmersion.
9b. Für Ausstriche: Trocknen, ohne Deckglas mit Ölimmersion untersuchen.

Die Farb- und Differenzierungslösungen sind längere Zeit verwendbar, wichtig ist, daß der alkalische Alkohol wasserfrei bleibt, da sonst die Färbung mißlingen kann.

Die Negrischen Körperchen erscheinen karmesinrot gefärbt und sind, auch wenn sie freiliegen, deutlich von den zinnoberrot gefärbten Blutkörperchen zu unterscheiden und lassen in ihrem Innern ein oder mehrere blau gefärbte Innenkörperchen erkennen.

Sehr viel wird auch die Mannsche Färbung (in der Modifikation von Bohne) zum Nachweis der Negrischen Körperchen angewendet, und zwar sowohl für Ausstrich-, als auch für Schnittpräparate.

1. Fixierung in Alkohol oder Aceton. Einbettung in Paraffin (Schnelleinbettung).

---

[1] Man fertigt sie in der Weise an, daß man kleine mohnkorn- bis hirsekorngroße Stückchen aus dem Ammonshorn zwischen zwei Objektträgern zerquetscht und die beiden Objektträger voneinander abzieht.

2. Färben der dünnen Schnitte in einem Gemisch von

1 proz. wäßrige Methylenblaulösung	35 ccm
1 proz. wäßrige Lösung von Eosin	35 ccm
Aq. dest.	100 ccm

$^1/_2$—4 Min.

3. Kurzes Abspülen in Wasser.

4. Abspülen in Alkohol abs. und Wasser $\overline{aa}$.

5. Einlegen in alkalischen Alkohol (s. bei der Lentzschen Färbung) 15—20 Sek.

6. Kurzes Abspülen in abs. Alkohol.

7. Einlegen in Leitungswasser.

8. Einlegen in schwach mit Essigsäure angesäuertes Wasser (1 Tropfen Essigsäure auf 30 ccm Wasser) 1—2 Min.

9. Schnelles Entwässern in abs. Alkohol. Xylol. Balsam.

Gute Resultate gibt auch die von Stutzer angegebene Methode:

1. Feine Paraffinschnitte werden je nach ihrer Dicke 5—15 Min. in Löfflerschem Methylenblau gefärbt, das mit destilliertem Wasser bis zur Durchsichtigkeit im Reagensglas verdünnt ist. Es empfiehlt sich, lieber intensiver als zu schwach zu färben.

2. Kurzes Abspülen in destilliertem Wasser und Differenzieren in 1 proz. Tanninlösung. Die Dauer der Behandlung mit Tannin hängt von der Intensität der Färbung und der Schnittdicke ab. Schnitte von 4 μ Dicke dürfen nicht länger als 1—2 Min. in der Lösung bleiben, dickere bis 5 Min. Das Fortschreiten der Differenzierung muß bei schwacher Vergrößerung unter dem Mikroskop beobachtet werden. Sobald die Kernumrisse der Nervenzellen sich deutlich zeigen, wird das Präparat aus der Tanninlösung entfernt und mit Wasser abgespült, mit Fließpapier getrocknet, rasch durch absoluten Alkohol und Xylol geführt und in Balsam eingeschlossen.

Die Negrischen Körperchen sind rötlichviolett, die Nervenzellen blau gefärbt. Bei geeigneter Differenzierung mit Tannin treten die Einzelheiten der Struktur der Negrischen Körperchen mit großer Deutlichkeit hervor.

Bezüglich der übrigen zum Nachweis der Negrischen Körperchen und zum Studium ihrer feineren Struktur empfohlenen Methoden sei auf die im Handbuch der pathog. Mikroorganismen von Kolle-Wassermann angegebene Literatur verwiesen.

Mittels der Lentzschen und der Stutzerschen Methode lassen sich auch andere Einschlußkörperchen darstellen, z. B. die von Joest bei der Encephalitis epidemica der Pferde (Bornasche Krankheit) beschriebenen Körperchen.

Chlamydozoen (Strongyloplasmen).

Zum Nachweis dieser Gebilde, deren Natur noch fraglich ist, empfiehlt Prowazek Untersuchung im frischen Zustand oder Vitalfärbung mit Neutralrot oder Methylenblau. Um sie in Ausstrichpräparaten, die man feucht in Sublimatalkohol (Schaudinn) fixiert, nachzuweisen, bedient man sich der Giemsaschen Methode oder des von Löffler zur Färbung der Bakteriengeißeln angegebenen Färbeverfahrens. Bei ersterer sind sie rötlich bis violettrot, bei letzterem leuchtend dunkelrot gefärbt. Bei Schnittpräparaten, die man am besten aus in Sublimat fixiertem Material herstellt, zieht man entweder die Giemsasche Färbung oder die Heidenhainsche Eisenhämatoxylinfärbung in Anwendung. Bei ersterer werden sie blauviolett oder azurrot, bei letzterer intensiv schwarz gefärbt. Aus der Klasse der Chlamydozoen seien besonders genannt

die Vaccine- oder Guarnierischen Körperchen.

Sie färben sich nach den eben angegebenen Methoden, außerdem wird zu ihrer Darstellung die Biondi-Heidenhainsche Färbung empfohlen, bei der sie eine blaue Färbung annehmen, während die Leukocytenkerne ebenso wie die Mitosen grün, die Kerne der Bindegewebs- und Epithelzellen blau (mit roten Nucleolen) und das Protoplasma der Zellen rot erscheinen (weiteres siehe Hückel, Die Vaccinekörperchen, II. Supplementheft zu Zieglers Beiträgen 1898). Ferner die Arbeiten von Hesse, Berl. klin. Wchr. **1919**, 1035 und Hammerschmidt, Z. Hyg. **89**, 49.

Paschen bedient sich zum Nachweis der diagnostisch wichtigen Elementarkörperchen (Paschensche Körperchen) bei Pocken folgender Methode:

Die Pusteln werden mit der Ecke eines Deckglases angeritzt, der austretende Gewebssaft wird mit der Kante des Deckglases unter leichtem Druck, um die Basalzellen mitzunehmen, aufgenommen und nach Art eines Blutausstriches auf Objektträger ausgestrichen. Nach vollständiger längerer Lufttrocknung (bis zu 12 und mehr Stunden) werden die Ausstriche in destilliertem Wasser auf 5—10 Min. gelegt, dann senkrecht stehend getrocknet. Hieran schließt sich 1—24 stündige Fixierung in absolutem Alkohol, 5—10 Min. langes Fixieren in Methylalkohol, Trocknen und Aufgießen der gut filtrierten Löfflerschen Geißelbeize. Die Beize läßt man auf die in gut zugedeckten Schalen liegenden Präparate 5—10 Min. bei 60° im Paraffinschrank einwirken. Nun spült man mit destilliertem Wasser ab und färbt im Paraffinschrank 5—10 Min. mit filtrierter Carbolfuchsinlösung nach. Abspülen in destilliertem Wasser. Bei Überfärbung kurzes Eintauchen in absoluten Alkohol oder in eine 5 proz. Tanninlösung (5 Min.), Abspülen in destilliertem Wasser. Trocknen. Balsam.

Wenn der Paulsche Cornealversuch bei der Pockendiagnose ein zweifelhaftes Ergebnis bei Betrachtung des enucleierten und mit Sublimatalkohol behandelten Bulbus mit bloßem Auge ergeben hat und eine mikroskopische Untersuchung zur Feststellung der für Variola charakteristischen Epithelveränderungen (Zellhydrops und Wucherungen) nötig ist, so empfiehlt Paul folgende Schnellmethode:

Der enucleierte Bulbus kommt auf 10 Min. in alkoholische Sublimatlösung (4 g Sublimat, 30 ccm Alkohol, 60 ccm Aq. dest.).

Abkappen der Cornea und Einbringen derselben auf 1 Min. in 98 proz. Alkohol, 1 Min. in Jodalkohol von dunkler Tokaierfarbe, 1 Min. in 98 proz. Alkohol, 1 Min. in Alkohol plus Chloroform āā, 1 Min. in reines Chloroform, 1 Min. in eine gesättigte Lösung von hartem Paraffin in Chloroform von 40°, 1 Min. in verflüssigtes hartes Paraffin bei 60°, Einbetten der Cornea in einem mit Glycerin ausgestrichenen Blockschälchen mit der konvexen Corneafläche nach unten. Nach Bildung des starren Paraffinhäutchens Einbringen in eiskaltes Wasser, nach vollständiger Erhärtung der Paraffinscheibe Halbierung derselben mittels eines schmalrückigen, scharfen Messers (sägende Messerführung!), um beim Mikrotomieren mit der Schnittführung von der Mitte der halbierten Cornea beginnen und so die infizierten Partien (die Impfritzer) schon in die ersten Schnittserien bekommen zu können.

Zur raschen und sicheren Fixierung der in warmem Wasser ausgebreiteten und mit dem Objektträger aufgefangenen Paraffinschnitte schleudert man zunächst das zwischen Schnitt und Glasfläche befindliche Wasser ab und preßt die Schnitte mittels vierfach zusammengefalteten, mit absolutem Alkohol reichlich befeuchteten Josefpapiers mit dem Daumenballen an den Objektträger fest an. Vorsichtshalber kann man den so behandelten Objektträger auf 1—2 Min, in den Paraffinschrank (60°) bringen. Die Schnitte haften dann so fest und sicher, als hätte man sie stundenlang im Trockenschrank gehalten.

Färbung mit Hämalaun durch 5 Minuten.

Zum Nachweis der in Fleckfieberläusen vorkommenden, von PROWAZEK zuerst gesehenen und später von DA ROCHA-LIMA genauer beschriebenen winzigen, bacillenartigen Körperchen fertigt man entweder Ausstrichpräparate von den Läusen oder Schnittpräparate an, die man nach GIEMSA färbt, wobei sie einen blaß rubinroten Farbenton annehmen. In Schnittpräparaten finden sie sich besonders im Magen der Läuse. Über die mikroskopische Untersuchung von Läusen s. SIKORA: Beiträge zur Anatomie, Physiologie und Biologie der Kleiderläuse. Arch. Schiffs- u. Tropenhyg. **1916**, 20.

Dysenterieamöben.

Die Amöben finden sich am reichlichsten in den blutig gefärbten Schleimflocken. Ihr Nachweis gelingt nur in ganz frisch entleerten Dejektionen, die lebenswarm, womöglich auf dem heizbaren Objekttisch, untersucht werden müssen, wo die Amöben durch ihre eigentümlichen Bewegungen in die Augen fallen.

Um die Amöben in Ausstrichpräparaten nachzuweisen, darf die in der bakteriologischen Technik übliche Trockenfixierung nicht angewendet werden, da dabei die Form der Amöben so schwer verändert wird, daß sie kaum noch zu erkennen sind. Man muß sich dabei unbedingt der Fixierung der noch feuchten Ausstriche sei es in Osmiumdämpfen (nach WEIDENREICH s. S. 230 mit nachfolgender GIEMSA-Färbung) oder der Fixierung in Sublimatlösung (SCHAUDINNscher Sublimatalkohol: 2 Teile konzentrierte wäßrige Sublimatlösung und 1 Teil absoluten Alkohol oder saurer Sublimatalkohol: Zusatz von 5 Tropfen Eisessig auf 100 ccm SCHAUDINNscher Lösung) bedienen. Nach HARTMANN erhält man ausgezeichnete Präparate bei Anwendung des folgenden Verfahrens:

Man läßt dünne Ausstrichpräparate von Schleimflocken mit der beschickten Seite nach abwärts auf die auf 50° erhitzte Fixierungsflüssigkeit fallen, nimmt sie sofort wieder heraus und fixiert sie in kalter Lösung 10 Min. nach. Als Fixierungsflüssigkeit dient entweder der Schaudinnsche Sublimatalkohol oder Flemmingsche oder Hermannsche Flüssigkeit.

Bei Sublimatfixierung wäscht man die Ausstrichpräparate in Jodalkohol etwa 15—30 Min. aus, bei Anwendung der osmiumhaltigen Fixiermittel in destilliertem Wasser ungefähr 30 Min. und härtet dann in Alkohol nach.

Zur Färbung empfiehlt sich besonders Heidenhainsche Eisenhämatoxylinfärbung und Nachfärbung mit Eosin oder Lichtgrün, wodurch man die Innenstruktur der Amöben und die aufgenommenen Nahrungseinschlüsse gut erkennen kann.

Auch die Giemsa-Methode gibt sehr anschauliche Bilder.

Nach Jäger verfährt man folgendermaßen:

1. Die noch feuchten, mit einer blutigen Schleimflocke hergestellten Abstrichpräparate werden in folgendem Gemisch fixiert:

1 proz. Sublimat	100 ccm
Alkohol abs.	50 ccm
Eisessig	5 Tropfen

12 Min.

2. Übertragen in 70 proz. Alkohol, dem einige Tropfen Jodjodkaliumlösung (bis zur blaßgelben Farbe) zugesetzt sind.

3. Abspülen in Wasser.

4. Färben in Hämatoxylin 10 Min.

5. Abspülen in Wasser, bis ein blauer Farbenton hervortritt.

6. 1 prom. Eosinlösung (wäßrig) 1—2 Min.

7. Alkohol. — Xylol. — Balsam.

Die Kerne der Amöben sind rot, die übrigen Zellen blau.

Für Schnittpräparate fixiert man möglichst rasch nach dem Tode in dem Jägerschen Sublimatgemisch oder Zenkerschem Gemisch oder Formalin-Müller mehrere Stunden, wäscht in fließendem Wasser aus, behandelt mit Jodalkohol, bettet in Paraffin ein und färbt mit Hämatoxylin und Eosin, Eisenhämatoxylin oder Safranin.

Zum Nachweis in Schnitten muß man Darmstücke möglichst rasch nach dem Tode in warmer Sublimatlösung oder Schaudinnschem Sublimatalkohol fixieren, mit Jodalkohol nachbehandeln und mit Heidenhainscher Eisenhämatoxylinlösung oder Giemsa-Lösung färben.

In alkohol- oder formolfixiertem Material lassen sich die Amöben gut mit Hilfe der Unna-Pappenheimschen Färbung darstellen (Stoerk). — Nach Hübschmann färben sie sich elektiv nach der Bestschen Glykogenmethode.

Zur Darstellung der Darmflagellaten empfiehlt Oehler ein vereinfachtes Ruppertsches Verfahren (s. S. 385). Der Darminhalt wird mit körperwarmem Agarschleim (1 Agar:500 Wasser) gut gemischt und wie ein Blutpräparat möglichst dünn ausgestrichen. Nach dem Antrocknen gießt man eine 2 proz. wäßrige Lösung von Brillantreinblau extra auf und erwärmt leicht. Nach 2 Min. spült man in Wasser ab, läßt trocknen und schließt in Paraffinum liquidum ein.

Die Form ist zwar nicht besonders gut erhalten, aber die Einzelheiten im Bau treten sehr deutlich hervor.

Literatur. Bach: Leitfaden zur Untersuchung auf parasitäre Protozoen des menschlichen Darmkanals. Jena: G. Fischer 1929. — Bohne: Beitrag zur diagnostischen Verwertung der Negrischen Körperchon. Z. Hyg. 52. — Briesl, H.: Über Nachweis und Verbreitung von Mundamöben. Dtsch. zahnärztl. Wschr. 24, 52. — Cyolli-Valerio: Technik der Gewinnung und mikroskopischen Untersuchung von Helmintheneiern. Schweiz. med. Wschr. 1929, 494. — Dempwolff: Arch. Schiffs- u. Tropenhyg. 1908. — Epstein, H.: Über eine neue Methode der Blutzellen- und Blutparasitenfärbung. Zbl. Bakter. 88, 164. — Galli-Valerio, B.:

Parasitologische Untersuchungen und Beiträge zur parasitologischen Technik. Ibid. **91**, 120. — GERLACH: Einzeitige Färbung mit Carbolfuchsin-Methylenblau. Ihre Anwendbarkeit für diagnostische Zwecke, speziell für den Nachweis der NEGRIschen Körperchen. Ibid. **91**, 552. — GIEMSA: Färbemethoden für Malariaparasiten. Ibid. **32** u. **37** — Fixierung und Färbung der Protozoen. Handbuch der Protozoenkunde. Herausgegeben von PROWAZEK. Leipzig 1912 — Zur Praxis der GIEMSA-Färbung. Zbl. Bakter. I Orig. **91**, 343. — GINS, H. A.: Untersuchungen über die für Variola und Vaccine spezifischen Zellveränderungen. Z. Hyg. **15**, 255. — GRASSI u. FELETTI: Beitrag zur Kenntnis der Malariaparasiten. Ref. in der Z. Mikrosk. **9** (1892). — HACKENTHAL, Herm.: Eine modifizierte SCHÜFFNERsche Blutfärbung. Dtsch. Arch. klin. Med. **143**. — HARTMANN: Dysenterieamöben. Handbuch der Protozoenkunde. Leipzig 1912. — JÄGER: Fixierung und Färbung der Amöben bei Dysenterie. Zbl. Bakter. **31**. — JOHNE: Der Trichinenschauer. — LAURENT: Über eine neue Färbungsmethode mit neutraler Eosin-Methylenblaumischung. Zbl. Path. **11**. — LENTZ: Ein Beitrag zur Färbung der NEGRIschen Körperchen. Zbl. Bakter. I Orig. **44**. — LIPSCHÜTZ: Über Chlamydozoen-Strongyloplasmen. Wien. klin. Wschr. **1919**. — MANNABERG: Die Malariaparasiten. Wien 1893. (Literatur.) — MAURER: Die Malaria perniciosa. Zbl. Bakter. **32**. — R. MAY: Eine neue Methode der ROMANOWSKY-Färbung. Münch. med. Wschr. **1906**. — MICHAELIS: Über das Methylenblau und seine Zersetzungsprodukte. Zbl. Bakter. **29**. — MIGULA: Methode zur Konservierung niederer Mikroorganismen. Z. wiss. Mikr. **7** (1890). — MOROSOW: Die Färbung der PASCHENschen Körperchen durch Versilberung. Zbl. Bakter. I Orig. **100**, 385. — S. MOSCHKOWSKI: Eine einfache Methode zur Schnellfärbung von Blut und Blutparasiten. Ibid. I Orig. **90**, 296. — MÜHLENS: Über einheimische Malaria. Dtsch. med. Wschr. **1910**, 1948. — L. NATTAN-LARRIER: La coloration des Leishmania dans les coupes. C. r. Soc. Biol. Paris **72**, 436. — NOCHT: Zur Färbung der Malariaplasmodien. Zbl. Bakter. **24**; **25**. — W. NÖLLER: Über einige wenig bekannte Darmprotozoen des Menschen und ihre nächsten Verwandten. Arch. Schiffs- u. Tropenhyg. **25**, 35. — PAUL: Zur histologischen Technik des Cornealversuches bei der Pockendiagnose. Dtsch. med. Wschr. **1917**. — L. PFEIFFER: Protozoen als Krankheitserreger. Jena. — R. PFEIFFER: Die Coccidienkrankheit der Kaninchen. Berlin 1892. — PLEHN: Ätiologische und klinische Malariastudien. Berlin 1890. — PROWAZEK: Zur Kenntnis der GIEMSA-Färbung vom Standpunkt der Cytologie. Z. wiss. Mikr. **31**, 1 (1914). — Derselbe: Handbuch der Protozoenkunde. Leipzig: Joh. Ambr. Barth 1912. — REUTER: Weitere Beiträge zur Malariaplasmodienfärbung mittels α-Methylenblau-Eosin. Zbl. Bakter. **32**. — RIEGEL: Ein einfaches Verfahren zur Schnellfärbung von Ruhramöben. Arch. Schiffs- u. Tropenhyg. **22**, 217. — DA ROCHA-LIMA: Beobachtungen bei Fleckfieberläusen. Ibid. **20**. — SCHILLING: Anleitung zur Diagnose im dicken Bluttropfen. Jena: Fischer 1917. — SCHÜFFNER: Beitrag zur Kenntnis der Malaria. Arch. klin. Med. **69**. — STÄUBLI: Beitrag zum Nachweis von Parasiten im Blut. Münch. med. Wschr. **1908**. — STERNBERG: Eine Schnittfärbung nach der ROMANOWSKYschen Methode. Zbl. Path. **16**. — STOERK: Über einen Fall kombinierter enteraler Infektion. Virchows Arch. **222**. — STUTZER: Die einfachste Färbemethode der NEGRIschen Körperchen. Z. Hyg. **69**, 25. — SUDAKEWITSCH: Über Metachromasien in den Sporozoen. Wratsch 1892. Ref. in der Z. Mikrosk. **9** (1892). — TELEMANN: Eine Methode zur Erleichterung der Auffindung von Parasiteneiern in den Faeces. Dtsch. med. Wschr. **1908**. — v. WASIELEWSKI u. HIRSCHFELD: Zur Technik der Amöbenuntersuchung. Hyg. Rsch. **1909**, 925. — v. WASIELEWSKI: Über Amöbennachweis. Münch. med. Wschr. **1911**, 121. — WIENER: Amöbenfärbung. Arch. Protistenkde **39**. — YAVITA: Nachweis von Parasiteneiern im Stuhl. Dtsch. med. Wschr. **1912**. — ZIEMANN: Zur Färbung der Malariaplasmodien. Zbl. Bakter. **24**.

Namenverzeichnis.

Abbe 2, 4, 5, 7, 8.
Abel 338.
Achúcarro 172, 256.
Adrion 95.
Agduhr 283.
Albrecht, E. 15, 358.
—, H. 75.
Alfieri 201.
Almkvist 214.
Altmann 38, 67, 139, 140, 141, 217, 221, 236, 240, 244, 315, 319, 331.
Alzheimer 271, 304, 305.
Ambronn 6, 399.
Anitschkow 64.
Apáthy 82, 84, 86, 90, 183.
Armuzzi 390.
Arndt, H. 177, 210, 261.
Arnold 15, 16, 19, 141, 226, 227, 243, 244, 265.
Aschoff, L. 318.
Askanazy 244, 321, 356.
Assmann 232, 238, 244, 245.
Aujeszki 342.
Axhausen 254, 255.

Babes 113, 346.
Bacmeister 318.
Bang 138, 207, 341, 353.
Barberio 326.
Barfurth 207.
Barta 66.
Bartel 297, 315.
Batt 398.
Bauer 292.
Baumann 321.
Baumgarten, v. 356.
Beale 123.
Becher 113.
Bechholdt 97.
Becker 385, 395, 396.
Beitzke 364.
Benda 103, 109, 113, 120, 134, 137, 138, 177, 181, 197, 212, 219, 220, 279, 295, 299, 305, 319, 323, 375, 388.
Beneke 153, 164, 255, 256, 317, 329, 330, 331.
Bennhold 205.
Berge, van ten 59, 94.
Berliner 268.
Berner 220.
Bertarelli 387.
Best 154, 190, 207, 208, 209, 210, 211, 227, 254, 305, 415.
Bethke 97, 290.
Beurmann, de 378.
Bibergeil 228.
Bielschowsky 93, 124, 170, 171, 172, 173, 199, 245, 256, 262, 264, 268, 283, 285, 286, 306, 308, 317, 320, 323.
Biondi 28, 120, 121, 135, 151, 244, 313, 375, 401, 413.
Birch-Hirschfeld 204, 369, 376.
Bizzozero 379.
Bloch 199, 331.
Boas 177.
Bock, N. 253.
Boeck 379, 380.
Böhm 165, 317.
Böhmer 104, 105, 133, 183, 208, 209, 306.
Böhmig 94.
Böhminghaus 176.
Bohne 411.
Boni 346.
Bonnet 325.
Bontemps 364.
Bonvicini 268.
Bordet 355.
Borst 198.
Bostroem 376.
Bouin 33.

Breuer 97.
Bruch 127.
Bubenaite 154.
Bunge 343, 368.
Burri 381, 386, 395.
Busch 36.
Busse 380.
Butterfield 236.
Buzzi 328.

Cajal 124, 269, 289, 290, 291.
Carl 75.
Carnoy 26, 244, 314, 400.
Catsaras 376.
Chilesotti 283.
Christeller 64, 179, 213, 214, 223.
Ciaccio 183, 184, 200, 218, 219.
Claudius 351.
Cohnheim 52.
Collmann 367.
Cooper 312.
Cornet 11, 338.
Corti 248.
Curschmann 204.
Curtis 169.
Czaplewski 340.

Daddi 174.
Deetjen 227, 229.
Delafield 103, 105, 117, 119, 168, 198, 208, 209, 210.
Dietrich 184, 185, 193, 200, 218, 219, 264, 281.
Doflein 402.
Dold 367.
Donaggio 290.
Drasch 306.
Dreuw 331.
Ducrey 349, 372.
Dürck 107, 163, 264, 274.

Sachverzeichnis.

28*